M. Kern, S. Wolfart, G. Heydecke, S. Witkowski, J. C. Türp, J. R. Strub

Curriculum Prothetik • Band I

Curriculum

Prothetik

Band I

- Geschichte
- Grundlagen
- Behandlungskonzept
- Vorbehandlung

M. Kern,
S. Wolfart
G. Heydecke
S. Witkowski
J. C. Türp
J. R. Strub

5., überarbeitete und erweiterte Auflage

QUINTESSENCE PUBLISHING

Berlin | Chicago | Tokio
Barcelona | London | Mailand | Mexiko Stadt | Moskau | Paris | Prag | Seoul | Warschau
Istanbul | Peking | Sao Paulo | Zagreb

Bibliografische Informationen der Deutschen Nationalbibliothek
Die Deutsche Nationalbibliothek verzeichnet diese Publikation in der Deutschen Nationalbibliografie; detaillierte bibliografische Daten sind im Internet über <http://dnb.ddb.de> abrufbar.

5., überarbeitete und erweiterte Auflage

QUINTESSENCE PUBLISHING
DEUTSCHLAND

Postfach 42 04 52; D–12064 Berlin
Ifenpfad 2–4, D–12107 Berlin

Zeichnungen: Christine Rose, Florian Curtius, Quintessenz Verlags-GmbH, Berlin
Lektorat: Anita Hattenbach, Quintessenz Verlags-GmbH, Berlin
Layout und Herstellung: Ina Steinbrück, Quintessenz Verlags-GmbH, Berlin
Reproduktionen: Quintessenz Verlags-GmbH, Berlin

ISBN: 978-3-86867-573-3 (Band I)
ISBN: 978-3-86867-574-0 (Band II)
ISBN: 978-3-86867-575-7 (Band III)
ISBN: 978-3-86867-572-6 (Band I–III)

Printed in Croatia by GZH

Die Autoren dieses Buches

Prof. Dr. med. dent. Matthias Kern
Ärztlicher Direktor der
Klinik für Zahnärztliche Prothetik, Propädeutik und Werkstoffkunde
Christian-Albrechts-Universität zu Kiel

Prof. Dr. med. dent. Stefan Wolfart
Ärztlicher Direktor der Klinik für Zahnärztliche Prothetik und Biomaterialien
Universitätsklinikum Aachen

Prof. Dr. med. dent. Guido Heydecke
Klinikdirektor der Poliklinik für Zahnärztliche Prothetik
Universitätsklinikum Eppendorf, Hamburg

ZTM Siegbert Witkowski
Laborleiter der Klinik für Zahnärztliche Prothetik
Universitätsklinikum Freiburg

Prof. Dr. med. dent. Jens Christoph Türp
Klinik für Oral Health & Medicine
Universitäres Zentrum für Zahnmedizin Basel (UZB)

Prof. em. Dr. med. dent. Dr. h. c. Jörg Rudolf Strub
Ehemaliger Ärztlicher Direktor der Abteilung für Zahnärztliche Prothetik
Universitätsklinikum Freiburg

unter Mitarbeit von:
Prof. Dr. med. dent. Kurt Werner Alt
Direktor des Zentrums Natur- und Kulturgeschichte des Menschen
Danube Private University Krems

Prof. em. Dr. med. dent. Dr. rer. nat. Jens Fischer
Klinik für Rekonstruktive Zahnmedizin
Universitäres Zentrum für Zahnmedizin Basel (UZB)

Prof. Dr. rer. biol. hum. Dipl.-Ing. (FH) Bogna Stawarczyk, M.Sc.
Wissenschaftliche Leiterin Werkstoffkunde
Poliklinik für Zahnärztliche Prothetik
Klinikum der Ludwig-Maximilians-Universität München (LMU)

Vorwort zur 5. Auflage

Vor mehr als 25 Jahren ist die erste Auflage unseres dreibändigen Lehrbuchs Curriculum Prothetik erschienen. In relativen kurzen zeitlichen Abständen erschienen dann die überarbeiteten Auflagen zwei, drei und vier. Inzwischen sind über 11 Jahre vergangen, bevor nun diese grundlegend aktualisierte fünfte Auflage erscheinen konnte. Dieser relativ lange Zeitraum war unter anderem dadurch begründet, dass alle Autoren in dieser Zeit mit umfangreichen Leitlinienprojekten und anderen Buchprojekten beschäftigt waren, die eine Neuauflage Curriculum Prothetik in der Prioritätenliste immer wieder nach hinten rücken ließen. Und als Anfang des Jahres 2020 für die nun fachlich dringlich gebotene Neuauflage alle Manuskripte druckfertig vorlagen, trat die Corona-Pandemie auf den Plan und stoppte vorerst die Umsetzung in den Druck.

Mit zwei Jahren Verzögerung ist es nun aber so weit: Sie halten die fünfte Auflage des dreibändigen Lehrbuchs Curriculum Prothetik nochmals aktualisiert in Ihren Händen. Denn durch die erneute Verzögerung konnten ganz aktuelle wissenschaftliche Entwicklungen und Leitlinien berücksichtigt werden. Beispielhaft erwähnt sei das Erscheinen der S3-Leitlinie zur Parodontitistherapie (Dez. 2020) und deren Umsetzung in die GKV-Behandlungsrichtlinien (Juli 2021), die leicht in das synoptische Behandlungskonzept integriert werden konnten, da dieses deren Prinzipien in allen Vorauflagen schon beinhaltete. Aber auch aktuelle digitale Entwicklungen und erst in diesem Jahr publizierte Studienergebnisse konnten so noch Eingang in diese Auflage finden.

Prof. em. Dr. Dr. h. c. Jörg R. Strub, der die ersten vier Auflagen federführend verantwortete und für die Etablierung des Curriculum Prothetik als umfassendes deutsches Standard-Lehrbuch in der Zahnärztlichen Prothetik maßgeblich verantwortlich ist, hat den Staffelstab an seine Schüler übergeben und sich in die Rolle des Seniorautors begeben. Lieber Jörg, die Autoren danken Dir für Deine Arbeit, Dein Leiten und Dein Motivieren über die vergangenen Jahrzehnte, ohne die das Curriculum Prothetik nicht zu dem geworden wäre, was es heute ist.

Neu zu unserem Autor*innen-Team hinzugestoßen ist Frau Prof. Dr. Bogna Stawarczyk, München, die die werkstoffkundlichen Kapitel mit Unterstützung des bisherigen Autors Prof. em. Dr. Dr. Jens Fischer, Basel, aktualisiert und ergänzt hat. Wir freuen uns über diese kompetente Erweiterung unseres Teams. Erstmalig wurde den neu entwickelten Hochleistungskunststoffen ein eigenes Kapitel gewidmet.

Liebe Leser*innen, wenn auch viele schon in der ersten Auflage des Curriculum Prothetik vermittelte Grundlagen heute noch Bestand haben, so haben sich die prothetischen Verfahren und Möglichkeiten in den letzten Jahren doch stark verändert. Vor allem minimalinvasive und implantatprothetische Therapieansätze, neue metallfreie Materialien und digitale Methoden in Diagnostik, Planung, Therapie und zahntechnischer Herstellung haben zu erheblichen Verbesserungen in der prothetischen Versorgung der Patienten geführt. Dies alles hat Eingang in die vorliegende Neuauflage gefunden, so dass diese nicht nur für die aktuell Zahnmedizin Studierenden, sondern auch für alle diejenigen von hohem Nutzen sein wird, die vielleicht früher mit Hilfe einer der vorigen Ausgaben des Curriculum Prothetik aus- oder fortgebildet wurden, und jetzt ihr Wissen updaten wollen.

Liebe Leser*innen, wir hoffen, dass die fünfte Auflage des Curriculum Prothetik Ihnen nicht nur im Studium, sondern auch darüber hinaus in der täglichen zahnärztlichen Praxis eine sichere Hilfestellung bietet, eine qualitativ hochwertige zahnmedizinische Therapie zum Wohle Ihrer Patient*innen durchzuführen.

Was in diesem Vorwort gut funktioniert, stellte sich für das gesamte Curriculum Prothetik als schwierig umsetzbar heraus, so dass wir aus Gründen der besseren Lesbarkeit in den drei Bänden auf die gleichzeitige Verwendung männlicher, weiblicher und weiterer Geschlechterformen verzichten. Dies impliziert keinesfalls eine Benachteiligung der jeweils anderen Geschlechter. Personen- und Berufsbezeichnungen sind daher in der Regel als geschlechtsneutral zu verstehen.

Kiel, im Februar 2022
Matthias Kern

Vorwort zur 4. Auflage

Der beständige Erfolg der bisherigen drei Auflagen veranlasste Herrn Wolters, Geschäftsführer des Quintessenz Verlages, bei mir nachzufragen, inwieweit mit einer überarbeiteten Neuauflage zu rechnen sei. Gerne würde er uns eine renommierte Zeichnerin an die Seite stellen, die für neue Impulse sorgen würde. Selbstverständlich reagierte ich sofort und nahm Kontakt mit dem Autorenteam auf.

An dieser Stelle danke ich Prof. Dr. M. B. Hürzeler und Prof. Dr. H. Kappert ganz herzlich für die jahrelange erfolgreiche Zusammenarbeit. Sie sind anderweitig gebunden und waren leider nicht mehr in der Lage mitzuarbeiten. Wir haben uns überlegt, wer von den jungen, dynamischen Hochschullehrern in Frage kommen könnte, im Autorenteam mitzumachen. Prof. Dr. G. Heydecke, Hamburg, Prof. Dr. S. Wolfart, Aachen, und PD Dr. Dr. J. Fischer, Bad Säckingen, erklärten sich auf unsere Anfrage hin spontan dazu bereit, diesen intensiven Überarbeitungsprozess zu unterstützen.

Infolgedessen können wir Ihnen mit dieser Auflage den Stand der Wissenschaft in Bezug auf die synoptische Zahnmedizin und Zahntechnik präsentieren. Studierende, Zahnärzte und Zahntechniker können sich möglicherweise von unserer Begeisterung für eine hochkarätige Zahnmedizin anstecken lassen.

Wir wünschen uns, dass Sie beim Lesen des überarbeiteten Curriculum Prothetik Themen und Techniken finden, die Ihre Neugier und Ihren Forschergeist wecken.

Freiburg, im Juli 2010
Jörg R. Strub

Vorwort zur 3. Auflage

Der anhaltende Erfolg unseres Curriculum Prothetik hat die Autoren in ihrer Auffassung bestätigt, mit diesem dreibändigen Werk eine Lücke gefüllt zu haben. Erfreulicherweise ist der Zuspruch der beiden vorigen Auflagen nicht auf Studierende beschränkt geblieben; auch von vielen ZahnärztInnen und ZahntechnikerInnen haben wir positive Resonanz erfahren. Teile des Curriculum liegen inzwischen in einer albanischen Fassung vor; eine englischsprachige Version der jetzt vorliegenden Neubearbeitung ist in Vorbereitung. Seit Erscheinen der (inzwischen vergriffenen) 2. Auflage sind wiederum 5 Jahre vergangen. In diesem Zeitraum haben sich in der zahnärztlichen Prothetik und den angrenzenden Gebieten (Werkstoffkunde, Implantologie, Funktionsdiagnostik und -therapie usw.) zum Teil gewaltige Fortschritte und Neuerungen ergeben. Daher war es höchste Zeit für eine Aktualisierung. Jedes Kapitel wurde gründlich überarbeitet. Neue Themen sind hinzugekommen (Patientenzufriedenheit und mundgesundheitsbezogene Lebensqualität); gleichzeitig wurden zwischenzeitlich überholte Lehrinhalte gestrichen. Dadurch ist es uns gelungen, den mit Neubearbeitungen meist verbundenen Zuwachs an Seitenzahlen gering zu halten. Wir hoffen, dass unsere 3. Auflage eine ähnliche positive Zustimmung finden wird wie die beiden Auflagen zuvor.

Freiburg, im Mai 2004
Jörg R. Strub

Vorwort zur 2. Auflage

Im Frühjahr 1998 sind wir von den Mitarbeitern des Quintessenz-Verlages gebeten worden, die zweite Auflage des Curriculum Prothetik vorzubereiten. Da zwischen der ersten und zweiten Auflage nur vier Jahre vergangen sind, läge es nahe, die Bände ohne Änderungen zu veröffentlichen. Auf Anregung unserer StudentInnen und einiger Rezensenten haben wir uns dennoch bei der Neuauflage entschlossen, einige Ungereimtheiten zu eliminieren, gewisse Kapitel umfassender zu gestalten und neue Bereiche hinzuzufügen. Zu diesen Überlegungen trug die Beobachtung bei, dass sich der Kreis der Leser über die angesprochene Gruppe der Studierenden hinaus erweitert hat und die diskutierten Themen auch niedergelassene ZahnärztInnen und ZahntechnikerInnen angesprochen haben. Damit haben wir zum Teil das in meinem Vorwort von 1994 erwähnte Ziel erreicht.

Freiburg, im Oktober 1998
Jörg R. Strub

Vorwort zur 1. Auflage

Die zahnärztliche Prothetik hat sich in den letzten zwanzig Jahren aufgrund der Entwicklung neuer Materialien und Behandlungsmethoden und der Gewinnung neuer Erkenntnisse aus der Forschung sehr stark weiterentwickelt. Die zahnärztliche Sanierung unserer Patienten im Rahmen unseres synoptischen Behandlungskonzepts gewinnt, unter Einbeziehung der klassischen Gebiete, wie der festsitzenden, abnehmbaren und kombinierten Prothetik, und unter Berücksichtigung materialkundlicher Aspekte, immer mehr an Bedeutung. Für den Langzeiterfolg sind die Prävention von Erkrankungen des stomatognathen Systems, die präprothetische Vorbehandlung, eine qualitativ hochwertige prothetische Behandlung und eine oft lebenslang andauernde Nachsorge von entscheidender Bedeutung. Nach Zahnverlust ist der aufgeklärte Patient oft nicht mehr nur mit der Wiederherstellung der Kaufunktion und des Kaukomforts zufrieden, sondern es müssen auch ästhetische, phonetische und psychische Aspekte mitberücksichtigt werden. Der optimal informierte, prothetisch tätige Zahnarzt arbeitet heute im Team mit verschiedenen Spezialisten der Medizin, Zahnmedizin, Zahntechnik und zahnärztlichen Prophylaxe (Dentalhygienikerin, Prophylaxehelferin) zusammen. Vor rund drei Jahren wurde mir von Mitarbeitern des Quintessenz-Verlags der Vorschlag gemacht, den Inhalt der Vorlesungen und Seminare, die im Rahmen der Studentenausbildung und Assistentenfortbildung gehalten wurden und werden, zu einem Kompendium zusammenzufassen. Obwohl auf aufwändige Darstellungen bewusst verzichtet worden ist, um den Verkaufspreis in einem erschwinglichen Rahmen halten zu können, sind es dennoch drei Bände geworden. Der Grund liegt in den umfangreichen Lehrinhalten der modernen zahnärztlichen Prothetik und ihren Randgebieten. Die vorliegenden Bände erheben aber nicht den Anspruch, ein Lehrbuch im klassischen Sinne zu sein, welches unter Darlegung des gesamten wissenschaftlichen Hintergrunds das Fach Zahnärztliche Prothetik darstellt, denn in einem solchen Werk würde der Leser mit Recht ein umfangreicheres Literaturverzeichnis erwarten. Die Literaturhinweise in dieser Buchreihe beschränken sich bewusst auf die wichtigsten Publikationen und Lehrbücher, die auch in jeder medizinischen Bibliothek zur Verfügung stehen. Vermittelt werden in dem vorliegenden Kompendium vor allem die Lehrinhalte, die an der Abteilung Poliklinik für Zahnärztliche Prothetik der Albert-Ludwigs-Universität Freiburg vertreten und unterrichtet werden, so dass eine schwerpunktmäßige Auswahl nicht ausbleibt. Meinen früheren Lehrern und Mentoren Prof. Dr. P. Schärer, Zürich, Prof. Dr. Dr. h. c. H. R. Mühlemann, Zürich, Prof. Dr. N. K. Sarkar, New Orleans, Prof. Dr. H. H. Renggli, Nijmegen, und Prof. Dr. U. C. Belser, Genf, bin ich zu großem Dank verpflichtet, denn sie haben mir die theoretischen Grundlagen und das klinische Rüstzeug mitgegeben, um das synoptische Behandlungskonzept in Lehre und Forschung realisieren zu können. Den Freunden und Mitarbeitern meiner Klinik bin ich für die große Unterstützung und die kritischen Anregungen bei der Herstellung des Manuskripts dankbar. Weiterhin bedanke ich mich bei Herrn cand. med. dent. H. Schulze für die Anfertigung der Zeichnungen, sowie bei der Sekretärin Frau A. Wehrle, dem Verleger Herrn H.-W. Haase und allen Mitarbeitern des Quintessenz-Verlags, Berlin, die dieses Projekt in aufopfernder Art und Weise unterstützt haben.

Es war mir seit längerer Zeit ein Anliegen, den Studierenden der Zahnmedizin eine Darstellung der Grundlagen der synoptischen Zahnmedizin unter spezieller Berücksichtigung der zahnärztlichen Prothetik, der Materialkunde und der Zahntechnik in die Hand zu geben, die so gestaltet ist, wie ich es mir während meines Studiums als unterrichtsbegleitendes Fachbuch gewünscht hätte. Ich würde mich freuen, wenn das Autorenteam diesem Ziel sehr nahe gekommen ist. Es ist zu hoffen, dass das Curriculum Prothetik in dieser aktuellen Form nicht nur Studierende der Zahnmedizin anspricht, sondern auch engagierte ZahntechnikerInnen und interessierte ZahnärztInnen.

Freiburg, im Juni 1994
Jörg R. Strub

Danksagung

Die Autoren danken dem Quintessenz-Verlag und hier allen voran Frau Anita Hattenbach, die mit beispielhaftem Engagement und einer unglaublichen Genauigkeit das Entstehen dieser Neuauflage befördert hat. Der Zeichnerin Frau Christine Rose ist für die präzise und geduldige Umsetzung aller Wünsche bezüglich der Zeichnungen zu danken. Dem aus dem Quintessenz-Verlag ausgeschiedenen ehemaligen Verlagsleiter Herrn Johannes Wolters danken die Autoren für die Initiierung der 5. Auflage und dem Verleger Christian W. Haase und allen ansonsten beteiligten Verlagsmitarbeiter*innen für die angenehme und problemlose Zusammenarbeit.

Zu besonderem Dank sind die Autoren allen Mitarbeiter*innen ihrer universitären Kliniken und den Studierenden an allen Standorten verpflichtet, die durch vielfältige Anregungen zur Überarbeitung und Aktualisierung dieser 5. Auflage beigetragen haben.

Weiterhin wird folgenden Kollegen herzlich für Ihre Unterstützung bei der Überarbeitung der Neuauflage gedankt: Herrn Dr. Matthias Krummel, Kiel, und Dr. Ove Peters, San Francisco, bei Aktualisierung endodontischer Aspekte in Kapitel 9 sowie Herrn Prof. Dr. Dr. Peter Proff, Regensburg, bei Aktualisierung kieferorthopädischer Aspekte in Kapitel 13.

Inhaltsverzeichnis

Band I

Band II

Band III

1 Die historische Entwicklung der zahnärztlichen Prothetik

Kurt Werner Alt

„Sind die Zähne schon allein zur Erhaltung der Gesundheit wichtig, so sind sie für die Sprache, für die Aussprache und Artikulation der Worte und zur Zierde des Gesichts absolut notwendig."
(*Pierre Fauchard*, 1678–1761)

1.1 Einleitung

Die geschichtliche Herausbildung einer medizinischen Spezialdisziplin wie der zahnärztlichen Prothetik (Zahnersatzkunde) kann nicht ohne den Hintergrund der allgemeinen zahnmedizinhistorischen und der gesamthistorischen Entwicklung gesehen und erörtert werden. Nur eine Betrachtungsweise, die in hinreichendem Maße die gesellschaftlichen und wirtschaftlichen Bedingungen sowie die technischen Möglichkeiten und geistigen Strömungen der jeweiligen Zeit erfasst, kann Erklärungen dafür liefern, weshalb Entwicklungen diesen oder jenen Weg nehmen, geographisch oder zeitlich beschränkt bleiben, und welche Voraussetzungen erfüllt sein müssen, damit sie sich durchsetzen und schließlich etablieren können. Die historische Beschäftigung mit den Zähnen darf sich nicht auf Fragen nach den Behandlungsmethoden, nach der Anwendung und Weiterentwicklung von Instrumenten und Materialien reduzieren, sondern sollte immer im Kontext mit den jeweiligen sozialen Verhältnissen und Lebensgewohnheiten der Menschen gesehen werden. Aus diesen Gründen muss in eine Darstellung der Entwicklung der zahnärztlichen Prothetik neben der allgemeinen Medizin- und Zahnmedizingeschichte die Kulturgeschichte angemessen eingebunden sein.

1.2 Heilkunst und Kulturgeschichte

Heilkunde und Pflege, die sich aus ursprünglichen Instinkthandlungen und empirischen Wurzeln entwickelt haben, stellen einen wichtigen Mosaikstein innerhalb der kulturellen Leistungen des Menschen dar. Sie kommen universal vor, unterscheiden sich jedoch inhaltlich aufgrund differierender, kulturell determinierter Vorstellungen von Krankheit und Heilung stark voneinander. Heilhandlungen und Pflegemaßnahmen aus der Frühzeit der Menschheit können lediglich indirekt erfasst werden, und zwar zum einen über archäologische Funde und Befunde, zum anderen durch die Beurteilung und Interpretation biohistorischer Quellen. Als solche zählen die sterblichen Überreste ur- und frühgeschichtlicher Menschen, meist in Form der Überlieferung von Skelettfunden, seltener Mumien, die fast immer Hinweise zu Krankheit und Gesundheit (Paläopathologie) liefern und mitunter verschiedenartigste Spuren durchgeführter medizinischer und zahnmedizinischer Anwendungen und Therapien zeigen.

Diesbezügliche Funde und Befunde mit zahnärztlicher Relevanz reichen weit in die Menschheitsgeschichte zurück. Sie betreffen nahezu alle heutigen Arbeitsbereiche in der Zahnmedizin: Zahnchirurgie, Zahnerhaltung und Zahnprothetik. Insbesondere bei den teilweise visionär anmutenden Manipulationen, was die Behandlung von kariösen Kavitäten in den Zähnen angeht, finden sich inzwischen immer mehr direkte Beispiele im biohistorischen Fundmaterial. Zeitlich gesehen erstrecken sich die Einzelbeobachtungen von der Altsteinzeit (Paläolithikum) über die Jungsteinzeit (Neolithikum) bis in die Antike, bevor die Zahnerhaltung im 17. Jahrhundert in Mitteleuropa dann endgültig Fuß fasst (*Oxillia* et al. 2015, *Seguin* et al. 2014, *Bernardini* et al. 2012, *Nicklisch* et al. 2019). Zu den sehr frühen Fundplätzen, an denen Beobachtungen zahnmedizinischer Eingriffe an Bestattungen gemacht wurden, gehört auch ein steinzeitliches Gräberfeld in Pakistan. Dort wurden neun Individuen geborgen, deren Zähne die Spuren von Bohrungen aufwiesen, die im Zeitraum zwischen 7.500 und 9.000 Jahren vor heute durchgeführt wurden. Inwieweit die Eingriffe in diesem Fall medizinisch indiziert waren, blieb bei der Untersuchung an den Betroffenen jedoch ungeklärt (*Coppa* et al. 2006). Bei Grabungsarbeiten an einer steinzeitlichen Fundstelle in Ägypten wurde eine aus einer Muschel gefertigte Nachbildung eines menschlichen Schneidezahns gefunden. Da dieser artifizielle Zahn nicht in situ gefunden wurde, kann über seinen Verwendungszweck nur spekuliert werden. Neben seiner Verwendung als Ersatz eines verloren gegangenen Inzisivus kann dieser geschnitzte Zahn auch als bloßes Schmuckobjekt gedient haben (*Irish* et al. 2004). Auch aus den süd- und mittelamerikanischen Hochkulturen sind zahlreiche Manipulationen und Eingriffe im oralen Kontext bekannt (*Gantzer* 1969, *Tiesler* et al. 2017, *Watson* und *Garcia* 2017).

Unter Berücksichtigung des archäologischen oder historischen Kontextes ermöglichen die Erkenntnisse aus der Untersuchung der überlieferten Skelettfunde eine Vielzahl sozial- und kulturgeschichtlich relevanter Aussagen über die jeweilige Zeit und gehen damit weit über die engere Paläopathologie hinaus. Neben empirisch erworbenen Erfahrungswerten mit Krankheiten und Gebrechen prägen über die längsten Phasen der Menschheitsgeschichte magisch-religiöse Vorstellungen das Verhalten und Handeln im Bereich der Heilkunde.

Die Entstehung von Hochkulturen und die Entwicklung von Schriftsystemen markieren den wesentlichen kulturellen Rahmen für die in der medizinhistorischen Forschung als archaisch bezeichnete Medizin des 3. bis 1. Jahrtausends v. Chr., die jedoch geographisch-kulturell beschränkt bleibt. Ihre Fortschritte und Veränderungen gegenüber der magisch-religiösen Medizin beruhen auf der langsam einsetzenden Anwendung des Kausalitätsdenkens in der Diagnostik, auf exakter Beobachtung und Systematik und erstmalig in der schriftlichen Weitergabe des medizinischen Wissens. Eine Vielzahl hygienischer Maßnahmen für das Gemeinwohl (z. B. Kanalisationen, Bäder, Latrinen) sind durch Baudenkmäler eindrucksvoll überliefert. Die Bedeutung solcher Vorkehrungen für die Gesundheit der Menschen im Römischen Reich wird jedoch weit überschätzt (*Mitchell* 2017). Im letzten Jahrtausend vor der Zeitenwende etabliert sich in Griechenland die erste theoretisch begründete Medizin. Sie entsteht auf dem Boden eines kulturellen Neubeginns, der stark von naturphilosophischen Strömungen beeinflusst ist. Dadurch vermag sie sich von der religiösen Dogmatik der sogenannten Tempelmedizin zu lösen und in ersten Einrichtungen, Vorstufen der späteren medizinischen Schulen, den Boden für die „hippokratische Lehre" zu bereiten. Deren wissenschaftliche Grundlagen bilden nicht nur die Basis für die griechisch-römische

Medizin der Antike (7. Jh. v. Chr. bis 4. Jh. n. Chr.), sondern stellen auch für die Medizin der Neuzeit die wichtigste Entwicklungsphase dar. Die Überwindung der magisch-religiösen Priestermedizin im ersten Jt. v. Chr. ist gleichzusetzen mit dem Beginn der wissenschaftlichen Medizin in Europa. Eine eigenständige Entwicklung in Westeuropa nimmt sie jedoch erst nach dem Untergang des weströmischen Reiches (*Hoffmann-Axthelm* 1973).

Ihre Errungenschaften zeitigen Auswirkungen bis heute und sind durch ein umfangreiches medizinisches Schrifttum belegt. Wichtige Quellen für die medizinische Literatur jener Zeit sind das „Corpus Hippocraticum", eine Sammlung medizinischer Schriften, die auf Hippokrates (460 bis 370 v. Chr.) und seine Schüler zurückgeht, der medizinische Teil „De medicine libri octo" einer Enzyklopädie von Aulus Cornelius Celsus aus der ersten Hälfte des 1. Jahrhunderts n. Chr. sowie die Gesamtdarstellung der Medizin bei Galen (129 bis 199 n. Chr.). Das Ende der Periode der antiken Medizin wird chronologisch unterschiedlich bewertet. Häufig werden der politische Zerfall des römischen Weltreichs in einen östlichen und westlichen Teil (330 n. Chr.), teils auch das Jahr 395 n. Chr. als Zäsur genannt, aber inzwischen liegen die Daten für das Ende der Antike eher in der zweiten Hälfte des 6. Jahrhunderts oder sogar noch später (*Demandt* 2014).

Während die medizinische Tradition der Antike im Osten durch byzantinische Kompilatoren ihre oft als steril bezeichnete Fortführung fand – positive Stimmen heben allerdings ihre Originalität hervor –, gerieten im Westen die medizinischen Fertigkeiten und Kenntnisse aufgrund der politischen und wirtschaftlichen Folgeerscheinungen, die mit dem Untergang des weströmischen Reiches verbunden waren, in Vergessenheit. Wesentliche Ereignisse im Westen stellen die Germaneneinfälle und die Wirren der Völkerwanderungszeit dar.

Während des Mittelalters (5. bis 15. Jh. n. Chr.) gelangt antikes medizinisches Wissensgut durch Rezeption, Kompilation und Übersetzungstätigkeit allmählich aus dem arabisch-islamischen Sprach- und Kulturraum in die christliche Welt (Übersetzungen aus dem Arabischen ab 11. Jh., aus dem Griechischen ab 12. Jh.). Frühe Medizinschulen wie Salerno, Toledo, Montpellier und Bologna fungieren ab dem 11. Jahrhundert als Vermittler des theoretischen Wissens für die in der medizinhistorischen Forschung als Zeit der Klostermedizin und Scholastik bekannten medizinischen Perioden (*Hoffmann-Axthelm* 1973, *Strübig* 1989).

Bis zum Spätmittelalter verharren Medizin und Zahnmedizin in West- und Mitteleuropa weitgehend auf dem Kenntnisstand der Antike. Im Laufe der Zeit werden jedoch eigene Konzepte entwickelt und gegen Ende des Mittelalters entsteht eine weniger stark von dem antiken medizinischen Gedankengut geprägte Literatur. Eine selbständige Entwicklung der Medizin (die Zahnmedizin eingeschlossen) beginnt in West- und Mitteleuropa erst mit dem 16. Jahrhundert. Die Erfindung der Buchdruckerkunst (um 1450) begünstigt das Entstehen und die Verbreitung einer eigenständigen medizinischen Literatur und führt damit schließlich zu einer immer stärkeren Abwendung vom traditionellen antiken Schrifttum.

Vom allgemeinen Aufschwung der Chirurgie wesentlich mitgetragen, beginnt dann im 16./17. Jahrhundert eine eigenständige Entwicklung der Zahnmedizin, was u. a. in der Entstehung einer spezifischen Fachliteratur zum Ausdruck kommt. Bis weit in das 18. Jahrhundert hinein besteht zahnärztliche Therapie jedoch noch primär in der Durchführung von Extraktionen durch Chirurgen, Barbiere und umherreisende „Zahnbrecher". Daneben erbringen aber bereits geschickte Handwerker Leistungen auf zahntechnischem Gebiet, allerdings für eine nur verschwindend geringe Zahl von begüterten Patienten. Wie schriftliche Quellen und Funde prothetischer

Arbeiten aus dieser Zeit belegen, erfolgte die methodische Abkehr von den antiken und mittelalterlichen Behandlungsmaßnahmen eher langsam. Dennoch standen die „Zahnbehandler" des 18. Jahrhunderts an der Schwelle zu einer autonomen Zahnheilkunde (vgl. *Hoffmann-Axthelm* 1985, *Ring* 1997, *Groß* 2019).

1.3 Der kosmetisch-ästhetische Wert der Zähne in Vergangenheit und Gegenwart

Den individuellen Wert und die kulturelle Bedeutung der Zähne und des Gebisses in Vergangenheit und Gegenwart spiegeln archäologische Funde, schriftliche antike Quellen sowie ethnologische Feldstudien wider. So haben z. B. Zähne bei Naturvölkern weniger einen funktionellen als einen idealisierenden Wert. Für die in vielen Gebieten der Welt vorkommenden artifiziellen Veränderungen an Zähnen, wie Färbungen, Schmuckeinlagen und Zahnfeilungen, werden religiös-kultische, soziologisch-wirtschaftliche, ästhetisch-künstlerische und medizinisch-hygienische Gründe geltend gemacht (*Alt* et al. 1990, *Alt* und *Pichler* 1998, *Garve* 2014, *Burnett* und *Irish* 2017). Diese Bräuche stehen scheinbar im Widerspruch zu der von Europäern schlechthin als Schönheitsideal empfundenen Natürlichkeit der Zähne in Form, Farbe und Stellung, die bereits Griechen und Römer vertraten. Dass kosmetisch-ästhetische Vorstellungen aber stark von kulturspezifischem Brauchtum abhängen, zeigt die in islamischen und osteuropäischen Ländern noch häufig zu beobachtende Sitte, Zähne im sichtbaren Bereich mit Gold oder anderen Metallen zu überkronen, um damit die Zugehörigkeit zu einer bestimmten sozialen Schicht zu demonstrieren, ähnlich wie in Japan die Schwarzfärbung der Zähne bis ins 19. Jahrhundert die Verheiratung einer Person angezeigt hat (zum Themenkomplex „Ästhetik" siehe Kap. 17). Auch in Laos und Vietnam sind solche Schwarzfärbungen der Zähne bekannt. Hier wird vermutet, dass die Prozedur nicht nur ästhetischen Wert, sondern auch medizinischen Nutzen bei der Kariesprävention haben könnte (*Tayanin* et al. 2006).

In der modernen Zahnmedizin bildet die Wiederherstellung der gestörten Kaufunktion den Schwerpunkt jeder prothetischen Behandlung. Daneben sind funktionelle, ästhetische und phonetische Aufgaben zu erfüllen. Wie jeder zahnärztliche Behandler bestätigen wird, sind für die Patienten primär ästhetische Beweggründe für den Wunsch nach Anfertigung von Zahnersatz maßgebend, weil den Zähnen für das Leben in der Gesellschaft und Öffentlichkeit hohe Bedeutung zukommt. Zahnlosigkeit im Frontzahngebiet wird in der Regel nur kurze Zeit von den Betroffenen akzeptiert, wobei viele Patienten bis zur Fertigstellung einer Interimsversorgung sogar krank geschrieben werden möchten. Während im lückigen Frontzahngebiss Patienten meist von sich aus mit dem Wunsch nach einer prothetischen Rehabilitation kommen, stört Zahnlosigkeit im Seitenzahngebiet selten und es bedarf vielfach besonderer Hinweise des Zahnarztes auf entstehende Funktionsstörungen, bevor hier in eine prothetische Versorgung eingewilligt wird.

Erfahrungsgemäß sind es also weniger die funktionellen Auswirkungen von Zahnverlust und Zahnlosigkeit – einmal abgesehen von den Sprachschwierigkeiten – als vielmehr die negativen Einschränkungen des äußeren Erscheinungsbildes, das Empfinden eines körperlichen Defektes, die Patienten in die zahnärztliche Praxis und in eine prothetische Behandlung führen. Fehlfunktionen werden oft über längere Zeit durch reaktives Verhalten kompensiert, Schmerzen bisweilen durch Selbstmedikation therapiert und die Nahrungsaufnahme den gegebenen

Möglichkeiten angepasst. Ein lückenhaftes, schadhaftes und ungepflegtes Gebiss dagegen weckt bei vielen Menschen ein tief verankertes Schamgefühl und löst psychosoziale Störungen aus, weil mit dem schlechten Gebiss ein Verlust an Jugend, Schönheit und Attraktivität assoziiert und der Gebisszustand vielfach dem individuellen Fehlverhalten des Trägers angelastet wird (*Böhme* et al. 2015).

Die Erkenntnis, dass seitens der Patienten kosmetische Beweggründe Priorität vor funktionellen Erwägungen bei Zahnverlust haben, ist nicht auf die Verhältnisse in modernen Gesellschaften beschränkt. Bereits in der zeitgenössischen antiken Literatur werden die negativen Auswirkungen von Zahnverlust auf das Befinden der Betroffenen geschildert, die, wenn sie es sich leisten konnten, technisch zwar unzulänglichen, kosmetisch aber wohl befriedigenden Zahnersatz herstellen ließen. Archäologisch überlieferte, kaufunktionell völlig insuffiziente Konstruktionen von Zahnersatz sind der konkrete Beweis dafür, dass die Wiederherstellung des Kauorgans allenfalls sekundär von Bedeutung war. Bis weit in das 19. Jahrhundert bestimmte primär der Wunsch nach ästhetischer Rehabilitation die Herstellung von Zahnersatz (*Alt* 1993).

An Behandlungsgrundsätzen sind, außer der Absicht, die entstandene Lücke zu schließen und eingefallen wirkende Gesichtspartien auszupolstern, meist keine weiteren Kriterien erkennbar. Funktionelle Erwägungen scheinen kosmetischen Zwecken immer nachgeordnet, wenngleich einige Fundstücke belegen, dass „Zahnkünstler" mit den ihnen zur Verfügung stehenden Mitteln und mit Geschick und Können gelegentlich versucht haben, funktionelle Gesichtspunkte (z. B. Okklusion) bei der Herstellung von Zahnersatz zu berücksichtigen. Dies gelang meist nur unvollkommen und war immer nachrangig. Ein klassisches Beispiel für die Unzulänglichkeit seines Zahnersatzes stellt George Washington dar, der bereits im Alter von 40 Jahren eine Teilprothese aus Nilpferdknochen erhalten hatte, in die menschliche Zähne unbekannter Herkunft eingesetzt waren (Weinberger 1948). In vielen Anekdoten wird erzählt, dass G. Washington lebenslang an den Veränderungen gelitten hat, die mit dem Zahnverlust und dem Tragen des insuffizienten Zahnersatzes zusammenhingen (*Lässig* und *Müller* 1983). Überhaupt hatten die Behandlungsversuche oftmals nur kurzfristig Erfolg, da eine den Restzahnbestand schonende Verankerung des Zahnersatzes noch nicht möglich war. Nach Eingliederung des Ersatzes waren die Pfeilerzähne durch Fehlbelastungen bald geschädigt und gingen vielfach vorzeitig verloren (vgl. *Alt* 1993).

Als Werkstoff für die Herstellung von Stiftzähnen, Brücken und Prothesen mussten, sofern diese nicht in einem Stück, aus Knochen, Elfenbein, Walroß- und Flusspferdhauern (Stoßzähne) geschnitzt waren, sonstige Tierzähne oder auch menschliche Zähne von Toten herhalten (*Paulson* 1908, *Lorenzen* 2006). Die aus organischen Materialien bestehenden Werkstoffe waren für prothetische Konstruktionen wenig geeignet: Sie fielen wie die eigenen Zähne der Karies zum Opfer, verfärbten sich rasch, verbreiteten einen intensiven Geruch und mussten häufig erneuert werden. Nahezu unumgänglich war es, den vermeintlichen „Zahnersatz" vor dem Essen herauszunehmen, da damit nicht gekaut werden konnte. Weil das Tragen von Zahnersatz wahrscheinlich lange Zeit nichts Beschämendes an sich hatte, sondern die Zugehörigkeit zur Oberschicht bezeugte, kam der späteren Verwendung von Metall (meist Gold) im sichtbaren Bereich eher ein dekorativer Effekt zu.

Von den frühesten prothetischen Arbeiten durch Etrusker und Phöniker um die Mitte des ersten Jahrtausends v. Chr. bis weit ins 19. Jahrhundert bedeutete das Tragen von Zahnersatz ein Privileg, das sich auf wenige Begüterte beschränkte.

Die Art der prothetischen Versorgung, die Werkstoffe und Herstellungsmethoden blieben während der ganzen Zeit nahezu unverändert, jedoch gab es kulturspezifisch deutliche Unterschiede bezüglich der technischen Umsetzung, was in hohen Qualitätsunterschieden beim Zahnersatz zum Ausdruck kam. Erst nachdem die Zahnheilkunde im 16. Jahrhundert ein Teilbereich der Medizin wurde, ab dem 18. Jahrhundert eine eigenständige Entwicklung nahm und im 18./19. Jahrhundert als fachspezifische Disziplin die Zahnprothetik entstand, wurden deutliche Fortschritte erzielt. Für die Erfindung und Nutzung geeigneter Materialien spielten die allgemeine technische Entwicklung, die Fortschritte in den Naturwissenschaften und die politische Neuordnung Europas eine wichtige und entscheidende Rolle (*Hoffmann-Axthelm* 1973, *Bennion* 1988).

1.4 Ernährung und Zahnverlust

Traumen, parodontale Insuffizienz und periapikale Entzündungen (Ostitiden) – über die Karies hinaus oft als Folge progressiver Abrasion mit Eröffnung der Pulpa – sind Ursachen, weshalb Zähne in ur- und frühgeschichtlicher Zeit verloren gehen; Zahnverlust durch Karies kommt aufgrund der Ernährungsgewohnheiten demgegenüber lange Zeit nur in geringem Ausmaß vor (*Nicklisch* et al. 2016). Die Ernährung von Jägern und Sammlern beschränkt sich über Jahrhunderttausende auf das Sammeln von Pflanzen, Wurzeln und Früchten, die vielfach roh verzehrt werden und etwa zwei Drittel der Nahrung ausmachen. Ergänzend dazu findet Jagd auf verfügbares Wild statt, dessen Fleisch eine wichtige Energiequelle bildet. Die grobe, faserreiche Kost, die das Gros der Nahrung stellt, bewirkt eine starke Abrasion der Zahnhöcker und -fissuren, weshalb auf den Okklusalflächen der Zähne kaum einmal Karies entsteht (*Alt* et al. 2017). Ein nennenswerter Konsum niedermolekularer Zucker findet vor dem 18. Jahrhundert in der Normalbevölkerung nicht statt und ändert sich erst mit Beginn der Industralisierung (*Skelly* et al. 2020). Wilder Honig, Früchte, Sirup und Most, geographisch-regional Datteln und Feigen sind Beispiele für vorhandene Nahrungsmittel mit kariogenem Potential. Rohrzucker ist bereits seit dem Altertum verfügbar, wird anfänglich jedoch nur in der Oberschicht konsumiert (u. a. als Medikament).

Da die mittlere Lebenserwartung unserer Vorfahren bis ins Mittelalter nur bei etwa 30 bis 40 Lebensjahren liegt, ist die Kariesfrequenz limitiert und der Zahnverlust in prähistorischen Zeiten gering, steigt aber seit der Antike ständig an und erreicht im Mittelalter sehr hohe Befallszahlen (*Alt* 2001). Relativ chronologisch lässt sich das Anwachsen der Karies und damit einhergehend erhöhter Zahnverlust mit bestimmten kulturhistorischen (zivilisatorischen) Ereignissen in Verbindung bringen. Im Zuge der sogenannten neolithischen Revolution domestiziert der Mensch in der Jungsteinzeit Pflanzen und Tiere. Durch den wirtschaftlichen Wechsel ändert sich die Zusammensetzung und Zubereitung der Nahrung in der Folgezeit entscheidend, da zunehmend neue Produkte (z. B. Getreide) und weichere (gekochte) Nahrung verzehrt werden. Als Folge dieser geänderten Ernährungsgewohnheiten steigen Karieshäufigkeit und Zahnverlust immer stärker an (*Nicklisch* et al. 2016). Nach den schriftlichen Quellen wurde die Zahnextraktion von der Antike bis ins Mittelalter hinein primär „nur" an bereits lockeren Zähnen vorgenommen. Der Grund dafür sollen die schlechten Erfahrungen sein, die man bei der Extraktion schmerzender, aber fester Zähne gemacht hatte. Allenthalben wurde daher eine medikamentöse Vorbehandlung eines zu extrahierenden

Zahnes gefordert (vgl. zusammenfassend *Hoffmann-Axthelm* et al. 1995). Für die Entwicklung der praktischen Zahnmedizin generell, im Besonderen was die Extraktion betrifft, wurde der Araber Albucasis zum Pionier, der im 30. Kapitel seiner „Chirurgia" aus dem 11. Jh. n. Chr. zum ersten Mal in allen Einzelheiten die Zahnextraktion beschreibt (*Albucasis* 1778). Sigron (1985) hat die Bedeutung dieses Werkes für die Zahnmedizin bis in das 18. Jahrhundert hinein betont und darauf hingewiesen, dass vor dem Erscheinen dieses Werkes die Zahnextraktion „zwar als Behandlungsart genannt [wird], ihre Erwähnung ist aber stets mit der Warnung verbunden, nur lockere Zähne zu ziehen". Vielfach wird überhaupt bestritten, dass es in ur- und frühgeschichtlicher Zeit Zahnextraktionen gegeben hat. Grund dafür ist die Tatsache, dass es bei fehlenden Zähnen schwierig ist zu sagen, ob diese durch ein Instrument (z. B. Zahnzange), nach (eventuell medikamentöser) Lockerung mit der Hand entfernt wurden oder allmählich im Munde verfault sind. Es vereinfacht die Diagnose Extraktion, wenn gleichzeitig Frakturen der Krone, beschädigte Nachbarzähne, Frakturen oder Dislokationen der Kiefer beobachtet werden, weil dies auf Komplikationen bei der Extraktion hinweist. In der Regel lässt sich aber auch beim Fehlen solcher Begleitfunde durch einen geübten Untersucher (Dentalanthropologen) feststellen, ob es sich bei einem fehlenden Zahn möglicherweise um einen extrahierten Zahn handelt. Letztlich kommt es jedoch eigentlich nur darauf an, ob eine wie auch immer geartete Behandlung eventuell durch einen „Heilkundigen" stattgefunden hat oder der Zahn einfach sukzessive aus dem Kiefer „herausgefault" ist. Nach dem bioarchäologischen Quellenmaterial scheint klar zu sein, dass man durchaus in der Lage war, Zähne zu trepanieren oder auch zu extrahieren, auch wenn dafür unterschiedlichste Methoden in Frage kommen, somit die Zahnextraktion wahrscheinlich weit in die Menschheitsgeschichte zurückreicht (*Lunt* 1992).

Soziokulturelle Aspekte, die in den Hochkulturen das Interesse an Zahnersatz aufkommen lassen und später das Herausbilden eines prothetischen Handwerks begünstigen, sind zu Beginn der Jungsteinzeit noch zu vernachlässigen. In einer mehr oder weniger egalitären Gesellschaft mit wenig ausgeprägtem Statusdenken hat Zahnverlust keine gesellschaftlichen Benachteiligungen zur Folge, da Altern und die damit verbundenen Einschränkungen zum Dasein dazugehören und unabwendbar sind. Da nur wenige Menschen ein hohes Alter erreichen, ist Zahnverlust, vor allem im Frontzahnbereich, zunächst eher selten. Erst in den sozial stratifizierten Bevölkerungen der nachfolgenden Metallzeiten und in den Hochkulturen finden wir gesellschaftliche Bedingungen vor, die bei Zahnverlust den Wunsch nach prothetischer Versorgung aufkeimen lassen. Jedoch ist anzunehmen, dass sich allenfalls eine sehr begrenzte Oberschicht den Luxus von Zahnersatz leisten konnte. Die Erfolge der ersten „Zahnkünstler" mögen dann zur Nachahmung animiert haben. Wie weit letztlich der Wunsch nach Zahnersatz historisch zurückreicht, kann jedoch nur spekulativ bleiben.

1.5 Die Bedeutung archäologisch-prothetischer Fundobjekte für die zahnmedizinhistorische Forschung

Wenngleich prothetische Wiederherstellungen in historischer Zeit zunächst sehr begrenzt und auf die Oberschicht beschränkt gewesen sein mögen, begründete der Wunsch nach ästhetischer Rehabilitation eine immer stärkere Nachfrage nach derartigen Diensten und schuf so mit der Zeit die Notwendigkeit eines speziellen zahntechnisch tätigen Handwerks. Ein Problem der medizinhistorischen Forschung ist der häufige Widerspruch zwischen schriftlichen Quellen – auf die Prothetik bezogen z. B. der Nachweis der Tätigkeit eines zahntechnischen Handwerks in der Antike – und den konkreten Funden an Zahnersatz, die durch die Ausgrabungstätigkeit von Archäologen zutage kommen. Insgesamt gesehen erstaunt die Seltenheit der Funde, und in vielen Fällen sind die technischen Details und Materialien andere, als sie nach der Lektüre der medizinischen Literatur jener Zeit zu erwarten wären. Gerade wegen dieser häufigen Diskrepanzen sind archäologische Objekte als Vergleichsmaterial einmalige Quellen.

Da Fundobjekte aus dem Bereich der zahnärztlichen Prothetik bis ins 19. Jahrhundert selten sind und wir unser Wissen darüber primär dem Schrifttum der jeweiligen Zeit verdanken, ist jeder archäologische Fund von Zahnersatz aus medizin- und kulturhistorischer Sicht eine wertvolle Quelle. Während Ausgrabungen in antiken oder mittelalterlichen Fundkomplexen, wo Zahnersatz noch wenig verbreitet ist, häufig vorgenommen werden, stellen Ausgrabungen in frühneuzeitlichen Fundzusammenhängen, in denen öfter Zahnersatz zu erwarten wäre, eher eine Ausnahme dar. Diesbezügliche Funde stammen häufig aus Kirchengrabungen, da sakrale Bauten grundsätzlich unter Denkmalschutz stehen. Von der Antike bis ins 19. Jahrhundert ist Zahnersatz ausschließlich unter den gehobenen Ständen verbreitet, für die es auch ein Privileg darstellt, sich innerhalb der Kirchen bestatten zu lassen. Es verwundert daher nicht, dass fast alle frühneuzeitlichen Funde von Zahnersatz aus Sakralbauten stammen.

1.6 Früheste archäologische Quellen zur Zahntechnik aus Ägypten

Halten wir uns an die direkten Quellen als Belege für die Herstellung von zahntechnischen Arbeiten, so weisen diese zuerst nach Ägypten. Chronologisch gesehen gelten die Funde von Gizeh (ca. 2500 v. Chr.; *Junker* 1929), eine Schienung zweier unterer Molaren mit Golddrahtgebinde (Abb. 1-1), und eine weitere Schienung von oberen Frontzähnen aus dem Gräberfeld von El-Quatta aus der gleichen Zeit (*Harris* und *Iskander* 1975) als die frühesten Beispiele für Zahnersatzkonstruktionen. Es ist allerdings fraglich, ob hier überhaupt zahnärztliche Tätigkeiten vorliegen (*Fotshaw* 2009). Ähnlich alt soll der Fund einer Zahnimitation aus Muschelkalk mit spatelförmiger Krone und konischer Wurzel sein, die an einen oberen mittleren Schneidezahn erinnert. Der Autor vermutet u. a., dass es sich dabei um ein Zahnimplantat handeln könnte (*Irish* 2004). Wahrscheinlicher ist, dass es sich dabei um postmortale Maßnahmen handelt, weil angenommen wurde, dass für das Leben nach dem Tod die Unversehrtheit des Körpers wichtig wäre (*Harris* et al. 1975). Nachdem jüngst ein paläopathologischer Befund einer Zehprothese bei einer ägyptischen Mumie (1600–1300 v. Chr.) veröffentlicht wurde, wo sich deutliche Abnutzungsspuren an der Prothese finden, darf zumindest angezweifelt werden, dass es sich bei beobachtbaren Behandlungsmaßnahmen grundsätzlich um Vorgehensweisen im Zusammenhang mit dem Totenkult handelt (*Nerlich* et al. 2000). Die Auswertungen von Beamtentiteln sowie von medizinischen Papyri (Papyrus Ebers/Smith) ergeben zwar Hinweise auf Zahnbehandler, nennen Zahn- und Kiefererkrankungen und erwähnen medikamentöse Therapien; es fehlt aber

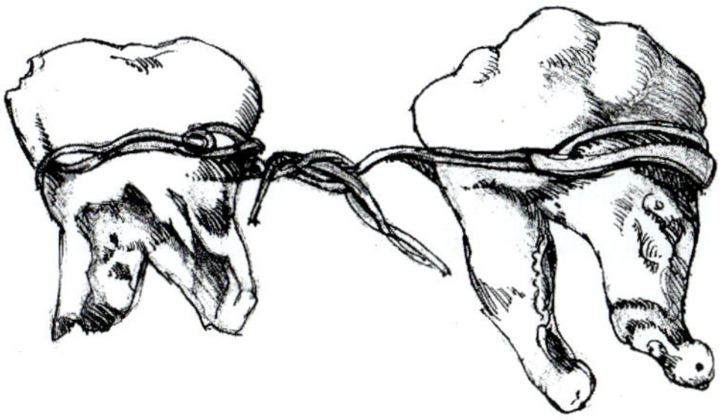

Abb. 1-1 Schienung von zwei unteren Molaren mit Golddraht; Ägypten: Gizeh, ca. 2500 v. Chr. (Roemer- und Pelizaeus Museum, Hildesheim).

jedes Indiz für die Anfertigung von Zahnersatz oder für die Schienung gelockerter Zähne bei Lebenden. Die beiden oben genannten Funde sind die bisher einzigen Fälle zahntechnischer Maßnahmen aus dem ägyptischen Kulturbereich, obwohl Tausende von Bestattungen, darunter viele Königsmumien, paläodontologisch untersucht worden sind. Das dürftige Ausgrabungsmaterial und die Schriftquellen lassen gegensätzliche Interpretationen und widersprüchliche Ansichten zu (*Kornemann* 1989, *Weinberger* 1946). Es wird daher nicht von ungefähr vermutet, dass die beiden oben genannten Zahngebinde von Präparatoren im Zusammenhang mit dem Bestattungszeremoniell post mortem hergestellt sein könnten.

1.7 Zahnersatz zur Zeit der Antike (Etrusker, Phöniker, Griechen, Römer)

Die ersten echten zahntechnischen Arbeiten repräsentieren Fundobjekte, die aus der Mitte des ersten Jahrtausends vor der Zeitenwende stammen. Aufgrund archäologischer Fundzusammenhänge, geographisch-regionaler Feinheiten in der Ausführung und Herstellung und der relativen Häufigkeit ihres Vorkommens, aber auch aufgrund der historischen Überlieferung wird angenommen, dass sie nicht, wie für die ägyptischen Fundstücke vermutet wird, religiös-kultischen Ursprungs sind. Wahrscheinlich ist der Wunsch nach Zahnersatz in erster Linie allein auf die menschliche Eitelkeit, weniger auf die Wiederherstellung der Kaufunktion zurückzuführen. Die Kulturen bzw. Ethnien, bei denen Zahnersatz aus ästhetischen Beweggründen erstmals eine Rolle spielt, sind Etrusker, Phöniker, Griechen und Römer, die alle Hochkulturen darstellen.
In das erste Jahrtausend vor Christus datieren Funde von Zahnersatz etruskischer und phönikischer Herkunft, die nahezu zeitgleich, wohl aber unbeeinflusst voneinander hergestellt wurden (*Hoffmann-Axthelm* 1973). Nimmt man die als unsicher einzuschätzenden ägyptischen Funde von „Zahnersatz" aus, liegen mit ihnen die ältesten Beispiele für kosmetische Bemühungen vor, parodontal insuffiziente Zähne durch Schienung zu erhalten bzw. entstandene Zahnlücken durch Zahnersatz zu schließen. Eine Einmaligkeit stellt der Fund einer Zahnwurzel mit einem Metallstift aus dem 2. Jahrhundert v. Chr. aus Palästina dar (*Zias* und *Numeroff* 1987). Über die Bedeutung dieser Maßnahme kann man nur spekulieren. Eine endodontische Behandlung scheint jedoch ausgeschlossen.

Während über die archäologisch-prothetischen Fundobjekte hinaus von den Etruskern keine und von den Phönikern kaum schriftliche Quellen zur Zahnme-

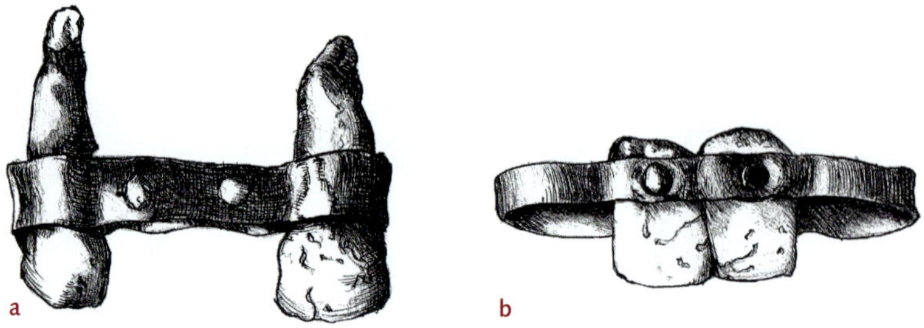

Abb. 1-2 Etruskische Brückentechnik: a zwei an Goldbänder vernietete Ersatzzähne, b zwei mit Goldbändern gefasste Pfeilerzähne für eine Brückenkonstruktion.

dizin vorliegen, existieren diesbezügliche Textstellen im medizinischen Schrifttum der Griechen und Römer in größerer Zahl. Ihre Inhalte sind jedoch primär Ausführungen über die Zahnheilkunst der jeweiligen Zeit, der im Wesentlichen eine Mischung aus Volksbrauch und Aberglaube zugrunde liegt, während nur wenige Aussagen über die Zahnersatzkunst darin zu finden sind.

1.7.1 Etrusker

Die zahlreichen, technisch herausragenden etruskischen Funde von Zahnersatzarbeiten und parodontalen Schienungen datieren vor und zeitgleich mit den phönikischen Arbeiten, weshalb man die Etrusker als die ersten Hersteller von Zahnbrücken und -prothesen bezeichnen darf. Das Volk der Etrusker ließ sich im Zuge indogermanischer Wanderungen zu Beginn des 1. Jahrtausends v. Chr. in Oberitalien nieder und dehnte seinen Machtbereich weit nach Süden aus, bevor es im 4. Jahrhundert v. Chr. von den Römern unterworfen wurde. Wenngleich kaum schriftlichen Quellen über die Zahnmedizin der Etrusker vorliegen, sprechen die direkten Zeugnisse einer hoch entwickelten Zahntechnik für eine frühe Blütezeit der Prothetik (*Becker* und *MacIntosh Turfa* 2017).

Zur Schienung gelockerter Zähne benutzten die Etrusker meist 3–5 mm breite Goldbänder. Bei Zahnverlust wurden Goldbänder aneinander genietet (Abb. 1-2a) oder gelötet und in die entstehenden Schlaufen Ersatzzähne von Menschen und/oder Tieren gesetzt und mit Klammern oder Draht befestigt. Mehrere Zähne wurden mittels Draht oder Bändern als „Zahnbrücken" an Pfeilerzähnen verankert (Abb. 1-2b). Wie eine große Anzahl originaler prothetischer Arbeiten in italienischen Museen (z. B. Museo Nazionale Etrusco di Villa Giulia, Rom; Museo Archeologico, Florenz) zeigt (*Baggieri* 1999, *Becker* 1996, *Tabanelli* 1958), bestimmten primär kosmetische Zwecke diese Bemühungen, während kaufunktionelle und phonetische Erwägungen noch keine Rolle spielten. Überblickt man die Folgezeit, wird deutlich, wie vergleichsweise zufrieden stellend die Etrusker zahntechnische Probleme lösten, denn ihr „Qualitätsstandard" handwerklicher Leistungen wurde erst im 19. Jahrhundert wieder erreicht. Wie eine in Westanatolien gefundene Goldbandprothese etruskischer Provenienz zeigt, blieb die hoch entwickelte etruskische Zahntechnik nicht auf Italien bzw. die ehemaligen römischen Provinzen beschränkt (vgl. *Capasso* und *Di Totta* 1993, *Teschler-Nicola* et al. 1998), sondern hat sich weit über deren Grenzen hinaus ausgebreitet (*Terzioglu* und *Uzel* 1988, *Becker* und *Macintosh Turfa* 2017).

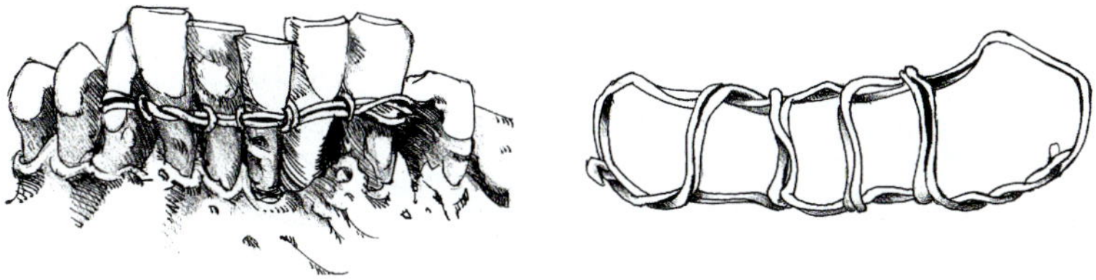

Abb. 1-3 Phönikische mit Golddraht befestigte Unterkieferfrontzahnbrücke zum Ersatz der Zähne 31 und 32 (Louvre, Paris) (nach *Hoffmann-Axthelm* 1985).

1.7.2 Phöniker

Aus Gräbern in und nahe bei Sidon im heutigen Libanon stammen zwei Zahnersatzarbeiten, die den Phönikern zugeschrieben werden und sich anhand von Grabbeigaben in das 6. bis 4. Jh. v. Chr. datieren lassen (*Renan* 1864). In beiden Fällen handelt es sich um Schienungen aus Golddrahtgebinde. Während im erstgefundenen Fall eine sorgfältig vorgenommene Bindung von sechs Frontzähnen in Form eines Brückenersatzes vorliegt, der von Eckzahn zu Eckzahn reicht und zwei hinsichtlich des Materials unbekannte Ersatzzähne einbezieht (Louvre, Paris) (Abb. 1-3), handelt es sich im zweiten Fall um eine klassische Schienung von parodontal insuffizienten unteren Frontzähnen mit gleichzeitigem Ersatz von zwei Frontzähnen, die in situ aufgefunden wurde (Abb. 1-4). Das damals schon vorgenommene Schließen einer Frontzahnlücke mittels zweier am Restzahnbestand befestigter Ersatz-Schneidezähne darf als echte prothetische Leistung gelten, auch wenn sie funktionell natürlich unzulänglich war. Einflüsse aus den Hochkulturen des Zweistromlands (Euphrat und Tigris) und Ägypten wären aufgrund der geographischen Mittellage des Libanon denkbar, jedoch sprechen zwei Jahrtausende Zeitdifferenz und technische Details gegen diese Vermutung. Aufgrund der hohen Mobilität der Menschen und kultureller Kontakte weit über lokale Regionen hinaus haben sich auch in der Antike neue Errungenschaften schnell ausgebreitet.

1.7.3 Griechen

Im klassischen Griechenland etabliert sich im 5. Jahrhundert v. Chr. eine neue, wissenschaftlich ausgerichtete Medizin, als deren Begründer Hippokrates gilt. Dessen umfangreiches medizinisches Schrifttum enthält auch zahnmedizinisch relevante Passagen, welche sich jedoch primär auf die Zahnanatomie und auf Therapievorschläge bei Erkrankungen der Zähne und Kiefer beziehen. Hippokrates erwähnt zwar die Drahtligatur zur Fixierung lockerer Zähne, doch fehlen bei ihm wie bei weiteren wichtigen Medizinautoren der Antike (z. B. Galen) jegliche Hinweise auf eine wie auch immer geartete prothetische Versorgung. Archäologische Funde von Zahnersatz aus dem klassischen Griechenland sind selten, was insofern verwundert, als der unausweichliche Zahnausfall nicht mit den Schönheitsvorstellungen der Griechen vereinbar war und die Medizin sich weit entwickelt darstellt (*Künzl* 2002). Eine Erklärung für die Seltenheit der Funde könnten Verluste durch antike Grabräuber sein, die nach Gold suchten (*Jankuhn* 1978). Das Fehlen von Hinwei-

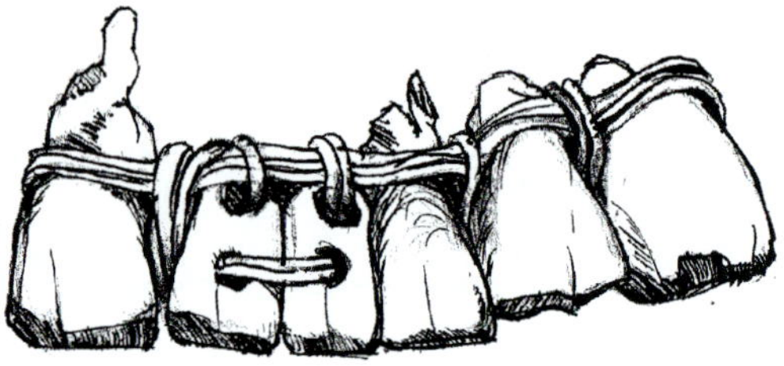

Abb. 1-4 Phönikische Schienung mit Golddraht und Brückenersatz im Unterkiefer-Frontzahnbereich (Zähne 31, 32 sind ersetzt) (nach *Hoffmann-Axthelm* 1985).

sen in der medizinischen Literatur kann durch die Zugehörigkeit der Zahnprothetik zum Handwerk begründet sein (*Hammer* 1956).

1.7.4 Römer

Die Heilkunde im römischen Imperium war stark griechisch beeinflusst. Nach der Eroberung Griechenlands wurde sie zunächst von griechischen Sklaven, später von freigelassenen und zugewanderten Ärzten ausgeübt. Die Zahnersatztechnik hatten die Römer von den Etruskern übernommen, und nach historischen Quellen soll Zahnersatz in der Oberschicht weit verbreitet gewesen sein. Die Verwendung von Gold für Zahnersatzarbeiten ist bereits durch die Zwölftafelgesetze (*Cicero*, de legibus 2, 24, 60) aus dem fünften vorchristlichen Jahrhundert belegt.

Hygiene, Gesundheitsfürsorge und kosmetische Aspekte sind zwar charakteristisch für die römische Medizin, da Zahnersatzarbeiten aber als handwerkliche Tätigkeiten galten, fanden sie in der medizinischen Literatur kaum Erwähnung. Eine gute Quelle ist dagegen die zeitgenössische römische Literatur (z. B. Horaz, Ovid), wo häufig indirekt auf Zahnersatz eingegangen wird. Wie in Griechenland steht auch im römischen Reich die geringe Zahl an Fundobjekten nicht mit den schriftlichen Überlieferungen in Übereinstimmung, die auf eine existierende Zahnersatzkunst verweisen. Der Widerspruch lässt sich möglicherweise dadurch erklären, dass auch hier viele Zahnersatzarbeiten antiken Grabräubern zum Opfer fielen.

Zwei Funde von Zahnprothesen dokumentieren die in den Schriftquellen gefundenen Angaben zur Versorgung der römischen Oberschicht mit Zahnersatz. Zahnprothese 1 wurde während Ausgrabungen in der Viale della Serenissima zusammen mit Überresten einer Frau geborgen, die im 1. bis 2. Jahrhundert n. Chr. in Rom gelebt hat. Die beiden mittleren Schneidezähne der Frau waren vermutlich intra vitam verloren gegangen. Der rechte Schneidezahn ist durchbohrt und mit Golddraht an zwei Nachbarzähnen befestigt. Der linke Schneidezahn fehlt post mortem und war wohl ebenfalls mit Golddraht an den Nachbarzähnen befestigt. Die Form und die Abnutzung der künstlich eingesetzten Zähne lässt vermuten, dass es sich wahrscheinlich um die eigenen Zähne der Frau handelt, die wegen ihrer Lockerheit in die Prothese eingearbeitet wurden (*Minozzi* et al. 2007). Zahnprothese 2 wurde in einem Kloster in der Toskana entdeckt und stammt vermutlich aus dem frühen 17. Jahrhundert. In diesem Fall waren alle vier unteren Schneidezähne und der linke Eckzahn über Goldbänder in die Prothese eingebunden und an den noch erhaltenen Nachbarzähnen wahrscheinlich ebenfalls durch Golddrähte befestigt (*Minozzi* et al. 2017). Zahntechnisch ist diese Prothese ziemlich einzigartig für diese Zeitstellung.

1.8 Zahnersatz vom Ende der Antike bis zum Ausgang des Mittelalters

Der Niedergang des römischen Reiches, gleichbedeutend mit dem Ende der klassischen Antike, geht einher mit einem Rückgang in Kunst und Wissenschaft. Die Heilkunde der Antike wird lediglich vom kulturellen Aufschwung des Islam weitergetragen, der an die griechisch-römische Heiltradition anknüpft. Medizingelehrte des islamischen Kulturkreises, darunter so berühmte Vertreter wie Albucasis (936–1013?) und Avicenna (980–1037), die medizinische Texte der Antike kompilieren und systematisieren, benötigen zwar Jahrhunderte, um das Erbe griechisch-römischer Errungenschaften umzusetzen, sind letztlich jedoch in ihrer Auswirkung auf die Medizin des europäischen Mittelalters nicht hoch genug einzuschätzen.

Aus der Zeit vom Ende der Antike bis zur Verselbständigung der Zahnmedizin im 16. Jahrhundert liegen nur wenige schriftliche Quellen zur Zahnmedizin und speziell zur zahnärztlichen Prothetik vor. Arabischen Quellen wie Albucasis ist zu entnehmen, dass zur Schienung gelockerter Zähne weiterhin Golddraht benutzt und auch Zahnersatz aus Rinderknochen angefertigt wurde. Aus anderen Teilen der Welt liegen ebenfalls kaum Zeugnisse für die Existenz einer zahnärztlichen Prothetik bis zum Ende des Mittelalters vor. Aus der Neuen Welt gibt es von den Maya medizinische Texte, die über die Anfertigung von Zahnersatz aus Knochen berichten, archäologische Zeugnisse dafür fehlen (*Schultze* 1944, *Tiesler* et al. 2017). In Japan belegen historische Quellen, dass keine zahnärztliche Prothetik existierte.

Das für die Entwicklung der europäischen Medizin herausragende Ereignis war die Entstehung der medizinischen Schule von Salerno, wo im 12. Jahrhundert der erste universitäre Medizinunterricht beginnt. Die Anfänge der Schule von Salerno datieren bereits in das 9. Jahrhundert und stehen unter griechischem Einfluss, was auf enge Beziehungen zu Byzanz zurückzuführen ist. Entscheidend für die gesamte spätere Entwicklung der Medizin in Europa war aber die Rezeption und Vermittlung islamischer Heilkunde. Die Araber gelten im Sinne von „ex oriente lux" als die eigentlichen Bewahrer des medizinischen Wissens des Altertums. Ein wesentlicher Anteil der Bedeutung von Salerno etwa ist Constantinus Africanus (1010/15–1087) zuzuschreiben, dessen Übersetzungen medizinischer arabischer Autoren ins Lateinische das z. T. verloren gegangene Wissen der Antike wieder zugänglich machten, da die großen Kompendien der islamischen Medizin in wesentlichen Teilen direkte Übersetzungen fundierter antiker Quellen, wie Hippokrates und Galen, waren.

Wissenschaftliche Anleihen aus dem Altertum und der Einfluss der arabisierten galenischen Medizin bleiben im Hoch- und Spätmittelalter in der zahnmedizinischen Literatur bestimmend, allerdings vermischen sie sich mit volksmedizinischem Gedankengut und eigenen Beobachtungen. Wichtige lokale Medizinzentren sind Montpellier, Toledo, Verona, Padua und Bologna. Bezüglich der zahnärztlichen Prothetik ist die medizinische Literatur jener Zeit relativ unergiebig, wie beispielsweise die „Chirurgia Magna" von Guy de Chauliac (gest. 1368) zeigt, der lediglich den schon bekannten, aus Knochen geschnitzten Zahnersatz erwähnt. Schwerpunkte im kompilatorisch entstandenen Schrifttum bilden Empfehlungen gegen den Zahnschmerz, Vorschläge zur chirurgischen und medikamentösen Zahnentfernung und Rezepturen gegen Zahnfleischerkrankungen.

Archäologischer Fund: In Mitteleuropa datiert der früheste Nachweis von Zahnersatz in das 12. Jahrhundert. Bei einem Individuum aus dem slawischen Gräberfeld Sanzkow, Kr. Demmin (Vorpommern), wurden vermutlich die eigenen,

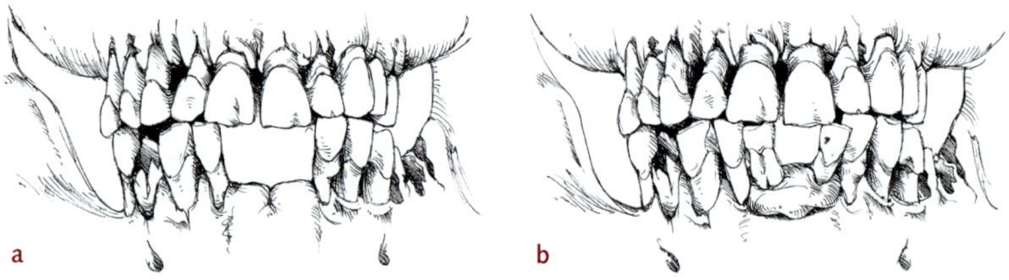

Abb. 1-5 Kleine sattelförmige Unterkieferprothese aus dem 12. Jahrhundert; Zähne 41 und 31 mit zementartiger Kittsubstanz befestigt; durch bronzenes Metallplättchen im Vestibulum abgestützt (nach Ullrich 1973). **a** Defekt; **b** Prothese in situ.

locker gewordenen mittleren Schneidezähne im Unterkiefer extrahiert. Sie fanden dann als Prothesenzähne Verwendung, indem sie mittels einer zementartigen Kittmasse und einer kleinen Metallplatte befestigt wurden (*Ullrich* 1973). Die Kittmasse ist dem Kieferkamm sattelförmig angepasst und liegt den Nachbarzähnen dicht an. Die Ausführung lässt vermuten, dass dem Hersteller die antiken Vorläufer unbekannt waren (Abb. 1-5a und b). Für das Gebiet nördlich der Alpen scheint dieser mittelalterliche Fund eine absolute Ausnahme darzustellen, datieren doch die nächsten, zeitlich nachfolgenden Prothesenfunde frühestens in das 17. Jahrhundert, also in eine Zeit, in der der Übergang vom Mittelalter in die Neuzeit bereits vollzogen war (*Thierfelder* et al. 1987, *Czarnetzki* und *Alt* 1991).

1.9 Zahnersatz der Neuzeit

Das 16. Jahrhundert markiert den Übergang vom Mittelalter zur Neuzeit. Die von Italien ausgehende kulturelle Bewegung der Renaissance ist durch eine allgemeine Rückbesinnung auf die Vorbildfunktion der Antike gekennzeichnet und zieht weit reichende Veränderungen auf vielen Gebieten nach sich. Sie beeinflusst Wissenschaft, Kunst, Literatur und Philosophie, nicht zuletzt auch die Politik. Die geistigen Wandlungen machen auch vor dem Gebiet der Medizin nicht halt, wobei die ersten Fortschritte von außen in das Fach getragen werden. Der Künstler Leonardo da Vinci (1452–1519) etwa ist mit seinen exakten anatomischen Studien, darunter Zeichnungen von Zähnen und Kiefern, einer der Vorläufer einer rasanten Entwicklung der Anatomie, die dann durch Anatomen wie Andreas Vesal (1514–1564) geprägt wird. Einer der bedeutendsten Ärzte dieser Zeit ist Paracelsus (1493–1541), der mit den alten Traditionen bricht und als Begründer einer neuen Heilkunde gilt.

Der Aufschwung der Anatomie hatte starke Auswirkungen auf die Chirurgie. Deren Entwicklung in Frankreich ist nicht zuletzt das Verdienst von Ambroise Paré (1510–1590), der zu den wichtigsten Medizinautoren des 16. Jahrhunderts zählt. Er bringt vielfach eigene, praktische Erfahrungen in seine Schriften ein, allerdings sind seine Ausführungen über Zahnersatz nur Rezeptionen früherer Theoretiker, wie ein Zitat aus Parés Werk „Dix livres de la chirurgie" zeigt: „Dentz artificielles faittes d'os, qui s'attachent par vn fil d'argent en lieu des autres qu'on aura perdues" (zit. n. *Hoffmann-Axthelm* 1985) (deutsch: „Künstliche Zähne aus Knochen, die mit Hilfe eines Silberdrahts anstelle der verloren gegangenen Zähne befestigt sind") (Abb. 1-6).

Im 16. Jahrhundert erscheint in deutscher Sprache das erste, vollständig der Zahnheilkunde gewidmete Kompendium eines anonym bleibenden Verfassers

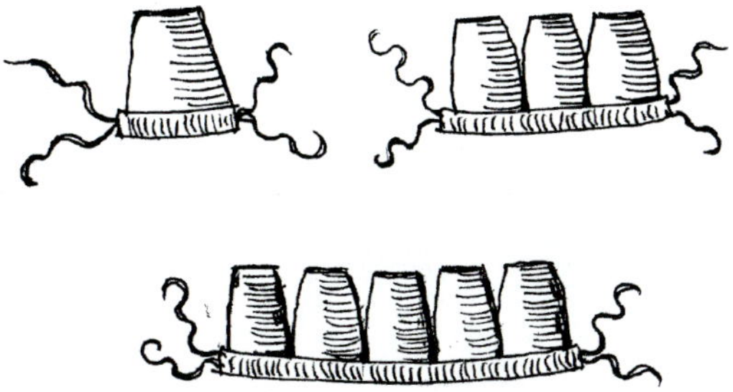

Abb. 1-6 Brückenzahnersatz des 16. Jahrhunderts (Paré), der mit Gold- oder Silberdraht an den Pfeilerzähnen verankert wird (nach *Hoffmann-Axthelm* 1985).

(„Artzney Buchlein", 1530) (Abb. 1-7), das unter dem bekannteren Titel „Zene Artzney" ab 1532 viele weitere Auflagen erfährt, jedoch keine Kapitel über zahnärztliche Prothetik enthält. Zum Teil werden zu dieser Zeit odontologische Gegebenheiten in der chirurgischen Literatur abgehandelt; daneben entstehen zahnheilkundliche Volksbücher. Wesentlichen Anteil an dem Aufschwung, den die Medizin insgesamt nimmt, hat die Entwicklung der Buchdruckerkunst, da wissenschaftliche Neuerungen dadurch rascher einem größeren Personenkreis bekannt werden und durch den Druck kaum noch Übertragungsfehler von Wort und Bild auftreten. In die Zeit des 16. Jahrhunderts fallen auch die ersten Dissertationen mit zahnmedizinischem Inhalt, die jedoch wenig ergiebig sind und keine prothetischen Themen abhandeln (vgl. *Monau* 1578, *Rümelin* 1606).

Das 17. Jahrhundert bringt der Zahnmedizin noch keinen entscheidenden Durchbruch zu Eigenständigkeit. Therapeutisch steht weiterhin die Zahnextraktion im Vordergrund, für die bisher kaum in Erscheinung getretene Prothetik werden jedoch bereits wichtige Erkenntnisse gewonnen und weitergegeben, welche im folgenden Jahrhundert die Entwicklung dieser Fachdisziplin prägen sollten. In seinem erstmals 1684 erschienenen Buch „Großer und gantz neu-gewundener Lorbeer-Krantz, oder Wund-Artzney" gibt M. G. Purmann (1648–1711) aus Breslau erstmals eine Empfehlung für ein Wachsmodell vor der Anfertigung von Zahnersatz, das allerdings noch außerhalb des Mundes modelliert wurde. Der Vorschlag zum Durchbohren gesunder Zähne zur Befestigung des so hergestellten Zahnersatzes mit Drahtligaturen lässt auf praktische Unkenntnis Purmanns auf diesem Gebiet schließen, der als Stadtarzt primär chirurgisch tätig war.

Archäologischer Fund: In der Oberhofener Kirche in Göppingen (Baden-Württemberg) wurde bei einem dort bestatteten Individuum eine Frontzahnprothese, die vermutlich aus Flusspferdzahn besteht, zum Ersatz der vier Schneidezähne des Oberkiefers gefunden. Nach der Baugeschichte der Kirche datiert der Fund an das Ende des 16. bzw. den Anfang des 17. Jahrhunderts (*Czarnetzki* und *Alt* 1991). Wie Durchbohrungen an der Prothese zeigen, wurde diese, wahrscheinlich mit Golddraht, an den Eckzähnen befestigt. Da erste Hinweise auf die Verwendung von Flusspferdzahn erst Ende des 17. Jahrhunderts auftauchen (*Nuck* 1692), der Werkstoff dann allerdings bis zur Ersetzung durch Kautschuk in der zweiten Hälfte des 19. Jahrhunderts das führende Basismaterial für Zahnersatz bleibt, bliebe physiko-chemisch zu überprüfen, ob die Vermutung, es handele sich hier um Flusspferdzahn, auf diesen frühen Fund zutrifft (Abb. 1-8a und b).

Erste Hinweise, die auf die Bedeutung der Kaufunktion bei der Herstellung von Vollprothesen verweisen, finden sich in dem oben erwähnten Werk des Leidener

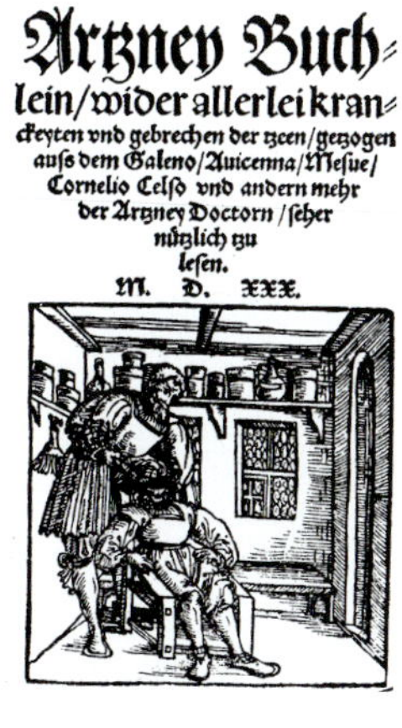

Abb. 1-7 Titelblatt der 1. Auflage des ältesten zahnärztlichen Lehrbuchs der Welt („Artzney Buchlein", 1530); Verfasser unbekannt.

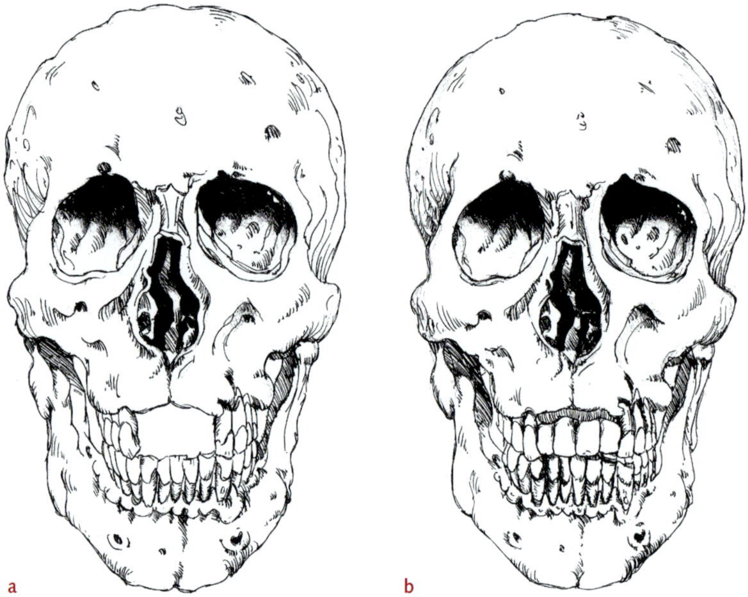

Abb. 1-8 Frontzahnbrücke zum Ersatz von 4 Schneidezähnen im Oberkiefer aus Flusspferdzahn in situ; ehemals mit Golddraht an Pfeilerzähnen befestigt (nach *Czarnetzki* und Alt 1991). **a** Defekt; **b** Prothese in situ.

Anatomen A. Nuck (1650–1692) von 1692. Abgesehen von den geschilderten Ausnahmen ist die zahnärztliche Literatur des 17. Jahrhunderts, insbesondere was die Prothetik betrifft, ein Spiegelbild früherer Jahrhunderte. Diesbezügliche Ausführungen lassen erkennen, dass nach wie vor keine kaufunktionellen, sondern nur kosmetische, allenfalls phonetische Gründe die Anfertigung von Zahnersatz bestimmen.

Im 18. Jahrhundert löst sich die zahnärztliche Prothetik in Mitteleuropa allmählich von der Chirurgie und dem „Zahnbrecherwesen" und erreicht eine gewisse Selbständigkeit. Ausgangspunkt der Entwicklung, die zur Etablierung der Zahnmedizin als selbständiger medizinischer Disziplin führt, ist Frankreich. 1728 erscheint das zweibändige Werk „Le Chirurgien Dentiste ou traité des dents" von P. Fauchard (1678–1761), das erstmals das Fachwissen der Zeit zusammenfasst (Abb. 1-9a bis c). Mit einer Reihe weiterer Publikationen, wie dem ersten speziellen Buch über Zahntechnik von C. Mouton (1746) sowie Veröffentlichungen von L. Lécluse (1754) und E. Bourdet (1786), hat Fauchards Werk Auswirkungen auf die generelle Entwicklung der Zahnheilkunde und deren Etablierung als Wissenschaft in den Nachbarländern. Der bedeutsamste Erfolg von Fauchard war zweifellos die Überführung der Prothetik – seines Spezialgebiets – vom reinen Handwerk in eine wissenschaftliche Disziplin. Fauchards Wirken war durch seine präzisen technischen Beschreibungen zur Herstellung von Zahnersatz für die Fortentwicklung der Prothetik enorm innovativ.

Als Werkstoffe für Zahnersatz dienten Fauchard nach wie vor Menschenzähne (meist an Toten gewonnen), Tierknochen, Flusspferd- bzw. Walrosshauer und Elfenbein. Zur Fixierung des Zahnersatzes im Mund verwendete er noch immer, wie früher üblich, Fäden oder Draht; eine Neuheit bedeutete jedoch die Herstellung von Stiftzähnen, wobei gekerbte Metallstifte mit Kittmasse an gekürzten menschlichen Zähne befestigt und dann im Wurzelkanal mit organischen Materialien wie Hanf oder Flachs verankert wurden. Einzelne Zähne oder Stiftzahnbrücken wurden

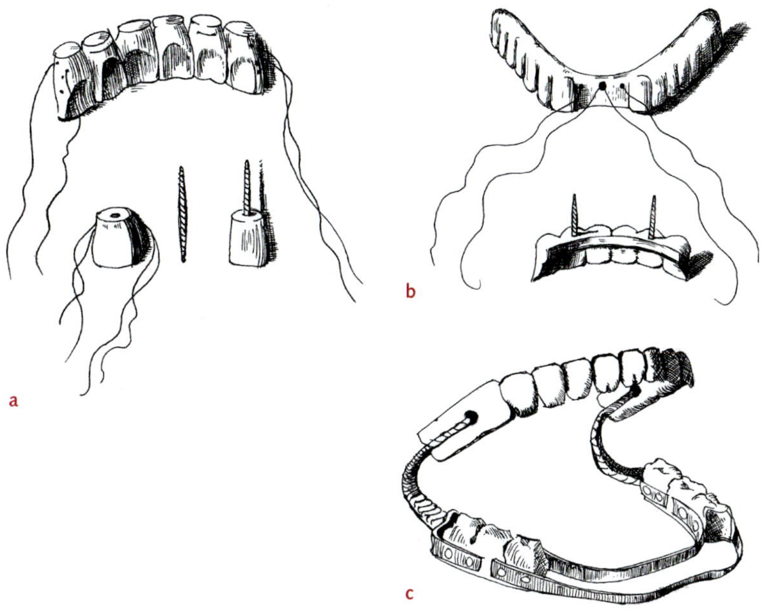

Abb. 1-9 Verschiedene Ausführungen von Zahnersatz des 18. Jahrhunderts nach *Fauchard* (nach *Hoffmann-Axthelm* 1985).

an Gold- oder Silberschienen genietet, Ober- und Unterkieferersatz durch die Verwendung von Federn miteinander verbunden. Vollprothesen aus den Oberschenkelknochen von Tieren wurden an der Basis mit Gold- oder Silberblech eingefasst und der sichtbare Teil mit Email überzogen.

Das erste spezifisch prothetische Fachbuch publizierte Mouton 1746 unter dem Titel „Essay d'Odontotechnie". Wie Fauchard beschreibt auch Mouton Stiftzahnkonstruktionen, die als optimaler Ersatz gelten, Neuerungen betreffen die Befestigung von Brückenersatz durch Federn, was einer Art Klammerbefestigung gleichkommt. Ungleich wichtiger ist die Herstellung von Bandkronen (Goldkappen), wenngleich die Verwendung für den Frontzahnbereich als kosmetisch unzulänglich bezeichnet wird, was er durch Emaillierung umgeht. Bourdet führt dann für Zahnersatz die Metallbasis aus Gold ein, die ein Goldschmied nach einem Wachsmodell herstellt (Bourdet 1786). In künstliche metallene Alveolen, die in die Basis eingearbeitet waren, wurden die gekürzten Leichenzähne mit Stiften befestigt (Abb. 1-10) oder mit Mastix eingekittet. Der sichtbare Bereich wurde mit Email überzogen.

Den bedeutsamsten Beitrag zur Entwicklung der Zahnmedizin in England leistet J. Hunter (1728–1793), allerdings nicht auf prothetischem, sondern anatomischem Gebiet. Sein 1771 erschienenes Werk „The Natural History of the Human Teeth" ist die erste neuzeitliche anatomische Beschreibung über Zähne und Kiefer. Bei Zeitgenossen Hunters wie dem britischen Hofzahnarzt T. Berdmore (1771) finden sich lediglich unbedeutende Anmerkungen über Zahnersatz.

In Deutschland lag die praktische Ausübung der Zahnheilkunde nach wie vor in den Händen von Zahnbrechern und Wundärzten – ein bekannter Vertreter dieses Standes im 18. Jahrhundert ist J. A. Eisenbart (1663–1727) –, weshalb sie sich nur langsam aus der traditionellen Rolle befreien konnte. L. Heister (1683–1758), ein Anatom und Chirurg, widmete sich eingehend odontologischen Problemen. Er erwähnt in seinem Werk „Kleine Chirurgie oder Handbuch der Wundartzney" von 1755 das von Purmann bekannte Wachsmodell, das bereits als Abdruck bezeich-

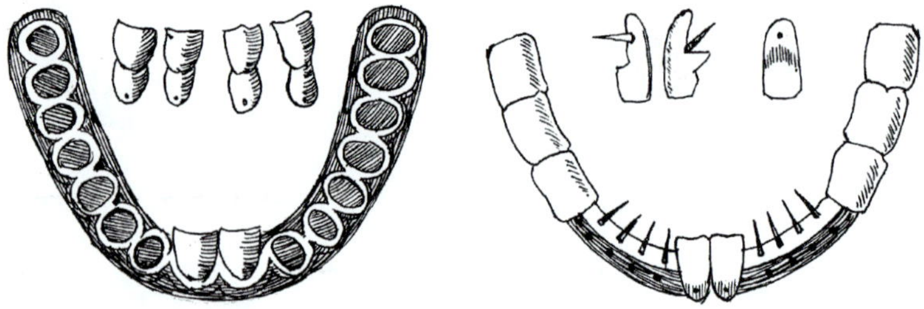

Abb. 1-10 Zahnersatz des 18. Jahrhunderts mit Metallbasis nach *Bourdet* (nach *Hoffmann-Axthelm* 1985).

net wird, und beschreibt differenziert die Herstellung von partiellem und totalem Zahnersatz aus den bekannten Materialien.

Auf gleich hohem wissenschaftlichen Niveau wie Fauchards Werk steht die 1756 erschienene „Abhandlung von den Zähnen des menschlichen Körpers und deren Krankheiten" von P. Pfaff (1713?–1766), in die sowohl eigene Erfahrungen als auch neue Ideen einfließen. Neben Altbekanntem, wie der Schienung parodontal erkrankter Zähne mit Golddraht und der Bevorzugung von Walrosshauern als Werkstoff für Zahnersatz (Abb. 1-11), erfährt man, dass Pfaff von der Verwendung menschlicher Zähne wegen ethischer Bedenken und der Abscheu vieler Patienten meist Abstand nimmt. Forschungsgeschichtlich wichtige Neuerungen in seinem Werk stellen die direkte Abdrucknahme des Kiefers mit Siegelwachs, die Modellanfertigung mit Gips und die Bissnahme zur Okklusionssicherung bei Restzahnbestand dar, die präzise beschrieben werden.

Archäologische Funde: Eine Prothese zum Ersatz der Schneidezähne im Oberkiefer wurde in einem barockzeitlichen Grab eines Mannes gefunden, der um 1700 in der Nikolai-Kirche in Berlin bestattet wurde (*Thierfelder* et al. 1987). Sie war durchbohrt, um ihre Befestigung am Restzahnbestand mit Hilfe von Draht zu ermöglichen (Abb. 1-12).

Zwei aktuelle Funde aus Grand-Saconnex, Genf, aus der Mitte des 18. Jahrhunderts demonstrieren, dass die Zahnersatzkunst der Antike bis dato noch immer Anwendung fand (*Alt* 1993). Im Einzelnen finden sich Drahtligaturen zum Schienen parodontal insuffizienter Frontzähne, primitiver, aus Tierzähnen geschnitzter Brückenersatz, der mit Golddraht an Nachbarzähnen befestigt war, sowie eine große, aus einem Stück geschnitzte Prothese, die ebenfalls an den Nachbarzähnen mit Golddraht befestigt wurde. Diese Beispiele für Zahnersatz, zur Zeit des Wirkens eines P. Fauchard in Paris angefertigt, verdeutlichen, dass sich Neuerungen vermutlich nicht so rasch durchsetzen konnten (Abb. 1-13a bis d).

Einen ausgezeichneten Einblick in jene Zeit, als sich in den großen Städten Europas die ersten „Zahnärzte" niederließen und um „Patienten" wetteiferten, liefern von D. Cubitt (1992) veröffentlichte Zeitungsanzeigen, mit denen „Zahnärzte" aus Norwich, England, für ihre Arbeit werben. *„This is to inform the public that Mr. William Turner, Whitesmith, in St. Margaret's Parish in Norwich, makes all sorts of surgeon's instruments, as well as in London, and much cheaper [sic], viz. cauteries of all kinds, and all instruments for the teeth. Also makes artificial teeth, either single or doubles; and fixes them in so nicely, that they are not to be distinguished from the real (as several persons will attest, if called upon) either for sight or service: those who have made trail are able to eat, and perform with*

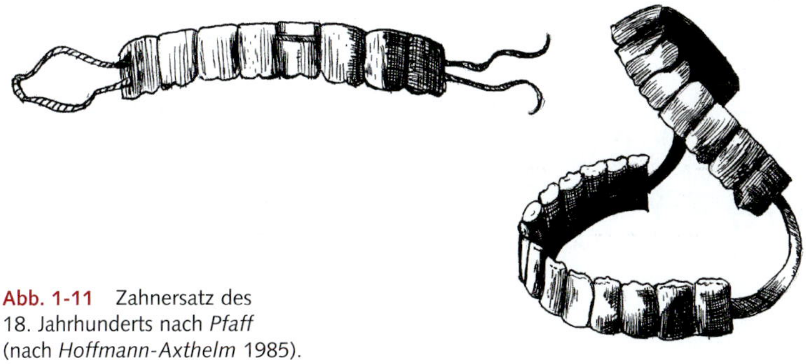

Abb. 1-11 Zahnersatz des 18. Jahrhunderts nach *Pfaff* (nach *Hoffmann-Axthelm* 1985).

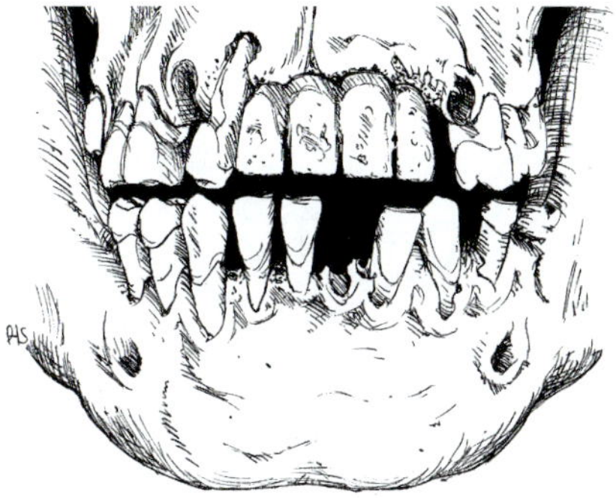

Abb. 1-12 Viergliedrige geschnitzte Oberkieferfrontzahnbrücke aus tierischem Horn vom Ende des 17. Jahrhunderts in situ; ehemals mit Golddraht an den Pfeilerzähnen befestigt (nach *Thierfelder* et al. 1987).

them that natural teeth can inable them to do. N.B. He makes trusses of all sorts, and to any pattern." (Norwich Gazette, Samstag 1. Juni, 1745).

Und von einem weiteren Zahnheilkundigen heißt es: „*Agabus Molden, operator for the teeth, in St. Mary's in Norwich, cleans teeth so as to cause the gums to grow up; which used in time, it a means to preventing their aching and decay. He taketh out stumps be they ever so decayed, or broken in unskilful pretenders. He also displaces teeth, after the best and most easie method. N.B. His wife also cuts hair for women, better than any one in town.*" (Norwich Gazette, 13. und 27 Februar, 1731).

Es hat den Anschein, dass sich im frühen 18. Jahrhundert in den Städten die Keimzelle der heute niedergelassenen Zahnärzte etabliert. Es gelingt ihr, sich gegen die Konkurrenz der Bader, Barbiere und Zahnbrecher durchzusetzen, allerdings war es im Unterschied zur Gegenwart damals noch erlaubt, für seine Fertigkeiten und Dienstleistungen öffentlich zu werben, was in der schwierigen Anfangszeit sicher auch notwendig war. Trotz anders lautender Beteuerungen befand man sich zahnprothetisch jedoch immer noch auf dem technischen Stand der Antike, da sich bei den meisten historischen Fundstücken kein wesentlicher technischer Fortschritt erkennen lässt (*Czarnetzki* und *Alt* 1991, *Alt* 1994a, *Valentin* und *Granat* 1997). Dass fast alle Funde bei Ausgrabungen in Kirchen zutage kamen ist ein Beleg dafür, dass sich nur die dort bestattete soziale Oberschicht derartigen Luxus leisten konnte. Bei 987 Bestattungen des Spitalfields in London fanden Whittaker und Hargreaves (1991) nur in 9 Fällen Zahnersatz, der teils aus Elfenbein, teils aus Gold besteht. Gelegentlich lässt sich sogar die Identität der Bestatteten anhand von Grabinschriften und Schriftquellen klären (*Alt* 1993, *Whittaker* und *Hargreaves* 1991).

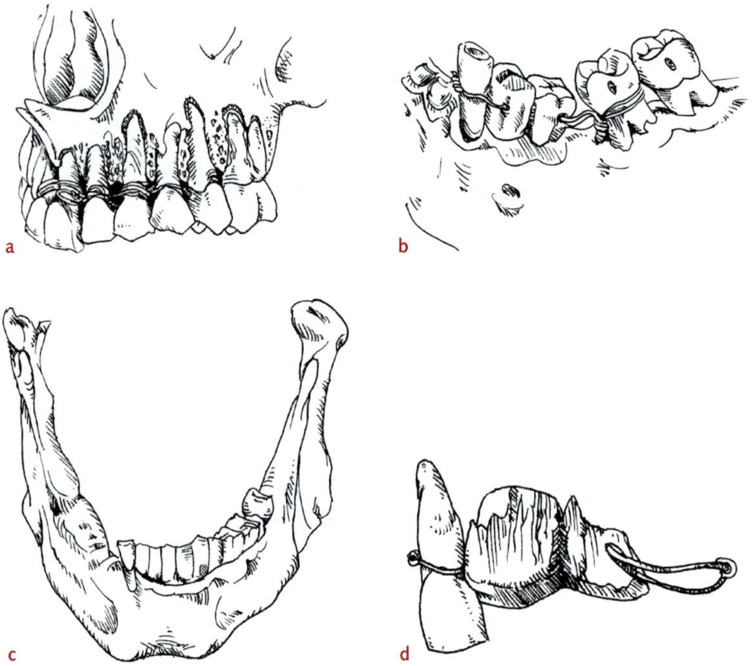

Abb. 1-13 Fund aus Grand-Saconnex, Genf, aus der Mitte des 18. Jahrhunderts (*Alt* 1993): **a** Schienung mehrerer Frontzähne im Oberkiefer mit Golddraht; **b** Geschnitzter Brückenersatz aus Tierzahnmaterial zum Ersatz der Zähne 34, 35 und 36; mit Golddraht an den Pfeilerzähnen 33 und 37 befestigt; **c** Prothese aus Elfenbein zum Ersatz von 9 Zähnen; mit Golddraht an den Pfeilerzähnen 43 und 38 befestigt; **d** Elfenbeinbrücke für den linken Frontzahnbogen im Oberkiefer.

Die allmählich einsetzende, allgemeine staatliche Anerkennung der Zahnheilkundigen und die Möglichkeit, als Stadtzahnarzt zu praktizieren, trugen in Mitteleuropa nicht unwesentlich zum Wechsel vom „Zahnkünstler" zum Zahnarzt bei. Ein weiterer wichtiger Schritt in Richtung einer wissenschaftlichen Fachdisziplin bedeutet die Ausgrenzung der zahnärztlichen Prothetik aus dem Handwerk. Damit verlagert sich im 19. Jahrhundert die Herstellung von Zahnersatz aus dem handwerklich-künstlerischen Gewerbe in einen speziellen, zahntechnischen Bereich, der bis Mitte des 20. Jahrhunderts von den Zahnärzten zum Teil selbst abgedeckt wird, sich heute aber, zumindest in den Industrieländern, berufsmäßig weitgehend von der Zahnmedizin getrennt hat. Wenngleich die Konstruktionsprinzipien für Zahnersatz seit Beginn des 20. Jahrhunderts im Wesentlichen feststehen, nimmt, wie in den Jahrhunderten zuvor, auch in der unmittelbaren Gegenwart die Entwicklung neuer Materialien und innovativer Behandlungskonzepte immer wieder wesentlichen Einfluss auf die Weiterentwicklung der zahnärztlichen Prothetik. „Geschichte der Zahnheilkunde ist zu einem wesentlichen Teil auch immer eine Geschichte der Instrumente und Werkstoffe unter Berücksichtigung technologischer Entwicklungen" beschreibt Wolfgang Strübig (1989) die Abhängigkeit der Fachgeschichte von der generellen technischen Entwicklung (*Braun* 1978).

Eine entscheidende Erfindung war Ende des 18. und zu Beginn des 19. Jahrhunderts die Entdeckung und Weiterentwicklung eines anorganischen Grundstoffs, der sich als Basismaterial für Zahnersatz eignete. 1774 ließ sich der Pariser Apotheker

F. T. Duchateau (1751–1829) für sich selbst ein Gebiss aus Porzellan brennen. Nach diesem Rezept brachte der Pariser Zahnarzt N. D. de Chémant (1753–1824) 1788 die erste Mineralpaste für Zahnersatz auf den Markt. Aufgrund der bei der Herstellung auftretenden Schrumpfungen, die die Passgenauigkeit stark beeinträchtigten, führten die in einem Stück gebrannten Porzellangebisse zu massiven Druckstellen, waren bruchanfällig und klapperten. Trotz dieser Mängel scheint die Popularität der Gebisse, für die mit den Schlagworten „geruchlos und unverweslich" geworben wurde, groß gewesen zu sein, wie plakative Karikaturen von Porzellangebissträgern vermuten lassen. Die in einem Stück gebrannten Porzellanprothesen ließen sich durch die Verwendung von Metalloxiden in verschiedenen Farben tönen.

Dem Italiener G. Fonzi (1768–1840) gelang 1808 die Entwicklung einer Methode zur Herstellung von Einzelzähnen mit eingebrannten Platinstiften (sog. Crampons). Damit war der entscheidende Schritt zum neuzeitlichen Zahnersatz getan, denn nunmehr konnte man Basis und Zähne getrennt herstellen. Die industrielle Produktion von Mineralzähnen begann 1825 in Amerika durch S. W. Stockton (1800–1872), ab 1844 auch durch die noch heute bestehende Firma S. S. White Corporation. Obwohl nun verschiedene Varianten von Industriezähnen zur Verfügung standen, wie die Röhrenzähne des Engländers C. Ash (1815–1892), die einen zentralen Kanal zur Verankerung eines Stifts hatten, oder die sogenannten Blockzähne („continuous gums") von J. Allen (1810–1892), drei zusammengefasste Frontzähne mit angrenzendem Zahnfleisch, wurden noch bis weit über die Jahrhundertmitte hinaus weiterhin menschliche Zähne und Zahnbein von Tieren für Zahnersatz verwendet.

Ohne die Entwicklung der Bohrmaschine zum Aufbohren von Kavitäten und zum Beschleifen von Zähnen wären die technischen Möglichkeiten für Zahnersatz und zum Füllen von Zähnen jedoch wenig erfolgreich geblieben (*Schuh* 1937). Zwar ist die Verwendung von Fiedel- oder Drillbohrern schon aus der jüngeren Steinzeit bekannt, wo bereits Zähne mit Feuersteinbohrern trepaniert wurden (vgl. *Alt* 1989, *Bennike* 1985, *White* et al. 1997), im Bereich der Zahnmedizin dauerte es jedoch nach bescheidenen Vorläufern bis 1871, bevor mit der Tretbohrmaschine von J. B. Morrison (1829–1917) das erste voll funktionstüchtige Gerät zur Verfügung stand. Ebenso wichtig wie der Gebrauch der Bohrmaschine waren neue Abformmaterialien für den Fortschritt in der Prothetik. Auf diesem Gebiet zählen die Entwicklung eines Verfahrens mit hydrokolloidalen Agar-Stoffen durch A. Poller (1927), die Benutzung von elastischen Gelatinemassen seit 1938 und ab 1940 die Verwendung des Naturprodukts Alginat als Abformmaterial zu den wesentlichen Neuerungen.

War die Zahnersatzkunst über Jahrtausende allein durch den Wunsch von Patienten nach Ästhetik bestimmt, so wurde im 19. und 20. Jahrhundert der Wiederherstellung der Funktion eine immer größere Bedeutung zugemessen, was durch die Tendenz zu einer funktionellen Betrachtung des stomatognathen Systems zum Ausdruck kommt. Davon beeinflusst, und bedingt durch technische Innovationen, kam es und kommt es in den einzelnen prothetischen Teilgebieten wie Kronen-Brücken-Ersatz, kombiniert festsitzend-herausnehmbarer Zahnersatz und Totalprothetik zu entscheidenden Fortentwicklungen. Mit der Adhäsivprothetik und dem implantatgestützten Zahnersatz wurden wichtige Ergänzungen zum bestehenden Behandlungsspektrum geschaffen. In jüngster Zeit hat sich mit der CAD/CAM-Technologie (computer-aided design and computer-aided manufactoring), die computergesteuerte maschinelle Herstellung von Zahnersatz, die prothetische Versorgung von Patienten mit Zahnkronen, Inlays, Onlays und Veneers weiter vereinfacht (*Schweiger* und *Kieschnick* 2017). Die Darstellung dieser Entwicklungen ist den jeweiligen Spezialkapiteln dieses Buches vorbehalten. Die essentiellen Fortschritte der Zahnprothetik im 20. und 21. Jahrhundert bedeuten jedoch nicht, dass die ästhetischen Aspekte der Zahnersatzkunde in den Hintergrund getreten sind. Das Gegenteil ist der Fall. Es steht außer Zweifel, dass die Ästhetik heute alle Teilbereiche der Zahnmedizin einschließt und die therapeutischen Leistungen der Zahnmedizin entscheidend beeinflusst.

Literatur

Albucasis: De Chirurgia, arabice et latine. Cura Johannis Channing, Oxonii 1778.

Alt K.W.: Odontologische Befunde aus Archäologie und Anthropologie. Zahnärztl Mitt 1989;79:785-796.

Alt K.W., Parsche F., Pahl W.M., Ziegelmayer G.: Gebißdeformation als „Körperschmuck". Verbreitung, Motive und Hintergründe. Zahnärztl Mitt 1990;80:2448-2456.

Alt K.W.: Praktische Zahnmedizin im 18. Jahrhundert. Historische Funde aus Saint Hippolyte du Grand-Saconnex, Genf. Schweiz Monatsschr Zahnmed 1993;103:1147-1154.

Alt K.W.: Prosthetics, periodontal therapy, and conservative dentistry in the eighteenth century – Archeological findings from Grand-Saconnex, Geneva, Switzerland. Bull Hist Dent 1994;42:39-43.

Alt K.W., Pichler S. L.: Artificial modifications on human teeth. In: Alt K. W., Rösing F. W., Teschler-Nicola M. (Hrsg.): Dental Anthropology. Fundamentals, Limits, and Prospects. Springer, Wien 1998:387-415.

Alt K.W., Rösing F. W., Teschler-Nicola M. (Hrsg.): Dental Anthropology. Fundamentals, Limits, and Prospects. Springer, Wien 1998.

Alt K.W.: Karies in Vergangenheit und Gegenwart. Zur Epidemiologie einer Volksseuche. In: Kemkes-Grottenthaler A., Henke W. (Hrsg.) Pein und Plagen. Aspekte einer Historischen Anthropologie. Archaea, Gelsenkirchen-Schwelm 2001;156-213.

Alt K.W., Kullmer O., Türp J.C.: Okklusion – Kultur versus Natur. Zahnärztl Mitt 2017;107:1220-1220.

Baggieri B.: Appointment With An Etruscan Dentist. In: Etruscan Studies Vol 4. The Berkeley Electonic Press. Rome 1999;33-42.

Becker M.J.: Etruscian gold dental appliances: Origins and functions as indicated by an example from Orvieto, Italy, in the Danish national Museum. Dent Anthropol Newsl 1994;8(3):2-8.

Becker M.J., MacIntosh Turfa J.: The Etruscans and the history of dentistry: the golden smile trough the ages. Routledge, London 2017.

Becker M.J.: An Unusual Etruscan Gold Dental Appliance From Poggio Gaiella, Italy: Fourth In A Series. Dent Anthropol Newsl 1996;10(3):10-16.

Becker M.J.: Etruscan Gold Dental Appliances: Three Newly "Discovered" Examples. Am J Archaeol 1999;103:103-111.

Bennike P.: Paleopathology of Danish skeletons. Akademisk Forlag, Kopenhagen 1985.

Berdmore T.: Abhandlung von den Krankheiten der Zähne und des Zahnfleisches. Altenburg 1771.

Bernardini F., Tuniz C., Coppa A., Mancini L., Dreossi D., Eichert D., Turco G., Biosotto M., Terrasi F., De Cesare N., Huas Q., Levchenk V.: Beeswax as dental filling on a Neolithic human tooth. PLoS ONE 2012;7: e44904.

Böhme H., Kordaß B., Slominski B. (Hrsg.): Das Dentale. Faszination des oralen Systems in Wissenschaft und Kultur. Quintessenz, Berlin 2015.

Bourdet E.: Recherches et observations sur toutes les parties de l'art du dentiste. 2 Bde. Paris

1786. Braun F.B.R.: Der Einfluss von Entdeckungen und Entwicklungen in Wissenschaft und Industrie auf die Zahnheilkunde. Ein kurzer geschichtlicher Abriß. Med. Diss. Düsseldorf 1978.

Burnett S.E., Irish J.D. (eds.): A world view of bioculturally modified teeth. Bioarchaeological interpretations of the human past: local, regional, and global perspectives. University Press of Florida, Gainesville 2017.

Capasso L., Di Totta G.: Etruscian teeth and odontology. Dent Anthropol Newsl 1993; 8:4-7.

Coppa A., Bondioli L., Cucina A., Frayer D.W., Jarrige C., Jarrige J.-F., Quivron G., Rossi M., Vidale M., Machiarelli R.: Early Neolithic tradition of dentistry. Nature 2006;440: 755-756.

Cubitt D.: Two early eighteenth century dental advertisements from Norwich. Dent Hist 1992;23:3-7.

Czarnetzki A., Alt K.W.: Eine Frontzahnbrücke aus Flußpferdzahn – Deutschlands älteste Prothese? Zahnärztl Mitt 1991;81:216-219.

de Chémant N.D.: Dissertation sur les dents artificielles en general. Paris 1797.

Demandt A.: Der Fall Roms. Die Auflösung des römischen Reiches im Urteil der Nachwelt. 2. Aufl. Beck, München, 2014

Fauchard P.: Le chirurgien dentiste ou traité des dents. 2 Bde. Paris 1728.

Fotshaw R.J.: The practice of dentistry in ancient Egypt. Br Dent J 2009;206:481-486.

Gantzer, J.: Die präkolumbanischen Kulturen des Inkareichs aus der Sicht der Zahn-, Mund und Kieferheilkunde. Med. Diss. Düsseldorf 1969.

Garve R.: Zahn, Kultur und Magie. Orofaziale und craniale Mutilationen des Menschen im kulturellen Kontext. Quintessenz, Berlin 2014.

Groß D.: Die Geschichte des Zahnarztberufs in Deutschland. Einflussfaktoren, Begleitumstände, Aktuelle Entwicklungen. Quintessenz, Berlin 2019.

Harris J.E., Iskander Z.: A skull with silver bridge to replace a central incisor. Annales du Service d'Antiquités de l'Egypte. T. LXII, Kairo 1975.

Harris J.E., Iskander Z., Farid S.: Restorative dentistry in ancient Egypt: An archaeological fact! J Michigan Dent Ass 1975;57:401-404.

Heister L.: Kleine Chirurgie oder Handbuch der Wundartzney. Nürnberg 1755.

Hoffmann-Axthelm W.: Die Geschichte der Zahnheilkunde. 2. Aufl. Quintessenz, Berlin 1985.

Hoffmann-Axthelm W., Neumann H.J., Pfeifer G., Stiebitz R.: Die Geschichte der Mund-, Kiefer- und Gesichtschirurgie. Quintessenz, Berlin 1995.

Hunter J.: The natural history of the human teeth. London 1771.

Irish J.D.: A 5,500-year-old artificial human tooth from Egypt: a historical note. Int J Oral Maxillofac Implants 2004;19:645-647.

Irish J.D., Bobrowski P., Kobusiewicz M., Kabaciski J., and Schild R.: An artificial human tooth from the Neolithic cemetery at Gebel Ramlah, Egypt. Dent Anthropol 2004;17:28-31.

Jankuhn H. (Hrsg.): Zum Grabfrevel in vor- und frühgeschichtlicher Zeit. Untersuchungen zu Grabraub und „haugbrot" in Mittel- und Nordeuropa. Abhandlungen der Akademie der Wissenschaften zu Göttingen, Philologisch-Historische Klasse Folge 3, 113. Vandenhoeck & Ruprecht, Göttingen 1978.

Junker H.: Giza I. Die Mastabas der IV. Dynastie auf dem Westfriedhof. Denkschriften der Akademie der Wissenschaften, Phil.-hist. Klasse. 69. Band, 1. Abhandlung. Wien, Leipzig 1929.

Kornemann K.: Literaturstudien über die problematische Existenz eines Zahnärztestandes im Alten Reich Ägyptens. Med. Diss. Berlin 1989.

Lécluse L.: Nouveaux éléments d'odontologie. Paris 1754.

Lorenzen J.N: 1813 – Die Völkerschlacht bei Leipzig. In: Ders.: Die großen Schlachten. Mythen, Menschen, Schicksale. Campus Verlag, Frankfurt/New York 2006:133.

Lunt D.A.: Evidence of tooth extraction in a Cypriot mandible of the Hellenistic or early Roman period, c. 150 BC to 100 AD. Br Dent J 1992;173:242-243.

Minozzi S., Fornaciari G., Musco S., and Catalano P.: A gold dental prosthesis of Roman Imperial Age. Am J Med 2007;120:e1-e2.

Minozzi S., Panetta D., de Sanctis M., Giuffra V.: A dental prosthesis from the Early Modern Age in Tuscany (Italy). Clin Implant Dent Relat Res 2017;19:365-371.

Mitchell, P.D.: Human parasites in the Roman world: health consequences of conquering an empire. Parasitol 2017;144:48-58.

Monau P.: De dentibus affectibus. Med Diss, Basel 1578.

Mouton C.: Essay d'Odontotechnique ou dissertation sur les dents artificielles. Paris 1746.

Nerlich A.G., Zink A., Szeimies U., Hagedorn H.G.: Ancient Egyptian prothesis on the big toe. Lancet 2000;356:2176-2179.

Nicklisch N., Ganslmeier R., Siebert A., Friederich S., Meller H., Alt K.W.: Holes in teeth – Dental caries in Neolithic and Early Bronze Age populations in Central Germany. Ann Anat 2016;203:90-99.

Nicklisch N., Knipper C., Nehlich O., Held P., Rossbach A., Klein S., Schwab R., Häger T., Wolf M., Enzmann F., Birkenhagen B., Alt K.W.: A Roman-period dental filling made of a hard tissue compound? Bioarchaeological and medical-historical investigations carried out on a Roman-period burial from Oberleuken-Perl (Lkr. Merzig-Wadern/D). Archäolog Korrespondenzbl 2019;49:371-391.

Nuck A.: Operationes et experimenta chirurgica. Lugduni Batavorum, 1692.

Oxilia G., Peresani M., Romandini M., Matteucci C., Debono Spiteri C., Henry A.G., Schulz D., Archer W., Crezzini J., Boschin F., Boscato P., Jaouen K., Dogandzic T., Broglio A., Moggi-Cecchi J., Fiorenza L., Hublin J.J., Kullmer O., Benazzi S.: Earliest evidence of dental caries manipulation in the Late Upper Palaeolithic. Sci Rep 2015;5:12150.

Paré A.: Dix livres de la chirurgie. Paris 1564.

Paulson G.: Erinnerungen eines alten Zahnarztes. Dtsch Monatsschr Zahnmed 1908;26: 369-392.

Pfaff P.: Abhandlung von den Zähnen des menschlichen Körpers und deren Krankheiten. Berlin 1756.

Purmann M.G.: Grosser und gantz neu-gewundener Lorbeer-Krantz, oder Wund Artzney. Frankfurt-Leipzig 1684.

Renan E.: Mission de Phénicie et la campagne de Sidon. Paris 1864.

Ring M.E.: Geschichte der Zahnmedizin. Könemann, Köln 1997.

Rümelin J.: Medica de dentium statu et naturali et preternaturali. Med Diss, Tübingen 1606.

Schu F.: Die Entwicklung der Bohrer und Bohrmaschinen. Dtsch Zahnärztl Wschr 1937;40:1061-1064.

Schultze L.: Popol Vuh, das heilige Buch der Quiché-Indianer von Guatemala. Quellenwerke zur alten Geschichte Amerikas. Stuttgart-Berlin 1944.

Schweiger J., Kieschnick A.: CAD/CAM in der digitalen Zahnheilkunde. Lehmanns Media, Köln 2017.

Sigron G.: Betrachtungen zur Zahnextraktion im Mittelalter. Schweiz Monatsschr Zahnmed 1985;95:587-594.

Seguin G., D'Incau E., Murail P., Maureille B.: The earliest dental prosthesis in Celtic Gaul? The case of an Iron Age burial at Le Chene, France. Antiquity 2014;88:488-500.

Skelly E., Eisenhofer R., Farrer A.G., Handsley-Davis M., Kapellas K., Kaidonis J., Pate D., Cooper A., Dobney K., Alt K.W., Weyrich L.S.: Ancient DNA from dental calculus tracks microbial changes with the Industrial Revolution (submitted to Nature).

Tabanelli M.: La medicina nel mondo degli Etruschi. Florenz 1958.

Tayanin G., Bratthall D.: Black teeth: beauty or prevention? Practice and believes of the Kammu people. Community Dent and Oral Epidemiol. 2006;34:81-86

Terzioglu A., Uzel I.: Die Goldbandprothese in etruskischer Technik. Ein neuer Fund aus Westanatolien. Phillip J 1987;4:107-112.

Teschler-Nicola M., Kneissel M., Brandstätter F., Prossinger H.: A recently discovered Etruscan dental bridgework. In: Alt K.W., Rösing F.W., Teschler-Nicola M. (Hrsg.): Dental Anthropology. Fundamentals, Limits, and Propects. Springer, Wien 1998:57-68.

Thierfelder C., Hesse H., Schott L., Sommer K.: Zahnersatz im alten Berlin. Med. aktuell. 1987;13:585.

Tiesler V., Cucina A., Ramirez-Salomón M.: Permanent dental modificatios among the ancient Maya: procedures, health risk, and social identities. In: Burnett S.E., Irish J.D. (eds.) A world view of bioculturally modified teeth. Bioarchaeological interpretations of the human past: local, regional, and global perspectives. University Press of Florida, Gainesville 2017:267-281.

Ullrich H.: Behandlung von Krankheiten in frühgeschichtlicher Zeit. In: Berichte über den II. Int. Kongreß für Slaw. Archäologie, Bd. 1973;3:475-481, Taf. 16, Berlin.

Valentin F., Granat J.: Anthropologie, pathologie et soins dentaires au XVIII siècle: Découverte exceptionnelle à Saint-Martin-des Camps de Paris. Bull et Mém de la Société d' Anthropologie de Paris 1997;9:305-318.

Watson J.T., Garcia C.M.: Dental modification and the expansion and manipulation of Mesoamerican identity into northwest Mexico. In: Burnett S.E., Irish J.D. (eds.) A world view of bioculturally modified teeth. Bioarchaeological interpretations of the human past: local, regional, and global perspectives. University Press of Florida, Gainesville 2017:295-310.

Weinberger, B.W.: An introduction to the history of dentistry in America. Vol. II. St. Louis 1948.

White T.D., Degusta D., Richards G. D., Baker S.G.: Brief communication: Prehistoric dentistry in the American southwest: a drilled canine from Sky Aerie, Colorado. Am J Phys Anthropol 1997;103:409-414.

Zias J., Numeroff K.: Operative dentistry in the second century BCE. J Am Dent Assoc 1987;114:665-666.

Weiterführende Literatur

Bennion E.: Alte zahnärztliche Instrumente. Deutscher Ärzte Verlag, Köln 1988.

Eckart W.: Geschichte der Medizin. Springer, Berlin 1990.

Hammer H.: Die Zahnheilkunde. Ihre Entwicklung vom Handwerk zur Wissenschaft. Hirt, Kiel 1956.

Lässig H., Müller R.: Die Zahnheilkunde in Kunst- und Kulturgeschichte. DuMont, Köln 1983.

Proskauer C., Witt F.H.: Bildgeschichte der Zahnheilkunde. DuMont, Köln 1962.

Strübig W.: Geschichte der Zahnheilkunde. Deutscher Ärzte Verlag, Köln 1989.

Woodforde J.: Die merkwürdige Geschichte der falschen Zähne. Moos, München 1968

2 Einführende anatomisch-prothetische Grundlagen

2.1 Terminologie, Zahnschemata und Zahnmerkmale

2.1.1 Terminologie

Zum Zwecke genauer Richtungsangaben werden in der allgemeinen Anatomie bestimmte, aus dem Lateinischen abgeleitete Bezeichnungen verwendet. Dazu zählen unter anderem (Abb. 2-1 bis 2-3):

medial: zur Mitte (medius) hin
lateral: zur Seite (latus) hin
ventral: zum Bauch (venter) hin
dorsal: zum Rücken (dorsum) hin
kranial: zum Kopf/Schädel (cranium) hin
kaudal: zum Steiß/Schwanz (cauda) hin
anterior: nach vorne hin
posterior: nach hinten hin

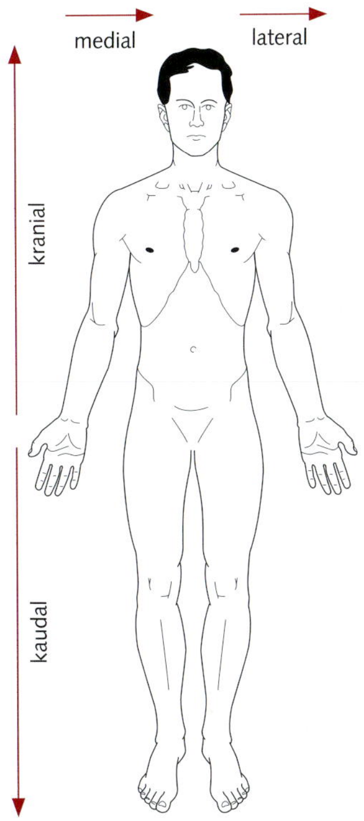

Abb. 2-1 Anatomische Richtungsbezeichnungen; Ansicht von frontal.

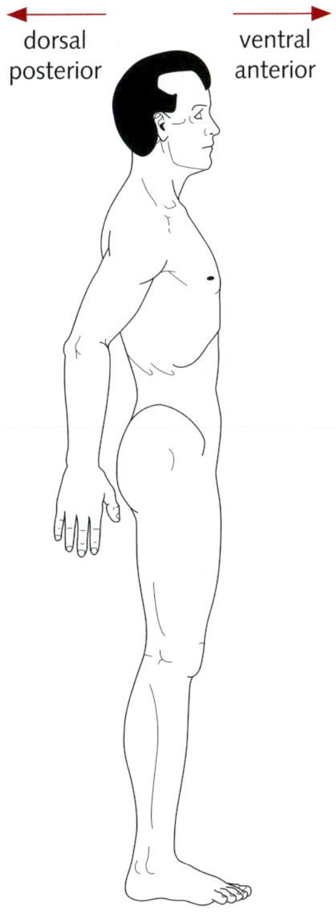

Abb. 2-2 Anatomische Richtungsbezeichnungen; Ansicht von rechtslateral.

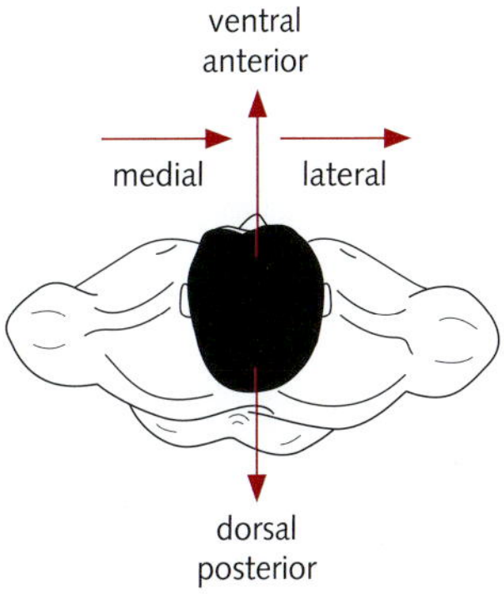

Abb. 2-3 Anatomische Richtungsbezeichnungen; Ansicht von kranial.

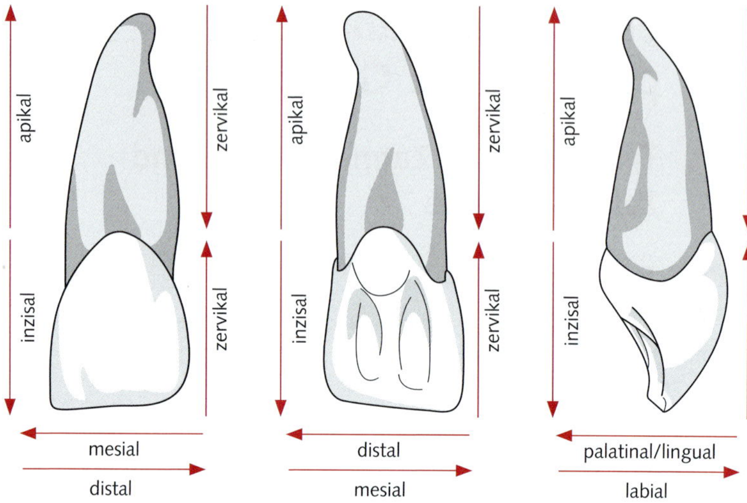

Abb. 2-4 Anatomische Bezeichnungen am Beispiel des Zahnes 21.

Vor allem in der Zahnmedizin sind darüber hinaus spezielle Termini verbreitet. So unterscheidet man an einem Einzelzahn (Abb. 2-4 und 2-5):
koronal: zur Zahnkrone (Corona dentis) hin (im Kronenbereich)
zervikal: zum Zahnhals (Cervix dentis) hin (im Kronen- und Wurzelbereich)
apikal: zur Wurzelspitze (Apex radicis dentis) hin (im Wurzelbereich)
okklusal: zur Kaufläche hin [Seitenzähne]
inzisal: zur Schneidekante hin [Frontzähne]
approximal: zum Nachbarzahn hin
mesial: zur Zahnbogenmitte hin
distal: von der Zahnbogenmitte weg

Die Zähne selbst befinden sich in der Mundhöhle (Cavum oris).

Außerhalb dieser intraoralen Region liegt der extraorale Bereich (Gesicht). In ihrer Gesamtheit bilden die Zähne in Ober- und Unterkiefer jeweils einen Zahnbogen. Der Zahnbogen des Oberkiefers ähnelt in seinem Verlauf einer halben Ellipse, der des Unterkiefers einer Parabel (*Mühlreiter* 1870; vgl. Abb. 2-73).

Durch die Zahnbögen (Zahnreihen) wird die Mundhöhle in einen zungenwärtigen oralen Abschnitt, der zur eigentlichen Mundhöhle (Cavum oris proprium) hin gerichtet ist, und einen vestibulären, d. h. im Mundvorhof (Vestibulum oris) befindlichen Bereich unterteilt (Abb. 2-6).

Anstelle der Bezeichnung „oral" kann in beiden Kiefern auch der Begriff lingual verwendet werden. Im Oberkiefer wird die orale (linguale) Seite aber häufiger als palatinal (zum Gaumen hin) bezeichnet. Der vestibuläre Abschnitt der Mundhöhle kann nach der topographischen Lokalisation innerhalb des Kiefers weiter differenziert werden. Anterior, im Bereich der Frontzähne, liegt der labiale (zur Lippe hin gerichtete), posterior, im Bereich der Seitenzähne, der bukkale (zur Wange hin gerichtete) Teil.

Bei den Zähnen unterscheidet man das Milchgebiss von dem bleibenden Gebiss. Das Milchgebiss besteht aus 20 Zähnen. In jeder Kieferhälfte kommen fünf Zähne vor, nämlich zwei Schneidezähne (Inzisivi), ein Eckzahn (Caninus) und zwei Molaren. Das bleibende Gebiss weist mit den Weisheitszähnen 32 Zähne auf.

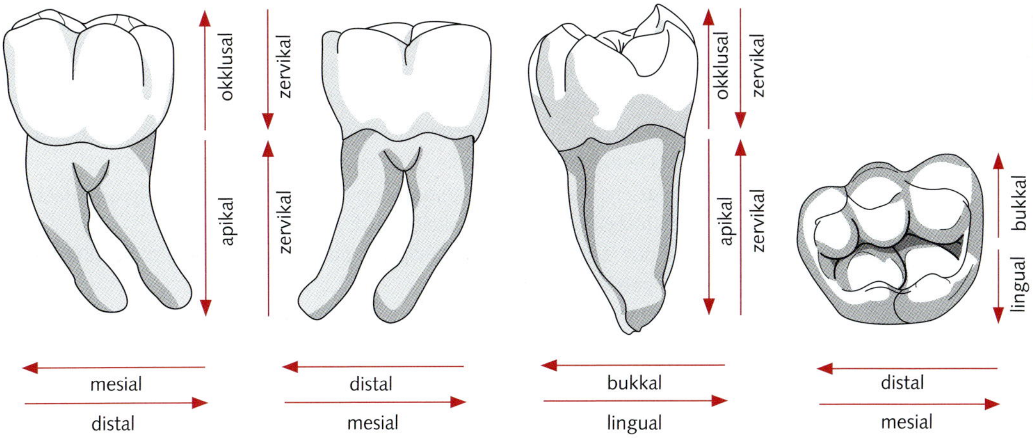

Abb. 2-5 Anatomische Bezeichnungen am Beispiel des Zahnes 36.

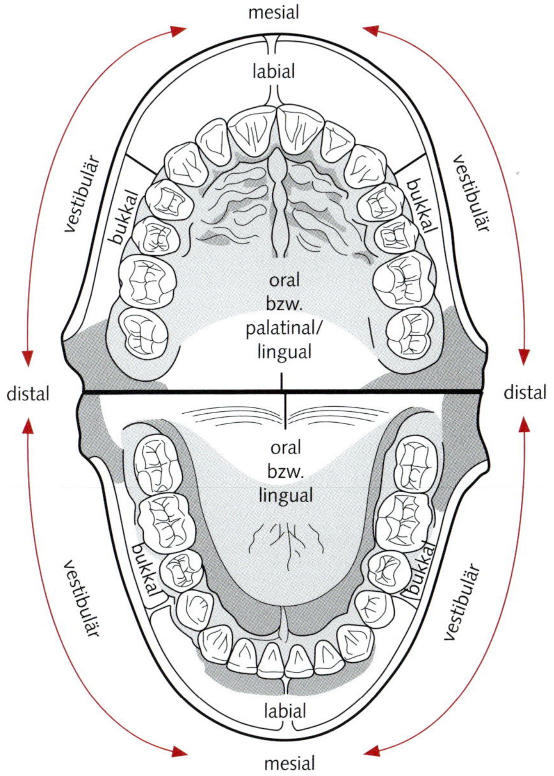

Abb. 2-6 Richtungsbezeichnungen in der Mundhöhle.

Jeder Quadrant besitzt i. d. R. acht Zähne, nämlich zwei Schneidezähne, einen Eckzahn, zwei Prämolaren und drei (häufig auch nur zwei) Molaren. Schneide- und Eckzähne bilden zusammen die Frontzähne, Prämolaren und Molaren die Seitenzähne.

2.1.2 Zahnschemata

Im Laufe der Geschichte wurden in der Zoologie, Anthropologie und Zahnmedizin diverse Zahnschemata vorgestellt. Sie alle hatten bzw. haben das Ziel, bestimmte Zähne eindeutig zu kennzeichnen. Große Verbreitung in der Zahnmedizin fanden vor allem die Einteilungen nach *Zsigmondy* (1861) und *Palmer* (1870), nach *Haderup* (1887) sowie das amerikanische und das internationale Zahnschema der Fédération Dentaire Internationale (FDI) aus dem Jahre 1970 (*FDI* 1971).

Die Zahnschemata nach *Zsigmondy* und *Palmer*, nach *Haderup* und nach der FDI weisen folgende Gemeinsamkeiten auf:

- Das Gebiss wird mittels eines Achsenkreuzes in vier Quadranten (Kieferhälften) eingeteilt.
- Wenn man vor dem Patienten steht, entsprechen die auf der rechten Seite der Zahnschemata befindlichen Quadranten (I, IV) der linken Seite des Behandlers.

OK — I — II

R	8	7	6	5	4	3	2	1	1	2	3	4	5	6	7	8	L
	8	7	6	5	4	3	2	1	1	2	3	4	5	6	7	8	

UK — IV — III

Quadranteneinteilung der bleibenden Zähne

- Die Milchzähne werden gesondert gekennzeichnet.

2.1.2.1 Zahnschema nach Zsigmondy und Palmer

Charakteristisch für dieses Zahnschema ist, dass die Quadranten durch Platzierung eines Winkelzeichens gekennzeichnet und die Zähne von mesial nach distal gezählt werden. Das bleibende Gebiss wird mit arabischen Ziffern, das Milchgebiss mit römischen Ziffern angegeben. Beispiel:

Bleibender linker oberer Eckzahn: ⌊3
Rechter unterer zweiter Milchmolar: V⌉

2.1.2.2 Zahnschema nach Haderup

Die Quadrantenkennzeichnung erfolgt durch Gebrauch von Plus- (Oberkiefer) und Minuszeichen (Unterkiefer). Auch hier verläuft die Zahnkennzeichnung von mesial nach distal. Milchzähne werden zusätzlich mit einer „Null"(0) vor der Zahl des jeweiligen Zahns gekennzeichnet.

Bleibendes Gebiss:

R	8+	7+	6+	5+	4+	3+	2+	1+	+1	+2	+3	+4	+5	+6	+7	+8	L
	8–	7–	6–	5–	4–	3–	2–	1–	–1	–2	–3	–4	–5	–6	–7	–8	

Milchgebiss:

R	05+	04+	03+	02+	01+	+01	+02	+03	+04	+05	L
	05–	04–	03–	02–	01–	–01	–02	–03	–04	–05	

Beispiel:
Bleibender linker oberer Eckzahn: +3,
Rechter unterer zweiter Milchmolar: 05–

2.1.2.3 Amerikanisches Zahnschema (Universalzahnschema nach Parreidt)

Die Nummerierung im Universalzahnschema beginnt mit dem oberen rechten Weisheitszahn. Die bleibenden Zähne werden fortlaufend im Uhrzeigersinn mit arabischen Zahlen, die Milchzähne mit großen lateinischen Buchstaben gekennzeichnet. In Nordamerika ist dieses Zahnschema heute noch stark verbreitet.

Bleibendes Gebiss:

R	1	2	3	4	5	6	7	8	9	10	11	12	13	14	15	16	L
	32	31	30	29	28	27	26	25	24	23	22	21	20	19	18	17	

Milchgebiss:

R	A	B	C	D	E	F	G	H	I	J	L
	T	S	S	Q	P	O	N	M	L	K	

Beispiel:
Bleibender linker oberer Eckzahn: 11,
Rechter unterer zweiter Milchmolar: T

2.1.2.4 Internationales Zahnschema der FDI

Das Internationale Zahnschema ist ein zweiziffriges Schema. Es ist heute international am weitesten verbreitet. In einigen Ländern, darunter den USA, hat es allerdings leider immer noch keine weite Verbreitung gefunden (*Türp* und *Alt* 1995). Die Quadranten werden im bleibenden Gebiss mit 1 bis 4, im Milchgebiss mit 5 bis 8 bezeichnet. Die Zahnkennzeichnung erfolgt in jedem Quadranten von mesial nach distal, beginnend mit dem mittleren Schneidezahn und endend mit dem dritten Molaren.

Die bleibenden Zähne werden demnach wie folgt gekennzeichnet:

R	18	17	16	15	14	13	12	11	21	22	23	24	25	26	27	28	L
	48	47	46	45	44	43	42	41	31	32	33	34	35	36	37	38	

Kennzeichnung der Milchzähne nach dem FDI-System:

R	55	54	53	52	51	61	62	63	64	65	L
	85	84	83	82	81	71	72	73	74	75	

Beispiel:
Bleibender linker oberer Eckzahn: 23,
Rechter unterer zweiter Milchmolar: 85

Im deutschsprachigen Raum ist im klinischen Sprachgebrauch neben der Bezeichnung der Zähne nach dem FDI-Zahnschema auch eine informelle Benennung verbreitet, indem beispielsweise vom „linken oberen Dreier" oder vom „rechten unteren Milch-Fünfer" gesprochen wird.

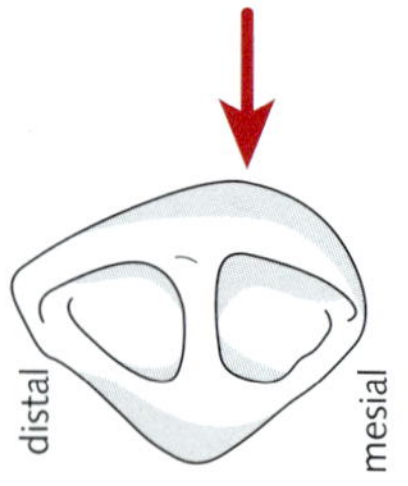

Abb. 2-7 Krümmungsmerkmal am Beispiel des Zahnes 11.

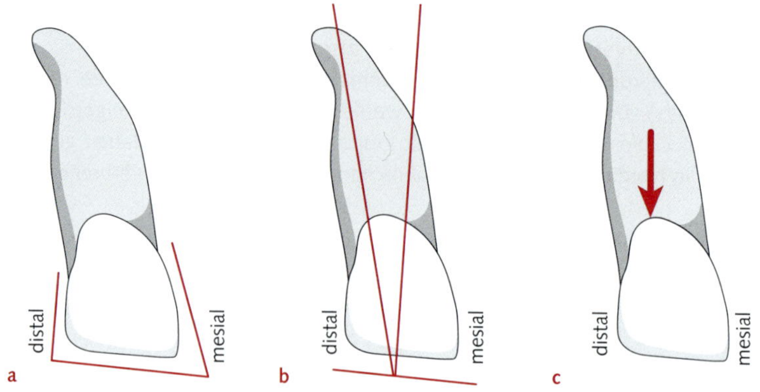

Abb. 2-8 a–c Winkel-, Wurzel- und Zahnhalsmerkmal am Beispiel des Zahnes 11.

2.1.3 Zahnmerkmale

An jedem Zahn lassen sich topographisch-anatomisch verschiedene Abschnitte voneinander unterscheiden. Im Bereich der Schmelz-Zement-Grenze (Zahnhals, Cervix dentis) geht die von Zahnschmelz überzogene Zahnkrone (Corona dentis) in die zementbedeckte Zahnwurzel (Radix dentis) über, die an der Wurzelspitze (Apex radicis dentis) endet.

Jeder Zahn weist bestimmte Merkmale auf, die es erlauben, gleiche Zähne der rechten und linken Seite voneinander zu unterscheiden. Es sind dies das Krümmungs-, das Winkel- und das Wurzelmerkmal (*Mühlreiter* 1870).

2.1.3.1 Krümmungsmerkmal (Abb. 2-7)

Die Beurteilung des Krümmungsmerkmals erfolgt von inzisal bzw. okklusal. Aus dieser Sicht ist der Wölbungsgipfel der Vestibulärfläche nach mesial verschoben, d. h., der Zahn ist im mesialen Bereich massiger.

2.1.3.2 Winkelmerkmal (Abb. 2-8a)

Das Winkelmerkmal wird von vestibulär beurteilt. Bei Beurteilung des Winkels, der zwischen der Schneidekante und den Seitenflächen der Zahnkrone entsteht, erkennt man, dass dieser mesial spitzer als distal ausfällt. Das Winkelmerkmal ist bei den Oberkiefer-Schneidezähnen am ausgeprägtesten vorhanden.

2.1.3.3 Wurzelmerkmal (Abb. 2-8b)

Das Wurzelmerkmal wird bei Betrachtung des Zahns von vestibulär beurteilt. Man erkennt, dass die Zahnwurzeln nach distal gekrümmt sind. Außer bei den mittleren unteren Schneidezähnen kommt dieses Merkmal in der Regel bei allen Zähnen vor. In einzelnen Fällen kann es jedoch schwach ausgeprägt oder gar nicht wahrnehmbar sein.

2.1.3.4 Weitere Unterscheidungshilfen

Zahnhalsmerkmal. Das Zahnhalsmerkmal (Abb. 2-8c) wird von vestibulär beurteilt. Hierbei ist der apikalste Punkt des labialen Zahnhalses nach distal verschoben. Dieses Merkmal tritt bei den Frontzähnen auf und ist bei oberen mittleren Schneidezähnen besonders ausgeprägt.

Furchenmerkmal. Im Wurzelbereich weisen untere Frontzähne distal oftmals eine Eindellung auf. Durch diese Konkavität lassen sich die in der Regel sehr symmetrisch gebauten unteren Schneidezähne gut der jeweiligen Seite zuordnen.

2.2 Phylogenese der Zähne

Die heutigen Zähne des Menschen sind das Ergebnis einer langen stammesgeschichtlichen (phylogenetischen) Entwicklung, die bei den Fischen begann und sich über Amphibien und Reptilien zu den Säugetieren fortsetzte. Vorläufer der „echten" Zähne waren sog. „unechte" Zähne. Diese zeigen zwar noch nicht den typischen Aufbau echter Zähne, nehmen aber zahntypische Aufgaben wahr. Unechte Zähne können z. B. epitheliale Hornbildungen („Hornzähne") sein, wie sie etwa im und um den Saugmund von Zyklostomen (= Rundmäuler) (z. B. Neunauge *Petromyzon marinus*), am Lippenrand von Amphibienlarven oder in Mundhöhle, Schlund und Speiseröhre der Lederschildkröte vorkommen. Auch Knochenzacken, wie beispielsweise bei Plakodermen (Panzerfischen), können die zahntypischen Funktionen erfüllen.

Im Gegensatz zu „unechten" Zähnen bestehen „echte" Zähne neben einer Zahnpulpa aus Zahnhartsubstanzen (Dentin, Schmelz, Zement). Mindestens Dentin muss vorhanden sein, weshalb „echte" Zähne nach Waldeyer auch als „Dentinzähne" bezeichnet werden (*Peyer* 1963). Dentinzähne traten in der Stammesgeschichte erstmals vor rund 300 Millionen Jahren bei den Fischen auf.

Bei Fischzähnen handelt es sich um einfache spitze Fangzähne, die alle dieselbe Form aufweisen (Homodontie, Isodontie) und in sehr großer Zahl vorkommen. Ein Zahnwechsel findet unbegrenzt häufig statt (Polyphyodontie). Die Befestigung der Zähne erfolgt entweder über Bindegewebsfasern bzw. Bänder oder durch Verwachsung mit dem Kieferknochen (*Keil* 1966). Dies bedingt, dass die Zähne relativ leicht ausfallen, ein Umstand, der durch die vorhandene Polyphyodontie ausgeglichen wird. Am Beispiel des Hais (Klasse: Knorpelfische) lassen sich typische Charakteristika der Fischzähne besonders deutlich zeigen. Bei den heute lebenden Haien sind der gesamte Körper und die Mundschleimhaut mit Tausenden sog. Plakoidschuppen bedeckt. Diese tragen jeweils einen kleinen Zahn. Im Mundbereich, genauer gesagt auf den Kieferrändern, haben sich im Laufe der Stammesgeschichte die typischen größeren Gebisszähne differenziert. Diese auf einer knöchernen Basalplatte aufsitzenden Zähne bestehen aus einer kegelförmigen Dentinkrone, die mit einem schmelzartigen Überzug bedeckt ist und eine Bindegewebspapille mit Blutgefäßen, Nerven und Odontoblasten, die Zahnpulpa, einschließt. Es lassen sich Funktionszähne von Ersatzzähnen unterscheiden. Der Zahnwechsel beim Hai läuft unbeschränkt häufig ab und erfolgt von lingual nach vestibulär (sog. „Revolvergebiss"). Je nach Haiart wechseln jeweils nur einzelne Zähne oder ganze Zahnreihen im Block. Eine Resorption der knöchernen Basalplatte findet nicht statt. Aufgrund der Zahn- und Kieferform ist nur ein Schnappen bzw. Abbeißen sowie ein unzerteiltes Verschlucken der Beute möglich, d. h., ein Kauen und Zermahlen der Beute im Mund kann nicht erfolgen.

Die nächste Stufe der Evolution sind die Amphibien. Sofern diese bezahnt sind, weisen die Zähne noch typische Charakteristika von Fischzähnen auf: Sie sind homodont, kegelförmig (haplodont) und polyphyodont. Erstmals in der Phylogenese kommt echter Zahnschmelz vor, der dem Dentin in einer dünnen Schicht aufliegt, aber noch prismenlos ist.

Die in der Regel polyphyodonten und homodonten Reptilienzähne zeigen eine haplodonte oder eine dreihöckerige Form. Die Befestigung im Kiefer erfolgt, wie beim Leguan, in einer Knochenrinne (Pleurodontie) oder, wie beim Chamäleon, auf dem Kieferkamm (Akrodontie). Dabei sind die Zähne über sog. Befestigungsknochen mit dem Kiefer ankylosiert (*Peyer* 1963). Bei Krokodilen sind demgegenüber erstmals in der Stammesgeschichte die mit einer Zementschicht überdeckten Wurzeln über einen Zahnhalteapparat in einem knöchernen Zahnfach (Alveole) federnd-elastisch aufgehängt. Diese auch für den Menschen typische Verankerungsform bezeichnet man als Thekodontie.

Die heutigen Vögel sind im Gegensatz zu ihren fossilen Vorläufern (z. B. Archaeopteryx [im Jura]) nicht mehr bezahnt. Stattdessen besitzen sie einen Hornschnabel zur Aufnahme und einen Kaumagen (darin Sand, Kieselsteine) zur Zerkleinerung der Nahrung.

Die typischen Säugetierzähne sind unter anderem dadurch gekennzeichnet, dass sie verschiedene Zahnformen aufweisen (Heterodontie, Heteromorphie). Als weiteres Charakteristikum kommen bei den Säugern im Gegensatz zu ihren phylogenetischen Vorläufern nur zwei Zahngenerationen vor (Diphyodontie). Da bei einigen Säugern, darunter auch beim Menschen, nicht alle bleibende Zähne Milchzahnvorläufer besitzen, kommt bei ihnen keine reine Diphyodontie vor. So entstehen beim Menschen die bleibenden Molaren odontogenetisch aus einer distalen Aussprossung der Milchzahnleiste, der Zuwachszahnleiste, und nicht, wie die anderen bleibenden Zähne, aus der Ersatzzahnleiste. Daher sind die Molaren der zweiten Dentition monophyodont (nur eine Zahngeneration vorhanden), weshalb das menschliche Gebiss im Gesamten auch als semiphyodont bezeichnet werden kann.

Säugetierzähne sind in Alveolen verankert (Thekodontie). Der Schmelz besitzt eine Prismenstruktur.

Die Urzahnformel der Säugetiere (bleibende Zähne) lautet für die bleibende Zahngeneration 3 – 1 – 4 – 3, d. h. pro Quadrant kommen drei Schneidezähne, ein Eckzahn, vier Prämolaren und drei Molaren vor (Abb. 2-9). Diese Zahnformel kann auch auf andere Arten ausgedrückt werden, z. B.

$$\left|\frac{3\quad 1\quad 4\quad 3}{3\quad 1\quad 4\quad 3}\right. \triangleq \frac{22}{22} \triangleq 44$$

oder

$$\mathrm{I}\ \frac{3}{3}\quad \mathrm{C}\ \frac{1}{1}\quad \mathrm{P}\ \frac{4}{4}\quad \mathrm{M}\ \frac{3}{3}$$

oder

$$\underset{\mathrm{I}}{\left|\frac{1.\ \ 2.\ \ 3.}{1.\ \ 2.\ \ 3.}\right.}\qquad \underset{\mathrm{C}}{\frac{1.}{1.}}\qquad \underset{\mathrm{P}}{\frac{1.\ \ 2.\ \ 3.\ \ 4.}{1.\ \ 2.\ \ 3.\ \ 4.}}\qquad \underset{\mathrm{M}}{\frac{1.\ \ 2.\ \ 3.}{1.\ \ 2.\ \ 3.}}$$

Bei vielen Säugern, so auch den schmalnasigen Altweltaffen (*Catarrhini*), zu denen auch der Mensch gerechnet wird, fand eine sog. phylogenetische Gebissreduktion statt: Die beiden ersten Prämolaren und wahrscheinlich der dritte (eventuell stattdessen der zweite) Schneidezahn der Ursäuger gingen in der Evolution verloren.

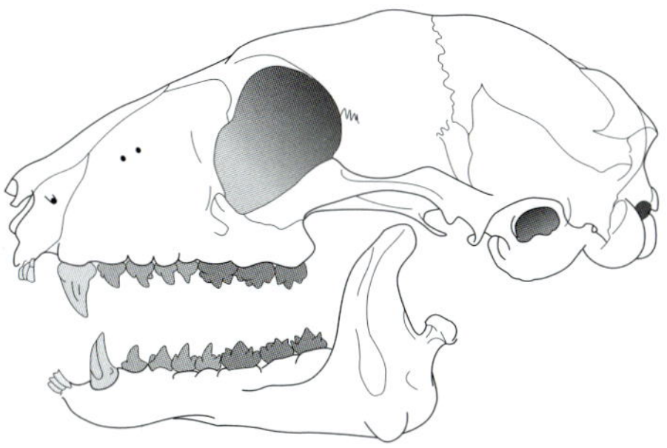

Abb. 2-9 Hypothetischer plazentaler Säuger mit der Urzahnformel 3-1-4-3.

Die Zahnformel lautet dementsprechend

1. 2. 0.	1.	0. 0. 3. 4.	1. 2. 3.
1. 2. 0.	1.	0. 0. 3. 4.	1. 2. 3.
I	C	P	M

oder

2–1–2–3

Die Zähne der verschiedenen Säugetierarten unterscheiden sich bezüglich der Zahnzahl und der Zahnform zum Teil deutlich voneinander (vgl. *Hillson* 1986). Diese feststellbaren Unterschiede sind in engem Zusammenhang mit der jeweils verzehrten Nahrung zu sehen.

Herbivore (pflanzenfressende) Säuger erzielen mit ihren Zähnen eine Erhöhung der Kaueffizienz, indem die Kaufläche der Seitenzähne verbreitert und der Schmelz in anterior-posterior Richtung zu sog. Schmelzrippen gefaltet ist („Schmelzfaltigkeit"). Da die Zahnwurzeln permanent offen bleiben, findet ein langes oder dauerndes Wurzelwachstum statt. Zu den herbivoren Säugern zählen die Paarhufer. Die Wiederkäuer unter den Paarhufern – darunter fallen zum Beispiel Schaf und Hausrind – weisen für das bleibende Gebiss folgende Zahnformel auf (*Keil* 1966):

$$\frac{0(1)\quad 0(1)\quad 3\quad 3}{3\quad 1\quad 4\quad 3} \triangleq \frac{12(16)}{2} \triangleq 32\ (36)$$

Die schweineartigen Nichtwiederkäuer sind im Vergleich zu den Wiederkäuern durch eine erhöhte Zahnzahl gekennzeichnet (*Keil* 1966):

$$\frac{2\text{–}3\quad 1\quad 4\quad 3}{1\text{–}3\quad 1\quad 4\quad 3} \triangleq \frac{20\text{–}22}{18\text{–}22} \triangleq 38\text{–}44$$

Dabei bezeichnet man das Phänomen, dass an Höckern von Prämolaren und Molaren halbmondförmige Leisten vorkommen, als Selenodontie.

Pferde als typische Unpaarhufer besitzen demgegenüber noch die Zahnformel der Ursäuger:

$$\frac{3\quad 1\quad 4\quad 3}{3\quad 1\quad 4\quad 3} \triangleq \frac{22}{22} \triangleq 44$$

Nagetiere sind durch eine stark reduzierte Zahnzahl gekennzeichnet. So weist die Maus folgende bleibende Zahnformel auf (*Keil* 1966):

$$\frac{1 \quad 0 \quad 0 \quad 2}{1 \quad 0 \quad 0 \quad 2} \mathrel{\hat{=}} \frac{6}{6} \mathrel{\hat{=}} 12$$

Ratten besitzen in jeder Kieferhälfte einen Molaren mehr. Die mittleren Schneidezähne der Nagetiere sind zu Nagezähnen umgewandelt, die ein permanentes Längenwachstum zeigen. Auf diese Weise ist ein Ausgleich der verschleißbedingten Abnutzung der Nagezähne möglich. Da laterale Schneidezähne nicht vorkommen, werden Nagetiere auch als Simplizidentaten bezeichnet.

Hasentiere weisen ebenfalls zwei zentrale Nagezähne auf. Da sie darüber hinaus auch seitliche Schneidezähne besitzen, bezeichnet man sie als Duplizidentaten. Die Zahnformel eines typischen Vertreters der Hasentiere, der Kaninchen, lautet (*Berkovitz* et al. 1980):

$$\frac{2 \quad 0 \quad 3 \quad 3}{1 \quad 0 \quad 2 \quad 3} \mathrel{\hat{=}} \frac{16}{12} \mathrel{\hat{=}} 28$$

Bei den Elefanten ist der mittlere Schneidezahn zu einem Stoßzahn (Dentinzahn) umgewandelt. Auch sie sind Simplizidentaten. Sie haben in der Summe die Zahnformel (*Keil* 1966):

$$\frac{1 \quad 0 \quad 6}{1 \quad 0 \quad 6} \mathrel{\hat{=}} \frac{14}{14} \mathrel{\hat{=}} 28$$

Die sechs Seitenzähne sind nicht alle zugleich, sondern nacheinander vorhanden. Die zeitlich als erste drei Seitenzähne durchbrechenden Molaren werden als Milchmolaren, die letzten drei als bleibende Molaren eingestuft. Beim Elefanten steht pro Kieferhälfte immer nur ein Zahn in Funktion. Der Zahnwechsel erfolgt in horizontaler Richtung: Der von distal durchbrechende Zahn bewegt sich mesialwärts und ersetzt den vorhergehenden, abgenutzten Zahn (*Keil* 1966).

Fleischfresser (Carnivoren) sind vor allem durch lange und zugespitzte Eckzähne gekennzeichnet, die zu Reiß- oder Fangzähnen umgewandelt sind. Das Auftreten scharfkantiger, spitzer Prämolaren bezeichnet man auch als Sekodontie (Sekonodontie). Die Carnivoren werden in verschiedene Familien untergliedert. Beispielhaft sei die Zahnformel der katzenartigen Raubtiere (Feliden) genannt, zu denen u. a. Löwe, Tiger und Hauskatze zählen (*Hillson* 1986):

$$\frac{3 \quad 1 \quad 3 \quad 1}{3 \quad 1 \quad 2 \quad 1} \mathrel{\hat{=}} \frac{16}{14} \mathrel{\hat{=}} 30$$

Hunde besitzen die Zahnformel

$$\frac{3 \quad 1 \quad 4 \quad 2}{3 \quad 1 \quad 4 \quad 2\text{–}3} \mathrel{\hat{=}} \frac{20}{20\text{–}22} \mathrel{\hat{=}} 40\text{–}42$$

Bären die Zahnformel

$$\frac{3 \quad 1 \quad 4 \quad 2}{3 \quad 1 \quad 4 \quad 3} \mathrel{\hat{=}} \frac{20}{22} \mathrel{\hat{=}} 42$$

Wale heben sich, bezogen auf das Zahnsystem, von den anderen Säugern dadurch ab, dass sie in der Regel nur eine Zahngeneration aufweisen (Monophyodontie) und eine zunehmende Tendenz zur Homodontie zeigen. Hatte der Urwal (*Protocetus*) noch 44 heterodonte Zähne (Inzisivi, Canini, Prämolaren, Molaren) (Ursäugerformel!), so ist der rezente weibliche Narwal zahnlos, während die männliche Form nur *einen* durchgebrochenen Zahn besitzt, nämlich in der Regel den linken oberen Caninus (Stoßzahn, Dentinzahn) (*Peyer* 1963). Delphine können demgegenüber je nach Art in beiden Kiefern zusammen bis über 200 haplodonte Zähne aufweisen (*Keil* 1966).

Die rezenten Primaten werden in die Unterordnungen der Halbaffen (*Prosimii*) und der echten Affen (*Simii*) eingeteilt (*Henke* und *Rothe* 1994). Bei den echten Affen unterscheidet man die Zwischenordnung der breitnasigen Neuweltaffen (*Platyrrhini*) und die der schmalhalsigen Altweltaffen (*Catarrhini*).
Die Platyrrhinen weisen zwei Familien auf: Die Cebidae mit der Zahnformel

$$\frac{2\quad 1\quad 3\quad 3}{2\quad 1\quad 3\quad 3} \triangleq \frac{18}{18} \triangleq 36$$

und die Callitrichiden (Krallenaffen) mit der Zahnformel

$$\frac{2\quad 1\quad 2\quad 3}{2\quad 1\quad 2\quad 3} \triangleq \frac{16}{16} \triangleq 32$$

Die Catarrhinen setzen sich aus zwei Überfamilien zusammen: den Cercopithecoidea und den Hominoidea. Während die Cercopithecoidea, zu denen beispielsweise die Gattungen Macaca und Papio (Pavian) zählen, die Zahnformel

$$\frac{2\quad 1\quad 3\quad 3}{2\quad 1\quad 3\quad 3} \triangleq \frac{18}{18} \triangleq 36$$

aufweisen, sind die Hominoidea mit ihren drei Unterfamilien Hylobatidae (Gibbons), Pongidae (Menschenaffen, mit den Gattungen Orang-Utan, Schimpanse und Gorilla) und Hominidae (mit der Gattung Homo) durch die Formel

$$\frac{2\quad 1\quad 2\quad 3}{2\quad 1\quad 2\quad 3} \triangleq \frac{16}{16} \triangleq 32$$

gekennzeichnet.

Vergleicht man die Kiefer und Zähne der Familien der Pongiden und der Hominiden miteinander, so kann man folgende charakteristische Unterschiede ausmachen:

	Pongiden	Hominiden
Kiefer	lang	schmaler
Zahnbögen	U-förmig	verkürzt, parabelförmig
Zähne	breit, sehr große Canini	schmaler, in der Größe reduzierte Canini
Besonderheiten	„Affenlücken“ (= „Primatenlücken“) im bleibenden Gebiss OK: zwischen 2 u. 3 UK: zwischen 3 u. 4	„Affenlücken“ (= „Primatenlücken“) im Milchgebiss OK: zwischen II u. III UK: zwischen III u. IV

(Für weitere Einzelheiten zur Phylogenese der Zähne siehe *Alt* und *Türp* 1997).

2.3 Odontogenese, Zahndurchbruch und Milchzähne, Durchbruchszeiten der bleibenden Zähne

2.3.1 Odontogenese (vgl. *Radlanski* 2011)

Die Zahnentwicklung kann verkürzt wie folgt zusammengefasst werden: In der 6. Embryonalwoche bildet sich durch Verdichtung von Mundepithel eine Epithelleiste, die sich in das mesenchymale Bindegewebe einsenkt. Diese Epithelleiste differenziert sich in eine generelle Zahnleiste und eine Vestibularleiste. Sie bestehen aus Ektomesenchym der Neuralleiste. Aus der generellen Zahnleiste sprossen in jedem Kiefer zehn epitheliale Zahnknospen aus (Zahnanlage im Knospenstadium). Die Zahnknospen differenzieren sich weiter zu Zahnkappen (Zahnanlage im Kappenstadium) und zu Zahnglocken (Zahnanlage im Glockenstadium; Abb. 2-10a bis c). Letztere bleiben über die laterale Zahnleiste zunächst noch mit der generellen Zahnleiste verbunden.

In der Zahnglocke kann man drei Strukturen, nämlich das äußere Schmelzepithel als Außenfläche der Zahnglocke, die Schmelzpulpa (= epitheliales Schmelzretikulum) sowie das innere Schmelzepithel als Innenfläche der Zahnglocke, voneinander unterscheiden. Dieses Gebilde wird als Schmelzorgan bezeichnet. Nach Bildung des Glockenstadiums werden die generelle Zahnleiste und die Vestibularleiste (aus dieser entwickelt sich der Mundvorhof) aufgelöst. In der Konkavität der Zahnglocke befindet sich die Zahnpapille (Dentalpapille). Sie besteht aus Mesenchymzellen (embryonales Bindegewebe). Aus der Zahnpapille entwickeln sich später Pulpa (zentrale Zellen) und dentinbildende Odontoblasten (periphere Zellen). Zahnglocke und Zahnpapille werden vom ebenfalls mesenchymalen Zahnsäckchen (Follikel) umgeben, aus dem sich Zement und Desmodontalfasern differenzieren. Alle drei Strukturen – Zahnpapille, Zahnglocke und Zahnsäckchen – bilden den Zahnkeim.

Eine Aussprossung der generellen Zahnleiste von den zweiten Milchmolaren nach distal (ab ca. der 14. Embryonalwoche) wird als Zuwachszahnleiste bezeichnet. Aus ihr werden sich palatinal bzw. lingual der Milchzahnkeime die Zuwachszähne, d. h. die bleibenden oberen und unteren Molaren, entwickeln. Weil es für die bleibenden Molaren keine Milchzahnvorläufer gibt, gilt für sie das Prinzip der Monophyodontie. (Man beachte: Die Nachfolger der Milchmolaren sind die Prämolaren des bleibenden Gebisses.) Lingual der Milchzahnanlagen bildet sich die Ersatzzahnleiste für die Ersatzzähne, d. h. für die bleibenden Frontzähne und die Prämolaren (Diphyodontie). Wenn die Ersatzzähne mit der Schmelz- und Dentinbildung beginnen, lösen sich auch die generelle und die Ersatzzahnleiste auf. Reste können als (harmlose) Serres'sche Epithelkörperchen erhalten bleiben (Abb. 2-11 bis 2-13).

Die Dentin- und Schmelzbildung nimmt (ungefähr im 6. Monat) durch die Differenzierung der an das innere Schmelzepithel angrenzenden (peripheren) Zellen der Zahnpapille in Prä-Odontoblasten (den späteren Odontoblasten) ihren Anfang, gefolgt von der Umwandlung der Zellen des inneren Schmelzepithels in Prä-Ameloblasten (den späteren Ameloblasten [= Adamantoblasten]). Odontoblasten sind für die schichtweise Bildung von Prädentin verantwortlich, das zu Dentin mineralisiert (Dentinogenese). Die Odontoblasten rücken immer mehr nach innen Richtung entstehender Pulpa (Abb. 2-14). Von den Ameloblasten wird ebenfalls schichtweise eine Schmelzmatrix abgeschieden, die allmählich zu prismenförmig

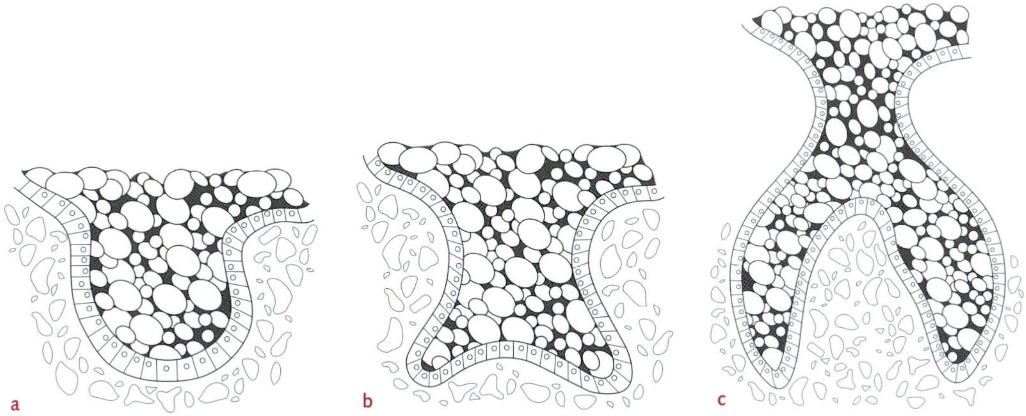

Abb. 2-10 Stadien der Zahnentwicklung: **a** Knospenstadium; **b** Kappenstadium; **c** Glockenstadium.

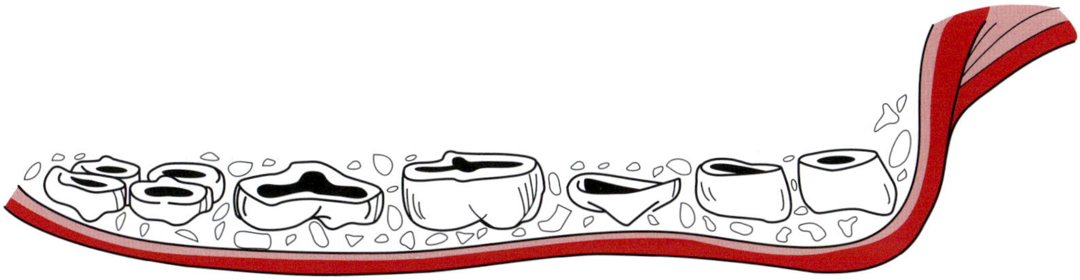

Abb. 2-11 Zahnentwicklung (24. bis 26. Schwangerschaftswoche).

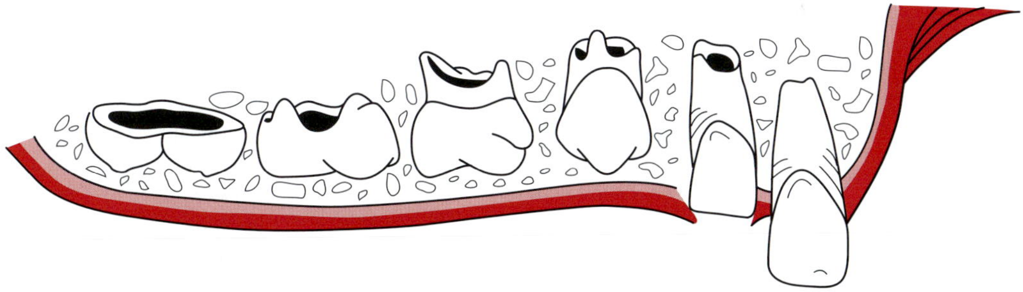

Abb. 2-12 Zahnentwicklung (8. bis 10. Lebensmonat).

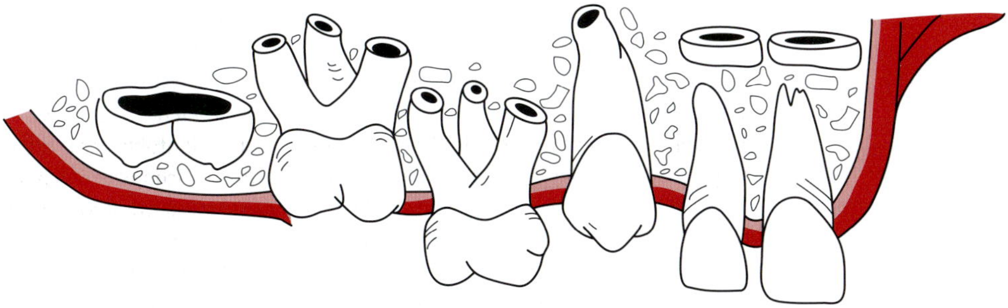

Abb. 2-13 Zahnentwicklung (2. Lebensjahr).

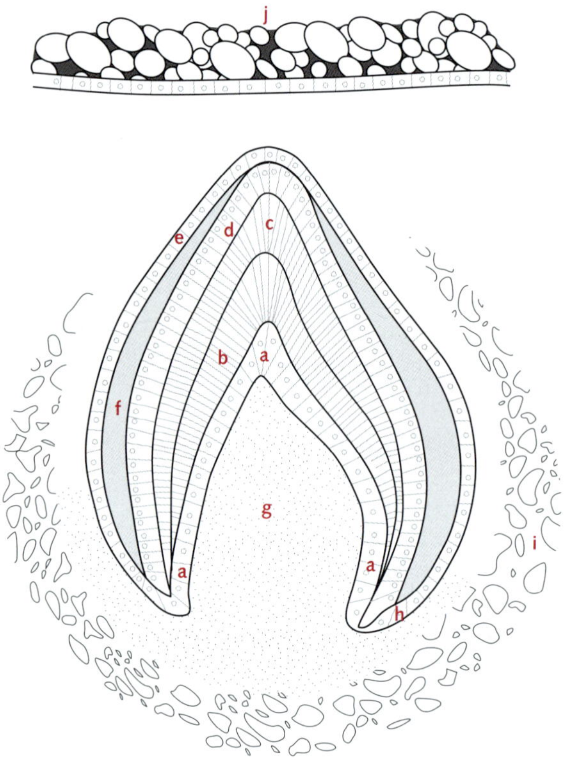

Abb. 2-14 Bildung der Zahnhartsubstanzen.
a Odontoblasten; b Dentin; c Schmelz; d Ameloblasten: hochprismatisch, mit basalen Kernen und pyramidenartigen Fortsätzen; e Äußere Schmelzepithelzellen: flach; f Schmelzpulpa; g Zahnpapille; h Hertwig'sche Epithelscheide; i Alveolarknochen; j Mundhöhlenepithel.

aufgebautem Zahnschmelz mineralisiert (Amelogenese). Dabei bewegen sich die Ameloblasten immer mehr an das äußere Schmelzepithel heran. Als Abschluss der Schmelzbildung wird der Zahnschmelz von dem sog. reduzierten Schmelzepithel überdeckt, welches u. a. reduzierte Ameloblasten enthält. Beim Zahndurchbruch wird das reduzierte Schmelzepithel zum Saumepithel (erster Epithelansatz, epitheliales Attachment) umgewandelt.

Kurz vor Zahndurchbruch beginnt aber bereits die Wurzelbildung: Die zervikalen Ränder der Zahnglocke, d. h. das aneinander liegende äußere und innere Schmelzepithel, wachsen, ohne dass sie zwischen sich Schmelzpulpa einschließen, als Doppellamelle apikalwärts (Hertwig'sche Epithelscheide oder Wurzelscheide). Wurzeldentin wird dadurch gebildet, dass sich der Epithelscheide benachbarte Mesenchymzellen der Zahnpapille zu Odontoblasten umwandeln, die dann mit der Bildung von Prädentin beginnen.

Reste der sich auflösenden Epithelscheide können im Desmodont als sog. Malassez'sche Epithelreste erhalten bleiben. Die dem Wurzeldentin zugewandten Mesenchymzellen des Zahnsäckchens (Lamina cementoblastica) differenzieren sich zu Zementoblasten, welche sich an die Dentinoberfläche der sich bildenden Wurzel anlagern und eine dünne Zementschicht auf der Wurzeloberfläche ablagern (Zementogenese). Die äußeren Zellen des Zahnsäckchens (Lamina osteoblastica) wandeln sich in Osteoblasten um. Sie bilden die Alveolarfortsätze von Ober- und Unterkiefer. Die Bildung der kollagenen Faserbündel des Zahnhalteapparats erfolgt durch die Fibroblasten der mittleren Zone des Zahnsäckchens (Lamina periodontoblastica).

2.3.2 Zahndurchbruch und Milchzähne

Der Zahndurchbruch (Eruption) beginnt nach Vollendung der Kronenbildung, wenn die Wurzelbildung eingesetzt hat. Die Wurzelbildung ist in der Regel erst mit vollständigem Zahndurchbruch, d. h. nach Erreichen der Okklusionsebene, beendet.

Die Durchbruchszeiten der Milchzähne (Dentes decidui, Dentes lactales) sind durchschnittlich wie folgt:

1.	mittlerer Inzisivus	6. bis 9. Lebensmonat
2.	seitlicher Inzisivus	8. bis 12. Lebensmonat
3.	1. Molar	13. bis 15. Lebensmonat
4.	Eckzahn	17. bis 19. Lebensmonat
5.	2. Molar	25. bis 27. Lebensmonat

Die Durchbruchsreihenfolge lautet demnach 1 – 2 – 4 – 3 – 5. Die Abbildungen 2-15 bis 2-24 zeigen die typische Anatomie der Milchzähne in den Ansichten von vestibulär, oral und mesial.

Milchzähne weisen folgende Charakteristika auf: Sie sind kleiner, gedrungener und rundlicher als bleibende Zähne. Ihre Pulpakammer ist relativ groß, ihr Hartsubstanzmantel ist dünner als derjenige bleibender Zähne. Milchzähne besitzen zum Teil einen ausgeprägten zervikalen Schmelzwulst (Cingulum basale). Ihre Farbe ist bläulich-weißlich; von daher rührt auch der Name „Milchzähne" (= Dentes lactales).

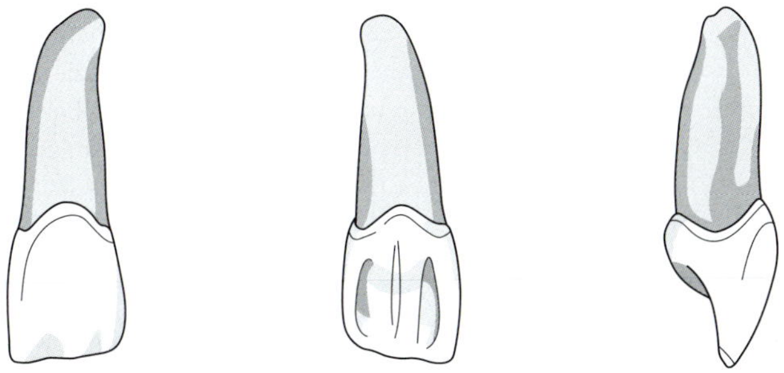

Abb. 2-15 Zahn 61.

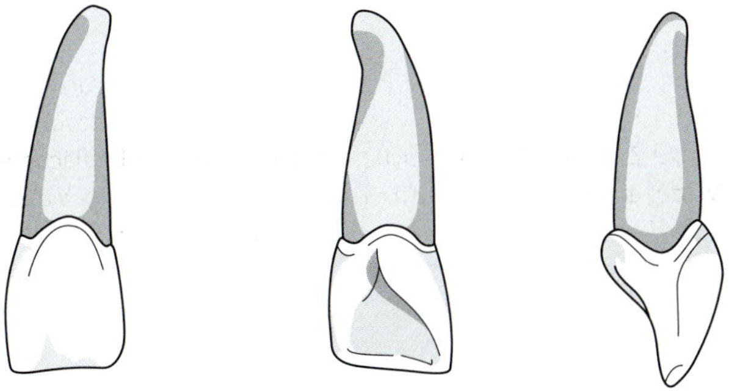

Abb. 2-16 Zahn 62.

Abb. 2-17 Zahn 63.

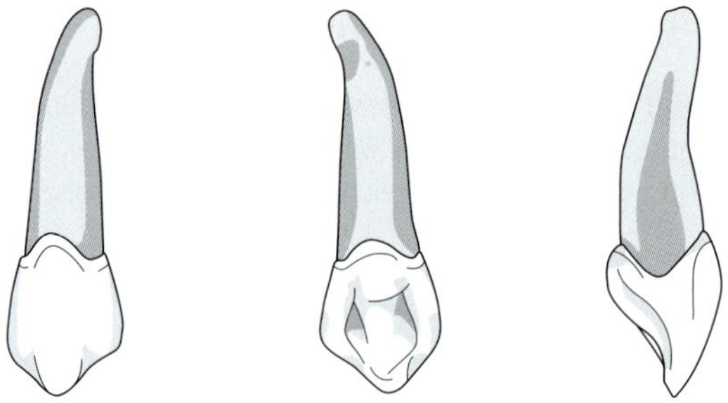

Abb. 2-18 Zahn 64.

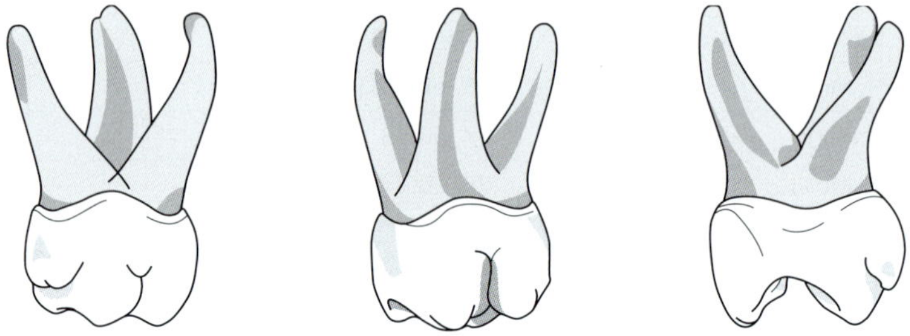

Abb. 2-19 Zahn 65.

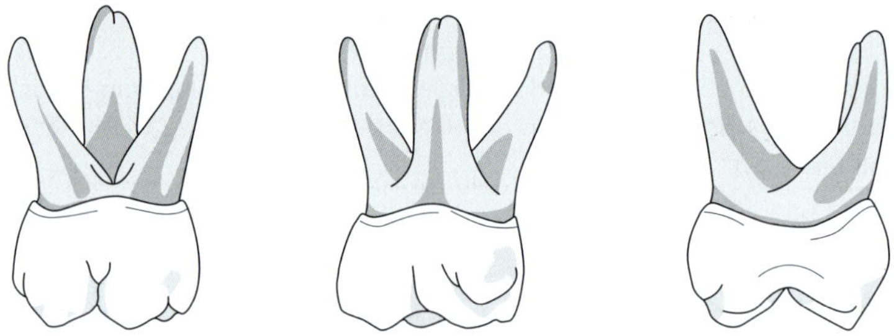

Abb. 2-20 Zahn 71.

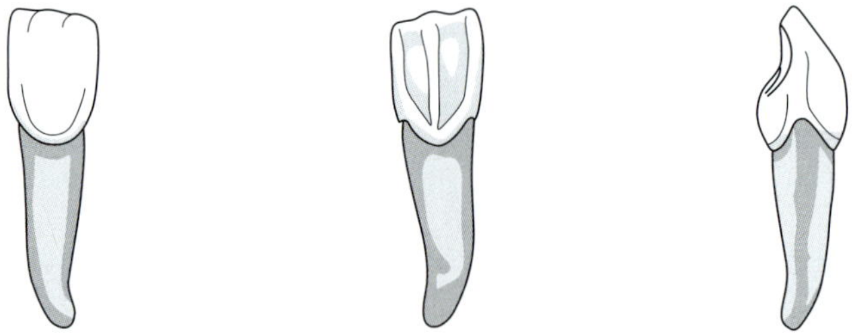

Abb. 2-21 Zahn 72.

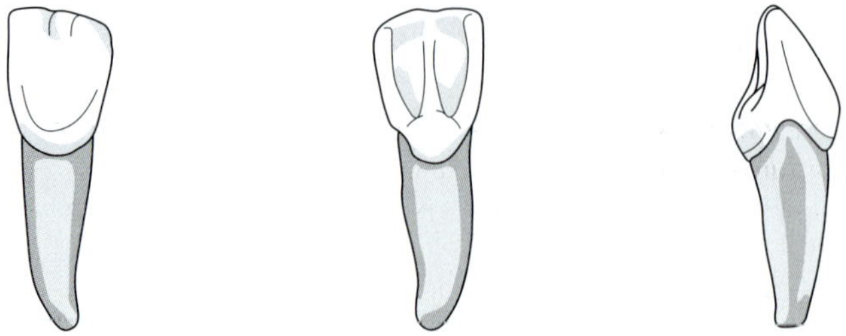

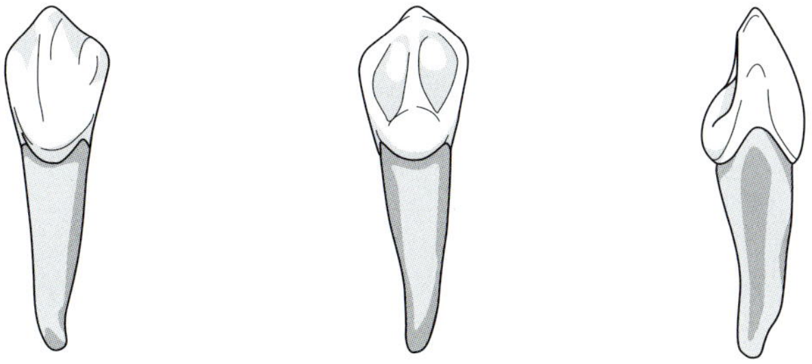

Abb. 2-22 Zahn 73.

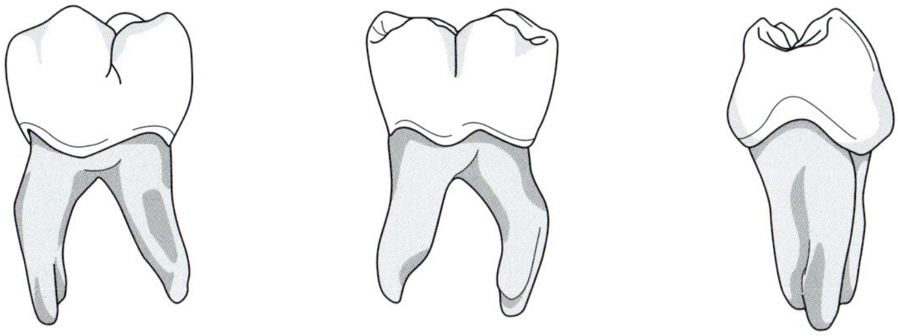

Abb. 2-23 Zahn 74.

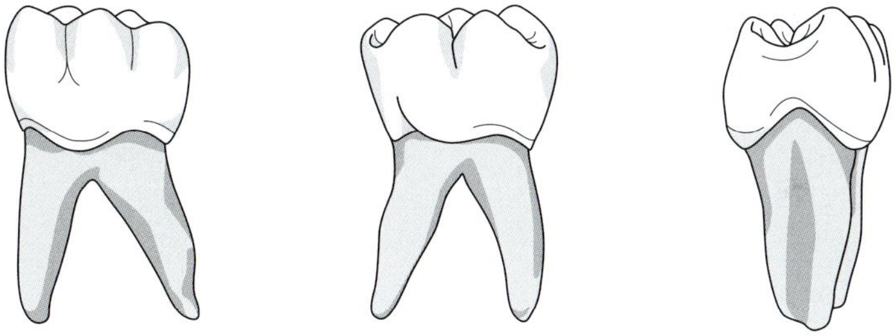

Abb. 2-24 Zahn 75.

Milchzähne haben ein nur schwach ausgeprägtes Wurzelmerkmal. Die Inzisivi weisen eine Wurzel auf, die unteren Molaren zwei, die oberen Molaren drei. Die Wurzeln der Milchmolaren sind gespreizt, die der Milchfrontzähne sind nach vestibulär abgebogen. Milchzähne unterliegen einer schnelleren Abnutzung (Attrition; Abrasion) als bleibende Zähne. Die Krone des ersten Milchmolaren stellt eine Zwischenform der typischen Prämolaren- und Molarenkrone dar. Der zweite Milchmolar ähnelt stark dem ersten bleibenden Molar.

Den Milchzahnwurzeln können folgende Funktionen zugeschrieben werden:

- Verankerungsfunktion des betreffenden Zahns
- Schutzfunktion für die Anlage des Ersatzzahns (aufgrund der starken Wurzelspreizung)
- Platzhalterfunktion für den Ersatzzahn
- Steuerungsfunktion für den Durchbruch des jeweiligen Ersatzzahns (Resorption der Milchzahnwurzel)

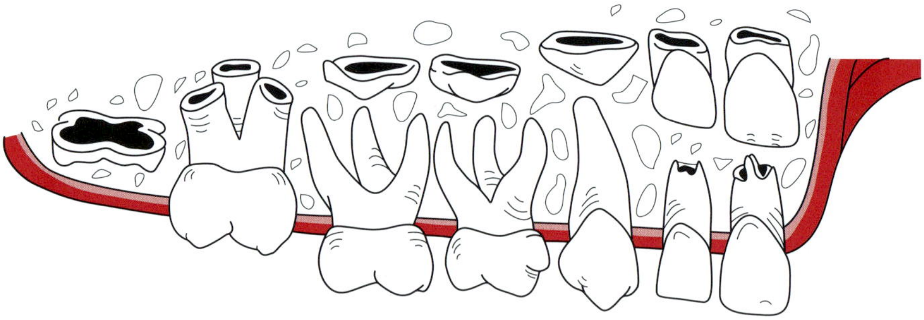

Abb. 2-25 Zahnentwicklung (5. bis 6. Lebensjahr).

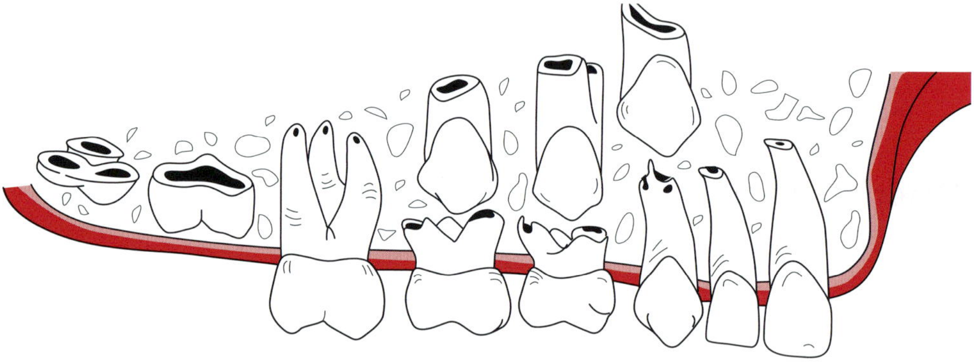

Abb. 2-26 Zahnentwicklung (8. bis 9. Lebensjahr).

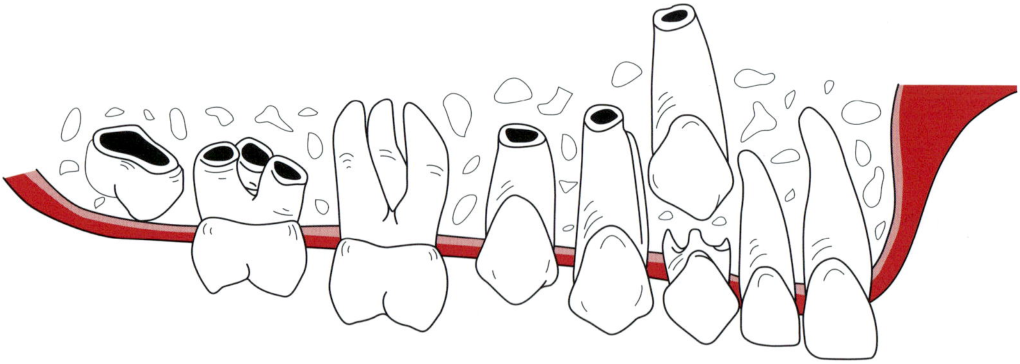

Abb. 2-27 Zahnentwicklung (12. Lebensjahr).

2.3.3 Durchbruchszeiten der bleibenden Zähne

Die bleibenden Zähne brechen im Durchschnitt zu folgenden Zeiten durch (Abb. 2-25 bis 2-27):

1.	1. Molar	5. bis 8. Lebensjahr
2.	mittlerer Inzisivus	6. bis 8. Lebensjahr
3.	seitlicher Inzisivus	7. bis 9. Lebensjahr
	Eckzahn	9. bis 11. Lebensjahr
	1. Prämolar	10. bis 11. Lebensjahr
	2. Prämolar	10. bis 12. Lebensjahr
7.	2. Molar	11. bis 12. Lebensjahr
8.	3. Molar	ab 16. Lebensjahr (oder nie)

Typische Durchbruchsreihenfolge:

Oberkiefer:	6–1–2	—	4–5–3–7	— 8
Unterkiefer:	6–1–2	—	3–4–5–7	— 8
	frühes Wechselgebiss (5.–9. Jahr)	Ruhepause	spätes Wechselgebiss (10.–12. Jahr)	

Variationen in der Durchbruchsreihenfolge kommen vor. So bricht bei vielen Kindern der mittlere Inzisivus vor dem 1. Molaren durch.

2.4 Aufbau der Zähne und des Zahnhalteapparats

Zähne sind aus der Pulpa und den Hartsubstanzen Dentin, Schmelz und Zement aufgebaut. Das Zement ist integraler Bestandteil des Zahnhalteapparats (Abb. 2-28).

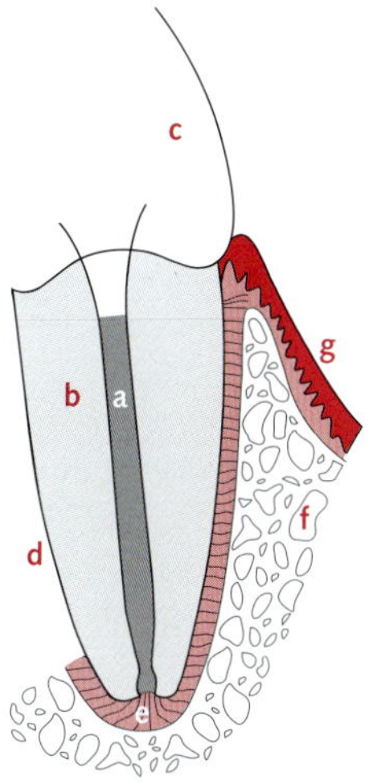

Abb. 2-28 Längsschnitt durch Zahn und Zahnhalteapparat. **a** Pulpa; **b** Dentin; **c** Schmelz; **d** Zement; **e** Desmodont (hier: apikaler Bereich); **f** Alveolarknochen; **g** Gingiva.

2.4.1 Aufbau der Zähne (vgl. *Radlanski* et al. 2011)

2.4.1.1 Pulpa (Inhalt der Cavitas dentis)

Die Pulpa (Zahnmark; Markorgan) besteht aus einer inneren Pulpakernzone und drei peripher gelegenen Randzonen. Bei den peripheren Randzonen handelt es sich von innen nach außen um eine zellkernreiche Gewebszone (bipolare Zone mit Fibroblasten und undifferenzierten Mesenchymzellen), eine zellkernarme Weil-Zone (Zellfortsätze) und die Odontoblastenschicht, die die Auskleidung der Pulpahöhle bildet (Abb. 2-29). In der Weil-Zone liegen u. a. der Raschkow-Nervenplexus (subodontoblastische Pulpazone mit Bündeln nichtmyelinisierter Nervenzellfortsätze [Axone]) und große Teile des subodontoblastischen Kapillarplexus.

2.4.1.2 Dentin

Eines der typischsten Strukturmerkmale des Dentins (Zahnbein) sind die in ihm gelegenen Dentinkanälchen (Dentintubuli). Dichte und Durchmesser der Kanäle neh-

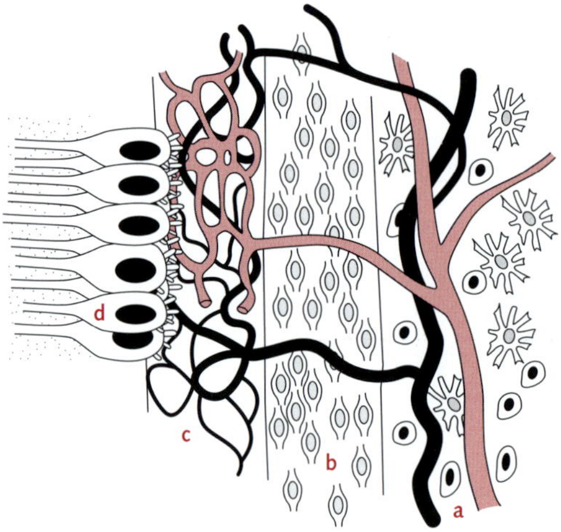

Abb. 2-29 Pulpagewebezonen. **a** Pulpakernzone; **b** zellkernreiche Zone; **c** zellkernarme, subodontoblastisch gelegene Zone; **d** Odontoblastenreihe.

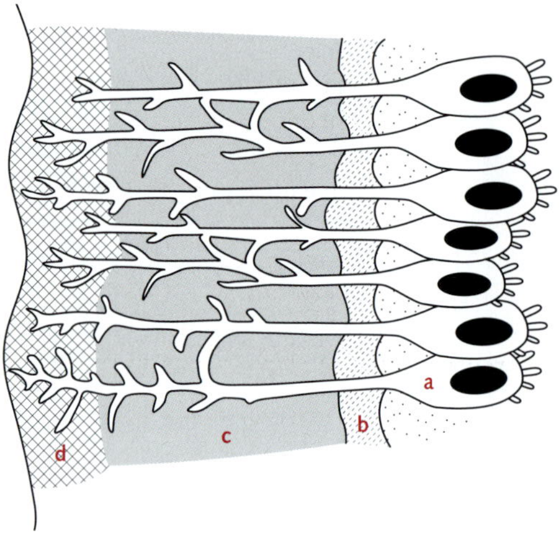

Abb. 2-30 Längsschnitt durch das Dentin. **a** Odontoblasten; **b** Prädentin; **c** zirkumpulpales Dentin; **d** Manteldentin.

men mit zunehmender Entfernung von der Pulpa ab. Als typische Durchschnittswerte für die bleibenden Zähne eines jungen Erwachsenen können für pulpanahe (0,1 bis 0,5 mm von der Pulpa-Dentin-Grenze entfernt) und pulpaferne Bezirke (3,1 bis 3,5 mm entfernt) angesehen werden (nach *Garberoglio* und *Brännström* 1976):

	Pulpanah	Pulpafern
Kanaldichte [Anzahl/mm^2]	45.000	19.000
Kanaldurchmesser [µm]	2,5	0,8

In den Dentinkanälchen liegen die Tomes-Fasern, d. h. die Fortsätze der Odontoblasten. Der um die Fortsätze befindliche periodontoblastische Raum ist mit Gewebsflüssigkeit (Dentinliquor) ausgefüllt.

Chemisch ist das Dentin wie folgt zusammengesetzt (Gewichtsprozent):

Mineralien	70 % (v. a. Kalzium und Phosphat in Hydroxylapatitkristallen)
Organische Matrix	20 % (v. a. Kollagen)
Wasser	10 %

Im Längsschnitt durch einen Zahn erkennt man pulpanah eine relativ schmale Schicht unverkalkten Prädentins, an die sich die Hauptmasse des Dentins anschließt, das zirkumpulpale Dentin. Schmelznah liegt als äußerste Dentinschicht das Manteldentin; es besteht aus stark verzweigten Odontoblastenfortsätzen, weist viele kollagene Fasern (von-Korff-Fasern) auf und ist weniger dicht mineralisiert als das zirkumpulpale Dentin (Abb. 2-30).

Im Querschnitt lässt sich das um die Kanälchen befindliche stark mineralisierte und faserlose peritubuläre Dentin von dem weniger mineralisierten, dafür kollagenfaserreichen intertubulären Dentin unterscheiden. Strukturelle Besonderheiten im Dentin stellen die schwächer mineralisierten (hypomineralisierten) Wachstumslinien (von Ebner-Linien) dar, die, wenn sie besonders deutlich ausgebildet sind, als Owen-[Kontur-]Linien bezeichnet werden. Die am stärksten ausgeprägte Linie ist die bei der Geburt (Umstellung des Stoffwechsels) entstehende Neonatallinie.

Bestimmte Dentinbezirke sind weniger dicht mineralisiert als normal üblich. Im peripheren Bereich des zirkumpulpalen Dentins der Zahnkrone befindet sich in den sog. Interglobularräumen (Czermak-Räume) das Interglobulardentin. Im Manteldentin der Zahnwurzel liegt die hypomineralisierte Tomes'sche Körnerschicht.

Im Allgemeinen werden drei Dentinarten unterschieden:

- **Primärdentin** ist regulär strukturiertes Dentin (Orthodentin), das während der Entwicklung des Zahns entsteht.
- **Sekundärdentin** ist ebenfalls regulär strukturiertes Dentin; es wird nach der Bildung der Zahnwurzel gebildet. Dadurch werden Pulpahöhle und Wurzelkanäle verkleinert.
- **Tertiärdentin** (Reizdentin) ist demgegenüber irregulär aufgebaut. Es wird bei einem durchgebrochenen Zahn beispielsweise im Zuge von Karies, Attrition oder Abrasion abgeschieden und gilt als Zeichen einer Abwehrreaktion der Pulpa.

2.4.1.3 Zahnschmelz

Zahnschmelz besteht chemisch aus folgender Zusammensetzung (Angaben in Gewichtsprozent):

Mineralien	95 %
Organische Matrix	1 %
Wasser	4 %

Da Schmelz weder Zellen noch Zellfortsätze enthält, wird er nicht als Hartgewebe, sondern als kristallines Gefüge angesehen (*Schroeder* 1997); gleichwohl wurde er von Zellen gebildet, den Ameloblasten.

Menschlicher Zahnschmelz besteht aus Schmelzprismen (Dichte: 20.000 bis 30.000/mm^2 Schmelzfläche; durchschnittlicher Durchmesser: 5–10 µm), die aus Apatitkristallen [Hydroxylapatit: $Ca_{10}(PO_4)_6(OH)_2$]) aufgebaut sind. Die oberflächliche Schmelzschicht ist bei allen Milchzähnen und bei ca. 70 % der bleibenden Zähne prismenlos. Die Schmelzfläche ist an der Kronenoberfläche größer als an der Schmelz-Dentin-Grenze. Da die Schmelzprismen auf ihrem Weg von der Schmelz-Dentin-Grenze zur Schmelzoberfläche in ihrer Dicke jedoch konstant bleiben und zudem keine Hinweise für eine „interprismatische Kittsubstanz" vorhanden sind, gilt es heute als wahrscheinlich, dass die Prismen nach peripher zur Schmelzoberfläche hin immer gewundener verlaufen. Dabei nimmt ihre Schräglage zu, so dass in einem Schliff tangential zur Schmelzoberfläche eine immer breitere Schicht von einem Schmelzprisma sichtbar wird.

Auch der Zahnschmelz weist strukturelle Besonderheiten auf. Dazu zählen Hunter-Schreger-Streifen. Dabei handelt es sich um Hell-Dunkel-Streifungen, die im Schmelzschliff aufgrund des gewundenen Verlaufs der Schmelzprismen zustande kommen. Quer getroffene Schmelzprismenbündel ergeben im Lichtmikroskop dunkle Streifen (Diazonien). Längsgetroffene Prismenbündel imponieren im auffallenden Licht als helle Streifen (Parazonien).

Die Wachstumslinien im Schmelz werden Retzius-Streifen (Retzius-Linien) genannt. Wie im Dentin, so kommt auch hier eine deutliche Neonatallinie vor. Die Schmelzoberfläche erreichenden Retzius-Streifen bilden Erhebungen und Einsen-

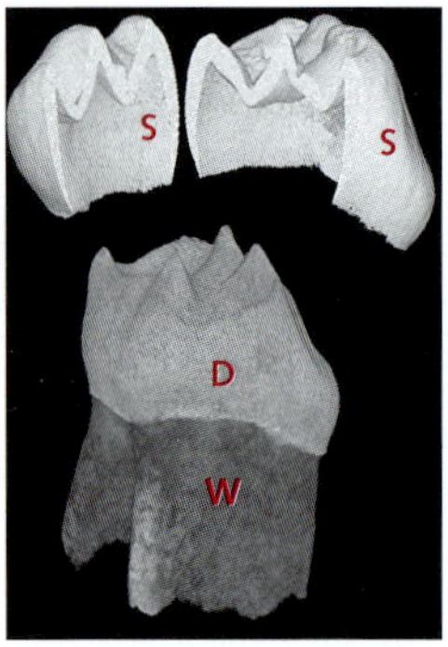

Abb. 2-31 Dreidimensionale Darstellung des Schmelzmantels **(S)** und des unterstützenden Dentinkerns **(D)** mit Wurzelstamm **(W)** eines unteren Molaren. Man beachte die starke zervikale Verdünnung des Schmelzmantels (Bild: aus *Radlanski* 2011).

kungen, die als Perikymatien („Wellen") bzw. Imbrikationslinien (Furchen, „Abflussrinnen") bezeichnet werden.

Im Schmelz lassen sich drei Strukturfehler unterscheiden (*Schaffner* et al. 2017):

- Die grasbüschelförmigen Schmelzbüschel verlaufen entlang der Schmelzprismen von der Schmelz-Dentin-Grenze ins dentinangrenzende erste Drittel des Schmelzmantels. Sie stellen schwächer mineralisierte Bezirke dar.
- Schmelzlamellen sind solche Schmelzbüschel, die den gesamten Schmelz durchziehen. Sie sind hauptsächlich im zervikalen Schmelzbereich anzutreffen.
- Die spiral- oder kolbenartigen Schmelzspindeln oder Schmelzkolben sind in Zahnschmelz übertretende Dentinkanälchen bzw. Odontoblastenfortsätze. Sie verlaufen nicht entlang der Schmelzprismen.

Bei bleibenden Zähnen beträgt die Schmelzdicke im inzisalen/okklusalen Drittel rund 1,2 mm und im mittleren Bereich durchschnittlich 0,8 mm; im gingivalen Zahndrittel (zervikaler Bereich) ist der Zahnschmelz mit rund 0,35 mm am dünnsten (*Ferrari* et al. 1987). Zahnspezifisch gibt es teilweise markante Unterschiede: So ist die Schmelzschicht an Schneidezähnen grundsätzlich dünner als an Seitenzähnen, und an unteren Zähnen ist sie meist schmaler als an oberen Zähnen (*Ferrari* et al. 1987, *Smith* et al. 2006).

Aufgrund des sehr gering ausgeprägten Schmelzmantels im Zahnhalsbereich (Abb. 2-31) ergibt sich als klinische Konsequenz, dass in der Adhäsivprothetik der Schmelz zervikal nur leicht angeschliffen werden darf. Keinesfalls darf eine tiefere Hohlkehle angelegt werden, weil der Schmelzmantel sonst nicht erhalten werden kann.

2.4.2 Aufbau des Zahnhalteapparats

(vgl. *Rateitschak* et al. 2004, *Radlanski* et al. 2011)

Die Zähne sind über den Zahnhalteapparat (Parodont, Parodontium, Periodontium) in Knochenfächern (Alveolen) der Kieferknochen (Alveolarknochen) bindegewebig verankert. Dadurch weisen sie eine physiologische Eigenbeweglichkeit auf. Das Parodont ist ein funktionelles System, das aus Wurzelzement, Desmodont (Wurzelhaut, Parodontalligament), Gingiva und Alveole besteht (Abb. 2-32).

2.4.2.1 Wurzelzement

Das Wurzelzement gehört anatomisch zum Zahn, funktionell zum Zahnhalteapparat. Es ist chemisch wie folgt zusammengesetzt (Gewichtsprozent):

Mineralien	61 %
Organische Matrix	27 %
Wasser	12 %

Es gibt drei Möglichkeiten, wie das Zement im Zahnhalsbereich, d. h. an der Schmelz-Zement-Grenze, in den Schmelz übergehen kann:

- Zement und Schmelz treffen scharf aufeinander. Diese Situation trifft man in rund 30 % aller Fälle an (Abb. 2-33a).
- Das Zement überragt den zervikalen Schmelzrand („supraalveolärer Zementkragen"). Dies kommt in rund 60 % der Fälle vor. In einem Längsschnitt durch

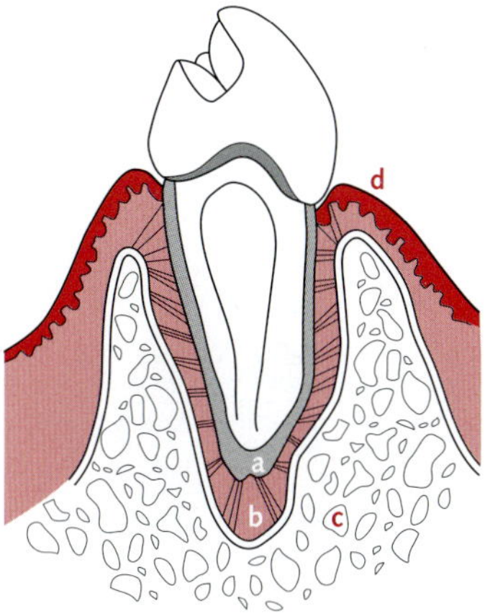

Abb. 2-32 Parodontium. a Wurzelzement; b Desmodont (der besseren Anschaulichkeit wegen breiter gezeichnet als in Wirklichkeit); c Alveolarknochen; d Gingiva.

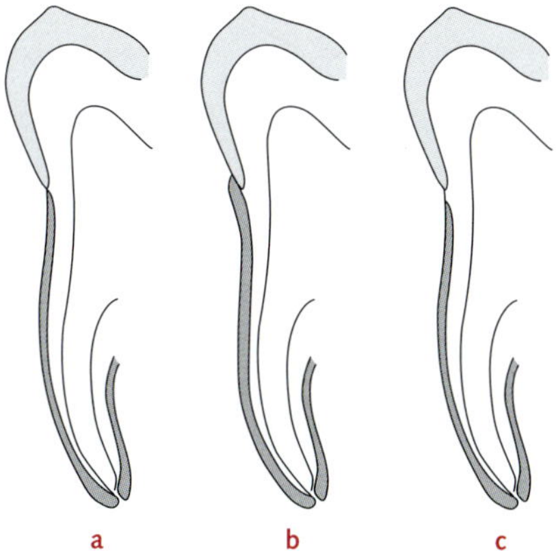

Abb. 2-33 Übergangsmöglichkeiten Schmelz-Zement: a Schmelz und Zement treffen scharf aufeinander. b Das Zement überragt den zervikalen Schmelzrand. c Das Zement endet apikal vom Schmelzrand.

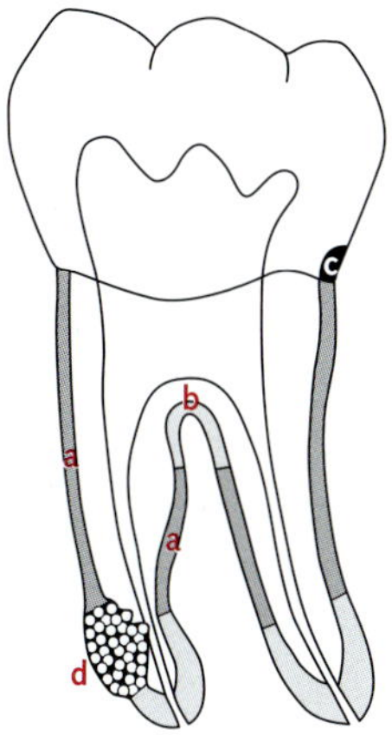

Abb. 2-34 Lokalisation der verschiedenen Zementarten. a azelluläres Fremdfaserzement; b zelluläres Gemischtfaserzement; c azellulär-afibrilläres Zement; d zelluläres Eigenfaserzement.

den Zahn erkennt man im Zahnhalsbereich von innen nach außen folgende Schichten: Pulpa, Dentin, Schmelz, Zement (Abb. 2-33b).

- Das Zement endet apikal vom Schmelz (10 %). In diesem Fall liegt das dazwischen befindliche Dentin frei (Abb. 2-33c).

Generell wird die Zementschicht von koronal (50 bis 150 µm) nach apikal (200 bis 600 µm) dicker (*Rateitschak* et al. 2004). Während der koronale Zementbereich zellfrei ist, kommen im apikalen Abschnitt Zellen (Zementozyten) vor.

Zement enthält in der Regel kollagene Fasern. Zwei Fasersysteme können unterschieden werden:

- Um die Zahnwurzel verlaufende, nur auf das Zement beschränkte Bündel kollagener Fibrillen (Fäserchen) („intrinsische Fasern"), die sog. von-Ebner-Fibrillen. Solche Fasern sind immer vorhanden, wenn das Zement zellhaltig ist.
- Vom Periost in das Wurzelzement einstrahlende Bündel kollagener Fasern („extrinsische Fasern"), die sog. Sharpey-Fasern.

Es lassen sich vier Zementarten unterscheiden (Abb. 2-34):

- **Azelluläres Fremdfaserzement.** In diese zellfreie Zementart strahlen von außen Fremdfasern (Sharpey-Fasern) ein. Es kommt in den zervikalen und mittleren Wurzelabschnitten vor.
- **Zelluläres Gemischtfaserzement.** Diese zellhaltige Zementart enthält Zementozyten und damit die von diesen Zellen gebildeten von-Ebner-Fibrillen (Eigenfasern). Darüber hinaus inserieren Sharpey-sche Fasern (Fremdfasern). Zelluläres Gemischtfaserzement ist im apikalen Wurzeldrittel und im Bereich von Bi- und Trifurkationen lokalisiert.
- **Azellulär-afibrilläres Zement.** Diese Zementart liegt dem zervikalen Bereich des Schmelzes in Form von Zementzungen und Zementinseln auf.

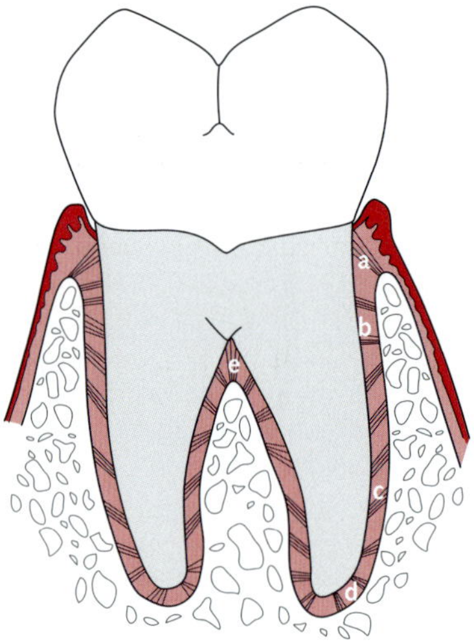

Abb. 2-35 Desmodontale Faserbündel. a krestale Fasern; b horizontale Fasern; c schräge Fasern; d apikale Fasern; e interradikuläre Fasern.

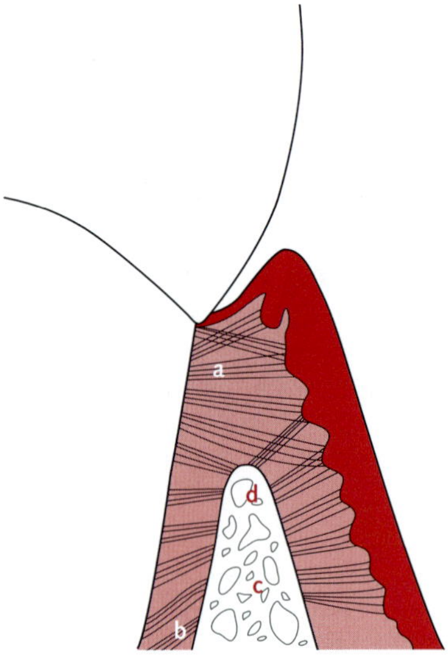

Abb. 2-36 Gingivale Faserbündel. a gingivale Fasern; b Alveolenwand; c Spongiosa; d Kompakta.

- **Zelluläres Eigenfaserzement.** Es besteht aus Zementozyten und von-Ebner-Fibrillen. Es wird bei Reparationsprozessen (Wurzelresorptionen, Wurzelfrakturen, Zahntraumata) gebildet.

Als Paraplasie (Fehlbildung) treten im Wurzelbereich von Milch- und bleibenden Molaren bisweilen rundliche oder halbmondförmige Schmelzperlen auf. Man unterscheidet zwei Arten (*Schaffner* et al. 2014): Die bis 0,3 mm großen echten Schmelzperlen bestehen aus Schmelz und werden häufig von Zement um- oder überlagert. Die bis zu mehreren Millimeter großen zusammengesetzten Schmelzperlen bestehen aus Schmelz und Dentin und können Anteile der Zahnpulpa enthalten. Bis zu 6 % aller Molaren (Verhältnis Ober- zu Unterkiefer = 4 zu 1) weisen zusammengesetzte Schmelzperlen auf.

2.4.2.2 Desmodont und Gingiva

An jedem gesunden Zahn können bindegewebige und epitheliale Befestigungsstrukturen unterschieden werden. Sie werden vom Desmodont bzw. von der Gingiva gebildet.

a) Bindegewebige Befestigungsstrukturen des Zahnes

Desmodont (Wurzelhaut). Synonyme für den Facherminus Desmodont sind Ligamentum periodontale, dentoalveolärer Faserapparat, Desmodontalfasern, Fibrae dentoalveolares und Fibrae cementoalveolares.

Das Desmodont besteht aus untereinander dreidimensional verflochtenen kollagenen Faserbündeln, die in dem zwischen Alveolarknochen und Wurzelzement gelegenen (dentoalveolären) Desmodontalspalt (Parodontalspalt) verlaufen und entsprechend ihrer funktionellen Beanspruchung ausgerichtet sind. Der Desmodontalspalt ist beim Erwachsenen normalerweise zwischen 0,1 und 0,4 mm breit. Auf einer 1 mm^2 großen Zementoberfläche setzen durchschnittlich 28.000 Faserbündel an (*Rateitschak* et al. 2004). Je nach Verlauf und Topographie der Bündel lassen sich krestale, horizontale, schräge, apikale und interradikuläre Fasern unterscheiden (Abb. 2-35). Die sich schräg in einem Winkel von rund 45° vom Alveolarknochen zum Zement erstreckenden (Sharpey-)Fasern stellen die am häufigsten vorkommende Fasergruppe dar. Darüber hinaus enthält das Desmodont Zellen (v. a. Fibroblasten, ferner Osteoblasten, Osteoklasten, Zementoblasten, Leukozyten und Epithelzellen), dichte Gefäßnetze (Blut-, Lymphgefäße), Nervengeflechte, Schmerz- und Mechanorezeptoren (Druck) und Gewebsflüssigkeit.

Gingivale Faserbündel (supraalveolärer Faserapparat). Bei der zweiten bindegewebigen Befestigungsstruktur handelt es sich um kollagene Faserbündel, die sich koronal der Desmodontalfasern zwischen Gingiva und Wurzelzement erstrecken. Die wichtigsten Vertreter sind die Fibrae dentogingivales (dentogingivale Fasern), die die Gingiva (apikal des Saumepithels) auf der Zahnoberfläche fixieren (Abb. 2-36a). Andere, nicht am Zahn ansetzende gingivale Faserbündel verlaufen innerhalb der Gingiva, um oder zwischen den Zähnen und/oder zur Kompakta des Alveolarfortsatzes. Diese Faserbündel stabilisieren die Zähne, gewährleisten die Formfestigkeit der Gingiva und bewirken die Befestigung der Gingiva am Alveolarfortsatz.

b) Epitheliale Haftstruktur der marginalen Gingiva an der Zahnoberfläche

Für die Haftung der Gingiva an Schmelz, Zement oder nicht von Schmelz oder Zement bedecktem Dentin (dentogongivale Verbindung) ist das Saumepithel verantwortlich. Das Saumepithel umschließt ringförmig den Zahnhalsbereich. Seine Höhe beträgt durchschnittlich 1 mm.

Die (marginale) Gingiva ist auf der Zahnoberfläche durch den vom Saumepithel gebildeten Epithelansatz fixiert (sog. epitheliale Verhaftung), der seinerseits aus einer internen Basallamina und Hemidesmosomen besteht. Die koronalsten Zellen des Saumepithels bilden den Boden des Sulcus gingivae (Sulkusboden). Auf der Höhe des Sulkusbodens geht das Saumepithel in das orale Sulkusepithel über. Letzteres stellt die laterale Begrenzung des Sulcus gingivae dar. Vestibulärwärts schließt sich an das Saumepithel das subepitheliale Bindegewebe (Lamina propria) an. Es enthält kollagene (gingivale) Faserbündel, Zellen (v. a. Fibroblasten), Blut- und Lymphgefäße, Nerven, Schmerz- und Mechanorezeptoren (Druck) und Gewebsflüssigkeit. Die äußere Schicht der Gingiva wird vom oralen Gingivaepithel gebildet. Subepitheliales Bindegewebe und orales Epithel bilden zusammen die sog. mastikatorische Schleimhaut der Gingiva.

c) Alveolarknochen

Der Alveolarknochen ist ein Teil der (zahnabhängigen) Alveolarfortsätze. Die Alveolarfortsätze bestehen aus drei Strukturen: Innen befindet sich die Alveolenwand (= Alveolarknochen, Os alveolare, Lamina cribriformis, Lamina dura [da sie im Röntgenbild als röntgendichte Struktur erscheint]). Die Alveolenwand weist Perforationen auf, durch die Blut-, Lymphgefäße und Nerven in den Desmodontalspalt gelangen. In der Mitte des Alveolarfortsatzes liegt die mit Fettmark gefüllte Spongiosa. Die Kompakta bildet den äußeren Anteil des Alveolarfortsatzes. An ihr setzt ein Teil der gingivalen Faserbündel an.

2.5 Makroskopische Anatomie der Perioralregion und der Mundhöhle

Extra- bzw. perioral sind für den Zahnarzt verschiedene oberflächlich gelegene anatomische Strukturen von Bedeutung. Die wichtigsten Muskeln der mimischen Muskulatur sind der die Wangen (Buccae) bildende M. buccinator sowie der die Lippen (Labia oris) bildende M. orbicularis oris. Vom Nasenseptum verläuft in der Medianen eine seichte Rinne nach kaudal in Richtung Oberlippe (Labium superius), das Philtrum. Dieses endet an der Oberlippe mit einem kleinen Höcker, dem Tuberculum labii superioris (Abb. 2-37).

Die Grenze zwischen Lippenweiß und Lippenrot wird als Limbus cutaneus oris bezeichnet. Die Commissura labiorum markiert im Bereich des Mundwinkels (Angulus oris) den Übergang der Ober- in die Unterlippe (Labium inferius). Bei geschlossenem Mund bildet die Berührungslinie beider Lippen die Mundspalte (Rima oris). Sie liegt in der Regel auf Höhe der Inzisalkanten der unteren Schneidezähne und reicht in etwa bis zu den Eckzähnen. Vom Ansatz des äußeren Nasenflügels zum Mundwinkel verläuft der Sulcus nasolabialis (Nasolabialfalte). Er trennt Oberlippen und Wangen voneinander.

Die Unterlippe wird vom Kinn (Mentum) – einer typisch menschlichen Bildung – durch eine quer verlaufende Falte, den Sulcus mentolabialis (Sulcus transversus menti, Supramentalfalte, Kinnlippenfurche), abgegrenzt. Bei vielen Personen ist im Kinnbereich ein Kinngrübchen (Fovea mentalis) ausgebildet.

Über die durch die Lippen gebildete Mundöffnung gelangt man von extraoral nach intraoral in die Mundhöhle. Die Gesamtoberfläche der Mundhöhle wird zu rund einem Fünftel von den Zähnen, und zu vier Fünftel von der Schleimhaut gebildet. Durchschnittlich kommen in der Mundhöhle fünfzig Billionen (5×10^{13}) anaerobe und aerobe Mikroorganismen vor. Von den Speicheldrüsen werden pro Tag 1 bis 1,5 l Speichel produziert. Alle Oberflächen der Mundhöhle sind von einem ca. 1 µm dicken Film überzogen, der vor allem aus dem Speichel stammende Glykoproteine enthält (sog. Speichelmuzine).

Begrenzt wird die Mundhöhle kaudal vom Mundboden (M. mylohyoideus), ventral von den Lippen (Rima oris), lateral von den Wangen, kranial vom harten und weichen Gaumen und dorsal von der Rachenenge (Isthmus faucium) [hier geht die Mundschleimhaut in die Rachenhöhle (Mesopharynx = Oropharynx) über] mit vorderem Gaumenbogen (Arcus palatoglossus), Gaumenmandel (Tonsilla palatina) und hinterem Gaumenbogen (Arcus palatopharyngeus).

Die Mundhöhle hat verschiedene Funktionen. Sie nimmt die Nahrung auf, zerkleinert sie, leitet die Vorverdauung der Kohlenhydrate ein und befördert den Speisebolus schließlich Richtung Speiseröhre (mastikatorische Funktion). Dabei wird aufgenommene Nahrung entsprechend ihrer Geschmacksqualität beurteilt (sensorische Funktion, Geschmacksfunktion).

Darüber hinaus hat die Mundhöhle aufgrund ihrer reichen Innervation und ihrer Ausstattung mit Rezeptoren für z. B. Druck und Geschmack eine Tast- und Warnfunktion (sensitive Funktion).

Die Mundhöhle ist im Zusammenwirken vor allem mit dem Kehlkopf maßgeblich an der Lautbildung beteiligt (phonetische Funktion). Des Weiteren erfüllt sie Aufgaben bei der Mundatmung und erwärmt die Luft beim Einatmen (respiratorische Funktion). Letztendlich kommt der Mundhöhle mit den nach extraoral angrenzenden Strukturen (Lippen, periorale mimische Muskulatur) eine wichtige ästhetisch-physiognomische Rolle zu.

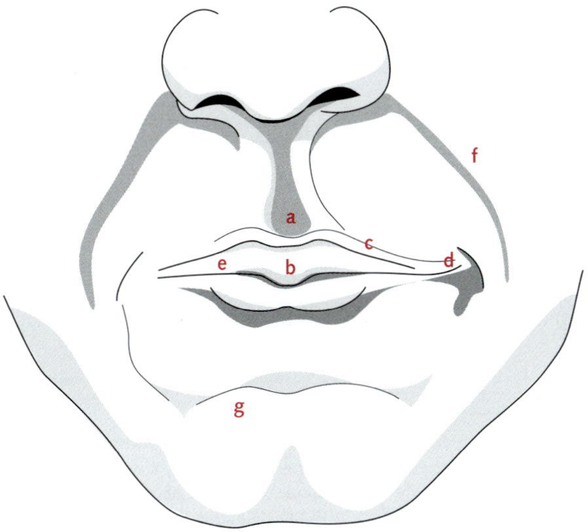

Abb. 2-37 Periorale Strukturen. a Philtrum; b Tuberculum labii superioris; c Limbus cutaneus oris; d Angulus oris; e Rima oris; f Sulcus nasolabialis; g Sulcus mentolabialis.

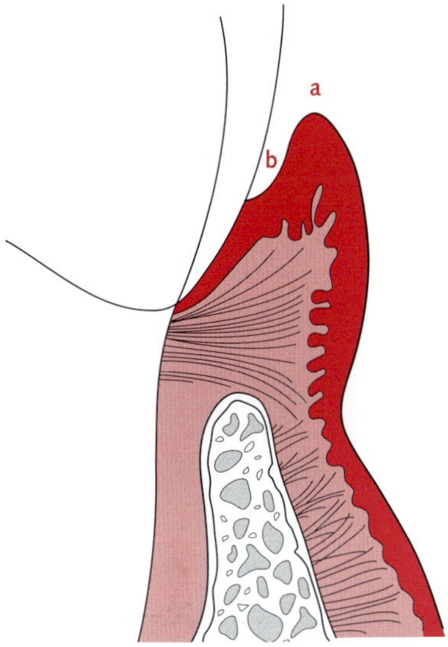

Abb. 2-38 Schnitt durch den zervikalen Bereich des Zahnhalteapparats. a Limbus gingivae; b Sulcus gingivae.

Durch Zahnreihen und Alveolarfortsatz wird die Mundhöhle in zwei Abschnitte unterteilt, nämlich in das Vestibulum oris (Mundvorhof) und das Cavum oris proprium (Cavitas oris propria), die eigentliche Mundhöhle.

a) Vestibulum oris

Verfolgt man den Mundvorhof von der Außenfläche der Zähne Richtung Umschlagfalte und Lippen bzw. Wangen, so trifft man auf folgende anatomische Strukturen: An die Vestibulärfläche der Zähne (Facies vestibularis) schließt sich in kaudaler Richtung am Limbus gingivae (Margo gingivalis, Zahnfleischrand) die Gingiva an. Zahnwärts befindet sich der unter physiologischen Verhältnissen 0,5 bis 1 mm tiefe und von außen nicht einsehbare Sulcus gingivalis (= gingivaler Sulkus) (Abb. 2-38). Der Limbus gingivae ist die koronale Begrenzung der „freien", marginalen Gingiva (Gingiva marginalis). Diese ist wie die Schleimhaut des harten Gaumens verhornt (keratinisiert) und wird mit dem Überbegriff „mastikatorische Schleimhaut" bezeichnet.

Zwischen zwei Zähnen befindet sich (vestibulär und lingual) je eine Interdentalpapille (Papilla interdentalis, Papilla gingivalis). Dazwischen liegt interdental eine sattelförmige Einsenkung, der „Col".

Begrenzt durch die inkonstant vorkommende gingivale Furche geht die freie Gingiva in die ebenfalls keratinisierte befestigte Gingiva („mastikatorische Schleimhaut") über. Letztere wird auch als angewachsene Gingiva, unverschiebliche Gingiva, „attached" Gingiva, Gingiva propria oder Gingiva fixa bezeichnet (Abb. 2-39).

An die mukogingivale Grenze (Linea girlandiformis) schließt sich die bewegliche Alveolarschleimhaut (Alveolarmukosa, Mucosa alveolaris) an (Abb. 2-39). Sie ist im Gegensatz zur Gingiva nicht verhornt und wird als „auskleidende Schleimhaut" bezeichnet. Im Bereich der Alveolarmukosa inserieren Lippen- und Wangenbändchen zum Teil bis in die befestigte Gingiva hinein. Median liegen das Fre-

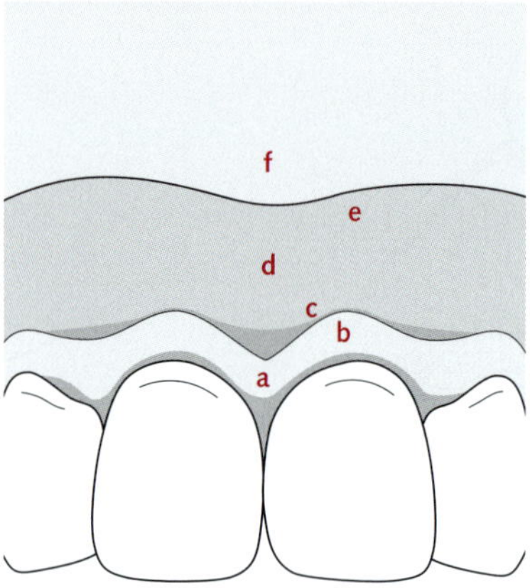

Abb. 2-39 Vestibuläre Gingiva. **a** vestibuläre Interdentalpapille; **b** „freie", marginale Gingiva; **c** (gingivale Furche); **d** befestigte Gingiva; **e** mukogingivale Grenze; **f** bewegliche Alveolarmukosa.

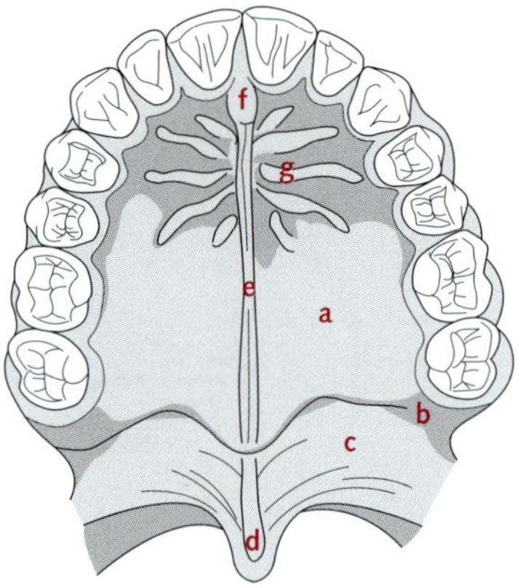

Abb. 2-40 Gaumen von oral. **a** harter Gaumen; **b** Ah-Linie; **c** weicher Gaumen; **d** Uvula ; **e** Raphe palati; **f** Papilla incisiva; **g** Plicae palatinae transversae.

nulum labii superioris und das Frenulum labii inferioris, lateral die Frenula buccae superioris und die Frenula buccae inferioris.

Im Bereich der Umschlagfalte (Fornix vestibuli) geht die Alveolarmukosa in die ebenfalls nicht verhornte Lippen- und Wangenschleimhaut über. In ihr liegen verschiedene kleine Speicheldrüsen (Glandulae labiales; Glandulae buccales, Glandulae molares). Auf Höhe der zweiten Oberkiefermolaren befindet sich an der Innenseite der Wange eine Vorwölbung, die Papilla parotidea, an der der Ausführungsgang (Ductus parotideus) der Glandula parotis in die Mundhöhle mündet. Die Glandula parotis sorgt für rund 25 % der Gesamtspeichelmenge.

b) Cavum oris proprium

Im Oberkiefer wird das Cavum oris proprium kranial vom Gaumen begrenzt. Im Bereich des harten Gaumens erkennt man eine median verlaufende Schleimhautleiste (Raphe palatini), an deren anterioren Ende sich oberhalb des Foramen incisivum eine Schleimhauterhebung, die Papilla incisiva, befindet. Im vorderen Bereich des Palatum durum verlaufen, weitgehend rechtwinklig zur Raphe palati angeordnet, quere Schleimhautfalten (Plicae palatinae transversae). Nicht selten kommt im hinteren Abschnitt des harten Gaumens in der Medianen eine längsförmige Knochenverdickung vor, die als Torus palatinus bezeichnet wird. Seitlich davon liegen die Gaumenspeicheldrüsen (Glandulae palatinae).

An der Ah-Linie geht der harte Gaumen in den weichen Gaumen (Palatum molle) über, der das Gaumensegel (Velum palatinum) bildet. Das Gaumensegel endet dorsal median mit dem Gaumenzäpfchen (Uvula palatina) (Abb. 2-40).

Im Unterkiefer verläuft im Bereich der lingualen Schleimhaut oberhalb der Glandula sublingualis ein Schleimhautwulst, die Plica sublingualis, der dorsal der mittleren Unterkiefer-Frontzähne jeweils seitlich des Frenulum linguae mit einem kleinen Schleimhauthöcker (Caruncula sublingualis) endet. Dort münden zwei Ausführungsgänge von Speicheldrüsen in die Mundhöhle: zum einen der Ductus submandibularis, also der Ausführungsgang der Glandula submandibularis (Unterkieferdrüse), die rund 70 % der Gesamtspeichelmenge liefert; zum anderen

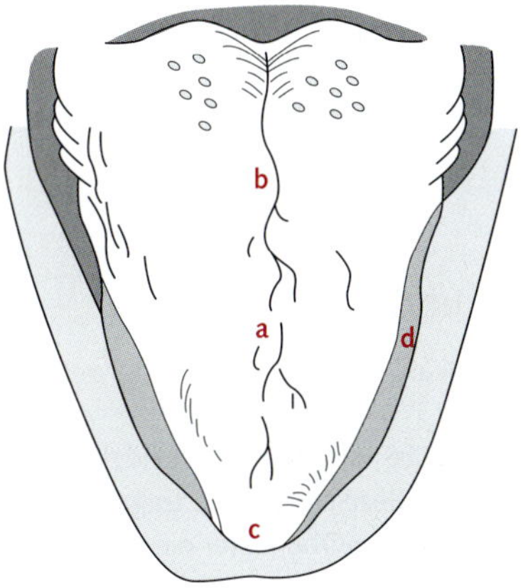

Abb. 2-41 Zungenrücken. **a** Dorsum linguae; **b** Corpus linguae; **c** Apex linguae; **d** Margo linguae.

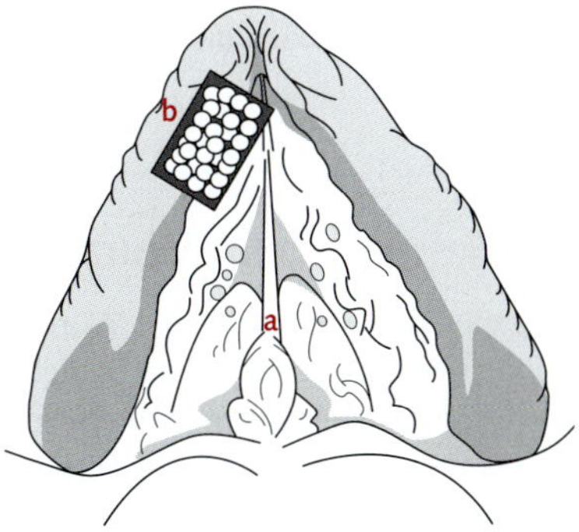

Abb. 2-42 Zunge, angehoben. **a** Frenulum linguae; **b** Glandula lingualis anterior.

der Ductus sublingualis major, der Ausführungsgang der Glandula sublingualis (Unterzungendrüse), die zusammen mit den kleinen Speicheldrüsen rund 5 % zur Gesamtspeichelmenge beiträgt. Auf der Plica sublingualis und der Caruncula sublingualis münden in jeder Unterkieferhälfte rund vierzig kleine Ausführungsgänge in das Cavum oris proprium.

Die Hauptmasse der Zunge wird vom Zungenkörper (Corpus linguae) gebildet. Er geht ventral in die Zungenspitze (Apex linguae) und dorsal in die Zungenwurzel (Radix linguae) über. Die dem harten Gaumen gegenüberliegende Oberfläche des Zungenkörpers ist der Zungenrücken (Dorsum linguae) (Abb. 2-41). Der seitliche, mit den Zähnen in Kontakt stehende Zungenrand wird als Margo linguae bezeichnet. Zwischen Mundboden und Zungenunterfläche (Facies inferior linguae) verläuft in der Medianen das Zungenbändchen (Frenulum linguae) (Abb. 2-42).

Topographisch lassen sich zwei Arten von Zungendrüsen unterscheiden, nämlich die im Bereich der Zungenspitze lokalisierte paarige Glandula lingualis anterior (= Glandula apicis linguae = Nuhn-Drüse) (Abb. 2-41) sowie die seitlich und dorsal anzutreffenden Glandulae linguales (posteriores).

Verschiedenen auf der Zunge befindlichen Schleimhautpapillen (Papillae filiformes, fungiformes, vallatae, foliatae) kommen Geschmacks- und Tastfunktionen zu („spezialisierte Schleimhaut").

2.6 Morphologie der bleibenden Zähne

Im Folgenden werden die wichtigsten Charakteristika der bleibenden Zähne dargestellt.

2.6.1 Wurzeln, Wurzelkanäle und Höckerzahl

Angaben über die Anzahl der Wurzeln, Wurzelkanäle und Höcker der jeweiligen Zähne sind der Tabelle 2-1 zu entnehmen.

Bei den Seitenzähnen unterscheidet man Arbeits- von Nichtarbeitshöckern. Im eugnathen Gebiss sind die Arbeitshöcker (andere Bezeichnungen: tragende Höcker, zentrische Höcker, Stützhöcker, Stampfhöcker) im Oberkiefer die palatinalen Höcker, im Unterkiefer die bukkalen Höcker.

Tab. 2-1 Anzahl der Wurzeln, Wurzelkanäle und Höcker der bleibenden Zähne des Ober- und Unterkiefers. [Die Angaben bezüglich der Anzahl der Wurzelkanäle stammen von *Ingle* und *Bakland* (2003). Die Angaben hinsichtlich Wurzel- und Höckerzahl beruhen auf *Schumacher* (1991).]

Oberkiefer	Wurzeln	Wurzelkanäle	Höcker
11/21	1	1	–
12/22	1	1	–
13/23	1	1	–
14/24	2 (> 60 %) 1 (3)	1 (9 %) 2 (85 %) 3 (6 %)	2
15/25	1 (> 85 %) 2	1 (75 %) 2 (24 %) 3 (1 %)	2
16/26	3	3 (41,1 %) 4 (56,5 %) 5 (2,4 %)	4 (ohne Tuberculum carabelli als akzessorischer Zusatzhöcker am mesiopalatinalen Höcker)
17/27	3	3, 4	4
Unterkiefer	**Wurzeln**	**Wurzelkanäle**	**Höcker**
31/41	1	1 (70,1 %) 2 (29,9 %) 3 (0,5 %)	–
32/42	1	1 (56,9 %) 2 (43,1 %)	–
33/43	1	1 (94 %) 2 (6 %)	–
34/44	1 (74 %) 2 (26 %)	1 (73,5 %) 2 (26,0 %) 3 (0,5 %)	2 (75 %) 3 (25 %)
35/45	1 (85 %) 2 (15 %)	1 (85,5 %) 2 (13,0 %) 3 (0,5 %)	3
36/46	2	2 (6,7 %) 3 (64,4 %) 4 (28,9 %)	5
37/47	2	2, 3, 4	4

Die Nichtarbeitshöcker (andere Bezeichnungen: nichttragende Höcker, nichtzentrische Höcker, Führungshöcker, Scherhöcker) liegen im eugnathen Gebiss im Oberkiefer bukkal, im Unterkiefer lingual.

2.6.2 Zahnlängen und Zahndurchmesser

In Tabelle 2-2 ist die Spannbreite der Gesamt- sowie der Kronenlänge der bleibenden Zähne bis einschließlich der ersten Molaren aufgeführt.

Tab. 2-2 Kronen- und Wurzellänge der bleibenden Zähne in mm (Ash und Nelson 2003).

Zähne	Kronenlänge	Wurzellänge
11+21	10,5	13,0
12+22	9,0	13,0
13+23	10,0	17,0
14+24	8,5	14,0
15+25	8,5	14,0
16+26	7,5	13,5
17+27	7,0	13,5
18+28	6,5	11,0
31+41	9,0	12,5
32+42	9,0	14,0
33+43	11,0	16,0
34+44	8,5	14,0
35+45	8,0	14,5
36+46	7,5	14,0
37+47	7,0	13,0
38+48	7,0	11,0

Tab. 2-3 Kronen- und Zahnhalsdurchmesser der bleibenden Zähne in mm (Ash und Nelson 2003).

Zähne	Kronendurchmesser		Zahnhalsdurchmesser	
	mesio-distal	labio-lingual/ bukko-lingual	mesio-distal	labio-lingual/ bukko-lingual
11+21	8,5	7,0	7,0	6,0
12+22	6,5	6,0	5,0	5,0
13+23	7,5	8,0	5,5	7,0
14+24	7,0	9,0	5,0	8,0
15+25	7,0	9,0	5,0	8,0
16+26	10,0	11,0	8,0	10,0
17+27	9,0	11,0	7,0	10,0
18+28	8,5	10,0	6,5	9,5
31+41	5,0	6,0	3,5	5,3
32+42	5,5	6,5	4,0	5,8
33+43	7,0	7,5	5,5	7,0
34+44	7,0	7,5	5,0	6,5
35+45	7,0	8,0	5,0	7,0
36+46	11,0	10,5	9,0	9,0
37+47	10,5	10,0	8,0	9,0
38+48	10,0	9,5	7,5	9,0

2.6.3 Frontzähne

Zu den Frontzähnen rechnet man die Schneidezähne (Inzisivi) und die Eckzähne (Canini). Bei ihnen lassen sich fünf Zahnflächen voneinander unterscheiden, nämlich eine Labial-, eine Lingual-, eine Mesial-, eine Distal- und eine Inzisalfläche. Entsprechend ihrer Schneidefunktion haben die Schneidezähne eine spatel- bzw. meißelartige Form. Die Eckzähne sind demgegenüber dafür ausgelegt, Nahrung bzw. Beute festzuhalten und abzureißen; sie weisen daher eine spitz zulaufende Form auf. Bei Raubtieren sind die Eckzähne zu Greif- oder Reißzähnen ausgebildet; ihre Funktion als Waffe wird besonders beim Wildschwein und Gorilla deutlich. Beim Gorilla hat der Eckzahn darüber hinaus eine wichtige Aufgabe für das innerartliche Drohen und Imponieren. Frontzähne weisen in der Regel immer nur eine Wurzel auf.

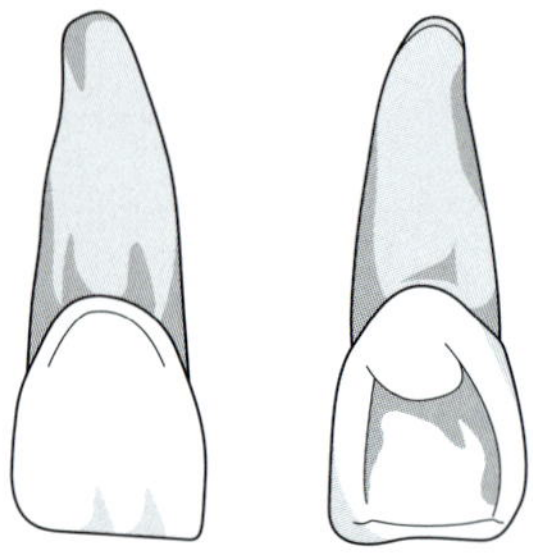

Abb. 2-43 Zahn 11 von vestibulär und palatinal.

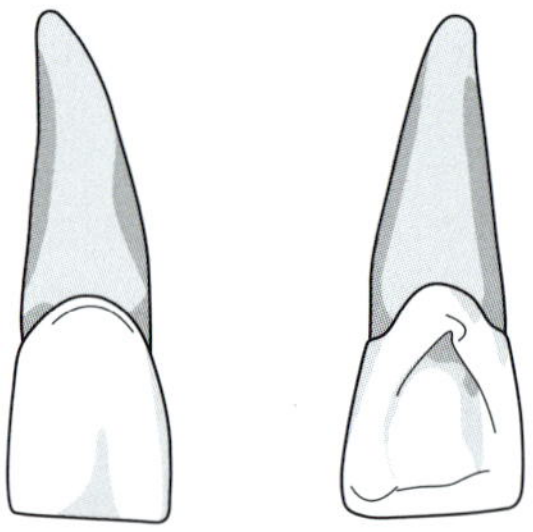

Abb. 2-45 Zahn 12 von vestibulär und palatinal.

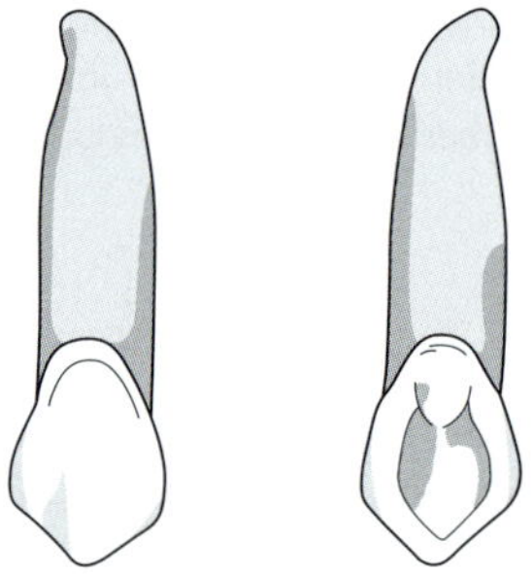

Abb. 2-47 Zahn 13 von vestibulär und palatinal.

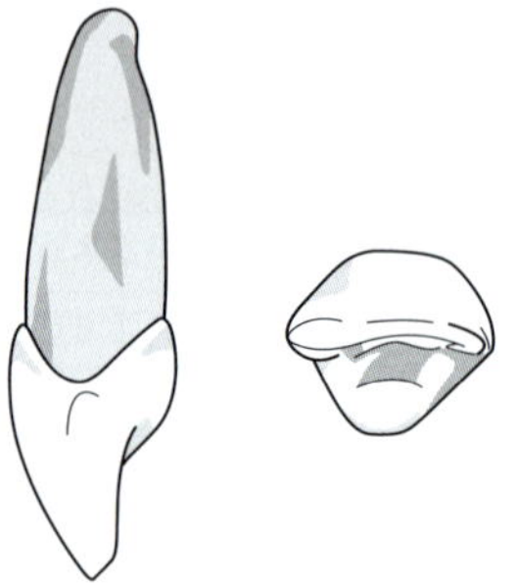

Abb. 2-44 Zahn 11 von mesial und inzisal.

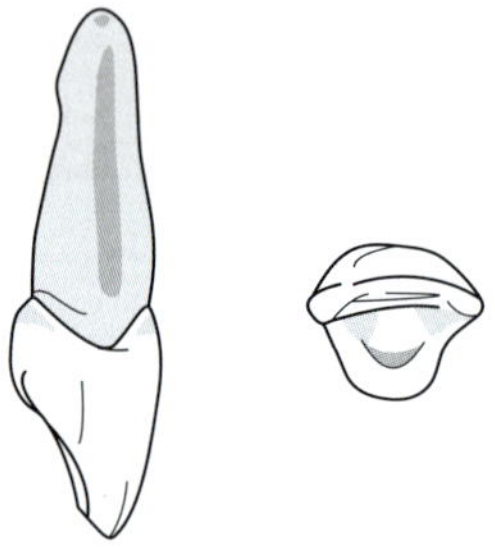

Abb. 2-46 Zahn 12 von distal und inzisal.

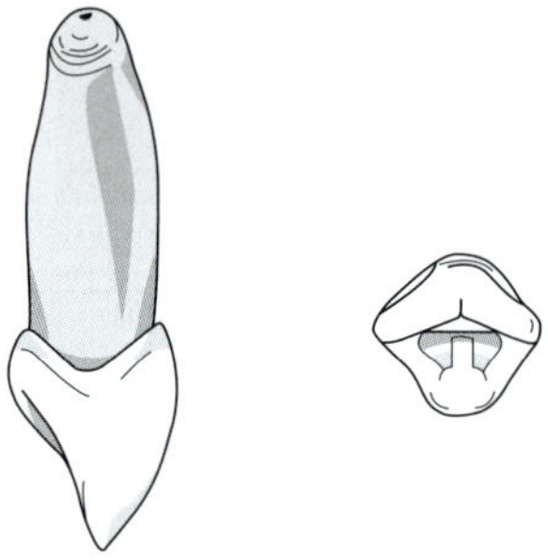

Abb. 2-48 Zahn 13 von distal und inzisal.

2.6.3.1 Oberkiefer-Frontzähne

Mittlere Schneidezähne (Abb. 2-43 und 2-44)

Die oberen mittleren Schneidezähne sind die größten aller Inzisivi. Sie weisen ein Krümmungsmerkmal, ein Winkelmerkmal und ein Wurzelmerkmal auf. Von labial betrachtet, ist der höchste Punkt des Zahnhalses nach distal verschoben (= Zahnhalsmerkmal). Palatinal befinden sich ein Tuberculum (Höckerchen) und zwei Randleisten. Der Wurzelquerschnitt ist rundlich.

Seitliche Schneidezähne (Abb. 2-45 und 2-46)

Die oberen seitlichen Schneidezähne sind schmaler und kleiner als ihre mesialen Nachbarn. Winkel- und Zahnhalsmerkmal sind vorhanden, während das Krümmungsmerkmal weniger deutlich ausgeprägt ist. Der Zahn weist palatinal eine V-förmige Fissur auf. Häufig ist palatinal ein Foramen caecum vorhanden, d. h. eine blind endende Einsenkung. Der Wurzelquerschnitt ist mehr oval. Formvariationen des Zahns kommen relativ häufig vor.

Eckzähne (Abb. 2-47 und 2-48)

Die oberen Eckzähne sind die längsten Zähne des Menschen. Da ihre Wurzelspitze erst kurz vor der Augenhöhle endet bzw. direkt dorthin zeigt, werden die oberen Eckzähne auch als „Augenzähne" bezeichnet. Der Eckzahn weist eine Kauspitze auf. Die von dieser abfallende mesiale Kante ist kürzer und flacher als die distale Kante. Am Übergang der distalen Kante zur distalen Approximalfläche weitet sich der Zahn etwas aus („Ohr"). Palatinal kommen meist Randleisten vor. Winkel-,

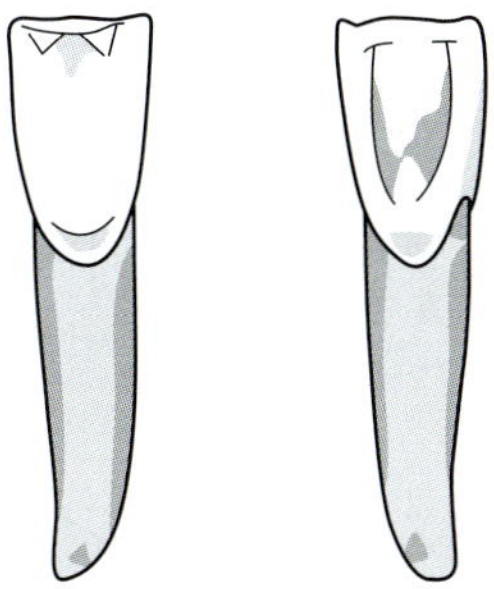

Abb. 2-49 Zahn 41 von vestibulär und lingual.

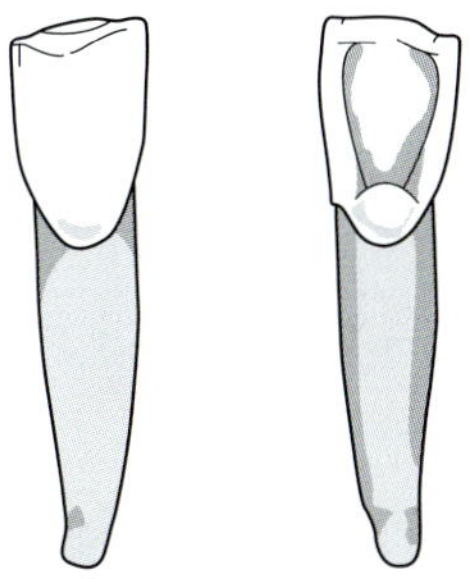

Abb. 2-51 Zahn 42 von vestibulär und lingual.

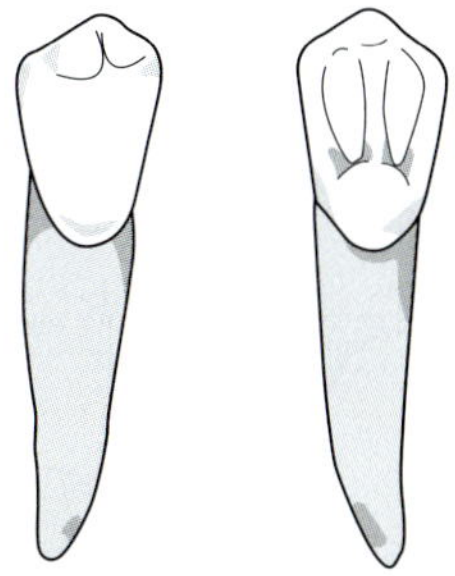

Abb. 2-53 Zahn 43 von vestibulär und lingual.

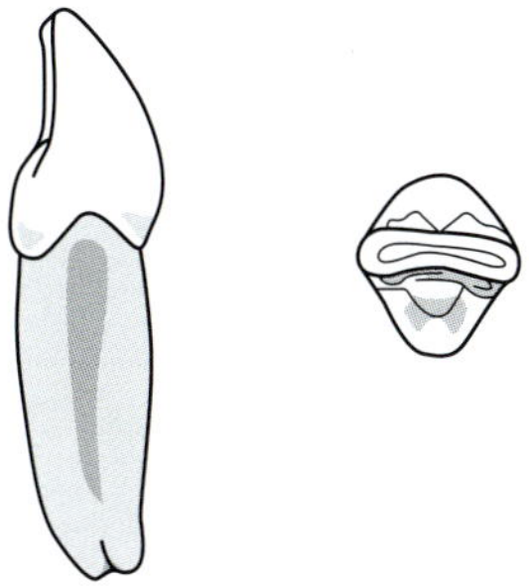

Abb. 2-50 Zahn 41 von distal und inzisal.

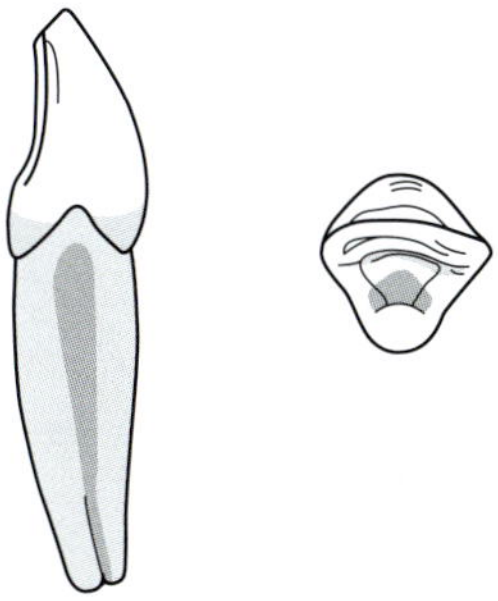

Abb. 2-52 Zahn 42 von distal und inzisal.

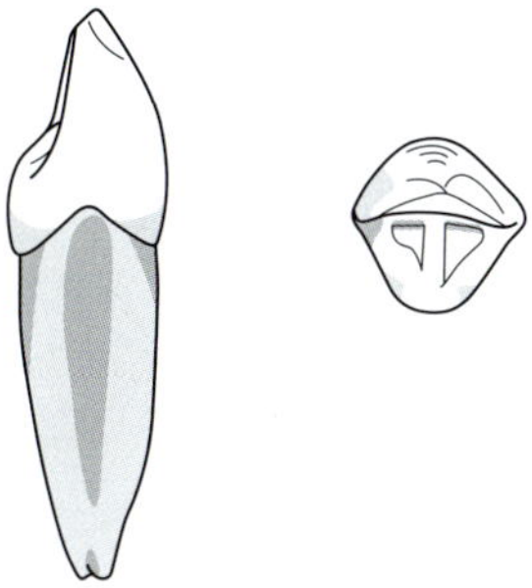

Abb. 2-54 Zahn 43 von distal und inzisal.

Wurzel-, Krümmungs- und Zahnhalsmerkmal sind vorhanden. Der Wurzelquerschnitt ist mehr birnenförmig.

2.6.3.2 Unterkiefer-Frontzähne

Mittlere Schneidezähne (Abb. 2-49 und 2-50)

Die unteren mittleren Schneidezähne sind die kleinsten Inzisivi des Menschen. Sie besitzen in der Regel kein Wurzel-, Winkel- und Zahnhalsmerkmal. Ein Krümmungsmerkmal kann vorhanden sein. Die Zähne weisen eine sehr symmetrische Form auf. Tuberculum dentis, Randleisten und Furchen sind nur schwach ausgebildet. Der Wurzelquerschnitt ist nierenförmig-oval.

Seitliche Schneidezähne (Abb. 2-51 und 2-52)

Die unteren lateralen Schneidezähne sind (im Gegensatz zu den Verhältnissen im Oberkiefer) etwas breiter als ihre mesialen Nachbarn. Die Zähne zeigen ein leichtes Winkel- und ein leichtes Wurzelmerkmal. Der Wurzelquerschnitt entspricht dem der unteren mittleren Schneidezähne.

Eckzähne (Abb. 2-53 und 2-54)

Die unteren Eckzähne sind schmaler als die oberen. Es ist ein fast glatter Übergang von der Wurzel zur Krone festzustellen. Lingual sind schwache Randleisten und ein kleines Tuberculum vorhanden. Wie die Unterkiefer-Seitenzähne zeigen die unteren Eckzähne bereits eine leichte Kronenflucht. Krümmungs- und Wurzelmerkmal ist deutlich ausgeprägt.

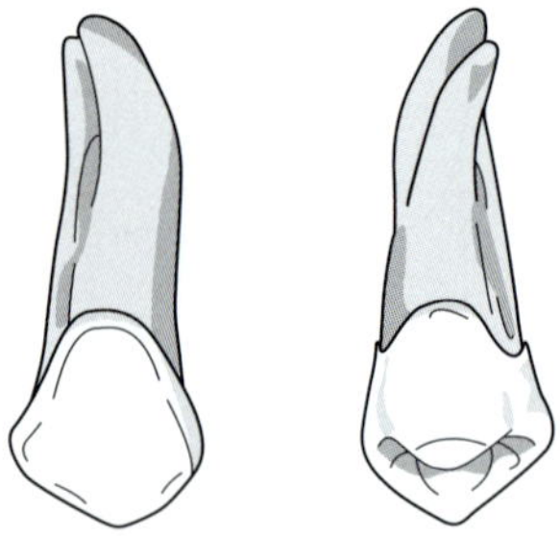

Abb. 2-55 Zahn 14 von vestibulär und palatinal.

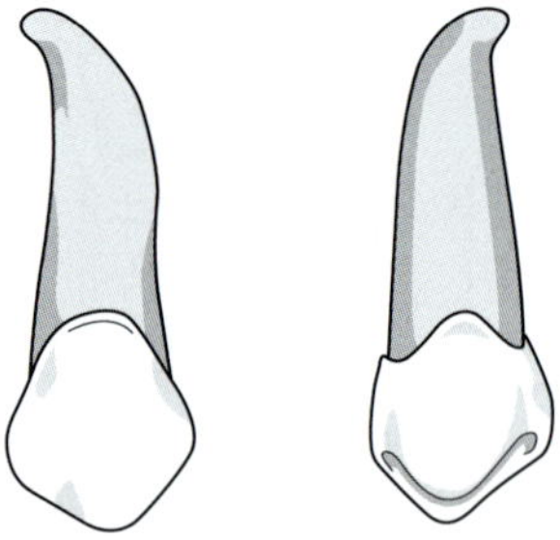

Abb. 2-57 Zahn 15 von vestibulär und palatinal.

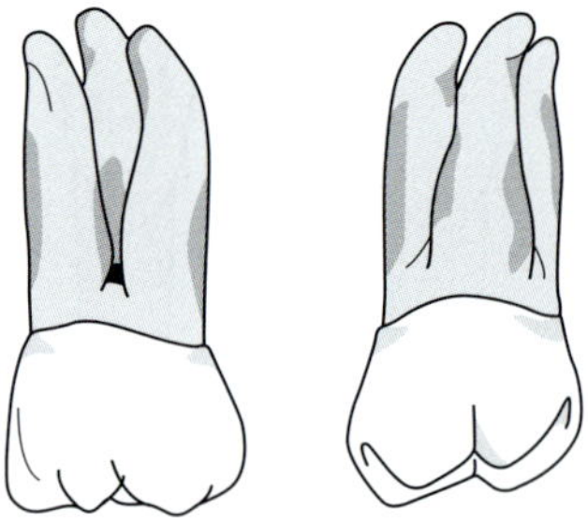

Abb. 2-59 Zahn 16 von bukkal und palatinal.

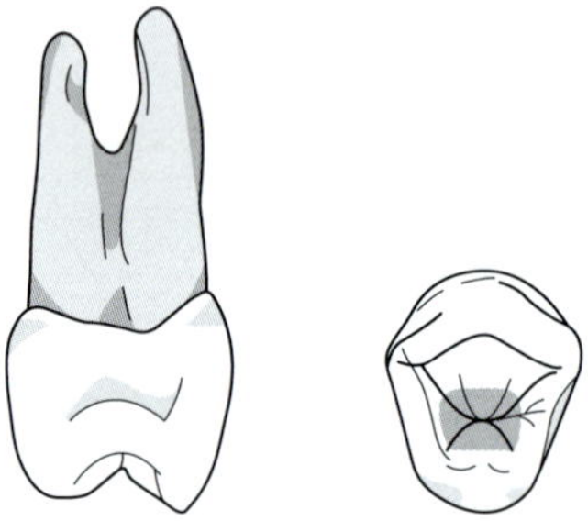

Abb. 2-56 Zahn 14 von distal und okklusal.

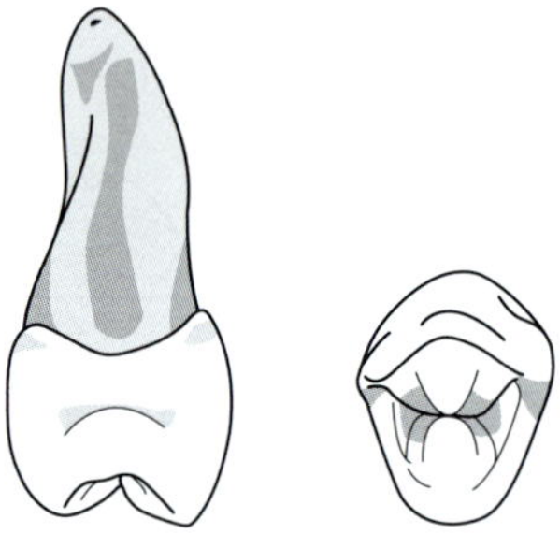

Abb. 2-58 Zahn 15 von distal und okklusal.

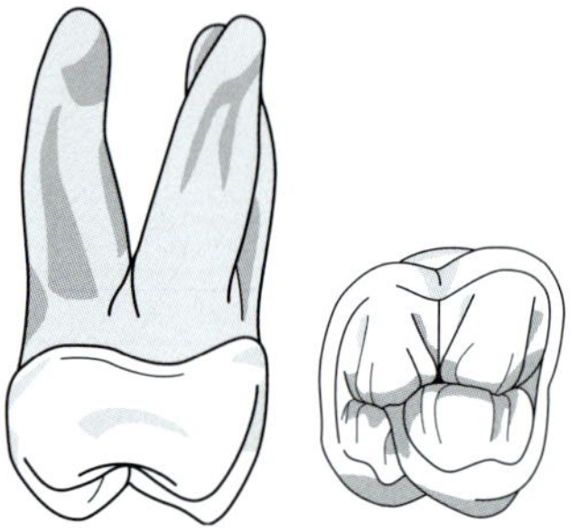

Abb. 2-60 Zahn 16 von distal und okklusal.

2.6.4 Seitenzähne

Die Seitenzähne (Prämolaren und Molaren) besitzen wie die Frontzähne fünf Flächen. Anstelle des Margo incisalis ist bei Seitenzähnen eine Okklusalfläche vorhanden. Die weiteren Flächen sind die Bukkal-, die Lingual-, die Mesial- und die Distalfläche.

Die Aufgabe der Prämolaren (Dentes praemolares) besteht darin, Nahrung zu zerkleinern. In ihrer typischen Form bestehen sie aus zwei Höckern (bikuspid). Bei vielen Primaten kann die Kronenform des seitlichen Schneidezahns oder des mesial(st)en Prämolaren Richtung Eckzahnmorphologie (Caninisierung), die des distal(st)en Prämolaren Richtung Molarenmorphologie (Molarisation, Molarisierung) gehen. Auch die Molaren (Dentes molares) haben die Aufgabe, Nahrung zu zerkleinern und zu zermalmen. Sie weisen beim Menschen vier Höcker auf; als Ausnahme besitzt der erste Unterkiefermolar fünf Höcker.

2.6.4.1 Oberkiefer-Seitenzähne

Erste Prämolaren (Abb. 2-55 und 2-56)

Die oberen ersten Prämolaren zeigen in der Regel ein umgekehrtes Krümmungsmerkmal, d. h. von okklusal betrachtet ist der Wölbungsgipfel nach distal verschoben. Die Grundform des Zahns bildet ein Trapez; wenn eine mesiale Eindellung vorhanden ist, hat der Zahn ein mehr nierenförmiges Aussehen. Der bukkale Höcker ist etwas höher und größer als der palatinale. Die bukkale Höckerspitze ist gegenüber der palatinalen nach distal versetzt, so dass die palatinale Höckerspitze weiter mesial liegt als die bukkale. Die Krone verjüngt sich stark nach zervikal. Die okklusale Hauptfissur verläuft schräg von mesiopalatinal nach distopalatinal und weist, wie allgemein bei Seitenzähnen üblich, ein Gefälle nach distal auf.

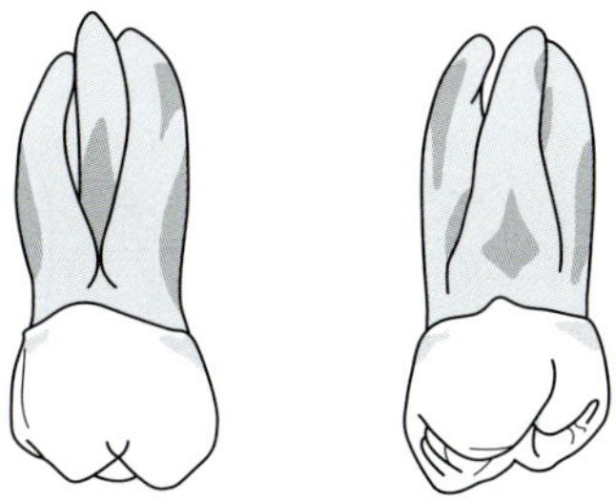

Abb. 2-61 Zahn 17 von bukkal und palatinal.

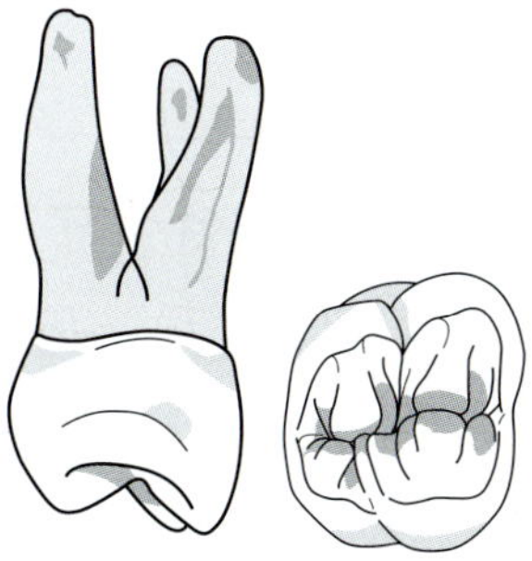

Abb. 2-62 Zahn 17 von mesial und okklusal.

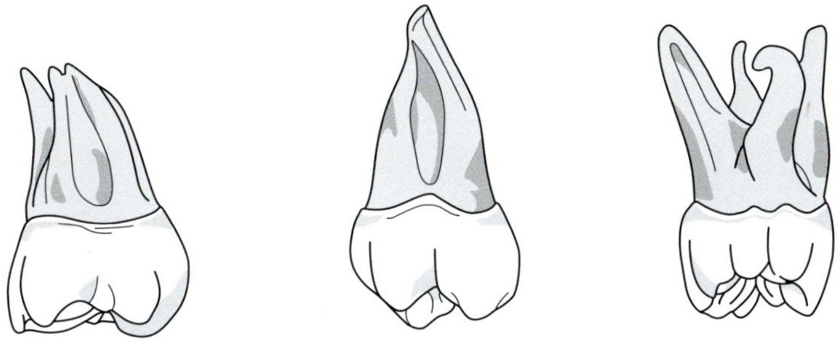

Abb. 2-63 Obere Weisheitszähne (verschiedene Varianten).

Zweite Prämolaren (Abb. 2-57 und 2-58)

Die oberen zweiten Prämolaren sind etwas kleiner als ihre mesialen Nachbarzähne. Bezüglich der Kronenform unterscheiden sie sich nur geringfügig von ihnen. Das Krümmungsmerkmal ist schwach ausgeprägt. Beide Höcker sind in etwa gleich hoch und gleich groß.

Erste Molaren (Abb. 2-59 und 2-60)

Ein Rhombus bildet die Grundform der oberen ersten Molaren. Die Zähne besitzen vier Höcker. Die mesialen Höcker sind größer und höher als die distalen: Der mesiopalatinale Höcker ist der größte, dann folgen der mesiobukkale, der distobukkale und der distopalatinale. Nicht selten kommt am mesiopalatinalen Höcker noch ein zusätzliches Tuberculum Carabelli vor. Obere erste Molaren weisen ein Winkel-, ein Krümmungs- und ein Wurzelmerkmal auf. Von den drei Wurzeln sind die ovale mesiobukkale und die rundlich-ovale distobukkale Wurzel nach distal abgespreizt, während die runde palatinale Wurzel in palatinaler Richtung abgebogen ist.

Zweite Molaren (Abb. 2-61 und 2-62)

Die Grundform der oberen zweiten Molaren entspricht der der ersten. Gleichwohl sind zweite Molaren etwas kleiner, und sie zeigen eine größere Variationsbreite.

Dritte Molaren (Abb. 2-63)

Weisheitszähne haben eine sehr unregelmäßige Form. Die Wurzelspitzen sind häufig stark abgebogen und häufig miteinander verschmolzen.

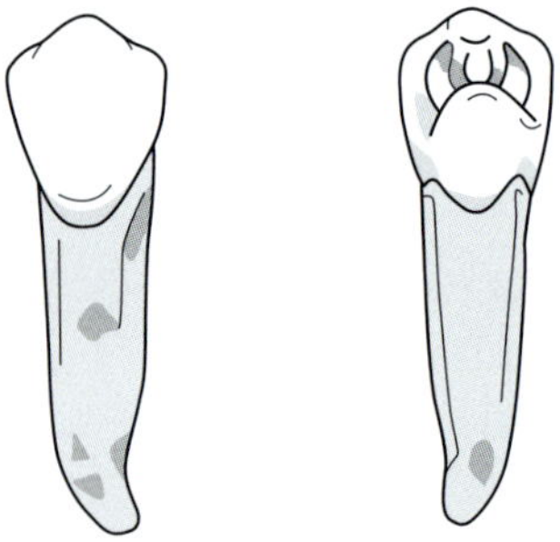

Abb. 2-64 Zahn 34 von bukkal und lingual.

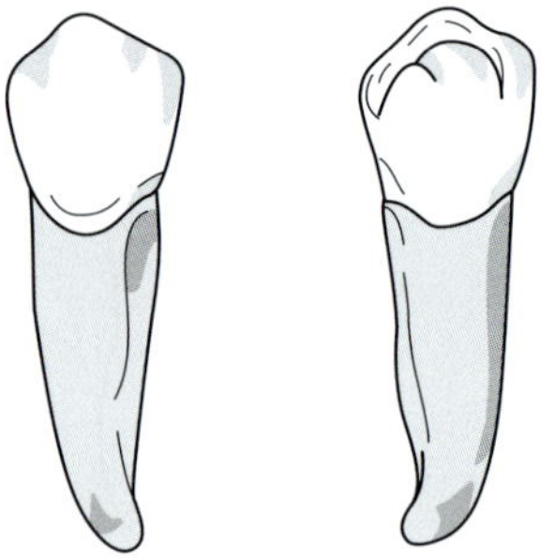

Abb. 2-66 Zahn 35 von bukkal und lingual.

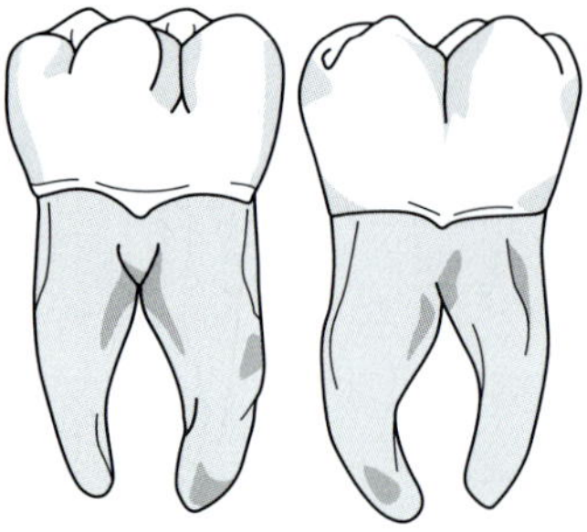

Abb. 2-68 Zahn 46 von bukkal und lingual.

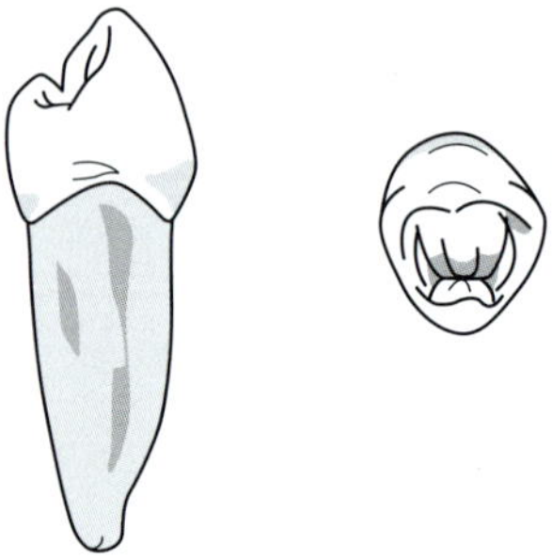

Abb. 2-65 Zahn 34 von mesial und okklusal.

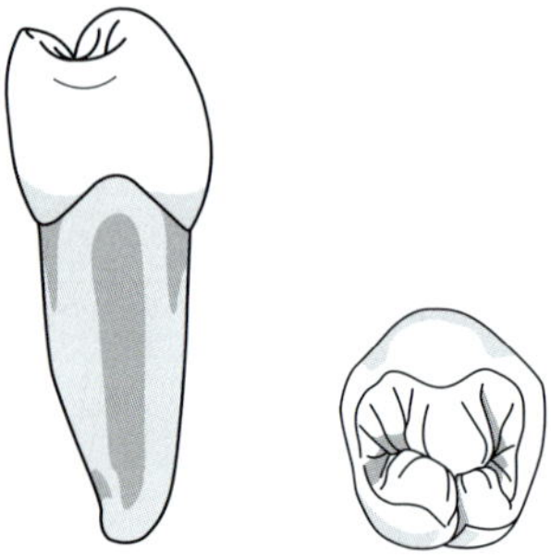

Abb. 2-67 Zahn 35 von mesial und okklusal.

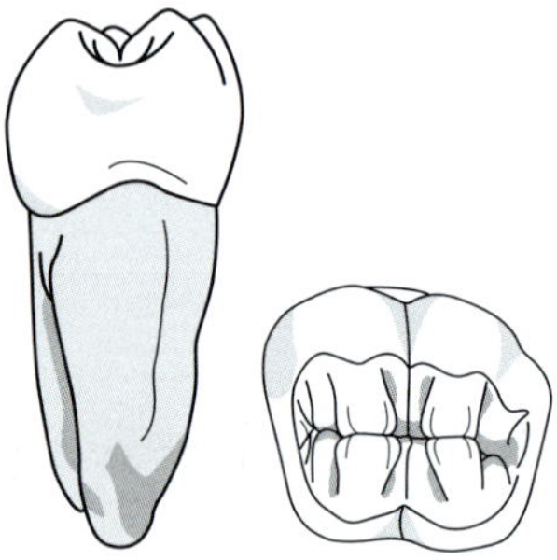

Abb. 2-69 Zahn 46 von mesial und okklusal.

2.6.4.2 Unterkiefer–Seitenzähne

Erste Prämolaren (Abb. 2-64 und 2-65)

Untere erste Prämolaren sind die kleinsten der vier Prämolaren. Sie zeigen eine deutliche Kronenflucht, d. h., die Kronen sind gegenüber der Wurzel nach lingual abgeknickt, so dass sich die bukkale Höckerspitze in vertikaler Verlängerung der Wurzelachse befindet. Der bukkale Höcker ist deutlich höher als der oder die lingualen, die die Kauebene nicht erreichen. Die Hauptfissur fällt nach distal ab. Die Grundform eines unteren ersten Prämolaren beschreibt fast einen Kreis (Glockenform). Krümmungs- und Wurzelmerkmal sind vorhanden. Der Wurzelquerschnitt ist rundlich-oval.

Zweite Prämolaren (Abb. 2-66 und 2-67)

Untere zweite Prämolaren besitzen fast immer drei Höcker: einen bukkalen und zwei linguale.

Wie untere ersten Prämolaren weisen zweite Prämolaren Kronenflucht, Winkelmerkmal und Krümmungsmerkmal auf. Die Grundform eines unteren zweiten Prämolaren bildet einen Kreis (Glockenform). Die Y-förmige Hauptfissur sinkt nach distal ab. Der Zahn hat in den meisten Fällen eine Wurzel, deren Querschnitt eine dreieckig-runde Form aufweist.

Erste Molaren (Abb. 2-68 und 2-69)

Die Grundform von unteren ersten Molaren ist ein Rechteck (Trapezform). Kronenflucht, Krümmungsmerkmal und Winkelmerkmal sind vorhanden. Typischerweise kommen fünf Höcker vor: drei bukkale und zwei linguale. Die bukkalen

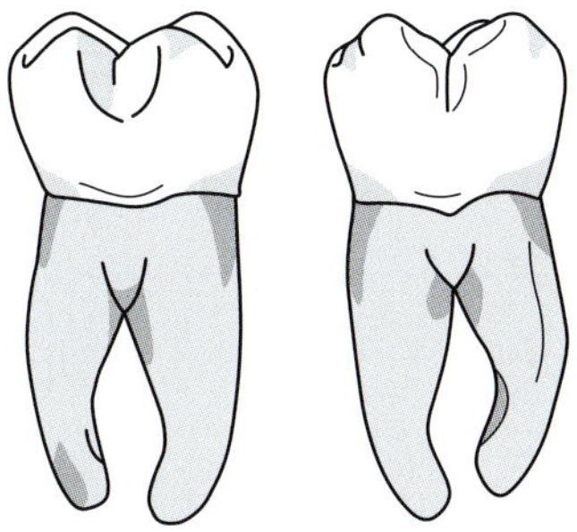

Abb. 2-70 Zahn 47 von bukkal und lingual.

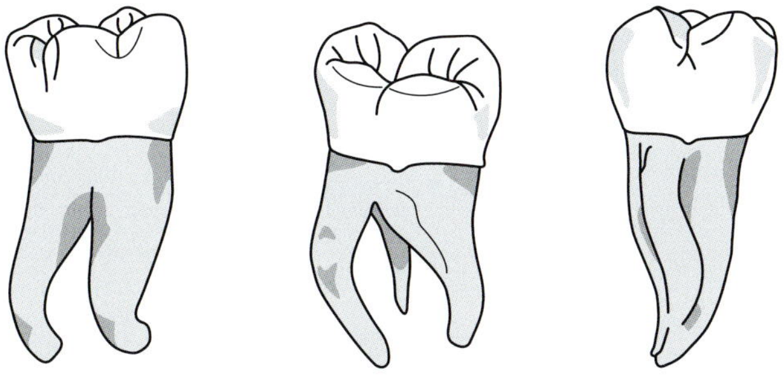

Abb. 2-72 Untere Weisheitszähne (Varianten).

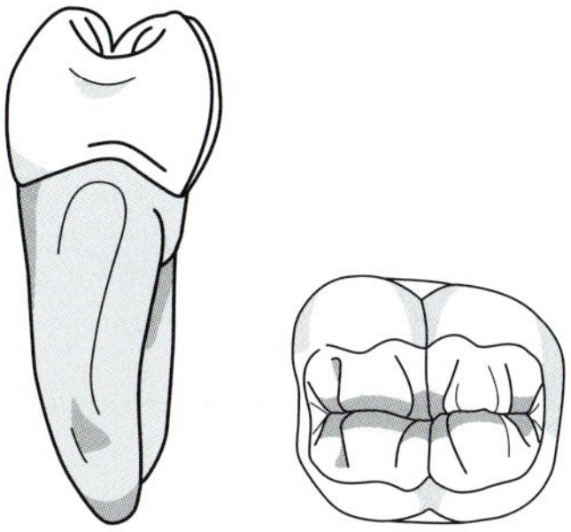

Abb. 2-71 Zahn 47 von mesial und okklusal.

Höcker zeigen ein Höhengefälle von mesial nach distal, während die lingualen Höcker fast gleich hoch sind.

Zweite Molaren (Abb. 2-70 und 2-71)

Untere zweite Molaren weisen Kronenflucht, Krümmungsmerkmal sowie ein leichtes Winkelmerkmal auf. Die Grundform entspricht der ersten Molaren, aber zweite Molaren sind kleiner. Die vier Höcker sind sehr regelmäßig gebaut.

Dritte Molaren (Abb. 2-72)

Untere Weisheitszähne sind wie obere sehr unregelmäßig gebaut. Ihre Wurzelspitzen sind oft stark abgebogen und häufig verschmolzen.

2.7 Gebiss als Ganzes

2.7.1 Zahnbogen und Bezugsebenen – Definitionen

Der Zahnbogen ist definiert als die Verbindungslinie der Schneidekanten der Frontzähne und der bukkalen Höckerspitzen der Seitenzähne. Der Oberkiefer-Zahnbogen (Arcus dentalis superior) beschreibt eine halbe Ellipse, der Unterkiefer-Zahnbogen (Arcus dentalis inferior) eine Parabel (Abb. 2-73 und 2-74).

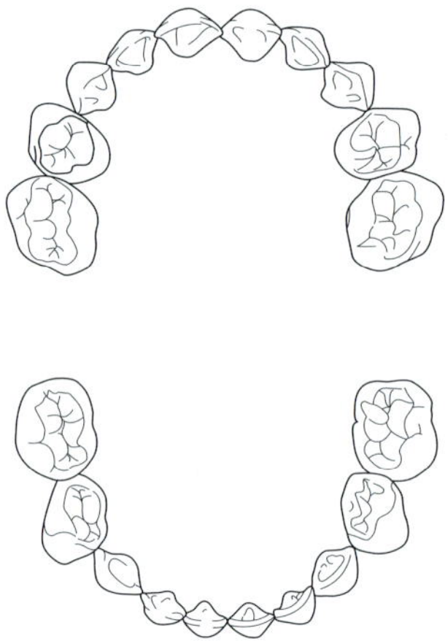

Abb. 2-73 Zahnbögen, Milchgebiss.

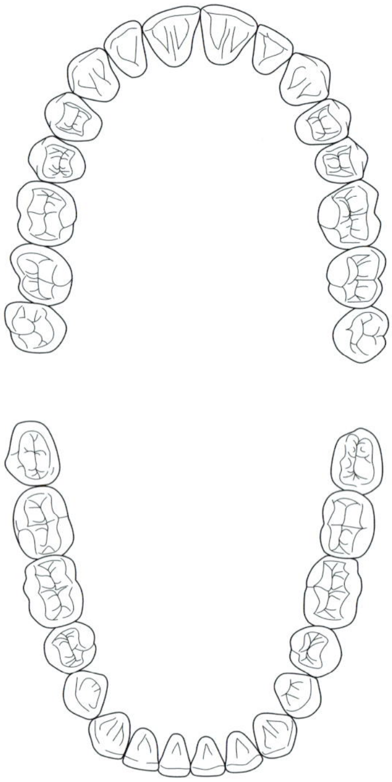

Abb. 2-74 Zahnbögen, bleibendes Gebiss.

Die den Zahnbogen bildenden Zähne berühren sich an den sog. Approximalkontakten. Diese liegen gewöhnlich im oberen Kronendrittel und sind punkt- bzw. linienförmig (Abb. 2-75 und 2-76). Durch Abrasion/Attrition wandeln sie sich im Laufe der Zeit in flächenhafte Kontakte um.

2.7.1.1 Okklusionsebene

Unter dem Begriff Okklusionsebene (= Kauebene) versteht man eine gedachte Ebene, die durch den approximalen Berührungspunkt der unteren mittleren Schneidezähne (unterer Inzisalpunkt) und die Spitze der distobukkalen Höcker der zweiten unteren Molaren gebildet wird (Abb. 2-77).

2.7.1.2 Camper-Ebene

Die Camper-Ebene ist eine gedachte Ebene, die durch die Spina nasalis anterior und den oberen Rand des Porus acusticus externus rechts und links (Traguspunkt) verläuft (vgl. *Kobes* 1983). Sie liegt parallel zur Kauebene (Abb. 2-78).

2.7.1.3 Frankfurter Horizontale

Die Frankfurter Horizontale ist eine gedachte, durch den untersten Punkt des knöchernen Orbitarandes und den oberen Rand des Porus acusticus externus verlaufende Ebene. Zur Camper-Ebene bildet sie einen Winkel von 10 bis 15° (Abb. 2-78).

2.7.1.4 Bipupillarlinie

Die Bipupillarlinie ist eine gedachte, durch die Mitten beider Pupillen verlaufende Gerade (Abb. 2-79).

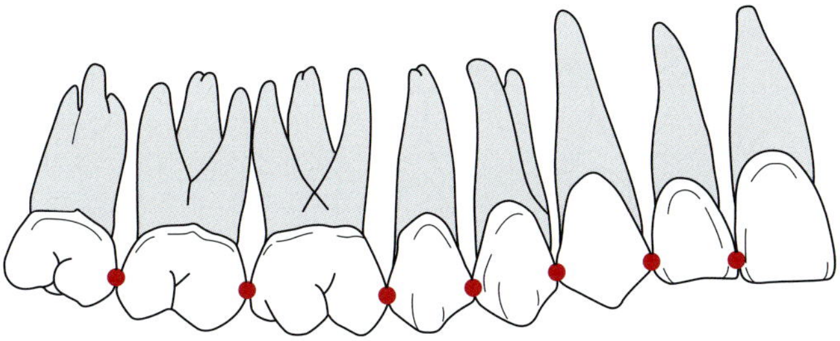

Abb. 2-75 Approximalkontakte im Oberkiefer.

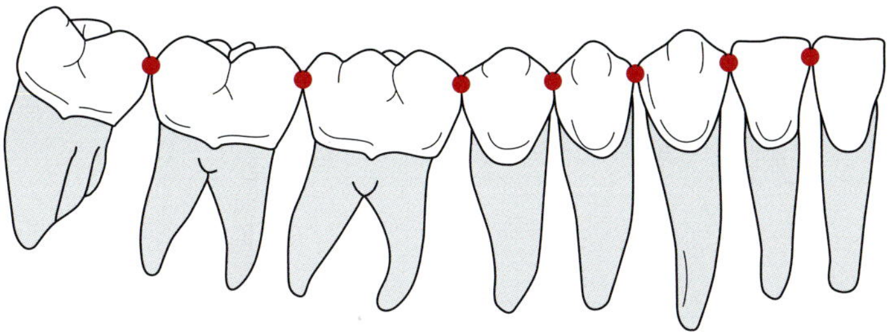

Abb. 2-76 Approximalkontakte im Unterkiefer.

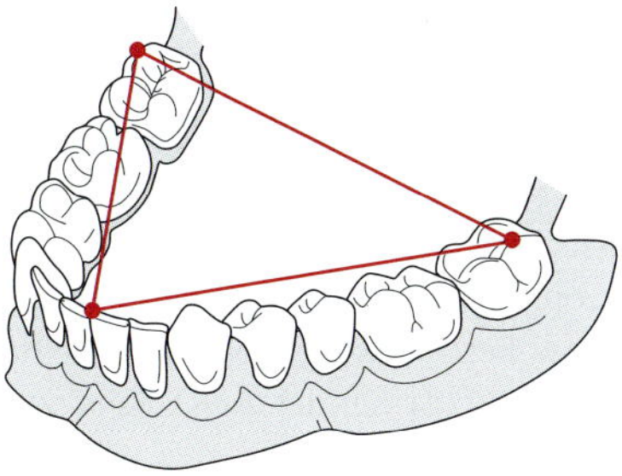

Abb. 2-77 Kauebene.

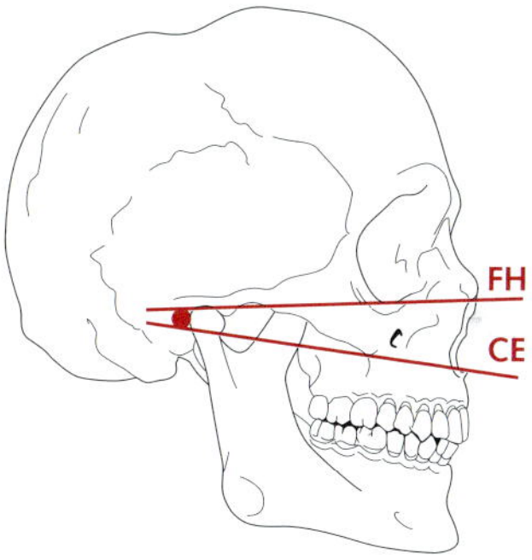

Abb. 2-78 FH = Frankfurter Horizontale, CE = Camper-Ebene.

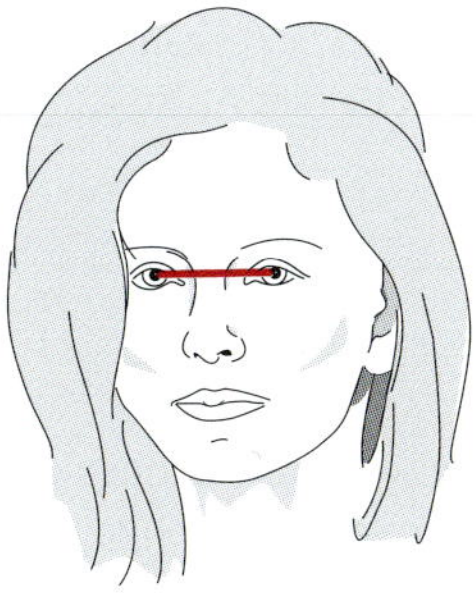

Abb. 2-79 Bipupillarlinie.

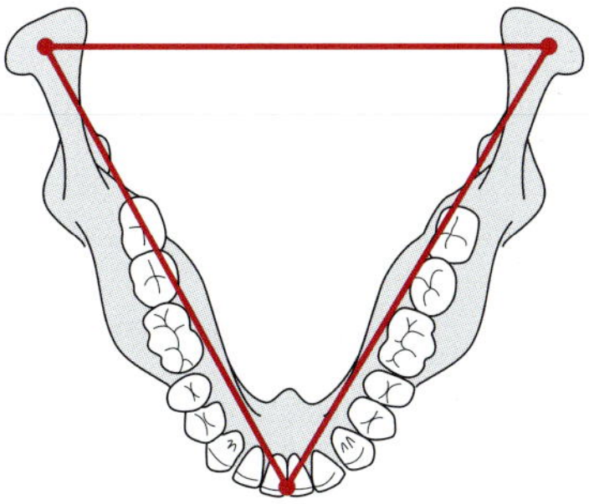

Abb. 2-80 Bonwill-Dreieck.

2.7.1.5 Bonwill-Dreieck

Unter Bonwill-Dreieck versteht man ein gleichseitiges Dreieck, das als Eckpunkte den (unteren) Inzisalpunkt und die Kondylenmittelpunkte aufweist (Abb. 2-80). Die Schenkellänge beträgt rund 10–11 cm. Zur Kauebene bildet das Bonwill-Dreieck einen Winkel von 20–25° (sog. Balkwill-Winkel).

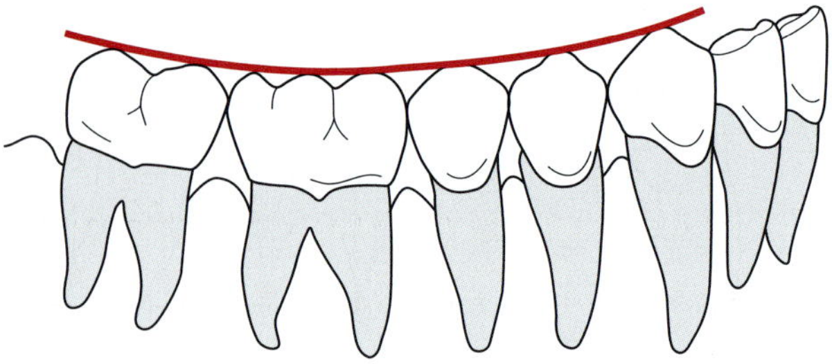

Abb. 2-81 Sagittale Kompensationskurve (Spee-Kurve).

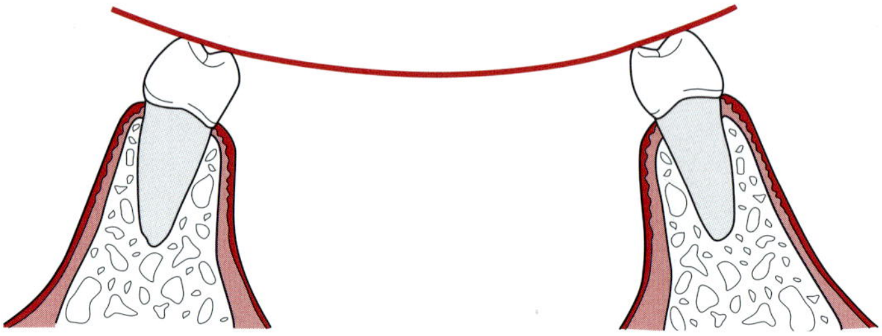

Abb. 2-82 Transversale Kompensationskurve (Wilson-Kurve).

2.7.1.6 Sagittale Kompensationskurve

Die sagittale Kompensationskurve (= sagittale Okklusionskurve, sagittale Verwindungskurve, Spee-Kurve) ist eine in mesio-distaler Richtung verlaufende gedachte Verbindungslinie von der Eckzahnspitze über die bukkalen Höcker der unteren Seitenzähne. Der tiefste Punkt liegt im Bereich des ersten Molaren (Abb. 2-81). Nach *Spee* (1890) berührt diese Kurve die vordere Fläche des Kiefergelenkköpfchens; das Zentrum der Kurve liegt nach Spees Beschreibung etwa in der Mitte der Augenhöhle. Die sagittale Kompensationskurve ist bei der Aufstellung von künstlichen Zähnen von Bedeutung.

2.7.1.7 Transversale Kompensationskurve

Bei der transversalen Kompensationskurve (Wilson-Kurve) handelt es sich um eine leicht nach kaudal gekrümmte Fläche, die sich bei einer gedachten Verbindung der bukkalen und lingualen Höcker beider unteren Seitenzahnreihen ergibt (Abb. 2-82). Die transversale Kompensationskurve ist bei der Aufstellung künstlicher Zähne bedeutungsvoll.

2.7.2 Okklusion der Zahnreihen

Unter Okklusion versteht man jeglichen Kontakt zwischen den Zähnen des Ober- und Unterkiefers. Dabei differenziert man Zahnkontakte, die ohne Bewegung des Unterkiefers zustande kommen (statische Okklusion), von Kontakten bei Unterkieferbewegungen (dynamische Okklusion). [Die dynamische Okklusion wurde früher auch „Artikulation" genannt.] Die statische Okklusion mit maximal erreichbarem Vielpunktkontakt zwischen Ober- und Unterkieferzähnen wird als maximale Interkuspidation (= maximale Okklusion) bezeichnet. Die gewohnheitsmäßig eingenommene statische Okklusion nennt man habituelle Okklusion [frühere Bezeichnung: „Schlussbiss"]. Sie kann, muss aber nicht mit der maximalen Interkuspidation zusammenfallen.

Diejenige Unterkieferposition, bei der sich die nicht seitenverschobenen Kondylen bei physiologischer Kondylus-Diskus-Relation und physiologischer Belastung der beteiligten Gewebe in Bezug zur Fossa mandibularis kranio-ventral, also gegenüber dem Abhang des Tuberculum articulare, befinden, wird als zentrische Kondylenposition bezeichnet. [Diese allein durch die Lage der Kondylen relativ zur Fossa mandibularis bestimmte Unterkieferposition wird unabhängig von Zahnkontakten definiert.]

In der überwiegenden Zahl der Fälle entspricht die zentrische Kondylenposition nicht der Position der Kondylen, die bei habitueller Interkuspidation auftritt. Bei letzterer Unterkieferposition, der sog. Interkuspidationsposition (IKP), liegen bei den meisten Personen die Kondylen weiter anterior, teilweise aber auch mehr retral. Bei der in retraler Kondylenlage auftretenden Okklusion handelt es sich in der Regel um Vorkontakte. Das Gleiten des Unterkiefers aus dieser Okklusionsposition in die maximale Interkuspidation wird historisch als „Gleiten in die Zentrik" („slide in centric") bezeichnet. Es handelt sich um eine physiologische Bewegung.

Stimmen ZKP und IKP überein, so liegt eine Punkt-Zentrik („point centric") vor. In vielen Fällen sind die Kondylen aber weiter nach retral führ- bzw. bewegbar, als es der zentrischen Kondylenposition entspricht. Die dabei auftretende Kondylenlage („RUM-Position": „rearmost, upmost, midmost") ist unphysiologisch, weil das retrodiskale Gewebe komprimiert wird, und sollte daher für therapeutische Zwecke nicht angestrebt werden.

„Freiheit in der Zentrik" („freedom in centric") ist ein therapeutisches Okklusionskonzept. Aufgrund einer entsprechenden Gestaltung der Okklusionsflächen der Zähne kommt es, ausgehend von der vorkontaktfreien maximalen Interkuspidation bei retraler Unterkieferlage, bei protrusiven und laterotrusiven zahngeführten Unterkieferbewegungen unter Erhaltung des Vertikalabstandes der Kiefer erst nach Durchlaufen einer rein horizontalen Strecke von 1 bis 2 mm zu einer Diskklusion der Seitenzähne (meist durch Führung über die Eckzähne). Dieses Konzept wird heute nur noch bei der Herstellung von Stabilisierungsschienen (Michigan-Schienen) verwirklicht (Kap. 12.5.1).

2.7.3 Zahn-zu-Zahn-Beziehungen

Im Frontzahnbereich unterscheidet man in der habituellen Interkuspidation den vertikalen Überbiss („Overbite") der oberen über die unteren Schneidezähne von der sagittalen Frontzahnstufe („Overjet"). Letztere ist der Betrag, um den in maximaler Interkuspidation die oberen Frontzähne die unteren Frontzähne in sagittaler Richtung überragen (Abb. 2-83).

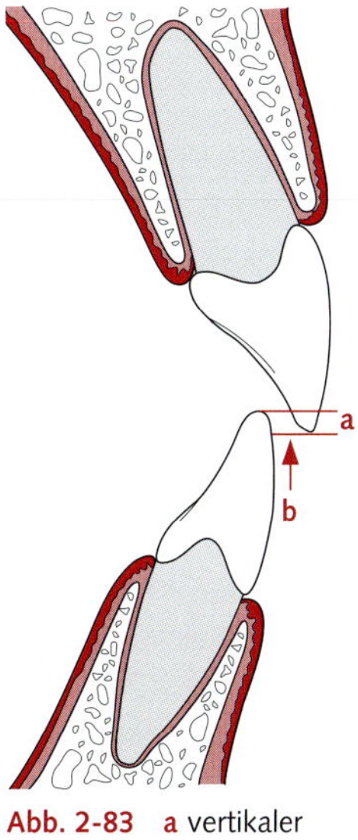

Abb. 2-83 **a** vertikaler Überbiss; **b** sagittale Frontzahnstufe.

Da der Unterkieferzahnbogen in der Regel kleiner ist als der Oberkieferbogen und die unteren Frontzähne schmaler sind als die oberen, haben bei nicht unterbrochener Zahnreihe die Zähne im Seitenzahngebiet nicht mit nur einem, sondern mit zwei Zähnen des Gegenkiefers Kontakt (sog. Zahn-zu-zwei-Zahn-Okklusion) (Ausnahme: Der am weitesten distal stehende obere Seitenzahn hat nur einen Antagonisten, d. h. einen gegenüberliegenden Zahn im Gegenkiefer). Entsprechend unterscheidet man einen Hauptantagonist von einem Nebenantagonisten (Beispiel: Der untere zweite Prämolar hat als Hauptantagonist den oberen zweiten Prämolaren und als Nebenantagonist den oberen ersten Prämolaren) (Abb. 2-84, 2-87; vgl. Tab. 2-4).

Bezüglich der Zahnkontakte, die in habitueller bzw. maximaler Interkuspidation zwischen den Haupt- und Nebenantagonisten auftreten, unterscheidet man

Tab. 2-4 Okklusale Beziehungen der Arbeitshöcker bei Normokklusion.

Okklusionskontakte der palatinalen Höcker der Oberkiefer-Seitenzähne

1. oberer Prämolar	(4)	palatinaler Höcker	→	1. unterer Prämolar	(4)	distale Randleiste
				2. unterer Prämolar	(5)	mesiale Randleiste
2. oberer Prämolar	(5)	palatinaler Höcker	→	2. unterer Prämolar	(5)	distale Randleiste
				1. unterer Molar	(6)	mesiale Randleiste
1. oberer Molar	(6)	mesiopalatinaler Höcker	→	1. unterer Molar	(6)	zentrale Grube
		distopalatinaler Höcker	→	1. unterer Molar	(6)	distale Randleiste
				2. unterer Molar	(7)	mesiale Randleiste
2. oberer Molar	(7)	mesiopalatinaler Höcker	→	2. unterer Molar	(7)	zentrale Grube
		distopalatinaler Höcker	→	2. unterer Molar	(7)	distale Randleiste
				3. unterer Molar	(8)	mesiale Randleiste

Merke: Im Oberkiefer haben die Arbeitshöcker Randleisten-Kontakte (Ausnahme: die mesiopalatinalen Höcker des ersten und zweiten Molaren, hier haben die genannten Höcker Fossa-Kontakte).

Okklusionskontakte der bukkalen Höcker der Unterkiefer-Seitenzähne

1. unterer Prämolar	(4)	bukkaler Höcker	→	1. oberer Prämolar	(4)	mesiale Randleiste
2. unterer Prämolar	(5)	bukkaler Höcker	→	1. oberer Prämolar	(4)	distale Randleiste
				2. oberer Prämolar	(5)	mesiale Randleiste
1. unterer Molar	(6)	mesiobukkaler Höcker	→	2. oberer Prämolar	(5)	distale Randleiste
				1. oberer Molar	(6)	mesiale Randleiste
		mediobukkaler Höcker	→	1. oberer Molar	(6)	zentrale Grube
		distobukkaler Höcker	→	1. oberer Molar	(6)	distale
2. unterer Molar	(7)	mesiobukkaler Höcker	→	1. oberer Molar	(6)	distale Randleiste
				2. oberer Molar	(7)	mesiale Randleiste
		distobukkaler Höcker	→	2. oberer Molar	(7)	zentrale Grube

Merke: Im Unterkiefer haben die Arbeitshöcker Randleisten-Kontakte (Ausnahme: der mediobukkale Höcker des ersten Molaren und die distobukkalen Höcker des ersten und zweiten Molaren haben Fossa-Kontakte).

Höcker-Fossa- von Höcker-Randleisten-Kontakten. Das Prinzip des Höcker-Fossa-Kontakts ist in Abbildung 2-85 wiedergegeben. Im Bereich der Oberkiefer-Seitenzähne sind die tragenden Höcker (funktionelle Höcker, zentrische Höcker, Stampfhöcker) die palatinalen Höcker; im Bereich der Unterkiefer-Seitenzähne sind es die bukkalen Höcker. Die bukkalen Höcker im Ober- und die lingualen Höcker im Unterkiefer werden demgegenüber als nichttragende Höcker (nichtzentrische Höcker, Scherhöcker) bezeichnet. Die in bukkolingualer Richtung zwischen den Höckern des Ober- und Unterkiefers auftretenden Kontakte werden als A-, B- und C-Kontakte bezeichnet. A-Kontakte liegen zwischen den bukkalen Höckern der antagonistischen Zähne, B-Kontakte zwischen den tragenden Höckern und C-Kontakte zwischen den lingualen Höckern (Abb. 2-86).

Unter „Neutralbissstellung" versteht man eine Regelverzahnung der Seitenzähne in sagittaler Richtung. Dabei beißt der obere Eckzahn zwischen den unteren

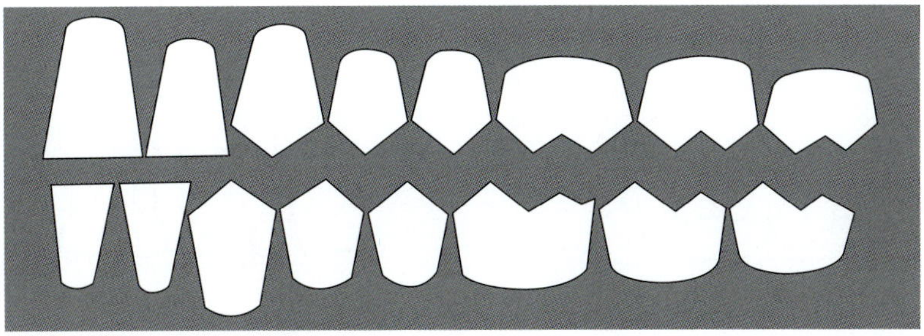

Abb. 2-84 Schematische Darstellung der Beziehung der Zähne in Ober- und Unterkiefer in maximaler Interkuspidation (nach *Schumacher* 1991).

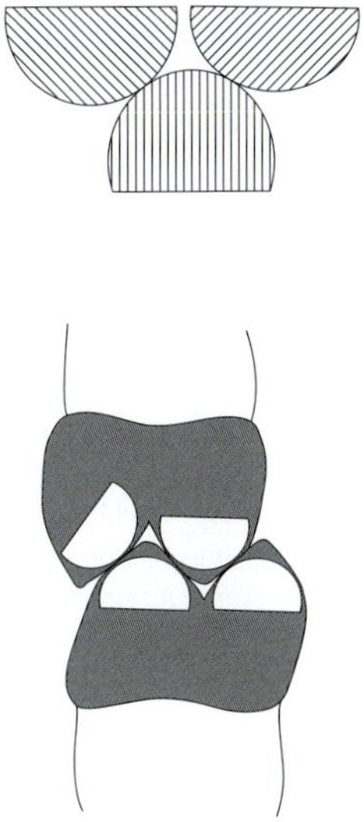

Abb. 2-85 Prinzip des Höcker-Fossa-Kontakts.

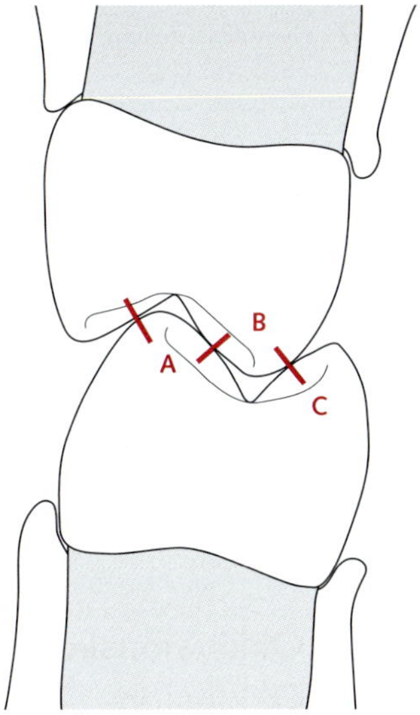

Abb. 2-86 A-, B- und C-Kontakte.

Eckzahn und den unteren ersten Prämolaren, während der obere erste Molar mit seinem mesiobukkalen Höcker in die zwischen mesio- und mediobukkalem Höcker liegende erste bukkale Hauptquerfissur (auch als mesiobukkale Interlobularfurche bezeichnet) des unteren ersten Molaren greift (Abb. 2-87). Stehen die Unterkiefer-Seitenzähne weiter mesial als normal, so liegt eine Mesialbissstellung vor (Abb. 2-88); im umgekehrten Fall ist eine Distalbissstellung vorhanden (Abb. 2-89 und 2-90). Veränderungen der Bissstellung im Sinne einer Mesial- oder Distalbissstellung werden in Prämolarenbreiten bzw. deren Bruchteilen angegeben. So spricht man zum Beispiel im Bereich der ersten Molaren von einer halben Prämolarenbreite Distalbissstellung, wenn dort eine Kopfbissbeziehung besteht. Eine Angabe in Millimetern ist nicht sinnvoll, weil dadurch Unterschiede der Zahngröße, die zwischen Individuen auftritt, nicht berücksichtigt würden.

Von dem Begriff der Bissstellung ist der Begriff „Bisslage" zu unterscheiden, worunter man, unabhängig von der vorhandenen Bissstellung, die Lagebeziehung zwischen Ober- und Unterkiefer in habitueller Interkuspidation versteht. In transversaler Richtung stehen die oberen Seitenzähne im Regelfall weiter vestibulär als die unteren (Normalbiss). Sind die unteren Zähne hingegen weiter vestibulär angeordnet als die oberen, so liegen umgekehrte Bissverhältnisse vor (Kreuzbiss). Stehen sich die Zähne des Ober- und Unterkiefers genau gegenüber, so ist ein Kopfbiss vorhanden.

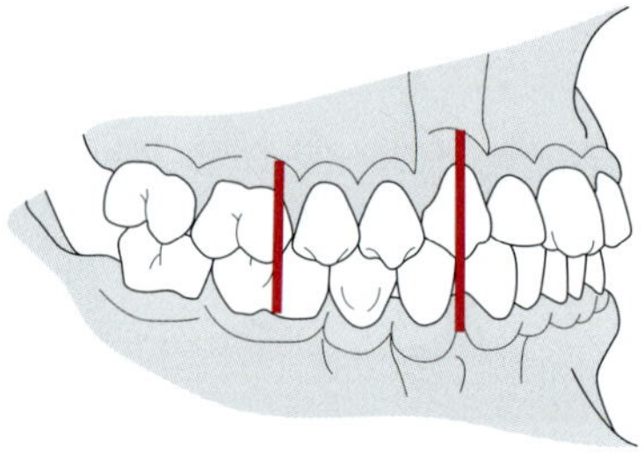

Abb. 2-87 Neutralbissstellung (Angle-Klasse I).

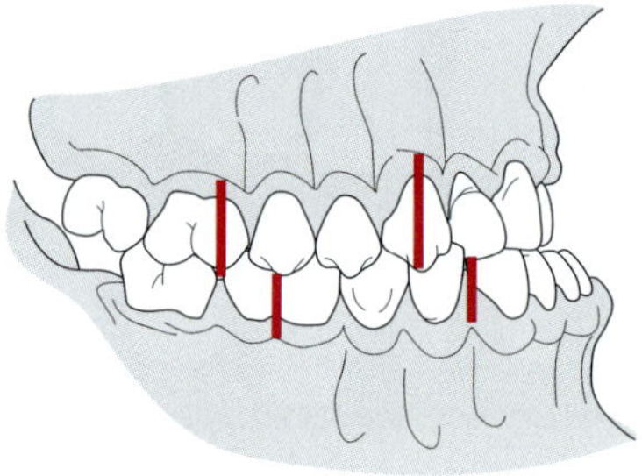

Abb. 2-88 Mesialbissstellung (Angle-Klasse III).

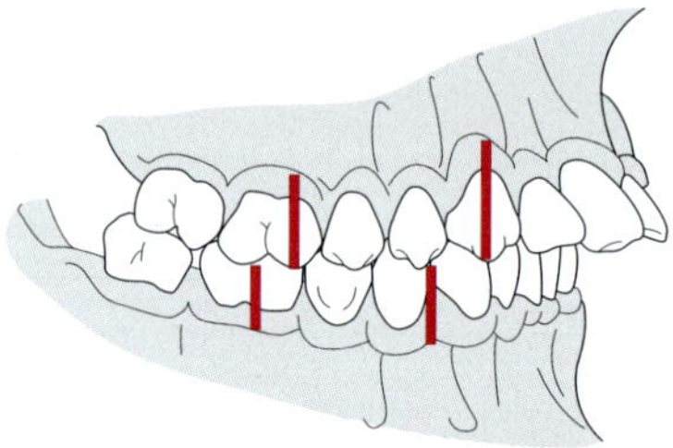

Abb. 2-89 Distalbissstellung mit protrudierter Oberkiefer-Front (Angle-Klasse II1).

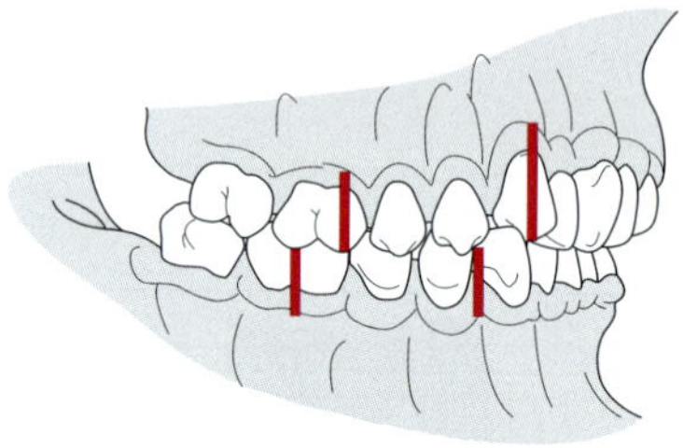

Abb. 2-90 Distalbissstellung mit retrudierter Oberkiefer-Front (Angle-Klasse II2)

2.7.4 Okklusionskonzepte der dynamischen Okklusion

Generell werden vier Formen der dynamischen Okklusion unterschieden: frontzahngeschützte, eckzahngeschützte, unilateral balancierte und bilateral balancierte Okklusion.

2.7.4.1 Frontzahngeschützte Okklusion

Therapeutisches Okklusionskonzept, das auch im natürlichen Gebiss vorkommt: Bei Bewegung des Unterkiefers nach ventral (Protrusion) sowie bei Bewegung einer Unterkieferseite von der Medianebene weg (Seitschub) kommt es nur an Ober- und Unterkiefer-Frontzähnen zu dynamischen Okklusionskontakten. Alle übrigen Zähne diskludieren sofort (Abb. 2-91a). Dieses Konzept wird, wenn immer möglich, therapeutisch beim festsitzenden Zahnersatz angestrebt.]

2.7.4.2 Eckzahngeschützte Okklusion (Eckzahn-Führung)

Therapeutisches Okklusionskonzept, das auch im natürlichen Gebiss vorkommt: Bei Protrusion und Laterotrusion kommt es nur an den Ober- und Unterkiefer-Eckzähnen zu dynamischen Okklusionskontakten. Alle übrigen Zähne diskludieren sofort (Abb. 2-91b).

2.7.4.3 Unilateral balancierte Okklusion (Gruppenführung)

Therapeutisches Okklusionskonzept, das auch im natürlichen Gebiss vorkommen kann: Beim Seitschub führen alle oder einige Zähne auf der Laterotrusionsseite – sog. Gruppenkontakt – (Abb. 2-92), was eine Disklusion aller übrigen

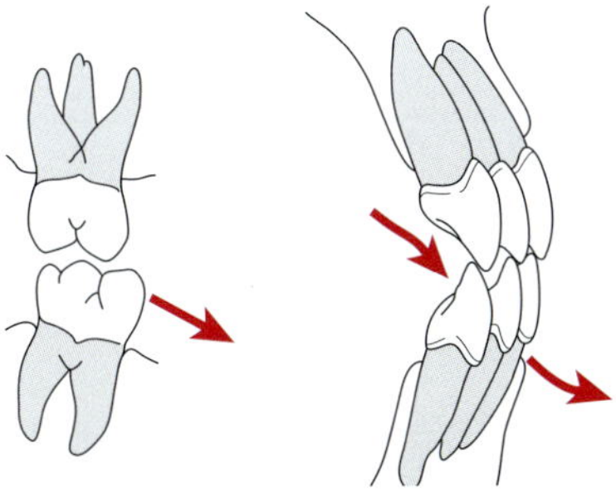

Abb. 2-91a Frontzahngeschützte Okklusion.

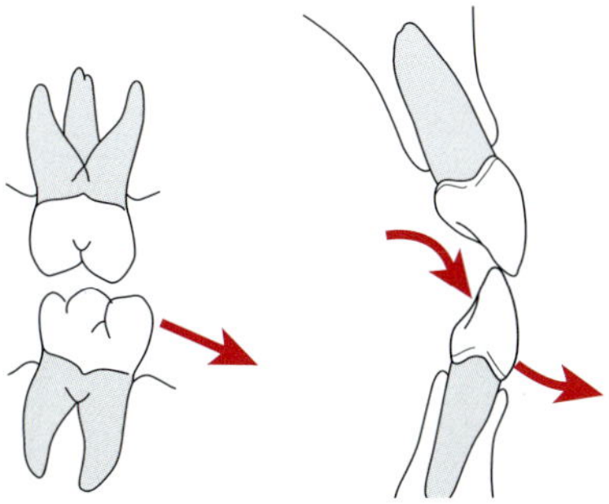

Abb. 2-91b Eckzahngeschützte Okklusion.

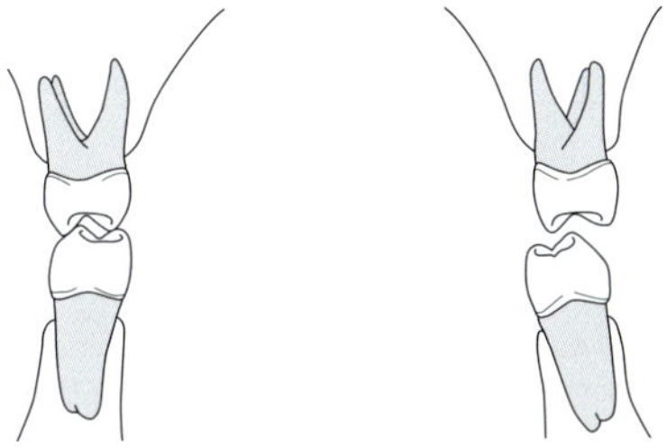

Abb. 2-92 Unilateral balancierte Okklusion.

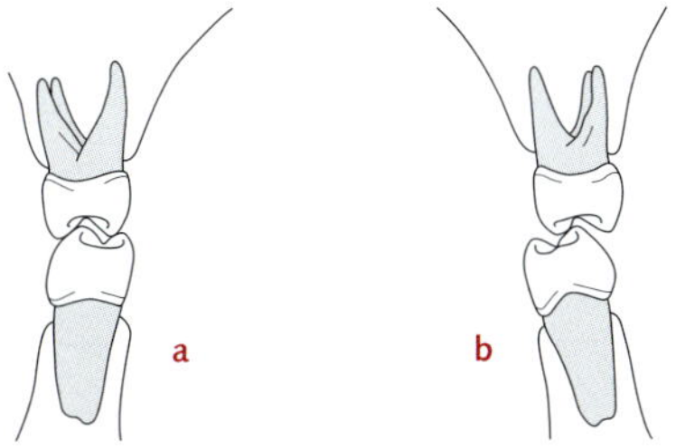

Abb. 2-93 Bilateral balancierte Okklusion. a Mediotrusionsseite; b Laterotrusionsseite.

Zähne (Schneidezähne der Arbeitsseite, sämtliche Zähne der Nichtarbeitsseite) bewirkt. Auf dieses Okklusionskonzept wird therapeutisch häufig bei Teilprothesen zurückgegriffen, wenn eine frontzahngeschützte Okklusion nicht möglich ist.

2.7.4.4 Bilateral balancierte Okklusion (vollbalancierte Okklusion)

Therapeutisches Okklusionskonzept, das auch im natürlichen Gebiss vorkommen kann: Bei Unterkieferbewegungen treten führen die Zähne der Laterotrusions- und Mediotrusionsseite (Abb. 2-93). Dieses Okklusionskonzept wird therapeutisch typischerweise für Hybrid- und Totalprothesen gewählt, weil dadurch die Prothesen bei exzentrischen Bewegungen zusätzlich okklusal stabilisiert werden.

2.8 Anatomie: Stomatognathes System, Unterkiefer, Kaumuskulatur, Zungenbeinmuskulatur, Kiefergelenke

2.8.1 Stomatognathes System

Funktionell gesehen sind Zähne, Zahnhalteapparat, Kiefer, Kiefermuskulatur (auf jeder Seite sieben Muskeln: vier Kaumuskeln und die am Unterkiefer ansetzenden oberen Zungenbeinmuskeln) und Kiefergelenke nicht isoliert, sondern als eine Einheit zu sehen. Aus diesem Grund werden sie zusammen mit dem diese Strukturen steuernden zentralen Nervensystem unter dem Begriff „stomatognathes System"

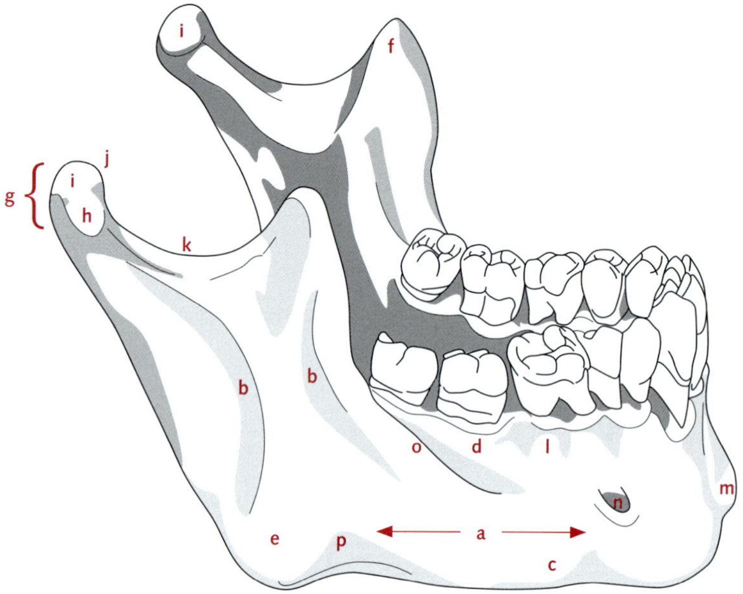

Abb. 2-94 Unterkiefer von lateral. **a** Corpus mandibulae; **b** Ramus mandibulae; **c** Basis mandibulae; **d** Pars alveolaris; **e** Angulus mandibulae; **f** Processus coronoideus; **g** Processus condylaris; **h** Collum mandibulae; **i** Caput mandibulae; **j** Fovea pterygoidea; **k** Incisura mandibulae; **l** Juga alveolaria; **m** Protuberantia mentalis; **n** Foramen mentale; **o** Linea obliqua; **p** Tuberositas masseterica.

zusammengefasst. Für diesen Ausdruck werden zahlreiche Synonyme verwendet, wie zum Beispiel „Kauorgan", „Kausystem", „mastikatorisches System" oder „orofaziales System". Um die enge funktionelle Verbindung zur Halswirbelsäule hervorzuheben, spricht man bisweilen auch von einem kraniozervikalen System. Die Funktion des stomatognathen Systems, zu dem in seiner gesamten Breite auch die benachbarten bzw. mit ihnen in Zusammenhang stehenden anatomischen Strukturen (z. B. Schädelknochen, mimische Muskulatur, Zunge, infrahyale Muskulatur, intraorale Schleimhaut, Speicheldrüsen, Nerven, Blutgefäße, Lymphgefäße, Geschmacksrezeptoren) gezählt werden müssen, beschränkt sich nicht allein auf den Kauvorgang, sondern hat weitere wichtige Aufgaben zu erfüllen, so z. B. bei der Lautbildung, beim Atmen und bei der Wahrnehmung verschiedener Reize (z. B. Geschmack, Temperatur, Druck) .

2.8.2 Unterkiefer

Der Unterkiefer ist der einzige bewegliche Knochen des Gesichtsschädels. Er besteht aus einem Unterkieferkörper und zwei aufsteigenden Ästen (Abb. 2-94), welche nicht absolut symmetrisch zueinander sind (*Türp* et al. 1998). Der Körper (Corpus mandibulae) setzt sich aus der Unterkieferbasis (Basis mandibulae) und dem Alveolarfortsatz (Pars alveolaris) zusammen. Letzterer ist von dem Vorhandensein von Zähnen abhängig; bei Zahnlosen ist er weitestgehend resorbiert. Am Kieferwinkel (Angulus mandibulae) geht der Unterkieferkörper jeweils rechts und links in den aufsteigenden Unterkieferast (Ramus mandibulae) über. Dieser endet kranial mit zwei Fortsätzen, dem Processus coronoideus (hier setzt der M. temporalis an) und dem Processus condylaris. Der Processus condylaris besteht aus einem Halsteil (Collum mandibulae) und einem Kopfteil (Caput mandibulae, Kondylus). An der ventralen Fläche des Processus condylaris befindet sich unterhalb des Ca-

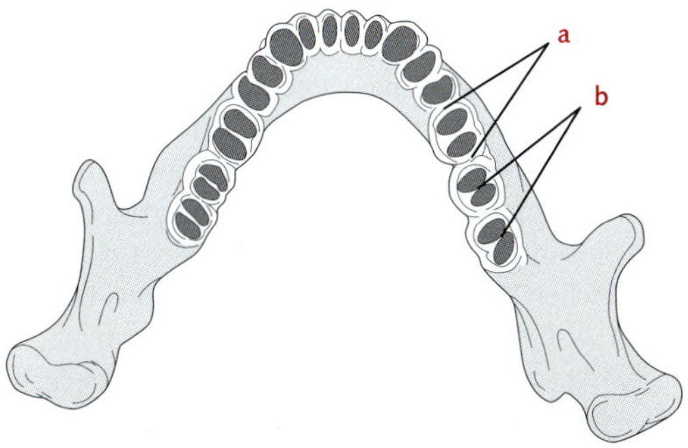

Abb. 2-95 Unterkiefer von kranial (Zähne frisch entfernt, daher Alveoleneingänge gut sichtbar). **a** Septa interalveolaria ; **b** Septa interradicularia.

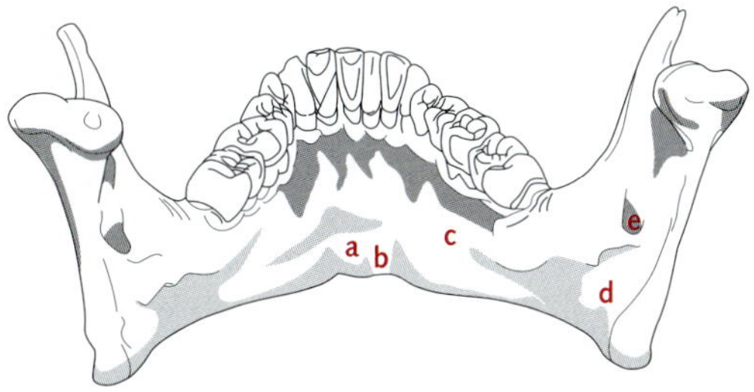

Abb. 2-96 Unterkiefer von dorsal; **a** Spina mentalis; **b** Fossa digastrica; **c** Linea mylohyloidea; **d** Tuberositas pterygoidea; **e** Foramen mandibulae.

put mandibulae eine Vertiefung, die Fovea pterygoidea, in der beide Bäuche des M. pterygoideus lateralis inserieren. Zwischen Processus condylaris und Processus coronoideus verläuft eine nach kaudal gewölbte Knochenkante, die Incisura mandibulae (Abb. 2-94).

In der Ansicht von vestibulär erkennt man, dass sich aufgrund des Platzbedarfs der Zahnwurzeln die Alveolen nach vestibulär vorwölben. Diese leichten Erhebungen an der Außenfläche der Alveolarfortsätze werden als Juga alveolaria bezeichnet. Im anterioren Teil des Unterkieferkörpers befindet sich vestibulär im Bereich der Basis mandibulae der Kinnvorsprung (Protuberantia mentalis), der rechts und links jeweils einen kleinen Höcker (Tuberculum mentale) bildet. Kaudal des zweiten Prämolaren liegt das Foramen mentale. Hier tritt der N. alveolaris inferior, ein wichtiger Ast des N. mandibularis, als N. mentalis aus. Im Bereich der Molaren erstreckt sich vestibulär eine Linea obliqua schräg nach dorsokranial Richtung Unterkieferast (Abb. 2-94). Im Kieferwinkelbereich liegt vestibulär die Tuberositas masseterica (Abb. 2-94). An dieser Rauigkeit setzt der M. masseter an. Betrachtet man die Pars alveolaris des Corpus mandibulae in der Aufsicht, so erkennt man, dass die Knochenfächer für die Aufnahme der Zähne (Alveoli dentales) einen Bogen bilden. Dieser wird als Arcus alveolaris bezeichnet. Die einzelnen Alveolen werden durch Knochenleisten (Septa interalveolaria) voneinander getrennt. Auch zwischen den Wurzeln mehrwurzeliger Zähne befinden sich Knochensepten (Septa interradicularia) (Abb. 2-95).

Lingual kann man im anterioren Bereich des Unterkiefers medial einen Knochenvorsprung erkennen, die Spina mentalis (Abb. 2-96). Hier haben der M. geniohyoideus und der M. genioglossus ihren Ursprung. Kaudal und lateral der Spina mentalis liegt die Fossa digastrica. In dieser Grube setzt der vordere Bauch (Venter anterior) des M. digastricus an. An der Linea mylohyoidea, die an der Innenseite des Unterkieferkörpers schräg nach oben Richtung Unterkieferast zieht, hat der M. mylohyoideus seinen Ursprung.

Gegenüber der Tuberositas masseterica befindet sich auf der lingualen Seite die Tuberositas pterygoidea (Abb. 2-96), an der der M. pterygoideus medialis inseriert. Durch das fast zentral an der Innenseite des Unterkieferastes lokalisierte Foramen mandibulae zieht der N. alveolaris inferior in den Canalis mandibulae des Unterkiefers. Diese Öffnung wird zum Teil von einer kleinen knöchernen Platte, der Lingula mandibulae, überdeckt.

2.8.3 Kaumuskulatur

Zur Kaumuskulatur werden vier paarige Muskeln gerechnet: M. temporalis, M. masseter, M. pterygoideus medialis und M. pterygoideus lateralis. Sie setzen alle am Unterkiefer an und sind daher – wie auch der Großteil der oberen Zungenbeinmuskulatur – direkt an den Bewegungen des Unterkiefers beteiligt. Die durch diese Muskeln hervorgerufenen Bewegungen lassen sich relativ leicht nachvollziehen, wenn man den topographischen Verlauf der Muskeln in allen drei Ebenen des Raumes kennt und wenn man weiß, wo Punctum fixum und Punctum mobile liegen: Prinzipiell führt ein sich zwischen zwei knöchernen Elementen erstreckender Muskel nur dann zu einer Lageveränderung dieser Elemente zueinander und damit zu einer Bewegung, wenn während der Kontraktion ein Knochenelement fixiert bleibt (Punctum fixum) und das andere die Möglichkeit hat, sich in seiner Position zu verändern (Punctum mobile). Im Falle der Kaumuskulatur liegt das Punctum fixum in den meisten Fällen jeweils an Knochenelementen des unbeweglichen Gesichtsschädels (Ursprung des Muskels), während sich das Punctum mobile am Unterkiefer befindet (Muskelansatz). Durch Kontraktion der Muskeln wird entsprechend der Verlaufsrichtung der Muskelfasern das Punctum mobile an das Punctum fixum angenähert, wodurch eine Bewegung des Unterkiefers ausgelöst wird. Das Zungenbein kann sowohl als Punctum fixum als auch als Punctum mobile wirken.

Die Kaumuskulatur unterscheidet sich funktionell, histochemisch und mikromorphologisch von der quergestreiften Rumpf- und Extremitätenmuskulatur. Klinisch bedeutsam ist die funktionelle Kompartimentierung der einzelnen Kaumuskeln und ihre damit einhergehende differenzierte (selektive) Aktivierbarkeit.

Ein Kaumuskel arbeitet nicht als Gesamtmuskel, sondern ist in viele kleine motorische Einheiten unterteilt, die einzeln (heterogen) aktiviert werden können. Die heterogenen intramuskulären Rekrutierungsmuster ermöglichen eine große funktionelle Variabilität und eine feinmaschige motorische Kontrolle der Muskelkontraktion. Dies erlaubt eine äußerst genaue Einstellung der Unterkieferlage, fein abgestimmte Unterkieferbewegungen und eine genau auf den Punkt gebrachte, wohldosierte Kraftentwicklung und Ausrichtung der Kraftvektoren (*Schindler* und *Türp* 2009).

2.8.3.1 M. temporalis (Schläfenmuskel)

Der M. temporalis entspringt an der Fossa temporalis (Schläfengrube), die sich zwischen Linea temporalis und Jochbogen (Arcus zygomaticus) erstreckt. Ein weiterer Ursprung ist die innere Oberfläche der den Muskel bedeckenden Fascia temporalis. Abhängig von der Verlaufsrichtung der Faserbündel des M. temporalis lassen sich nahezu horizontal verlaufende hintere Fasern von schräg angeordneten mittleren und vertikal verlaufenden vorderen Faseranteilen unterscheiden. Der Hauptteil des M. temporalis inseriert am Processus coronoideus des Unterkiefers (Abb. 2-97) und reicht bis in das Trigonum retromolare. Die hinteren Fasern setzen auch weiter dorsal bis abwärts zur tiefsten Stelle der Incisura mandibulae an. Die vorderen Faseranteile, die die Hauptmasse des Muskels ausmachen, inserieren demgegenüber zum Teil an der Vorderfläche des Processus coronoideus und des Ramus mandibulae.

Der M. temporalis bewirkt aufgrund des unterschiedlichen Verlaufs seiner Anteile verschiedene Bewegungen des Unterkiefers:

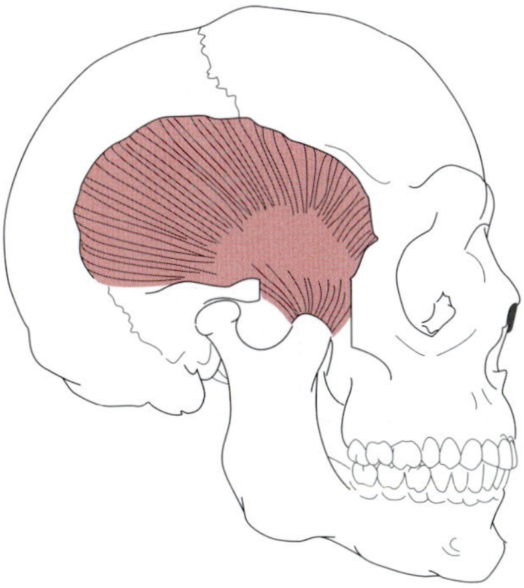

Abb. 2-97 M. temporalis.

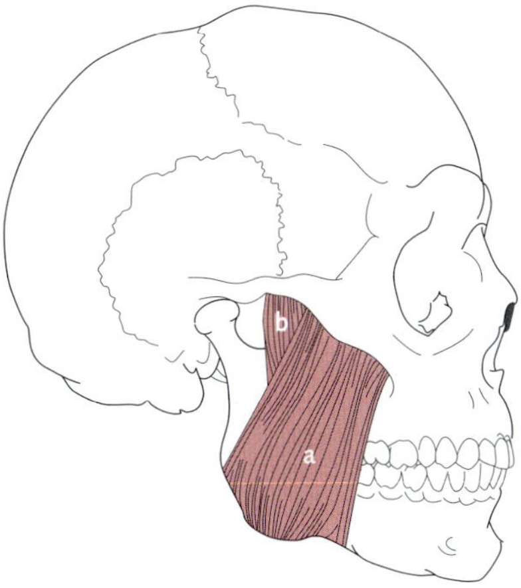

Abb. 2-98 M. masseter. **a** Pars superficialis; **b** Pars profunda.

- Adduktion[1]/Elevation[2] (Kieferhebung, Kieferschluss)
- Retrusion (Bewegung nach dorsal)
- Laterotrusion
- Stabilisierung der Kiefergelenke bei Leer- und Mastikationsbewegungen (Abb. 2-101)

Der M. temporalis wird von den Nn. temporales profundi (aus N. mandibularis [N. V]) versorgt.

2.8.3.2 M. masseter (Kaumuskel)

Der M. masseter besteht aus einem nahezu senkrecht verlaufenden tiefen Anteil (Pars profunda) und einer größeren, schräg verlaufenden oberflächlichen Portion (Pars superficialis) (Abb. 2-98).

Die Pars superficialis entspringt von den vorderen zwei Dritteln des Jochbogens (Arcus zygomaticus) und setzt an der Außenfläche des Ramus mandibulae im Bereich des Kieferwinkels (Angulus mandibulae) an (selten vorhanden: eine Tuberositas masseterica). Dabei verläuft dieser Muskelanteil schräg von ventral, kranial und lateral medialwärts nach kaudal und dorsal. Die hinteren zwei Drittel des Jochbogens sind der Ursprung der Pars profunda des M. masseter. Diese bei verschiedenen Individuen sehr unterschiedlich stark ausgebildete Portion setzt kranial des oberflächlichen Muskelanteils am Ramus mandibulae an, wobei die Fasern senkrecht oder leicht schräg nach kaudal und ventral sowie in medialer Richtung verlaufen. Der zwischen beiden Anteilen des M. masseter gebildete Winkel beträgt durchschnittlich 30 bis 40°. Der M. masseter ist ein typischer Kieferschließer.

---

1 Der Begriff „Adduktion" ist eine Ableitung von dem lateinischen Verb „adducere" – „heranführen". „Adduktion" bedeutet demnach „das Heranführen", in diesem Fall des Unterkiefers an den Oberkiefer.

2 Der Begriff „Elevation" ist eine Ableitung von dem lateinischen Verb „elevare" – „emporheben". „Elevation" bedeutet demnach „das Emporheben", in diesem Fall des Unterkiefers in kraniale Richtung.

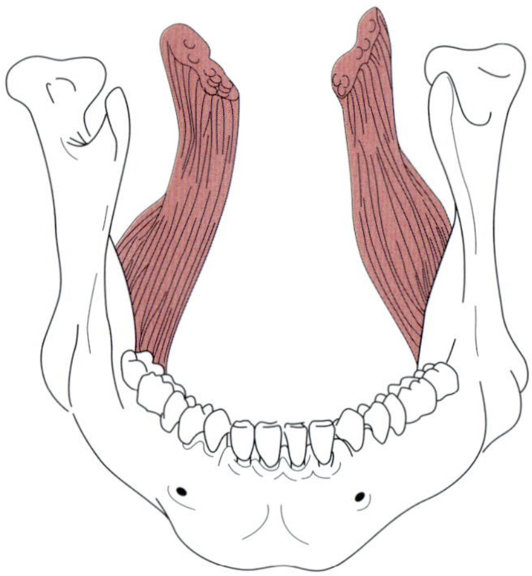

Abb. 2-99 M. pterygoideus medialis.

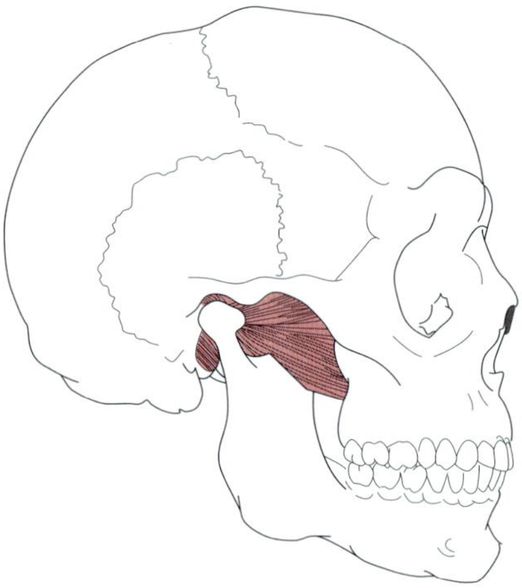

Abb. 2-100 M. pterygoideus lateralis.

Aufgrund seines Verlaufs bewirkt er bei beidseitiger Kontraktion außerdem einen Vorschub des Unterkiefers. Eine unilaterale Kontraktion führt demgegenüber zu einer geringen Laterotrusion der entsprechenden Unterkieferseite (vgl. Abb. 2-101). Innerviert wird der Muskel vom N. massetericus (aus N. mandibularis).

2.8.3.3 M. pterygoideus medialis (innerer Flügelmuskel)

Der mächtige M. pterygoideus – in älteren deutschsprachigen Lehrbüchern und im englischsprachigen Schrifttum auch als M. pterygoideus internus bezeichnet – entspringt in der Fossa pterygoidea, die zwischen dem medialen und lateralen Blatt des Flügelfortsatzes (Processus pterygoideus) des Keilbeins (Os sphenoidale) gelegen ist. Er setzt an der Innenseite des Unterkieferwinkels (Tuberositas pterygoidea) an und beschreibt einen schrägen Verlauf: von ventral, kranial und medial lateralwärts nach kaudal und dorsal (Abb. 2-99). Der Muskel bildet mit dem M. masseter eine funktionelle Muskelschlinge. Entsprechend seinem Verlauf ist er an der Adduktion und an der Protrusion des Unterkiefers beteiligt. Einseitige Kontraktion des M. pterygoideus medialis führt zu einer Bewegung der entsprechenden Unterkieferseite zur Medianebene (Mediotrusion) (Abb. 2-101). Innerviert wird der innere Flügelmuskel vom N. pterygoideus medialis (aus N. mandibularis).

2.8.3.4 M. pterygoideus lateralis (äußerer Flügelmuskel)

Der M. pterygoideus lateralis (M. pterygoideus externus) besteht aus einem oberen und einem unteren Kopf. Beide entspringen vom Keilbein (Os sphenoidale) (Abb. 2-100 und 2-101).

Der Ursprung des aus zwei Anteilen bestehenden oberen Kopfes ist die Unterfläche des großen Keilbeinflügels (Ala major ossis sphenoidalis). Der ungefähr dreimal größere untere Kopf hat seinen Ursprung am seitlichen Blatt (Lamina lateralis) des Flügelfortsatzes (Processus pterygoideus) des Keilbeins. Beide Köpfe ziehen in der zwischen Flügelfortsatz des Os sphenoidale und Unterkieferast gelegenen Fossa infratemporalis (Unterschläfengrube) nach dorsal und lateral und setzen in der Fovea pterygoidea des Processus condylaris des Unterkiefers an. Die obere Portion inseriert darüber hinaus auch (aber nicht ausschließlich) am Discus articularis. Der untere Bauch verläuft in dorso-lateraler Richtung im Gegensatz zum

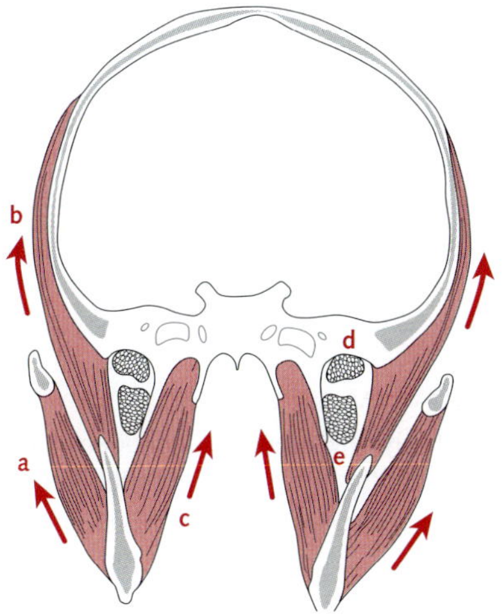

Abb. 2-101 Kaumuskeln im Frontalschnitt. **a** M. masseter; **b** M. temporalis; **c** M. pterygoideus medialis; **d** M. pterygoideus lateralis, Pars superior; **e** M. pterygoideus lateralis, Pars inferior.

annähernd horizontal angeordneten oberen Bauch leicht kranialwärts. Die beiden Anteile des M. pterygoideus lateralis wirken funktionell unterschiedlich: Der stärkere untere Kopf leitet die Kieferöffnung ein, indem er den Kondylus nach ventral und kaudal zieht. Er ist auch an der Protrusion und, bei einseitiger Kontraktion, an der Mediotrusion der entsprechenden Unterkieferseite beteiligt. Der obere Kopf, der den Kondylus (und den Diskus) in ventrale Richtung bewegt, ist auch während des Mundschlusses aktiv. Während des Kauvorgangs soll ihm eine Stabilisierung des Kondylus und Diskus gegen das Tuberculum articulare bzw. die Eminentia articularis zukommen. Beim Kieferschluss soll er dem Zug der elastischen Fasern der Lamina superior der bilaminären Zone des Diskus entgegenwirken und dadurch verhindern, dass der Diskus zu weit posterior zu liegen kommt.

Nicht selten lassen sich die Muskelfasern der beiden Pterygoideus-Lateralis-Köpfe im Bereich ihrer Ansätze nicht mehr unterscheiden, weil sie sich stark durchflechten (*Dauber* 1987).

Die Innervation des äußeren Flügelmuskels erfolgt durch den N. pterygoideus lateralis (aus N. mandibularis).

Zusätzlich zu den vier genannten Kaumuskeln sind beim Kauen, aber auch bei Leerbewegungen des Unterkiefers, die sog. akzessorischen Kaumuskeln aktiv. Dazu zählen zum einen Muskeln der (vom N. facialis innervierten) mimischen Muskulatur, vor allem der M. buccinator und der den Mund öffnende und schließende M. orbicularis oris, und zum anderen die Zunge (Lingua). Bei dieser kann man innere, für die Formveränderung zuständige Muskeln von äußeren Muskeln unterscheiden, welche eine Lageveränderung der Zunge bewirken. Die motorische Innervation der Zungenmuskulatur erfolgt durch den N. hypoglossus (N. XII).

2.8.4 Zungenbeinmuskulatur

Getrennt durch das Zungenbein (Os hyoideum), unterscheidet man die kranial dieses Knochens befindliche suprahyale Muskulatur von der kaudal angeordneten unteren Zungenbeinmuskulatur (infrahyale Muskulatur). Der oberen Zungenbeinmuskulatur kommt eine wichtige Rolle bei den Bewegungen des Unterkiefers, vor allem der Kieferöffnung (Kiefersenkung, Abduktion), zu. Zur Gruppe der suprahyalen Muskeln zählen der M. mylohyoideus, der M. geniohyoideus, der M. digastricus und der M. stylohyoideus. An der Abduktion des Unterkiefers beteiligen sich vornehmlich der M. digastricus mit seinem vorderen Bauch, der M. geniohyoideus und der M. mylohyoideus.

Die infrahyale Muskulatur besteht aus dem M. omohyoideus, dem M. sternohyoideus sowie den tiefer gelegenen Muskeln M. thyreohyoideus und M. sternothyreoideus. Diese Muskeln (mit Ausnahme des M. sternothyreoideus) haben eine direkte Wirkung auf die Position des Zungenbeins.

2.8.4.1 M. mylohyoideus

Der M. mylohyoideus (Mundbodenmuskel), der in dorsaler Richtung leicht nach kaudal abfällt, bildet den Mundboden (Diaphragma oris). Sein Ursprung ist die Innenseite des Unterkiefers (Linea mylohyoidea). In einem von der Spina mentalis zum Zungenbeinkörper verlaufenden Bindegewebsstreifen, der Raphe mylohyoidea, laufen die Muskelfasern der rechten und linken Seite zusammen. Die dorsalen Fasern inserieren am Zungenbeinkörper. Innerviert wird der Muskel vom N. mylohyoideus (ein Ast des N. mandibularis). Die Funktion des M. mylohyoideus hängt davon ab, ob Unterkiefer oder Os hyoideum als Punctum fixum fungieren. In ersterem Fall, z. B. bei Fixierung (Stabilisierung) des Unterkiefers in habitueller Okklusion, wird bei Kontraktion des Muskels das Os hyoideum nach anterior und leicht nach kranial gezogen. Gleichzeitig werden Mundboden und Zunge leicht emporgehoben. Dies ist beispielsweise während des Schluckakts der Fall.

Wird demgegenüber das Os hyoideum durch Wirkung der infrahyalen Muskulatur in einer kaudalen bzw. posterioren Stellung fixiert, so wird der Unterkiefer, der in diesem Fall das Punctum mobile darstellt, bei Kontraktion des M. mylohyoideus nach kaudal und dorsal bewegt.

2.8.4.2 M. geniohyoideus (Kinnzungenbeinmuskel)

Der M. geniohyoideus entspringt an der Spina mentalis des Unterkiefers und setzt am Zungenbeinkörper an. Er liegt über dem M. mylohyoideus. Die Innervation erfolgt durch den N. hypoglossus (N. XII). Der M. geniohyoideus hat auf Unterkiefer und Zungenbein dieselbe Wirkung wie der M. mylohyoideus: Bei fixiertem Unterkiefer führt seine Kontraktion zu einer Verlagerung des Os hyoideum nach ventral (und kranial), bei fixiertem Zungenbein zu einer Bewegung vor allem des frontalen Unterkieferbereichs nach kaudal und dorsal.

2.8.4.3 M. digastricus (zweibäuchiger Muskel)

Der M. digastricus besteht aus zwei Bäuchen, einem vorderen (Venter anterior) und einem hinteren (Venter posterior). Der Muskel entspringt mit seinem hinteren Bauch in der Incisura mastoidea. Diese Rinne ist an der Unterseite des Schläfenbeins (Os temporale), medial vom Warzenfortsatz (Processus mastoideus), gelegen. Mit seinem kürzeren vorderen Bauch setzt er an der Fossa digastrica des Unterkiefers an. Zwischen beiden Muskelbäuchen befindet sich eine Sehne, die mit einer Faszienschlinge am kleinen Horn (Cornu minus) des Zungenbeins befestigt ist. Der hintere Bauch verläuft von seinem Ursprung in kaudale und leicht ventrale, der vordere in ventrale und leicht kraniale Richtung. Die Innervation des Venter anterior erfolgt durch den N. mylohyoideus (Ast des N. mandibularis), die des Venter posterior durch den N. facialis (VII. Hirnnerv). Bei fixiertem Zungenbein wird durch die Wirkung des vorderen Bauchs die Unterkieferfront nach kaudal und dorsal gezogen.

In habitueller Interkuspidation bewirkt der hintere Bauch, dass das Os hyoideum (in diesem Fall Punctum mobile) kranialwärts (und leicht nach dorsal) bewegt wird.

2.8.4.4 M. stylohyoideus (Griffelfortsatzzungenbeinmuskel)

Der M. stylohyoideus entspringt vom Processus styloideus (Griffelfortsatz) des Os temporale und zieht quasi als hintere Ergänzung des Venter posterior des M. digastricus nach kaudal und leicht nach ventral zum großen Horn (Cornu majus) des Zungenbeins. Der Muskel wird vom N. facialis (N. VII) innerviert. Aufgrund seines Verlaufs kann er das Zungenbein nach kranial (und dorsal) ziehen. Seine Hauptaufgabe scheint in einer Stabilisierung der Position des Os hyoideum zu bestehen.

2.8.4.5 Infrahyale Muskulatur

Die infrahyalen Muskeln können das Zungenbein nach kaudal ziehen und dieses stabilisieren. Zugleich limitieren sie den durch die suprahyalen Muskeln bewirkten Zug des Os hyoideum nach kranial.

2.8.5 Kiefergelenke

Stammesgeschichtlich betrachtet sind die Kiefergelenke der rezenten Säuger (und damit des Menschen) Squamoso-Dental-Gelenke: Das Schuppenbein (Squamosum) bildet beidseits das Widerlager für den aus *einem* Knochen (Dentale) bestehenden Unterkiefer. Das Squamoso-Dental-Gelenk stellt das wichtigste Merkmal der Säugetierskelette dar.

Phylogenetisch handelt sich um ein sekundäres Kiefergelenk. Der stammesgeschichtliche Vorläufer des sekundären Kiefergelenks ist das (primäre) Kiefergelenk (Quadrato-Articular-Gelenk) der nichtsäugenden Vertebraten (Reptilien). Letzteres hat bei den Säugern eine Funktionsänderung erfahren. Es dient als Hammer-Amboss-Gelenk, ein Derivat des ersten Kiemenbogens (Mandibularbogens), gemeinsam mit dem phylogenetisch älteren, dem zweiten Kiemenbogen entstammenden Steigbügel (Stapes), der Schallübertragung vom Trommelfell zum Innenohr (*Türp* und *Stratmann* 2016).

Die menschlichen Kiefergelenke befinden sich vor dem äußeren Gehörgang (Meatus acusticus externus) und hinter der Wurzel des Jochbogens. Sie setzen sich aus Anteilen der Schuppe (Pars squamosa) des Schläfenbeins (Fossa mandibularis; Tuberculum articulare bzw. Eminentia articularis) und des Unterkiefers (Kondylus), dem dazwischenliegenden Discus articularis, einer Gelenkkapsel und verschiedenen Bändern zusammen.

Beim Kiefergelenk (Articulatio temporomandibularis) handelt es sich um ein „echtes" Gelenk, eine Diarthrose (Spaltgelenk, Synovialgelenk). Generell sind Diarthrosen dadurch gekennzeichnet, dass knorpelbedeckte Gelenkflächen vorhanden sind, die durch einen Spalt voneinander getrennt sind. Die Gelenke werden durch eine Kapsel von der Umgebung abgetrennt. Auf diese Weise wird eine Gelenkhöhle gebildet, die mit Gelenkschmiere (Synovialflüssigkeit) gefüllt ist, welcher, neben ihrer Funktion als „Schmierflüssigkeit", Ernährungs- und Reinigungsaufgaben zukommen. Bei einigen Spaltgelenken sind darüber hinaus intraartikuläre Strukturen vorhanden, wie z. B. ein Meniskus oder ein Diskus (*Tillmann* 2003).

Auch wenn die Kiefergelenke in die Gruppe der Spaltgelenke eingereiht werden, weisen sie einige Besonderheiten auf, die ihre Einzigartigkeit unter den Ge-

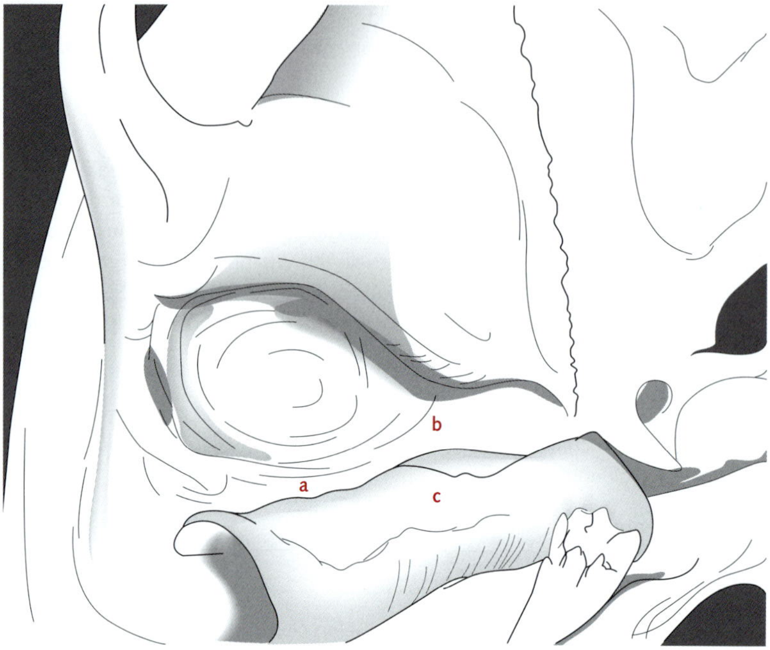

Abb. 2-102 Dorsaler Bereich der Fossa mandibularis von kaudal. **a** Fissura tympanosquamosa; **b** Fissura petrosquamosa; **c** Fissura petrotympanica.

lenken des menschlichen Organismus unterstreichen. Dazu zählt beispielsweise, dass die Zähne Einfluss auf die räumliche Lage der Gelenkkomponenten und die Bewegungsmöglichkeiten der Gelenke ausüben. Auf weitere Besonderheiten wird im Folgenden hingewiesen.

Die Gelenkgrube wird durch die Fossa mandibularis (in der Literatur auch als Fossa articularis und Fossa glenoidalis bezeichnet) gebildet. Sie ist an der Unterfläche der Pars squamosa (Schläfenbeinschuppe) des Os temporale gelegen. Die Knochenstruktur der Fossa mandibularis ist sehr dünn. Der dorsal der Hinterwand der Kiefergelenkgrube unmittelbar vor dem Meatus acusticus externus gelegene und sich nach kaudal erstreckende Knochengrat verbreitert sich in der Regel nach lateral und wird in diesem Bereich in der englischsprachigen Literatur Tuberculum postglenoidale oder Processus postglenoidalis genannt.

Betrachtet man das Schläfenbein von kaudal, so erkennt man, dass die Gelenkgrube in ihrem dorsalen Bereich lateral von der [nicht immer vorhandenen] Fissura tympanosquamosa (sie trennt die Pars squamosa von der Pars tympanica des Os temporale) und medial durch die Fissura petrosquamosa (sie trennt die Pars squamosa von der Pars petrosa [Felsenbein] des Os temporale) und die Fissura petrotympanica (Glaser-Spalte), die dorsal und in etwa parallel zur Fissura petrosquamosa verläuft, durchzogen wird (Abb. 2-102). Diese Fissuren teilen die Gelenkgrube in einen anterioren und einen posterioren Bereich. Der vordere, bis zum Tuberculum articulare (bzw. der Eminentia articularis) reichende Anteil bildet die

Gelenkfläche (Facies articularis) für den Gelenkkopf, den Processus condylaris. Der hintere Bereich ist zwar noch ein Teil des Gelenks, aber keine Artikulationsfläche; er gibt dem Weichgewebe des sog. retroartikulären Polsters, bestehend aus lockerem Bindegewebe, Fett, Venen und Nerven, eine Anlagefläche (*Dauber* 1988). Ventral schließt sich an die Fossa mandibularis das Tuberculum articulare (Gelenkhöckerchen) bzw. die Eminentia articularis an. Im englischsprachigen

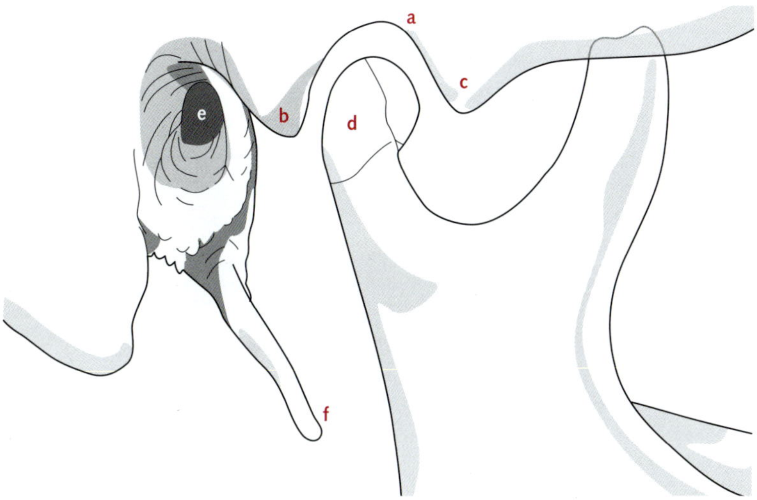

Abb. 2-103 Elemente eines Kiefergelenks und benachbarter Strukturen. a Fossa mandibularis; b Processus postglenoidalis; c Eminentia articularis; d Caput mandibulae; e Meatus acusticus externus; f Processus styloideus.

Schrifttum wird die vordere Wand der Fossa mandibularis, die die eigentliche Gelenkfläche (Facies articularis) bildet, als Eminentia articularis bezeichnet und dem kleinen, lateral der Eminentia gelegenen knöchernen Höcker (Tuberculum articulare), der keine artikulierende Fläche darstellt, entgegengesetzt.

In der sagittalen Betrachtung erkennt man, dass Fossa mandibularis und Tuberculum articulare (bzw. Eminentia articularis) ein S-förmiges Profil bilden. Nach anterior geht die Eminentia articularis über ihren höchsten Punkt hinweg in das sog. Planum praeglenoidale über, auf das sich bei sehr weiter Kieferöffnung Kondylus und Diskus bewegen können (Abb. 2-103).

Der Gelenkkopf wird durch das Caput mandibulae (Kondylus, Kieferköpfchen) des Processus condylaris mandibulae gebildet. Der vordere Anteil und der Scheitelbereich des Caput mandibulae bilden dabei die eigentliche Gelenkfläche.

Im Unterschied zu den üblicherweise nur mit hyalinem Knorpel überdeckten Gelenkflächen von Spaltgelenken befindet sich in den Kiefergelenken über der Knorpelschicht eine dünne, zellreiche Proliferationsschicht, die wiederum von avaskulärem, kollagenfaserreichem Bindegewebe bedeckt ist. (Eine mit fibrösem Bindegewebe überzogene Gelenkfläche findet sich bei Spaltgelenken sonst nur noch im Sternoclavicular sowie im Akromioklavikulargelenk.) Im Bereich der artikulierenden Oberflächen des Kiefergelenks weisen diese Schichten einen größeren Durchmesser als in völlig unbelasteten Bezirken auf.

Zwischen den oben genannten Kiefergelenkanteilen des Os temporale und der Mandibula liegt eine Gelenkzwischenscheibe (Discus articularis). Ein Discus articularis kommt im Körper sonst nur im Sternoclavikulargelenk und – unvollständig – im proximalen Handgelenk vor. Durch den Diskus wird das Kiefergelenk unter physiologischen Verhältnissen in zwei vollständig voneinander getrennte Gelenkkammern geteilt: Kranial der Gelenkzwischenscheibe befindet sich die diskotemporale, kaudal die diskomandibuläre Gelenkkammer (Abb. 2-104), die mit Gelenkschmiere (Synovialflüssigkeit) gefüllt sind. In der diskomandibulären Kammer findet eine Rotation des Kondylus gegenüber dem Diskus, in der diskotemporalen Kammer eine Translation des Kondylus-Diskus-Komplexes gegenüber der Eminentia articularis statt. Aufgrund dieser zwei Bewegungsarten (Rotationsbewegung, Translationsbewegung) kann ein Kiefergelenk als Doppelgelenk angesehen werden.

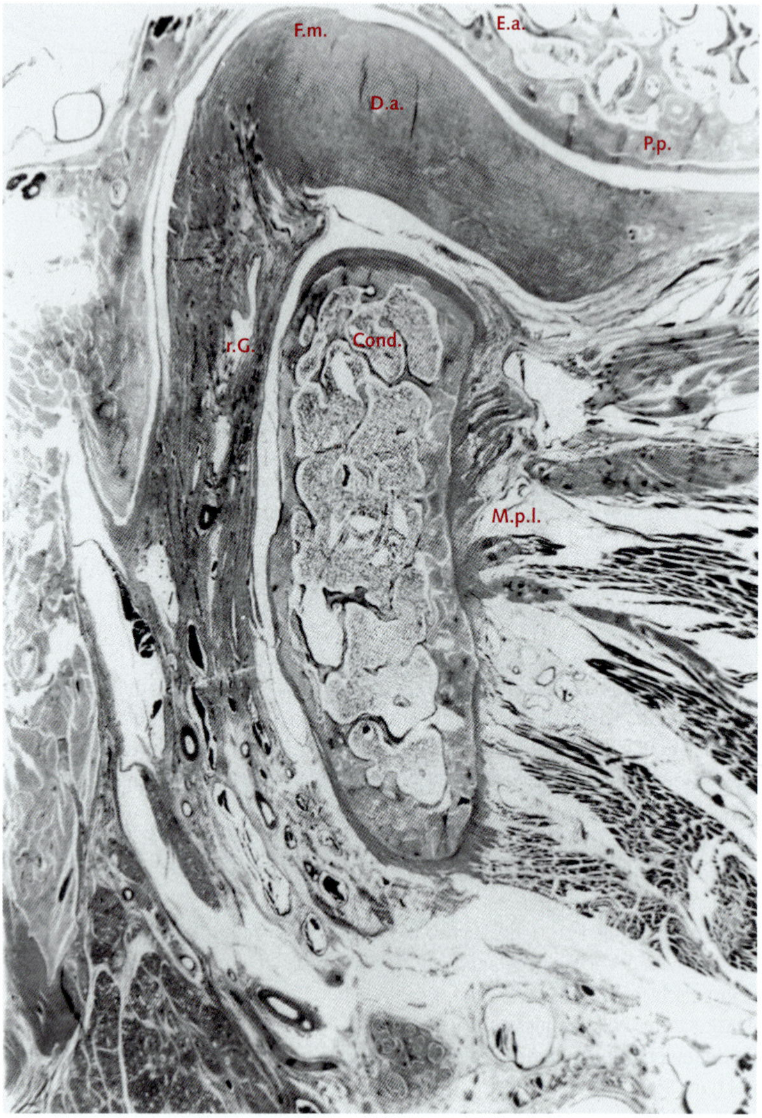

Abb. 2-104 Histologisches Präparat: Sagittalschnitt durch ein rechtes menschliches Kiefergelenk. Ansicht von lateral. Färbung: Goldner, Schnittdicke 12 µm. **Cond.**: Condylus mandibulae; **F.m.**: Fossa mandibularis; **E.a.**: Eminentia articularis; **P.p.**: Planum praegle-noidale; **D.a.**: Discus articularis; **r.G.**: retrodiskales Gewebe; **M.p.l.**: Fasern des M. pterygoideus lateralis (Präparat: Prof. Dr. *Alexander Puff*, Freiburg i. Br.) (Bild: aus *Alt* und *Türp* 1997).

Beim Discus articularis unterscheidet man einen avaskulären, kollagenfaserreichen anterioren Teil von einem vaskularisierten posterioren Abschnitt (Abb. 2-104). Der anteriore Teil des Diskus besteht aus einem anterioren Band (ca. 2 mm dick), einer dünneren intermediären Zone (rund 1 mm dick) und einem posterioren Band (knapp 3 mm dick) und weist in seiner Gesamtheit eine bikonkave Form auf. Der posteriore Abschnitt ist reichhaltig vaskularisiert und innerviert und teilt sich dorsalwärts in zwei Blätter auf (bilaminäre Zone): Das obere, elastische Fasern enthaltende Blatt (Lamina superior oder Stratum superior) inseriert in der Fissura petrosquamosa und, sofern diese nicht verschlossen ist, in der Fissura tympanosquamosa (*Dauber* 1987), während das untere kollagenfaserreiche Blatt (Lamina inferior oder Stratum inferior) straff am Unterkieferhals (Collum mandibulae) befestigt ist. Zwischen den Blättern liegt das retroartikuläre Polster. Medial und lateral ist der Diskus über Diskusligamente („Kollateralbänder") an den medialen und lateralen Seiten (Polen) des Kondylus angeheftet; anterior steht er mit der Kiefergelenkkapsel und in vielen Fällen mit dem oberen Bauch des M. pterygoideus lateralis in Verbindung.

Bei den meisten Menschen liegt in habitueller Interkuspidation der Discus articularis mit seiner intermediären Zone dem Kondylus wie eine Kappe auf. In der Betrachtung eines rechten Kiefergelenks von lateral schmiegt sich die Facies articularis des Kondylus in ihrer 12-Uhr-Position der posterioren Bande, in der 1-Uhr-Position der intermediären Bande an. Diese Angaben sind aber lediglich als Anhaltspunkte zu sehen, da häufig Variationen vorkommen, bei denen der Diskus z. B. weiter anterior liegt. Beim Öffnen und Schließen des Kiefers bewegen sich Kondylus und Diskus gemeinsam nach vorne. Dabei schiebt sich der Kondylus etwas weiter nach vorn als der Diskus.

In nicht wenigen Fällen kommen Variationen in der Kiefergelenk-Anatomie vor, ohne dass bei der betreffenden Person irgendwelche Symptome (Schmerzen, Funktionseinschränkungen) nachzuweisen sind oder ein Behandlungsbedarf besteht.

Umgeben wird das Gelenk von einer relativ weiten und mit Blutgefäßen und Nervenfasern reichlich versorgten Gelenkkapsel (Capsula articularis). Die Kapsel setzt am Schläfenbein und am Übergang des Caput zum Collum mandibulae des Unterkiefers an. Innen wird die Gelenkkapsel von einer Synovialmembran ausgekleidet. Die Kapsel erfährt durch zwei Bänder eine seitliche Verstärkung. Lateral zieht das relativ starke Lig. temporomandibulare (Lig. laterale) vom seitlichen Bereich des Tuberculum articulare in kaudaler und zum Teil leicht dorsaler Richtung zur lateralen Seite des Collum mandibulae. Das Lig. laterale ist nicht in allen Fällen vorhanden. Im medialen Bereich der Kapselwand befindet sich das schwächere Lig. mediale. Die Bänder werden aufgrund ihres Verlaufs bei leichter Kieferöffnung (Rotation) des Kondylus gespannt, bei weiterer Kieferöffnung (zusätzliche Translation des Kondylus) entspannt.

Weitere Bänder stehen nur indirekt mit dem Kiefergelenk in Zusammenhang. Sie werden im Gegensatz zu den vorher genannten intrinsischen Bändern teilweise auch als extrinsische Bänder bezeichnet: Das Lig. stylomandibulare, das sich vom Vorderrand des Processus styloideus des Os temporale nach kaudo-ventral zum hinteren Rand des Ramus mandibulae erstreckt, wird bei Protrusion gespannt und wirkt dadurch dieser Unterkieferbewegung entgegen. Das Lig. sphenomandibulare zieht von der Spina der Ala major des Os sphenoidale zur Lingula mandibulae. Es verläuft ebenfalls in kaudaler und ventraler Richtung und wird bei weiter Kieferöffnung gespannt. Es soll die in den Canalis mandibulae ziehenden Nerven und Blutgefäße bei der Kieferöffnung vor Kompression schützen. Zu den extrinsischen Bändern des Kiefergelenks wird in der Regel auch die Raphe pterygomandibularis gerechnet. Dabei handelt es sich um einen Sehnenstreifen, der sich zwischen dem Hamulus pterygoideus, einem am Ende der Lamina medialis des Processus pterygoideus (Flügelfortsatz) des Keilbeins gelegenen hakenförmigen Fortsatz, und der Unterkieferinnenseite erstreckt. Durch die Raphe wird der M. buccinator vom M. constrictor pharyngis superior getrennt. Die Bänder wirken demnach limitierend bei Extrembewegungen des Unterkiefers; eine Führung des Gelenks können sie aber nicht bewirken.

2.8.6 Unterkieferbewegungen

Der Unterkiefer ist der einzige bewegliche Schädelknochen. Es drängt sich der Analogschluss zu einer Marionette auf, welche über Marionettenfäden (pro Seite 7 Kiefermuskeln und 3 Bänder) von einem Marionettenspieler (zentrales Nervensystem) bewegt wird (*Messinger* und *Türp* 2021). Die menschlichen Kiefergelenke und Kiefermuskeln ermöglichen Unterkieferbewegungen in allen drei Raumebenen:

- Kieferöffnung: Bewegung des Unterkiefers in kaudale Richtung
- Kieferschluss: Bewegung des Unterkiefers in kraniale Richtung
- Protrusion des Unterkiefers: Bewegung des Unterkiefers in ventraler Richtung bzw. zahngeführter Unterkiefer-Vorschub
- Retrusion des Unterkiefers: Bewegung des Unterkiefers in dorsaler Richtung bzw. zahngeführter Unterkiefer-Rückschub
- Laterotrusion: Bewegung einer Unterkieferseite von der Medianebene weg bzw. zahngeführter Unterkiefer-Seitschub
- Mediotrusion: Bewegung einer Unterkieferseite (u. U. zahngeführt) zur Medianebene hin
- Kombinierte Unterkieferbewegungen (z. B. beim Kauen, Sprechen, Singen)

Bei seitwärts gerichteten Bewegungen unterscheidet man den Arbeits- vom Nichtarbeitskondylus:

- Arbeitskondylus: der Kondylus der Seite, in dessen Richtung sich das Kinn bewegt
- Nichtarbeitskondylus („schwingender Kondylus"): der Kondylus, der der Kinnbewegung entgegengesetzten Seite

Die dabei auftretenden kondylären Bewegungen sind in Tabelle 2-5 zusammengefasst (*Wiskott* 2011).

Die vorhandenen Seitenunterschiede in Morphologie und Funktion bedingen, dass die individuellen Unterkieferbewegungen nicht symmetrisch und nach beiden Seiten nicht gleich weit erfolgen.

Tab. 2-5 Bezeichnungen der Seitwärtsbewegungen des Arbeits- und Nichtarbeitskondylus (*Wiskott* 2011).

	Richtung	Bezeichung
Nichtarbeitsseite	medial	Immediate side shift
	anterior und medial	Progressive side shift
Arbeitsseite	lateral-superior	Latero-Surtrusion
	lateral-inferior	Latero-Detrusion
	lateral-anterior	Latero-Protrusion
	lateral-posterior	Latero-Retrusion

2.8.6.1 Kieferöffnung und -schluss

Bei der initialen Kieferöffnung (15 bis 20 mm) steht die Dreh- bzw. Scharnierbewegung des Kondylus im Vordergrund, obwohl zugleich auch immer eine gewisse Translation stattfindet (Ausnahme: beim bewussten Zurückschieben des Unterkiefers während der Kieferöffnung). Die Rotation findet in der unteren Gelenkkammer statt (diskomandibuläres Scharniergelenk). Die gedachte transversale Achse,

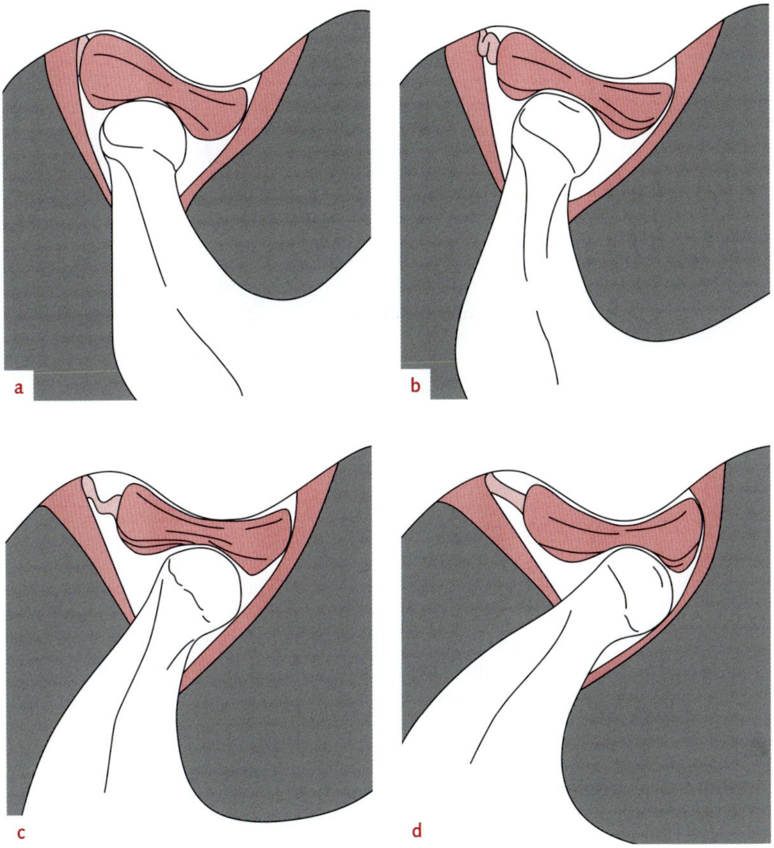

Abb. 2-105 Verhältnisse im Kiefergelenk bei maximaler Kieferöffnung. **a** Ausgangssituation; **b** initiale Öffnungsphase; **c** beginnende Rotation/Translation; **d** maximale Rotation/Translation (maximale Kieferöffnung).

um die sich die beiden Kondylen bei ihrer Rotation drehen, wird auch als Scharnierachse bezeichnet. Bei weiterer Kieferöffnung (ungefähr > 20 mm) kommt der körperlichen Bewegung (Translation) des Kondylus zusammen mit dem auf ihm befindlichen Discus articularis in anteriore Richtung eine immer größere Bedeutung zu (Gleit- oder Schlittenbewegung). Diese Bewegung vollzieht sich in der oberen Gelenkkammer (diskotemporales Gleitgelenk) (Abb. 2-105a bis d). Durch die kombinierte Rotations-Translations-Bewegung kann der Kiefer weiter geöffnet werden, als dies bei einer alleinigen Rotation der Fall wäre.

2.8.6.2 Asymmetrische Bewegungen

Neben Öffnungs- und Schließbewegungen (Abduktion; Adduktion) und Bewegungen in ventraler und dorsaler Richtung (Protrusion; Retrusion) (symmetrische Bewegungen) kann der Unterkiefer Seitwärtsbewegungen sowie kombinierte Bewegungen (asymmetrische Bewegungen) ausführen. Letztere Bewegungsmöglichkeiten treten typischerweise beim Kauen von Nahrung, aber auch bei exzentrischen Bewegungen im Zuge von Parafunktionen (z. B. Knirschen oder Pressen) auf. Diejenige Seite, in deren Richtung sich der Unterkiefer von der Medianebene weg nach lateral bewegt, wird als Arbeitsseite (Laterotrusionsseite, Kauseite) bezeichnet (Abb. 2-106).

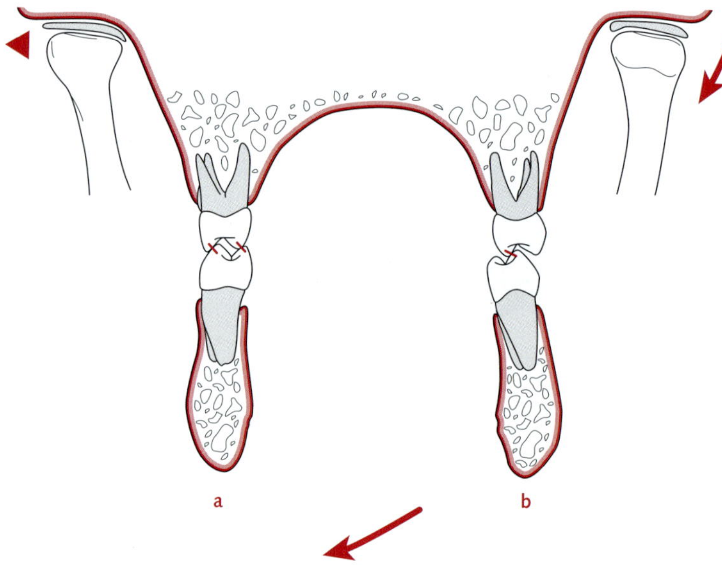

Abb. 2-106 Arbeits- und Nichtarbeitsseite. **a** Arbeitsseite; **b** Nichtarbeitsseite.

Die der Arbeitsseite gegenüberliegende Seite, d. h. die Seite, die sich bei einer Seitwärtsbewegung zur Medianebene hinbewegt, ist die Nichtarbeitsseite (Mediotrusionsseite, Balanceseite, Leerlaufseite).

2.8.6.3 Grenzbewegungen des Unterkiefers

Aufgrund anatomischer Gegebenheiten (knöcherne und knorpelige Begrenzungen, Gelenkkapsel, Bänder) sind die Bewegungen des Unterkiefers limitiert.

Die Unterkiefer-Bewegungen erfolgen innerhalb bzw. entlang von Bewegungsgrenzen. Bewegungen, die die Bewegungsgrenzen darstellen, d. h. die maximalen Exkursionsbewegungen des Unterkiefers, werden als Grenzbewegungen bezeichnet. Im Zuge von Grenzbewegungen können Grenzpositionen (z. B. maximale Protrusion) eingenommen werden, die, sofern das Kiefergelenk und die Kaumuskulatur des Patienten keine Funktionsstörung aufweisen, durch eine relativ gute Reproduzierbarkeit gekennzeichnet sind. Die maximale Kieferöffnung beträgt durchschnittlich 40–60 mm, die maximale Protrusion 7–11 mm, der maximale Seitschub nach rechts und links jeweils 7–12 mm und die maximale Retrusion (sofern eine solche möglich ist) 0,5–1,5 mm. Das individuelle Ausmaß der Grenzbewegungen hängt, wie das aller Kieferbewegungen, von verschiedenen Faktoren ab. Dazu zählen u. a. die Ausprägung der sagittalen Gelenkbahn, die Ausprägung der orofazialen Muskulatur und die Form und Stellung der Zähne. Bei bestimmten pathologischen Zuständen im Kiefergelenk und/oder der Kaumuskulatur ist die Bewegungskapazität des Kiefergelenks häufig eingeschränkt (siehe Kap. 10).

Die Grenzbewegungen des Unterkiefers können in allen drei Ebenen des Kopfes (Abb. 2-107) dargestellt werden. In der Sagittalebene (Protrusion, Retrusion, Kieferöffnung, Kieferschluss) geschieht dies anschaulich mit Hilfe des sog. Posselt-Diagramms (Abb. 2-108). Dabei handelt es sich um die Bewegungsbahn, die vom Unterkiefer-Inzisalpunkt beschrieben wird.

Die Grenzbewegungen des Unterkiefers in der Horizontalebene (Protrusion, Retrusion, Seitschub) lassen sich in Form des sog. gotischen Bogens darstellen

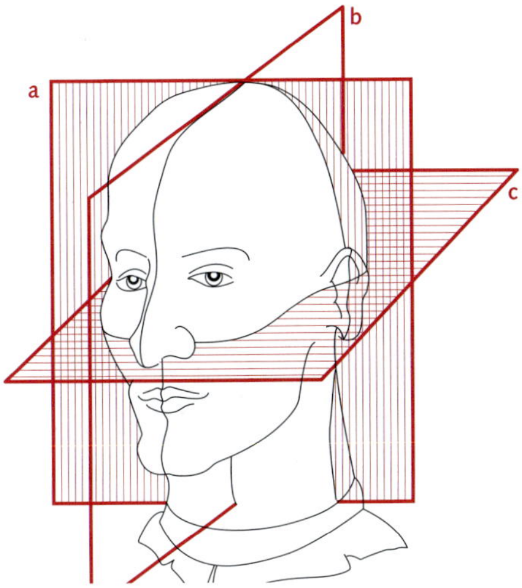

Abb. 2-107 Die drei Hauptebenen des Kopfes: **a** Frontalebene; **b** Sagittalebene; **c** Horizontalebene.

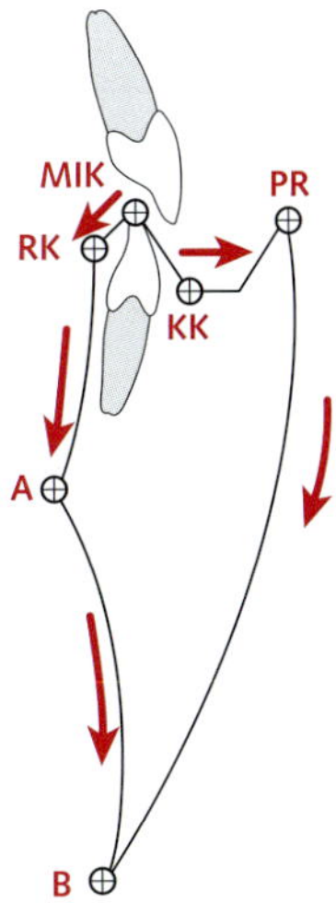

Abb. 2-108 Grenzbewegungen des Unterkiefer-Inzisalpunkts in der Sagittalebene (Posselt-Diagramm). **MIK**: Interkuspidationsposition und maximale Interkuspidation (maximaler Vielpunktkontakt); **RK**: maximal retrudierter Unterkiefer; **A**: maximale Kieferöffnung bei überwiegender Dreh-/Scharnierbewegung der Kondylen. Dies erfolgt bei gleichzeitigem (bewusstem) Rückschub des Unterkiefers; **B**: maximale Kieferöffnung bei kombinierter Dreh- und Gleitbewegung der Kiefergelenke; **KK**: Beginn des Kante-Kante-Kontakts der Frontzähne; **PR**: maximale Protrusion.

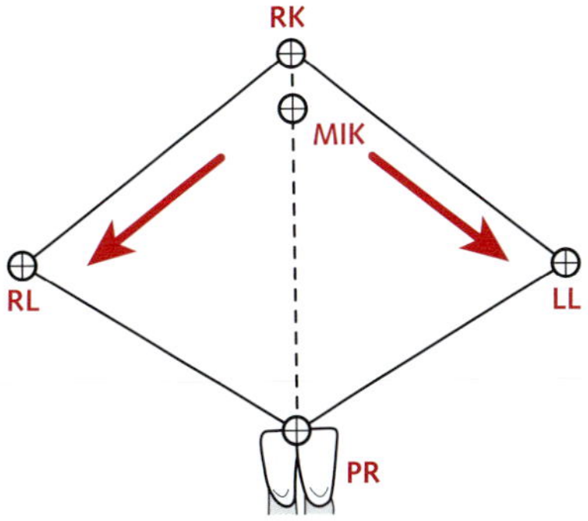

Abb. 2-109 Grenzbewegungen des Unterkiefers in der Horizontalebene. **MIK** maximale Interkuspidation (maximaler Vielpunktkontakt); **RK** maximal retrudierter Unterkiefer; **PR** maximaler Vorschub; **RL** maximale Lateralbewegung nach rechts; **LL** maximale Lateralbewegung nach links.

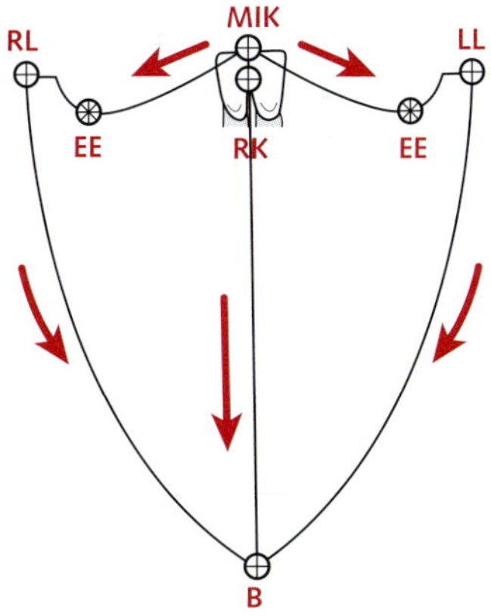

Abb. 2-110 Grenzbewegungen des Unterkiefer-Inzisalpunkts in der Frontalebene. **MIK** maximale Interkuspidation (maximaler Vielpunktkontakt); **RK** maximal retrudierter Unterkiefer; **B** maximale Kieferöffnung bei kombinierter Dreh- und Gleitbewegung der Kiefergelenke; **EE** Kontakt Eckzahnspitze-Eckzahnspitze; **RL** maximale Lateralbewegung nach rechts; **LL** maximale Lateralbewegung nach links.

(Abb. 2-109). Darunter versteht man die vom Unterkiefer beschriebene Bewegungsbahn bei Vor-, Rück- und Seitschub.

Klassischerweise wird sie durch eine intraorale Stützstiftregistrierung bestimmt. Für diesen Zweck befindet sich (traditionell) im Oberkiefer in der Medianen eine Schreibspitze, im Unterkiefer eine Schreibplatte. Nach Aufzeichnung der maxima-

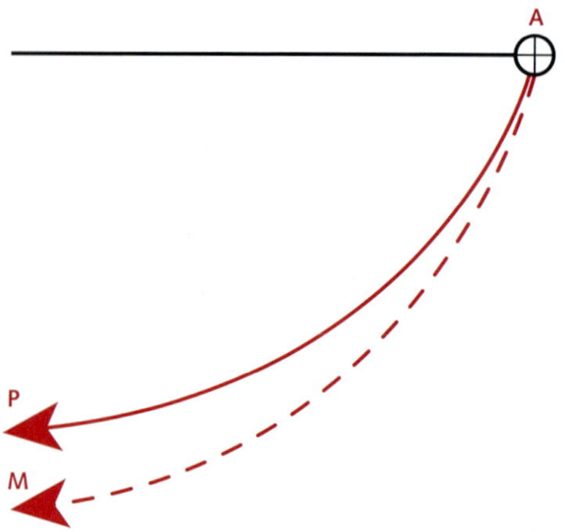

Abb. 2-111 Fischer-Winkel. **A** Ausgangsposition des Kondylus der Nichtarbeitsseite; **P** Endposition bei Protrusion; **M** Endposition bei Mediotrusion.

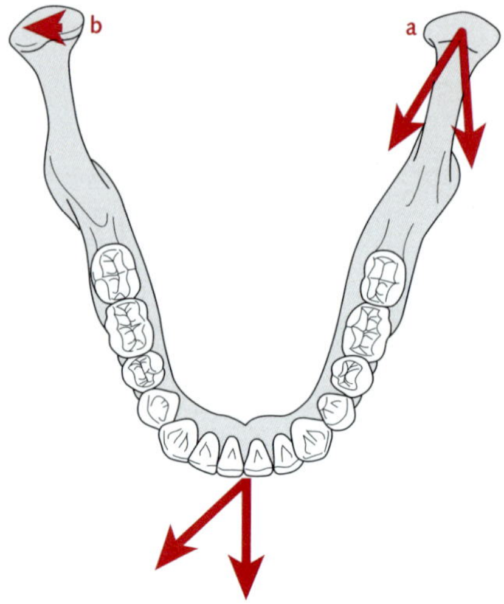

Abb. 2-112 Bennettwinkel. Bei einer Seitwärtsbewegung (nach rechts): **a** Kondylus der Balanceseite; **b** Kondylus der Arbeitsseite.

len Protrusion und Retrusion sowie der Laterotrusion nach rechts und links aus der retrudierten Position heraus entsteht ein Pfeilwinkel, dessen Spitze die muskulär bestimmte retrudierte Unterkieferposition darstellt. Die habituelle Unterkieferposition liegt in der Regel leicht hinter der Pfeilspitze (0,5–1,5 mm).

Die Grenzbewegungen des Unterkiefer-Inzisalpunkts in der Frontalebene sind in Abbildung 2-110 dargestellt.

Im Zusammenhang mit den Bewegungen des Unterkiefers können bestimmte Bahnen und Winkel beschrieben werden.

2.8.6.4 Sagittaler Kondylenbahnwinkel (sagittaler Gelenkbahnwinkel)

Unter sagittaler Kondylenbahn bzw. sagittaler Gelenkbahn versteht man die vom Kondylus in der Sagittalebene beschriebene Gelenkbahn. Der Winkel, der zwischen der Verbindungslinie vom Startpunkt der Bewegung zu einem weiteren Punkt auf der kondylären Bewegungsbahn und einer Parallele zu einer durch Schädelbezugspunkte festgelegten Geraden (z. B. Frankfurter Horizontale; Camper-Ebene) gebildet wird, wird als Kondylenbahn- oder Gelenkbahnwinkel bezeichnet.

2.8.6.5 Fischer-Winkel

Der in der Sagittalebene gemessene Winkel zwischen der sagittalen Gelenkbahn, die bei Protrusion entsteht, und der (steileren) Bewegungsbahn („Mediotrusionsbahn") des Kondylus der Nichtarbeitsseite bei Seitschubbewegungen wird als Fischer-Winkel bezeichnet (Abb. 2-111). Er beträgt durchschnittlich 5–10°.

2.8.6.6 Bennett-Winkel

Der in der Horizontalebene gemessene Winkel im Gelenkbereich zwischen der Sagittalrichtung und der Verbindungslinie zwischen dem Anfangs- und einem Endpunkt auf der kondylären Mediotrusionsbahn ist der Bennett-Winkel (Abb. 2-112). Er beträgt durchschnittlich 15–20°.

2.8.6.7 Bennett-Bewegung

Das im Zuge einer Seitwärtsbewegung (z. B. beim Kauen) auftretende seitliche Versetzen der Kondylen Richtung Arbeitsseite wird als Bennett-Bewegung bezeichnet. Dabei beschreibt der Kondylus der Mediotrusionsseite (Nichtarbeitsseite, Balanceseite) eine deutlich größere Bewegungsbahn als der Kondylus der Arbeitsseite.

Das unmittelbare transversale, nach medial orientierte Versetzen des Kondylus der Mediotrusionsseite zu Beginn einer Unterkiefer-Seitwärtsbewegung wird als „immediate side shift" (Bennet-Sideshift) bezeichnet. Daran schließt sich eine nach anterior, medial und kaudal gerichtete kontinuierliche, synchron zur Unterkiefer-Lateralbewegung verlaufende Bewegung des Kondylus an („progressive side shift").

Der Kondylus der Arbeitsseite führt demgegenüber neben einer Rotation eine in erster Linie nach lateral gerichtete Bewegung geringen Ausmaßes aus, die Bennett-Lateralbewegung. Sie entspricht dem „immediate side shift" der Balanceseite.

Besondere Bedeutung erhalten die angegebenen Bewegungsbahnen und ihre Beziehungen untereinander, wenn Unterkieferbewegungen im Artikulator simuliert werden sollen. Je genauer sich die individuellen Verhältnisse in einem Artikulator berücksichtigen lassen (Einstellmöglichkeiten, Austausch bestimmter Teile), desto eher ist es möglich, okklusionsnahe Unterkieferbewegungen patientenähnlich zu simulieren (vgl. Kap. 15).

Literatur

Alt K.W., Türp J.C.: Die Evolution der Zähne – Phylogenie, Ontogenie, Variation. Quintessenz, Berlin 1997.

Ash M.M., Nelson S.: Wheeler's Dental Anatomy, Physiology, and Occlusion. 8. Aufl. Saunders, Philadelphia 2003.

Carlsson G.E., Haraldson T., Mohl N.D.: The dentition. In: Mohl N.D., Zarb G.A., Carlsson G.E., Rugh J.D.: A Textbook of Occlusion. Quintessence, Chicago 1988.

Dauber W.: Die Nachbarschaftsbeziehungen des Discus articularis des Kiefergelenks und ihre funktionelle Deutung. Schweiz Monatsschr Zahnmed 1987;97:427-437.

Fédération Dentaire Internationale (FDI): Two-digit system of designating teeth. Int Dent J 1971;21:104-106.

Ferrari M., Cagidiaco M.C., Bertelli E.: Anatomic guide for reduction of enamel for acid-etched retainers. J Prosthet Dent 1987;58:106-110.

Garberoglio R., Brännström M.: Scanning electron microscopic investigation of human dentinal tubules. Arch Oral Biol 1976;21:355-362.

Henke W., Rothe H.: Paläoanthropologie. Springer, Berlin 1994.

Hillson S.: Teeth. Cambridge Manuals in Archaeology. Cambridge University Press, Cambridge 1986.

Ingle J.I., Bakland L.K.: Endodontics. 5. Aufl. Lea & Febiger, Philadelphia 2003.

Keil A.: Grundzüge der Odontologie. Borntraeger, Berlin 1966.

Kobes L.W.R.: Quellenstudie zu Petrus Camper und der nach ihm benannten Schädelebene. Dtsch Zahnärztl Z 1983;38:268-270.

Messinger H., Türp J.C.: Die Kieferfunktion - ein „Marionettentheater"? J Craniomandib Funct 2021;13:31-49.

Mühlreiter E.: Anatomie des menschlichen Gebisses. Arthur Felix, Leipzig 1870.

Peyer B.: Die Zähne. Ihr Ursprung, ihre Geschichte und ihre Aufgabe. Springer, Berlin 1963.

Puff A.: Zur funktionellen Anatomie des Kiefergelenkes. Dtsch Zahnärztl Z 1963;18:1385-1392.

Radlanski R.J.: Curriculum Orale Struktur- und Entwicklungsbiologie. Quintessenz, Berlin 2011.

Rateitschak K.H., Wolf H.F., Rateitschak E.M.: Parodontologie. 3. Aufl. Farbatlanten der Zahnmedizin. Band 1. Thieme, Stuttgart 2004.

Salaorni C., Palla S.: Condylar rotation and anterior translation in healthy human temporomandibular joints. Schweiz Monatsschr Zahnmed 1994;104:415-422.

Schaffner M., Stich H., Lussi A.: Schmelzperlen. Schmelzbildung an einer atypischen Lokalisation. Swiss Dent J 2014;124:928-929.

Schaffner M., Stich H., Lussi A.: Strukturfehler des Schmelzes. Swiss Dent J 2017;127: 1076-1077.

Schindler H.J., Türp J.C.: Funktionelle Besonderheiten der Kaumuskulatur. Klinische Implikationen für die Therapie mit Okklusionsschienen. J Craniomandib Funct 2009;1:9-28

Schroeder H.E.: Pathobiologie oraler Strukturen. 3. Aufl. Karger, Freiburg i. Br. 1997.

Schumacher G.-H.: Anatomie: Lehrbuch und Atlas. 2. Aufl. Barth, Leipzig/Heidelberg 1991.

Smith T.M., Olejniczak A.J., Reid D.J., Ferrell R.J., Hublin J.J.: Modern human molar enamel thickness and enamel-dentine junction shape. Arch Oral Biol 2006;51:974-995

Spee F. Graf: Die Verschiebungsbahn des Unterkiefers am Schädel. Arch Anat Entwicklungsgesch 1890; [ohne Bandnummer] 285-294.

Tillmann B. (Hrsg.): Rauber/Kopsch – Anatomie des Menschen. Band I. Bewegungsapparat. 3. Aufl. Thieme, Stuttgart 2003.

Türp J.C., Alt K.W.: Designating teeth: the advantages of the FDI's two-digit system. Quintessence Int 1995;26:501-504.

Türp J.C., Alt K.W.: Grundwissen der Odontologie: Topographie, Terminologie und Klassifikation. In: Alt K.W. und Türp J.C. (Hrsg.): Die Evolution der Zähne – Phylogenie, Ontogenie, Variation. Quintessenz, Berlin 1997:451-470.

Türp J.C., Alt K.W., Vach W., Strub J.R., Harbich K.: Mandibular condyles and rami are asymmetric structures. Cranio 1998;16:51-56.

Türp J.C., Stratmann U.: Die Kiefergelenke des Erwachsenen. Alte und neue anatomische Erkenntnisse. J Craniomandib Funct 2016;8:101-121.

Wiskott H.W.A.: Fixed prosthodontics. Principles and Clinics. Quintessence Publishing, London 2011:107.

Zenker W.: Das retroarticuläre plastische Polster des Kiefergelenkes und seine mechanische Bedeutung. Z Anat Entwicklungsgesch 1956;119:375-388.

Weiterführende Literatur

Ahlers M.O., Biffar R., Bumann A., Freesmeyer W.B., Fuchs B., Hugger A., Kordaß B., Klett R., Koeck B., Meyer G., Ottl P., Seeher W.D., Schindler H.J., Türp J.C.: Terminologie der Arbeitsgemeinschaft für Funktionsdiagnostik und Therapie (AFDT) und der Deutschen Gesellschaft für Zahnärztliche Prothetik und Werkstoffkunde (DGzPW). Dtsch Zahnärztl Z 2006;61:8-10

Hugger A., Türp J.C., Kerschbaum T. (Hrsg): Orale Physiologie. Quintessenz, Berlin 2006.

3 Synoptisches Behandlungskonzept

3.1 Einleitung

Ziel eines modernen prothetischen Behandlungskonzepts sollte es sein, dem Zahnarzt einen Leitfaden an die Hand zu geben, der ihm ermöglicht, bei prothetisch zu rehabilitierenden Patienten zu einem im individuellen Fall optimalen Therapieresultat zu gelangen. Neben der rein prothetischen Vorgehensweise kommt dabei einer gewissenhaften präprothetischen Vorbehandlung sowie regelmäßigen Nachsorgen ein hoher Stellenwert zu, damit ein auf den Patienten und dessen Belange angepasstes individuelles Behandlungsoptimum zustande kommen kann.

Im Folgenden soll das Behandlungskonzept vorgestellt werden, das bei der prothetischen Versorgung des Lückengebisses (festsitzender, kombiniert festsitzend-abnehmbarer Zahnersatz) verfolgt wird. Das Vorgehen beim abnehmbaren (Hybrid- und Totalprothesen) und bedingt abnehmbaren Zahnersatz (implantatgetragene Brücken) wird in späteren Kapiteln erläutert.

3.2 Behandlungskonzept

(Behandlungsschritte je nach individuellen Erfordernissen des Patientenfalls)

A) Schmerzbehandlung

B) Anamnese
1. allgemeinmedizinisch
2. zahnärztlich

C) Befundaufnahme
1. extraorale Besonderheiten
   a) Sensibilität und Lymphknoten
   b) Asymmetrien
   c) Lachlinie und Zahnfarbe
   d) Sonstiges
2. intraorale Besonderheiten
   a) Mundschleimhaut
   b) Tonsillen und Speichel
3. dental/röntgenologisch
4. parodontal/röntgenologisch
5. funktioneller Kurzbefund
6. prothetisch (vorhandener Zahnersatz)
7. instrumentell (analog oder digital)
   a) indirekte Okklusionsanalyse (Artikulator)
   b) diagnostisches Aufwachsen und
   c) diagnostisches Umstellen der Zähne

D) Diagnose

1. extraoral
2. intraoral
3. dental
4. parodontal
5. funktionell
6. prothetisch
7. röntgenologisch

E) Prognose der Zähne

Alle Zähne werden nach „sicher“, „zweifelhaft“ und „hoffnungslos/nicht erhaltungswürdig“ beurteilt, was entsprechende Konsequenzen für die Therapie hat (vgl. Kap. 5.5.2).

F) Weiterführende diagnostische und Behandlungsmaßnahmen, Behandlungsplanung

G) Behandlungsablauf

Die im Folgenden genannten Behandlungsschritte werden nicht bei jedem Patienten durchgeführt. Sie bilden lediglich eine Richtschnur für einen systematischen Behandlungsablauf.

1. **Systemische Phase** (Ziele: Schutz des Patienten und Behandlers)
   a) Erfassen der Risikopatienten
   b) Unterstützende Abschirmung mit Antibiotika

2. **Hygienephase** (Ziele: Herstellung hygienischer Mundverhältnisse, Evaluation der Mitarbeit des Patienten)
   a) Behandlung akuter Probleme
   b) Aufklärung (Ursachen und Wechselwirkungen bei Erkrankungen des stomatognathen Systems)
   c) Mundhygienemotivation
   d) Mundhygieneinstruktion
   e) Ernährungsberatung
   f) Zahnsteinentfernung/professionelle Zahnreinigung
   g) Beeinflussung der Plaque durch chemische Agentien
   h) Rekonturieren insuffizienter Füllungen, Entfernen abstehender Kronenränder und Korrektur von falsch gestalteten Brückenzwischengliedern
   i) Elimination grober Vorkontakte
   j) Provisorische Versorgung kariöser Läsionen und apikaler Aufhellungen
   k) Reparatur und provisorische Unterfütterung von abnehmbarem Zahnersatz
   l) Reevaluation der Hygienephase

3. **Präprothetische Vorbehandlung, Phase I** (Ziele: Vorbehandlung erhaltungswürdiger Zähne, Erarbeiten individuell optimaler Okklusionsverhältnisse)
   a) oralchirurgische Vorbehandlung
   b) Extraktion nicht erhaltungswürdiger Zähne
   c) provisorische Versorgung, Schienung gelockerter Zähne
   d) Scaling und Root Planing

e) endodontische Vorbehandlung
f) konservierende Vorbehandlung, plastische und gegossene Aufbauten
g) funktionstherapeutische Maßnahmen (Eingliederung von Aufbissschienen, Physiotherapie etc.)
h) Kieferorthopädie
i) orthognathe Kieferchirurgie

4. Reevaluation der Vorbehandlung, Phase I
Nach 2–12 Monaten: Sind die Ziele der präprothetischen Vorbehandlung, Phase I, erreicht?

5. Präprothetische Vorbehandlung, Phase II
(Ziele: Verbesserung der parodontalen Verhältnisse, Austesten der prothetischen Versorgung, Pfeilerzahnvermehrung)
a) Gingivektomie, Gingivoplastik
b) geführte Gewebsregeneration
c) mukogingivale Chirurgie (z. B. freies Schleimhauttransplantat)
d) modifizierte Widman-Lappenoperation
e) apikaler Verschiebelappen (Kronenverlängerung)
f) Tunnelierung, Hemisektion/Trisektion/Prämolarisierung, Wurzelamputation
g) Wurzelspitzenresektion
h) Kieferkammaufbau
i) enossale Implantate
j) Präparation und provisorische Versorgung der Pfeilerzähne, evtl. Langzeitprovisorium
k) provisorische Versorgung zahnloser Kieferabschnitte

6. Reevaluation der gesamten Vorbehandlung nach 2–12 Monaten
Folgende Ziele sollten vor der definitiven prothetischen Phase erfüllt sein:
- Zähne: Karies saniert, avitale Zähne behandelt, apikale Läsionen saniert
- Parodontium und periimplantäres Gewebe: Entzündungsfreiheit (kein Bluten auf Sondierung), 2 mm breite angewachsene Gingiva bei Pfeilerzähnen mit geplanten subgingivalen Kronenrändern
- Kieferkamm: für Aufnahme des Zahnersatzes optimiert
- Muskulatur und Kiefergelenk: beschwerdefrei
- skelettale Verhältnisse: individuelles Optimum erreicht

7. Prothetische Phase (Ziel: definitive Versorgung)
a) Farbwahl, definitive Präparation und Provisorienherstellung
b) Abformung (analog oder digital)
c) extra- und intraorale Registrierung (analog oder digital)
d) Modellmontage im Artikulator (bei analogem Vorgehen)

Die folgenden Punkte e) bis l) können in Abhängigkeit von der Komplexität des Einzelfalles sinnvoll sein.
e) Gerüstanprobe und Registratrückkontrolle
f) Remontageabformung
g) extra- und intraorale Registrierung
h) Rohbrandanprobe

i) Unterfütterungsabformung
j) Remontageabformung
k) extra- und intraorale Registrierung
l) nur in Ausnahmefällen: Probetragen
m) definitives Eingliedern

8. Plastische Chirurgie (Ziel: Optimierung der Ästhetik)
Korrekturen am Hart- und Weichgewebe im Kiefer-Gesichts-Bereich

9. Nachsorge (siehe Nachsorgebefundbogen)
(Intervall 3–6 Monate)
(Ziel: Aufrechterhaltung der oralen Gesundheit und der Funktionsfähigkeit des Zahnersatzes)

a) Reevaluation der oralen Gesundheit (Berücksichtigung der Punkte B, C und D des Behandlungskonzepts)
b) Remotivation
c) Reinstruktion
d) Zahnsteinentfernung/professionelle Zahnreinigung
e) Scaling und Root Planing
f) Unterfütterung von abnehmbarem Zahnersatz
g) Einschleifen der Okklusion

3.3 Diskussion

Die Umsetzung eines solchen Behandlungskonzepts in der zahnärztlichen Praxis wird im Wesentlichen durch drei Faktoren begrenzt:

1. Mitarbeit des Patienten
2. fachliches Können des Behandlers
3. wirtschaftliche Rahmenbedingungen

1. Mitarbeit des Patienten („Compliance")

Ohne entsprechende Motivation bzw. Motivierbarkeit des Patienten ist eine prothetische Sanierung des Lückengebisses mit Langzeiterfolg nicht möglich. Der Anteil von nicht motivierbaren Patienten („Non-Compliance") lag in amerikanischen Studien der 1980er Jahre zwischen 11 bis 45 % (Übersicht bei *Wilson* 1987). In einer internationalen Übersicht schwankte der Anteil von nicht motivierbaren Patienten sogar zwischen 15 und 74 % (*Renvert und Persson* 2004), wobei niedriger sozialer Status und Angst vor der zahnärztlichen Behandlung die Compliance zu mindern scheinen. Eine neuere Meta-Analyse bestätigt die genannten Zahlen und weist nach, dass mangelhafte Compliance von Patienten in einem Beobachtungzeitraum von 10 Jahren mit einer deutlich höheren Rate an Zahnverlusten einhergeht (*Lee* et al. 2015). Nicht motivierbare Patienten sollten mit einfacheren prothetischen Therapiemitteln versorgt werden, da bei ihnen auch ein erhöhter technischer Aufwand die Lebenserwartung der Zähne und des Zahnersatzes nicht verlängern kann (*Vermeulen* 1984).

Der motivierte und zahnbewusste Patient hingegen sollte mit den für seinen Fall bestmöglichen Mitteln behandelt werden, da es das Ziel ist, eine lebenslange Sanierung des Patienten zu erreichen. Die angestrebte Dauerhaftigkeit des Zahnersatzes rechtfertigt einen einmalig erhöhten Aufwand bei der Vorbehandlung und den Behandlungsmitteln. Auf lange Sicht betrachtet könnte ein solches Sanierungskonzept in Kombination mit einer regelmäßigen Nachsorge kostengünstiger sein als immer wiederkehrende notwendige Erneuerungen des Zahnersatzes.

2. Fachliches Können des Behandlers

Der Zahnarzt muss in der Lage sein, seinen Patienten allein oder unter Beteiligung von Spezialisten (Parodontologe, Endodontologe, Kieferorthopäde, Kieferchirurg etc.) ein Gesamtsanierungskonzept anzubieten. Leider ist dies gegenwärtig noch längst nicht in allen zahnärztlichen Praxen der Fall. So standen in Deutschland im Jahre 2019 bei den in den gesetzlichen Krankenkassen versicherten Patienten knapp 1,12 Millionen abgerechnete Parodontalbehandlungen gut 8,72 Millionen durchgeführten Versorgungen mit Zahnersatz gegenüber (*Kassenzahnärztliche Bundesvereinigung* 2020).

Gegenüber den 1980er Jahren hat sich damit die Häufigkeit von Parodontalbehandlungen zwar mehr als verdoppelt, während Zahnersatzbehandlungen um etwa 20 % zurückgegangen sind. Dennoch beweist diese Diskrepanz, dass Zahnersatz auch heute immer noch häufig ohne parodontale Vorbehandlung eingegliedert wird.

Limitationen bestehen auch im Bereich der prothetischen Behandlungsplanung, wenn Patienten zum Beispiel mögliche minimalinvasive adhäsiv- oder implantatprothetische Versorgungen nicht angeboten werden, weil sie nicht zum Behandlungsspektrum der Praxis gehören und eine Überweisung an Spezialisten nicht erwogen wird. Teilweise ist dies auch auf die universitäre Ausbildung der Studierenden zurückzuführen, da die prothetischen Therapiemittel nicht immer in ihrer gesamten Breite vermittelt werden (*Passia* und *Kern* 2016).

3. Wirtschaftliche Rahmenbedingungen

Es ist den Autoren bewusst, dass in Deutschland sowohl die geltenden Kassenverträge und Richtlinien als auch die Gebührenordnung für Zahnärzte der Verwirklichung des vorgestellten Behandlungskonzepts in der täglichen Praxis teilweise entgegenstehen. Dies betrifft zum einen die Ausklammerung oder Begrenzung wissenschaftlich anerkannter zahnärztlicher Behandlungsmethoden und -mittel (z. B. Prophylaxebehandlungen, kieferorthopädische und funktionsdiagnostische Maßnahmen, Langzeitprovisorien, Adhäsivbrücken im Eck- und Seitenzahnbereich, enossale Implantate etc.) und zum anderen auch die festgelegten Vergütungen, die vor allem im Rahmen der gesetzlichen Krankenversicherung keine individuelle Berücksichtigung des jeweiligen Patientenfalls zulassen. Unter diesen Rahmenbedingungen, zu denen sich noch der zeitliche Druck gesellt („Praxisstress"), können viele Arbeiten nur dann mit der zu fordernden Präzision und Sorgfalt ausgeführt werden, wenn deutliche Mindereinnahmen in Kauf genommen werden. Die Rahmenbedingungen sollten daher langfristig so verändert werden, dass das dargestellte Behandlungskonzept auch in der täglichen zahnärztlichen Praxis verwirklicht werden kann. Anzustreben ist eine Verlagerung der therapeutischen Tätigkeit von Schmerzbehandlung, Teilbehandlung und Reparatur hin zu Prophylaxe, Gesamtsanierung und Nachsorge. Die in Deutschland zum 1. Januar 2005 eingeführten befundorientierten Festkostenzuschüsse für Versorgungen mit Zahnersatz im Bereich des gesetzlichen Krankenversicherungssystems sind ein Schritt in die richtige Richtung, da Patienten nun auch andersartige und hochwertigere Versorgungsformen unter Einschluss von implantatgetragenen Zahnersatz wählen können, ohne die Festkostenzuschüsse der Krankenkasse zu verlieren.

Leider grenzen die konkreten Festkostenzuschussregeln bestimmte Therapiemittel aus, obwohl sie wissenschaftlich anerkannt sind (*Gemeinsamer Bundesausschuss* 2016). Beispielhaft erwähnt seien Adhäsivbrücken im Eck- und Seitenzahnbereich oder Adhäsivattachments für die minimalinvasive Verankerung von Teilprothesen (*Kern* und *Kerschbaum* 2007).

Unserer Meinung nach ist es aber gerade im Rahmen des Ausbildungsbetriebs an der Universität notwendig, ein synoptisches Behandlungskonzept zu vermitteln, das nicht vor allem auf den zum Teil kurzfristigen, oft budgetorientierten Richtlinien des gesetzlichen Krankenversicherungssystems basiert, sondern das es erlaubt, die Patienten nach einem individuell und medizinisch optimalen Therapiekonzept zu sanieren. Der zahnmedizinisch sanierte Patient sollte mittels eines regelmäßigen, risikoadaptierten Nachsorgesystems langfristig zahnärztlich betreut werden, um seine Zähne und den Zahnersatz möglichst lange gesund bzw. funktionsfähig zu erhalten (*Lang* und *Tonetti* 2003, *Lee* et al. 2015, *Kebschull* et al. 2021). Hoffnung gibt hier die zum 1. Juli 2021 in Kraft getretene Richtlinie zur systematischen Behandlung von Parodontitis und anderer Parodontalerkrankungen (PAR-Richtlinie) bei gesetzlich Versicherten in Deutschland, die das erste Mal auch eine mehrjährige risikoadaptierte Nachsorgetherapie bei Parodontitispatienten im Sinne der unterstützenden Parodontitistherapie (UPT) beinhaltet und deren Kostenübernahme vorsieht (*Gemeinsamer Bundesausschuss* 2021).

Literatur

Gemeinsamer Bundesausschuss: Richtlinie des Gemeinsamen Bundesausschusses für eine ausreichende, zweckmäßige und wirtschaftliche vertragszahnärztliche Versorgung mit Zahnersatz und Zahnkronen (Zahnersatz-Richtlinie, Stand: 9. Mai 2016). Aktuelle Version abrufbar unter: http://www.kzbv.de.

Gemeinsamer Bundesausschuss: Richtlinie zur systematischen Behandlung von Parodontitis und anderer Parodontalerkrankungen (PAR-Richtlinie): Erstfassung 2021. Online abrufbar unter: https://www.g-ba.de/beschluesse/4623/

Kassenzahnärztliche Bundesvereinigung (KZBV) (Hrsg.): Jahrbuch 2020. Statistische Basisdaten zur vertragszahnärztlichen Versorgung. Köln, Ausgabe 2020. Aktuelles Jahrbuch abrufbar unter: http://www.kzbv.de.

Kebschull M., Jepsen S., Kocher T., Sälzer S., Arweiler N., Dörfer C., Eickholz P., Jentsch H., Dannewitz B.: S3-Leitlinie Die Behandlung von Parodontitis Stadium I bis III. Die deutsche Implementierung der S3-Leitlinie „Treatment of Stage I–III Periodontitis" der European Federation of Periodontology (EFP). AWMF-Register-Nr. 083-043 Arbeitsgemeinschaft der Wissenschaftlichen Medizinischen Fachgesellschaften 2021. Online abrufbar unter: http://www.awmf.org/leitlinien/detail/ll/083-043.html

Kern M., Kerschbaum T.: Adhäsivbrücken. Gemeinsame Stellungnahme der DGZPW und DGZMK. Dtsch Zahnärztl Z 2007;62:621-623.

Lang N.P., Tonetti M.S.: Periodontal risk assessment (PRA) for patients in supportive periodontal therapy (SPT). Oral Health Prev Dent 2003;1:7-16.

Lee C.T., Huang H.Y., Sun T.C., Karimbux N.: Impact of patient compliance on tooth loss during supportive periodontal therapy: A systematic review and meta-analysis. J Dent Res 2015;94:777-786.

Passia N., Kern M.: Prothetische Versorgungskonzepte für das reduzierte Lückengebiss an deutschen Hochschulen. Quintessenz 2016;67:167-175.

Renvert S., Persson G.R.: Supportive periodontal therapy. Periodontol 2000 2004;36:179-195.

Vermeulen A.H.: Een decennium evaluatie van partiële prothesen. Med Habil, Nijmegen 1984.

Wilson Th.G.: Compliance. A review of the literature with possible applications to periodontics. J Periodontol 1987;58:706-714.

4 Anamnese

4.1 Einleitung

Ziele der medizinischen Anamnese sind:

- Erkennen von bestehenden und durchgemachten Erkrankungen des Patienten
- Auskunft über die Heilungsbereitschaft des Organismus
- Erfassen von Risikopatienten und von vor, während und nach der Behandlung möglicherweise auftretenden Komplikationen
- Bereithalten von Notfallmedikamenten bei der Behandlung der entsprechenden Patienten
- Beurteilung einer familiären Disposition
- wenn möglich, Beurteilung des sozialen Umfelds des Patienten

Neben unabhängig von in einem bestimmten Lebensalter auftretenden Erkrankungen oder gegen bestimmte Medikamente oder Materialien gerichtete Allergien gilt dabei ein besonderes Augenmerk dem alten Patienten. Drei Hauptgründe sind dafür zu nennen:

1. Der Anteil der alten Menschen wird in Zukunft in der Gesamtbevölkerung weiter zunehmen.
2. Mit einer erhöhten individuellen Lebenserwartung steigt das Auftreten von Allgemeinerkrankungen.
3. Häufig sind mehrere Krankheiten gleichzeitig festzustellen (Multimorbidität), wobei die Wahrscheinlichkeit einer Interaktion der verschiedenen zur Behandlung eingesetzten Medikamente steigt.

Aufgrund der steigenden Lebenserwartung und des verbesserten Erhalts von Zähnen auch im fortgeschrittenen Lebensalter werden alte Patienten künftig einen zunehmenden Anteil des Patientenklientels von Zahnärzten ausmachen. Damit erhöhen sich aber auch die Anzahl der Risikopatienten und die Möglichkeit des Auftretens von Komplikationen während der zahnärztlichen Behandlung. Vor diesem Hintergrund kommt der Erhebung einer ausführlichen Anamnese eine große Bedeutung zu; sie hilft, mögliche Komplikationen frühzeitig zu erkennen und möglichst zu vermeiden.

In dem hier vorgestellten Anamnesebogen (S. 99ff.), der sich an den von *Rotgans* und *Duinkerke* (1982) vorgestellten Erhebungsbogen anlehnt, werden Angaben zur Allgemeinanamnese, zu Medikamenten (MED), Bluterkrankungen (BLU), Allergien (ALL), Herz-Kreislauf-Problemen (KRL), hormonellen Erkrankungen (HOR), Erkrankungen in Magen-Darm-Trakt, Leber und Nieren (VTr), rheumatischen Erkrankungen (RH), nervalen Erkrankungen (NS), seelischen Erkrankungen (SE), Erkrankungen des Respirationstrakts (RTr), Mundschleimhauterkrankungen (MSH) und infektiösen Erkrankungen (INF) gemacht. Alle vom Patienten angegebenen Informationen unterliegen der ärztlichen Schweigepflicht. Durch seine Unterschrift bestätigt der Patient die wahrheitsgetreue Beantwortung der Fragen.

Der Anamnesefragebogen dient nicht zuletzt auch dazu, auf eventuelle Zwischenfälle vorbereitet zu sein. Im Falle auftretender Komplikationen ist die Behandlung abzubrechen, und die entsprechenden Notfallmaßnahmen sind augenblicklich einzuleiten. Je nach Art und Schwere des Zwischenfalls ist gegebenenfalls ein Notarzt zu verständigen.

Eine zahnärztliche Behandlung ist nur bei akutem Behandlungsbedarf (Schmerzen, Unfall etc.) Pflichtleistung. In allen anderen Fällen stellt die Zahnarztbehandlung eine Wahlleistung dar, die einen mental und körperlich kooperativen Patienten voraussetzt. Dies wiederum hat einen kalkulierbaren Gesundheitszustand zur Bedingung, der, wenn er zum Anamnesezeitpunkt nicht gegeben ist, zuvor im Rahmen der sog. systemischen Phase durch allgemeinmedizinische Maßnahmen geschaffen werden muss. Bei allen Patienten, die an einer Erkrankung leiden bzw. sich in medizinischer Behandlung befinden, kann eine Konsultation des behandelnden Arztes sinnvoll sein. Bei schweren Erkrankungen sollte dies obligat geschehen.

4.2 Erläuterungen zum Gesundheitsfragebogen

ALLGEMEINANAMNESE

- Ist im Verlauf des letzten Jahres eine Änderung Ihrer Gesundheit aufgetreten?
- Wann wurden Sie das letzte Mal von einem Arzt untersucht?
- Werden Sie zurzeit allgemeinmedizinisch behandelt?
- Wenn ja, weshalb?

Mit diesen einleitenden Fragen verschafft sich der Behandler einen Überblick über den allgemeinen Gesundheitszustand des Patienten. Name, Adresse und Telefonnummer des Hausarztes und weiterer behandelnder Fachärzte sollten zum Zwecke eventueller Rückfragen notiert werden, sofern dies im Rahmen der Aufnahme der Personalien noch nicht geschehen ist.

- Waren Sie jemals schwer krank?
- Waren Sie jemals in Krankenhausbehandlung?
- Wurden Sie jemals operiert?
- Ist Ihre Wundheilung normal?

Diese Fragen beziehen sich in erster Linie auf früher durchgemachte schwerere Erkrankungen, die für die aktuelle zahnärztliche Behandlung unter Umständen wichtig sein können. Durch gezieltes Nachfragen über Diagnose(n), Therapie(n) und aufgetretene Komplikationen (z. B. in Zusammenhang mit Anästhesie oder in Form von starken postoperativen Blutungen oder Infektionen) lassen sich weitere wichtige Informationen gewinnen. Wurde der Patient wegen eines bösartigen Tumors operiert, so muss dies unbedingt notiert werden (Gefahr der Bildung von Metastasen!). Des Weiteren sind diese Patienten in jedem Fall nach einer durchgeführten oder geplanten Bestrahlung im Kopf-Hals-Bereich zu fragen. Weitere Informationen zu diesem Thema finden sich in der wissenschaftlichen Stellungnahme der DGZMK zur zahnärztlichen Betreuung von Patienten mit tumortherapeutischer Kopf-Hals-Bestrahlung (*Grötz* 2002).

Nur Frauen:

- Sind Sie schwanger?
- Wenn ja, im wievielten Monat?

Gesundheitsfragebogen

– Alle Angaben unterstehen der ärztlichen Schweigepflicht –

Bitte Zutreffendes ankreuzen! Ja / Nein

ALLGEMEINANAMNESE

Ist im Verlauf des letzten Jahres eine Änderung in Ihrer Gesundheit aufgetreten? ___ ☐ ☐

Wann wurden Sie das letzte Mal von einem Arzt untersucht? ___

Werden Sie zur Zeit allgemeinmedizinisch behandelt? ___ ☐ ☐

Wenn ja, weshalb? ___

___

Waren Sie jemals schwer krank? ___ ☐ ☐

Waren Sie jemals in Krankenhausbehandlung? ___ ☐ ☐

Wurden Sie jemals operiert? ___ ☐ ☐

Ist Ihre Wundheilung normal? ___ ☐ ☐

Nur Frauen: Sind Sie schwanger? ___ ☐ ☐

Wenn ja, im wievielten Monat? ___

MED

Nehmen Sie gegenwärtig Medikamente? ___ ☐ ☐

Wenn ja, bitte ankreuzen:

Antibiotika (Penicillin, Sulfonamide) ___ ☐

Präparat/Dosierung: ___

Antigerinnungsmittel (Blutverdünner) ___ ☐

Präparat/Dosierung: ___

Medikamente gegen Bluthochdruck ___ ☐

Präparat/Dosierung: ___

Cortison oder Prednisonpräparate (Kortikoide) ___ ☐

Präparat/Dosierung: ___

Rheumamedikamente ___ ☐

Präparat/Dosierung: ___

Bisphosphonate ___ ☐

Präparat/Dosierung: ___

Beruhigungsmittel ___ ☐

Präparat/Dosierung: ___

Schmerzmittel ___ ☐

Präparat/Dosierung: ___

Bitte Zutreffendes ankreuzen!	Ja	Nein
Herzmedikamente ______	☐	
Präparat/Dosierung: ______		
Nitroglycerinpräparate ______	☐	
Präparat/Dosierung: ______		
Antidepressiva ______	☐	
Präparat/Dosierung: ______		
Insulin/orale Antidiabetika ______	☐	
Methadon ______	☐	
Andere? ______	☐	
BLU		
Haben Sie irgendeine Bluterkrankung? (z. B. Anämie) ______	☐	☐
Bluten Sie lange bei Verletzungen? (Blutungsneigung) ______	☐	☐
ALL		
Haben Sie eine Allergie? ______	☐	☐
Haben Sie je Hautjucken oder Hautausschläge bekommen? (z. B. auf Kosmetika) ______	☐	☐
Litten oder leiden Sie unter Heuschnupfen oder Asthma? ______	☐	☐
Hatten Sie je eine ungewöhnliche Reaktion auf Spritzen oder Medikamente? ______	☐	☐
Haben Sie je eine ungewöhnliche Reaktion mit folgenden Medikamenten und Materialien erlebt?		
Penicillin ______	☐	☐
Schmerzmittel ______	☐	☐
Jod ______	☐	☐
Barbiturate ______	☐	☐
Metalle (Chrom, Nickel etc.) ______	☐	☐
Andere Substanzen ______	☐	☐
KRL		
Hatten Sie jemals akutes Rheuma oder eine rheumatische Herzerkrankung? ______	☐	☐
Haben Sie einen angeborenen Herz- oder Herzklappenfehler? ______	☐	☐
Haben Sie abnorme Herzgeräusche? ______	☐	☐
Haben Sie künstliche Herzklappen? ______	☐	☐
Tragen Sie einen Herzschrittmacher? ______	☐	☐

Bitte Zutreffendes ankreuzen! Ja / Nein

Hatten Sie jemals eine der folgenden Krankheiten oder Beschwerden?

	Ja	Nein
Zu hoher Blutdruck? ______	☐	☐
Zu niedriger Blutdruck? ______	☐	☐
Endokarditis ______	☐	☐
Herzinfarkt (Wann?) ______	☐	☐
Angina pectoris ______	☐	☐
Herzschwäche (-insuffizienz) (z. B. Wasser in den Beinen) ______	☐	☐
Haben Sie Schmerzen in der Brust, wenn Sie sich anstrengen? ______	☐	☐
Sind Sie kurzatmig bei kleineren Anstrengungen? (z. B. Treppensteigen) ______	☐	☐

HOR

	Ja	Nein
Sind Sie zuckerkrank? (Diabetes mellitus) ______	☐	☐
Wenn ja, wie hoch ist Ihr HbA_{1c}-Wert? ______		
Haben Sie eine Schilddrüsenerkrankung? ______	☐	☐
Nehmen Sie Hormonpräparate? (z. B. die „Pille“) ______	☐	☐

VTr

	Ja	Nein
Haben Sie in letzter Zeit ohne Diät an Gewicht abgenommen? ______	☐	☐
Haben Sie Magen-, Verdauungsbeschwerden, Verstopfung oder Durchfall? ______	☐	☐
Haben (hatten) Sie ein Leberleiden (Hepatitis, Zirrhose), eine Gallenerkrankung oder Gelbsucht? ______	☐	☐
Haben Sie eine Nierenkrankheit, ein Nierenleiden oder einen krankhaften Harnbefund? ______	☐	☐
Hatten Sie eine Organtransplantation? ______	☐	☐

RH

	Ja	Nein
Leiden Sie an rheumatischen Beschwerden? (Gelenkerkrankungen)? ______	☐	☐
Sind Ihre Gelenke des Öfteren geschwollen? ______	☐	☐
Leiden Sie an Muskelschmerzen? ______	☐	☐

NS

	Ja	Nein
Haben Sie je epileptische Anfälle gehabt? ______	☐	☐
Hatten Sie jemals Schwindel- oder Ohnmachtsanfälle? ______	☐	☐
Hatten Sie jemals einen Schlaganfall? ______	☐	☐

Bitte Zutreffendes ankreuzen! Ja / Nein

SE

Haben Sie eine Angsterkrankung (z. B. Angst vor dem Zahnarztbesuch, engen Räumen oder Menschenansammlungen?) ______ ☐ ☐

Haben Sie eine Depression oder eine andere seelische Erkrankungen? ______ ☐ ☐

Befinden oder befanden sie sich in psychologischer bzw. psychotherapeutischer Behandlung? ______ ☐ ☐

RTr

Husten Sie oft? ______ ☐ ☐

Kommt dabei Schleim oder Blut hoch? ______ ☐ ☐

Haben Sie Bronchialasthma? ______ ☐ ☐

Hatten Sie je eine Stirn- oder Kieferhöhlenentzündung? ______ ☐ ☐

MSH

Leiden Sie oft unter Mundtrockenheit? ______ ☐ ☐

Leiden Sie unter Zungen- oder Wangenbrennen? ______ ☐ ☐

Leiden Sie an Aphthen, Herpes oder offenen Mundwinkeln? ______ ☐ ☐

INF

Leiden oder litten Sie an einer der folgenden Infektionskrankheiten? ______ ☐ ☐

Wenn ja, bitte ankreuzen:

Hepatitis ______ ☐ ☐

Welche?

Wann?

HIV-Infektion oder AIDS ______ ☐ ☐

Seit wann? ______

Tuberkulose ______ ☐ ☐

Wann?

Geschlechtskrankheiten ______ ☐ ☐

Welche?

Wann?

Datum / Unterschrift des Patienten ______

Während der Schwangerschaft ist die Aufrechterhaltung einer guten Mundhygiene wichtig („Schwangerschaftsgingivitis"). Ausgedehnte präprothetische Eingriffe und prothetische Behandlungen sollten auf die Zeit des zweiten Trimenon oder besser bis nach Beendigung der Schwangerschaft bzw. der Stillzeit verschoben werden. Medikamente sollten während der Schwangerschaft nur mit größter Vorsicht verabreicht werden. Ist eine Behandlung während der Schwangerschaft angezeigt, so ist eine Konsultation des Frauenarztes sinnvoll. Als Analgetikum ist Paracetamol zu empfehlen, als Antibiotika kommen Penicilline, Cephalosporine und Erythromycin in Frage.

Allerdings sind nicht nur bei den Penicillinen präparatabhängig unterschiedliche Indikationen bzw. Kontraindikationen in der Schwangerschaft vorhanden. So ist Sultamicillin (Unacid PD oral) nur bei vitaler Indikation freigegeben, während Amoxicillin keine Einschränkungen aufweist. Im speziellen Fall ist die Freigabe bei Schwangeren durch Konsultation der entsprechenden Fachinformation zu prüfen. Das in der Zahnmedizin als Ausweichantibiotikum verwendete Clindamycin darf in der Schwangerschaft nicht verwendet werden.

Lokalanästhetika können bei Schwangeren wie gewohnt verwendet werden. Von der Anfertigung von Röntgenbildern ist im ersten Trimenon möglichst Abstand zu nehmen. Auch nach diesem Zeitraum sollten Röntgenaufnahmen bis zum Zeitpunkt der Entbindung nur äußerst zurückhaltend angefertigt werden. Sind Röntgenbilder bei Schwangeren notwendig, so ist das Anlegen eines doppelten Bleischutzes bei der Schwangeren empfehlenswert, um die Strahlenexposition des Embryos bzw. des Feten auf ein Minimum herabzusetzen.

MED

- Nehmen Sie gegenwärtig Medikamente?

Beantwortet der Patient diese Frage mit „Ja", so wird er gebeten, das oder die aufgelisteten Medikamente anzukreuzen bzw. zu benennen. Die (regelmäßige) Einnahme von Medikamenten kann oftmals der einzige Hinweis für eine bestehende Allgemeinerkrankung sein. Unabhängig davon ist zu beachten, dass Medikamente Nebenwirkungen auf den Organismus ausüben oder aber in Kombination mit anderen Pharmaka zu Interaktionen (Verstärkung, Abschwächung oder Aufhebung der Wirkung, Auftreten unerwünschter Wechselwirkungen) führen können. In Zweifelsfällen ist es ratsam, den oder die Beipackzettel, die von *BZÄK* und *KZBV* (*Bundeszahnärztekammer* und *Kassenzahnärztliche Bundesvereinigung* 2020) herausgegebenen „Informationen über zahnärztliche Arzneimittel" oder die ständig aktualisierten Arzneimittelinformationen für Deutschland zu Rate zu ziehen. Der Fachinfo-Service existiert derzeit in einer kostenfreien Online-Version (https://www.fachinfo.de/). Für einen entsprechenden Zugang muss zuvor jedoch ein sogenanntes „DocCheck"-Passwort beantragt werden, das den Benutzer als Angehörigen oder Studierenden eines der in Deutschland anerkannten Gesundheitsberufe ausweist (https://www.doccheck.com/register).

- Antibiotika

Eine längere Anwendung von Antibiotika kann in der Mundhöhle zu einer Störung der Flora und damit zu einer Vermehrung von Pilzen und zu einer Pilzinfektion (z. B. *Candida-albicans*-Infektion) führen. Eine massive Antibiotikatherapie kann

u. a. zum Auftreten eines dicken braunen Zungenbelags bzw. einer „schwarzen Haarzunge" führen.

- Antigerinnungsmittel (Blutverdünner)

Antikoagulantien, wie z. B. Phenprocoumon (Marcumar, Hoffmann-La Roche, D-Grenzach-Wyhlen, Generika erhältlich), bewirken eine Gerinnungshemmung des Blutes. Sie werden beispielsweise nach einem Herzinfarkt, nach Herzklappenersatz, Herztransplantationen oder nach einem Schlaganfall (Apoplexie) therapeutisch zur Verhinderung einer unerwünschten Thrombenbildung verabreicht. Mittlerweile werden weitere, neuere Gerinnungshemmer in der Schlaganfall- und Thromboseprophylaxe eingesetzt darunter Clopidogrel (als Generikum erhältlich).

Die Wirkung dieser Gerinnungshemmer wird regelmäßig durch die Bestimmung des Quickwertes oder des INR-Wertes (INR = International Normalisierte Ratio) überwacht. Der INR-Wert wird durch eine Umrechnungsformel mit Kalibrierung des verwendeten Thromboplastins am WHO-Referenz-Thromboplastin aus dem Quick-Wert ermittelt und ist der derzeit gebräuchlichere Wert zur Beschreibung der Gerinnungsfähigkeit. Der dimensionslose Normalwert liegt hierbei zwischen 0,9 und 1,2. Therapeutisch wird die INR abhängig von der individuellen Indikation zwischen 2,0 und 3,5 eingestellt. Höhere INR-Werte kommen also einer geringeren Gerinnungsfähigkeit des Blutes gleich. Die entsprechende fachliche Kompetenz des behandelnden Zahnarztes vorausgesetzt, sollten einfache zahnärztliche Eingriffe wie Zahnextraktionen oder unkomplizierte Osteotomien auch innerhalb des vorgenannten therapeutischen Bereiches durchgeführt werden. Vom Absetzen der antikoagulatorischen Therapie sollte der Behandler angesichts drohender potenziell tödlicher embolischer Komplikationen absehen.

Bei ausgedehnteren operativen Eingriffen mit erhöhter Blutungsgefahr kann der behandelnde Arzt um eine temporäre Absenkung des INR auf Werte von 1,6–1,9 gebeten werden. Eine eventuell notwendige zusätzliche Heparintherapie sollte dann ebenfalls durch diesen Arzt verordnet werden. In der jüngeren Zeit sind die sogenannten direkten oralen Antikoagulantien (DOAK) als neue Antikoagulantien populär geworden. Diese greifen in die Gerinnungskaskade ein und hemmen einzelne Gerinnungsfaktoren direkt. Derzeit sind direkte Hemmer des Gerinnungsfaktors Xa Rivaroxaban (Xarelto, Bayer, D-Leverkusen), Apixaban (Eliquis, Bristol-Myers Squibb, D-München) und des Faktor IIa Dabigatran (Pradaxa, Boehringer, D-Ingelheim) häufig bei Patienten anzutreffen. Aufgrund der fehlenden INR-Kontrolle muss eine Absprache über das Absetzen der Medikation mit dem behandelnden Arzt erfolgen. Eingriffe sollten nicht ohne diese Konsultation erfolgen.

Bei ausgedehnteren Eingriffen ohne Möglichkeit einer ausreichenden Blutstillung sollte eine stationäre Behandlung in Betracht gezogen werden. Das chirurgische Vorgehen sollte in allen Fällen möglichst atraumatisch erfolgen und der lokale Gerinnungsvorgang durch geeignete Methoden unterstützt werden (Einlage von Kollagenkegeln, Adaptation der Wundränder mit resorbierbarem Material, Verwendung eines Aufbisstupfers für eine Stunde, Verschluss von kleinen Blutungen mit Fibrinkleber, Eingliederung einer präoperativ hergestellten Tiefziehschiene als Verbandplatte o. ä.). Bei der Verwendung von gefäßkontrahierenden Zusätzen in zahnärztlich verwendeten Lokalanästhetika ist zu beachten, dass eventuelle Blutungen mit einer Verzögerung auftreten können (*Schmelzeisen* 2002). Die zusätzliche Gabe von acetylsalicylsäurehaltigen Präparaten muss bei Patienten, die unter Antikoagulantientherapie stehen, wegen der erhöhten Blutungsgefahr vermieden werden, da die Gefahr lebensbedrohlicher Blutungen durch die zusätzliche Hemmung der Thrombozytenaggregation unkontrolliert ansteigen würde. Interaktionen von oralen Antikoagulantien mit zahnärztlichen Arzneimitteln sind möglich. So können Antiphlogistika bzw. Analgetika oder peroral zugeführte Antibiotika (Tetrazykline, Sulfonamide) eine Verstärkung der gerinnungshemmenden Wirkung bewirken (erhöhte Blutungsgefahr!), während Barbiturate nach mehrtägiger Anwendung den gerinnungshemmenden Effekt vermindern. Auch bei gleichzeitiger Verabreichung von Glukokortikoiden wird die Wirkung oraler Antikoagulantien abgeschwächt, wodurch die Gefahr der Entstehung von Thrombosen zunimmt.

- Medikamente gegen Bluthochdruck

Auch viele Antihypertensiva weisen Nebenwirkungen, und in Kombination mit zahnärztlichen Medikamenten unerwünschte Wechselwirkungen auf. So kann es bei gleichzeitiger Zufuhr von Vasokonstringentien (Sympathomimetika) sowohl zu Abschwächungen als auch zu Verstärkungen der Wirkung kommen (Beipackzettel beachten!). Adrenalin zur lokalen Blutstillung am Zahnfleischsaum oder mit Adrenalin getränkte Retraktionsfäden sind daher bei Patienten mit Bluthochdruck kontraindiziert; als Alternative kommen mit Aluminiumsalzen imprägnierte Fäden in Betracht. Bei Patienten mit stark erhöhtem Blutdruck empfehlen sich Lokalanästhetika ohne gefäßverengenden Zusatz, z. B. Meaverin 3 % (Rorer, D-Köln) oder Scandicain 3 % (Astra Chemicals, D-Wedel). Alternativ, und generell bei Patienten, die mit Monoaminoxidase-(MAO-)Hemmern zur Behandlung eines Bluthochdrucks behandelt werden, kann auch Felypressin (Octapressin in Xylonest 3 % [Astra Chemicals, D-Wedel]) verwendet werden.

- Cortison oder Prednisonpräparate (Kortikoide)

Durch Glukokortikoide wie Cortison, Prednisolon und Prednison wird die körpereigene Abwehr gehemmt (Immunsuppression); Entzündungsreaktionen werden unterdrückt. Dies bewirkt eine Maskierung der typischen Zeichen einer Infektion. Kortikosteroide kommen vor allem zur Behandlung von Allergien (Asthma) und Gelenkrheuma häufig zur Anwendung. Auch chemotherapeutisch behandelte Tumor- und Transplantations-Patienten stehen zum Zwecke einer Immunsuppression in der Regel unter einer Kortikosteroid-Dauermedikation.

Schon nach relativ kurzer Zeit kann die Einnahme dieser Medikamente eine Atrophie und damit eine (sekundäre) Insuffizienz der Nebennierenrinde verursachen. Dadurch sind die entsprechenden Patienten kaum in der Lage, Stressbelastungen zu tolerieren. Bei psychischen Belastungen (Angst, Aufregung) kann es in solchen Fällen aufgrund des Mangels an endogen gebildeten Glukokortikoiden zu einem plötzlichen lebensbedrohlichen Schock kommen. Durch Erhöhung der exogenen Kortikosteroidzufuhr kann eine in der Regel wirksame Vorbeugung erzielt werden. Zu beachten ist allerdings, dass nach einer solchen Medikation die Heilung verzögert ist. Größere (kieferchirurgische) Eingriffe sollten daher immer stationär durchgeführt werden. Wegen der vergrößerten Infektionsgefahr (Unterdrückung der körpereigenen Abwehr) sind bei „blutigen Eingriffen" in der Regel Antibiotika indiziert. Aufgrund der lokal immunsuppressiven Wirkung von kortikoidhaltigen Asthmasprays (z. B. Budesonid) kann es in der primär mit diesen Wirkstoffen exponierten Mundhöhle zu einem lokalen Candida-Befall (Soor) kommen. Patienten mit dieser Medikation sind dementsprechend engmaschig auf einen entsprechenden Befall hin zu untersuchen und gegebenenfalls mit Antimykotika zu therapieren (z. B. Nystatin oder Amphotericin-B).

- Rheumamedikamente

Die Gabe von Antirheumatika wie Indometacin kann als unerwünschte Nebenwirkung u. a. zu Ulzera im Gastrointestinaltrakt sowie im Bereich der Mundschleimhaut zu einer verringerten Wundheilung führen, was an Schleimhautstellen, die Kontakt mit einer Prothese haben, Ulzerationen hervorrufen kann.

- Bisphosphonate

Diese Wirkstoffgruppe (z. B. Pamidronat, Zoledronat) wird für die Therapie sowohl von Knochentumoren bzw. Knochenmetastasen als auch der Osteoporose verwendet. Eine bekannte Nebenwirkung dieser Substanzen sind jedoch Nekrosen des Kieferknochens (ONJ = osteonecrosis of the jaw) insbesondere bei solchen Patienten, die aufgrund einer malignen Grunderkrankung über einen längeren Zeitraum in hoher Dosis intravenös mit Bisphosphonaten behandelt werden bzw. worden sind. Das spezifische Risiko steigt bei diesen Patienten noch einmal zusätzlich durch eine oft begleitende Strahlen- und/oder Chemotherapie und die häufig begleitende Kortikoidgabe deutlich an. Die Nekrosen können spontan oder auch im Anschluss an chirurgische Interventionen auftreten. Es können sowohl zahnlose als auch zahntragende Kieferanteile betroffen sein. Wichtige Co-Faktoren für die Entstehung einer ONJ sind unter anderem dentogene enossale Infektionen und Weichteil-Knochen-Wunden (z. B. Extraktionen, Mikrotraumen und Prothesendruckstellen), weshalb der Entstehung solcher Herde durch entsprechend geeignete Maßnahmen (z. B. regelmäßige Kontrolle des Prothesensitzes mit Fließsilikonen und gegebenenfalls Ausschleifen von Störstellen, Planung von Extraktionen und Verheilung vor Beginn einer Bisphosphonat-Therapie, rechtzeitige endodontische Therapie etc.) zuvorgekommen werden muss. Die ONJ äußert sich klinisch in langfristig freiliegendem Knochen ohne Tendenz zur Sekundärheilung oder auch progredienter Zahnlockerung. Häufig ist aufgrund der in der Regel eintretenden Superinfektion freiliegender Knochenflächen ein ausgeprägter Foetor ex ore vorhanden. Röntgenologische Veränderungen können vollständig fehlen. Besteht der Verdacht einer ONJ, so ist der Patient zur weiteren Diagnostik und Therapie umgehend in eine kieferchirurgisch tätige Klinik zu überweisen.

Eine Implantation unter einer laufenden (intravenösen) Bisphosphonat-Therapie ist in Abhängigkeit von dem bestehenden Risiko individuell abzuwägen. Zu einer leitlinienkonformen Therapie gehört bei diesen Patienten eine längerdauernde Antibiotika-Prophylaxe. Wenn suffiziente alternative prothetische Versorgungsmöglichkeiten bestehen, sollte derzeit bei Hochrisiko-Patienten mit intravenöser Bisphosphonat-Therapie auf Implantate verzichtet werden (*Grötz* et al. 2016). Weitergehende Informationen insbesondere zur Prävention und Früherkennung finden sich in der Leitlinie der AWMF zur zahnärztlichen Betreuung von Patienten unter/nach Bisphosphonat-Medikation (*Schiegnitz* et al. 2018).

- Beruhigungsmittel

Vor Behandlungsbeginn muss geklärt werden, aus welchem Grunde Beruhigungsmittel (Sedativa) verschrieben werden und ob eine Übererregbarkeit des Patienten, die sich unter anderem auch in Form von Bruxismus äußern kann, vorliegt. Im Falle der Einnahme von Neuroleptika sollte eine weitere Adrenalinzufuhr (z. B. in Form von adrenalingetränkten Retraktionsfäden) unterbleiben.

- Schmerzmittel

Salicylate wie Aspirin (Bayer, D-Leverkusen) hemmen die Thrombozytenaggregation irreversibel und verursachen daher Blutgerinnungsstörungen (verlängerte Blutungszeiten). Patienten, die an Magenbeschwerden leiden oder unter Kortikosteroid-Medikation stehen, dürfen wegen der Gefahr des Auftretens von Magenblutungen und Ulzera keine Salicylate verschrieben bekommen. Auch für Hämophilie-Patienten sind Salicylate kontraindiziert. In Kombination mit oralen Antikoagulantien ist die Gerinnungshemmung nochmals verstärkt, so dass auch Spontanblutungen auftreten können.

- Herzmedikamente

Folgen einer Einnahme von Herzmedikamenten, wie z. B. Digitalis-Glykoside oder Chinidin (Antiarrythmika), können u. a. gastrointestinale Störungen (z. B. Übelkeit und Erbrechen) sein. Daher sollte der Zahnarzt während der Behandlung darauf achten, dass es nicht zur Auslösung des Würgereflexes kommt. Patienten unter Digitalis-Medikation sollten so wenig Stress wie möglich ausgesetzt werden, weil ein durch Belastungssituationen bedingter Adrenalinanstieg im Blut im Zusammenspiel mit dem Medikament Arrhythmien und unter Umständen Kammerflimmern hervorrufen kann. Bei Digitalispatienten dürfen keine kalziumhaltigen Medikamente verabreicht werden.

Antiarrhythmika und Lokalanästhetika können ihre Wirkungen gegenseitig verstärken.

- Nitroglycerinpräparate

Bei Patienten, die Angina-Pectoris-Präparate einnehmen, sollte geklärt werden, ob in dem jeweiligen Fall ein Adrenalinzusatz im Lokalanästhetikum (1:100.000; z. B. Ultracain D-S forte, Hoechst, D-Frankfurt/Main) zu befürworten ist. Drei Ampullen Lokalanästhetikum sollten auf keinen Fall überschritten werden; eine besonders langsame Aspiration und eine langsame Injektion sind angezeigt. Während der Behandlung sollten Nitroglycerinkapseln oder -spray zur Therapie von akuten Angina-pectoris-Anfällen bereitliegen.

- Antidepressiva

Durch trizyklische Antidepressiva (z. B. Imipramin, Amitriptylin, Desipramin, Nortriptylin) und Monoaminoxidase-Hemmer (MAO-Hemmer) wird die vasokonstriktorische Wirkung der Katecholamine verstärkt, was eine gefährliche Blutdrucksteigerung bewirken kann. Durch MAO-Hemmer wird die Wirkung von Sedativa, Hypnotika, Analgetika und Antihistaminika verstärkt. Vor Gabe bzw. Rezeptierung solcher Pharmaka ist die Konsultation des behandelnden Facharzts sinnvoll. Um möglichen Komplikationen aus dem Weg zu gehen, sollte bei der Verwendung von Lokalanästhetika das Octapeptid Felypressin (Octapressin in Xylonest) den Katecholaminen vorgezogen werden.

- Insulin/orale Antidiabetika

Durch die Gabe von Insulin und oralen Antidiabetika wird u. a. die Glukosekonzentration im Blut gesenkt. Glukokortikoide, Sympathomimetika und andere Substanzen erhöhen den Blutglukosespiegel. Demgegenüber können Analgetika (Salizylate, Pyrazolderivate) und Sulfonamide die Insulinwirkung steigern. Bei Patienten, die insulinpflichtig sind, ist darauf zu achten, dass die Mahlzeiten regelmäßig eingenommen werden und dass längerdauernde Behandlungen zwecks Nahrungsaufnahme bzw. Medikamenteneinnahme unterbrochen werden müssen.

- Methadon

Die Ersatzdroge Methadon wird in der Suchttherapie eingesetzt. Ihre Einnahme weist auf eine bestehende Drogenproblematik hin. Entsprechende Patienten gehören in die HIV-Risikogruppe.

- Andere?

Bislang in diesem Gesundheitsbogen nicht aufgeführte, aber vom Patienten eingenommene Medikamente können in dieser Spalte eingetragen werden.

BLU
- Haben Sie irgendeine Bluterkrankung? (z. B. Anämie)

Patienten mit einer schweren Anämie weisen eine geringere Toleranz gegenüber schmerzhaften und/oder langwierigen Behandlungen auf. Daher sind kürzere (dafür häufigere) Behandlungssitzungen vorzuziehen; eine gute Anästhesie ist anzustreben. Eine abnormal starke Neigung zu blauen Flecken kann ein Hinweis auf eine Thrombozytopenie, Leukämie oder Hämophilie, auf starken Vitamin-C-Mangel oder auf abnormal fragile Gefäße sein.

- Bluten Sie lange bei Verletzungen? (Blutungsneigung)

In Zweifelsfällen ist – unbedingt vor der Behandlung – der Internist des Patienten zu konsultieren. Eine Reihe von Ursachen kann für Blutungsneigungen (hämorrhagische Diathesen) in Frage kommen, so z. B. Therapie mit Antikoagulantien, Lebererkrankungen, Vitamin-K-Mangel oder – nur bei männlichen Personen – Hämophilie. Salicylate dürfen bei diesen Patienten nicht verwendet werden. Bei Hämophiliepatienten besteht ein erhöhtes Risiko für Hepatitis- und HIV-Infektionen.

ALL
- Haben Sie eine Allergie?
- Haben Sie je Hautjucken oder Hautausschläge bekommen? (z. B. auf Kosmetika)

Dieses stellt ein Hinweis auf eine Allergie dar, könnte aber auch auf anderen Ursachen beruhen (z. B. endogenes Exzem). Durch Nachfragen lassen sich genauere Details ermitteln.

- Litten Sie je unter Heuschnupfen oder Asthma?

Bei Bejahung ist nachzufragen, welche Faktoren den Heuschnupfen bzw. einen Asthmaanfall auslösen, wie häufig die Anfälle vorkommen und wie stark sie sich manifestieren. Vom Patienten verwendete Medikamente (v. a. Dosieraerosole) sollten auf jeden Fall immer zur Behandlung mitgebracht werden, um eventuell auftretende Anfälle sofort adäquat therapieren zu können (gleiches gilt für Patienten, die an Heuschnupfen leiden).

Auf eine möglichst stressfreie Behandlung sollte geachtet werden, da Stress einen Asthmaanfall hervorrufen kann. Ein Lokalanästhetikum ohne Adrenalin (wie Xylonest mit Octapressin) ist zu bevorzugen.

- Hatten Sie je eine ungewöhnliche Reaktion auf Spritzen oder Medikamente?

Allergien auf bestimmte Lokalanästhetika oder Medikamente müssen in der Anamnese erfasst werden. Bei einer vorhandenen Paragruppen-Allergie ist mit allergischen Reaktionen auf Lokalanästhetika vom Ester-Typ (z. B. Procain, Tetracain) sowie auf konservierungsmittelhaltige (z. B. Methylparaben) Lokalanästhetika vom Amid-Typ (z. B. Lidocain, Articain) zu rechnen. In diesem Fall können Lokalanästhetika vom Amid-Typ ohne Konservierungsstoffe angewendet werden.

Nach bestimmten Medikamenten und Materialien wird im Folgenden gezielt nachgefragt:

Haben Sie je eine ungewöhnliche Reaktion mit folgenden Medikamenten und Materialien erlebt?
- Penicillin
- Schmerzmittel
- Jod
- Barbiturate
- Metalle (Chrom, Nickel etc.)
- Andere Substanzen

Bei Bejahung empfiehlt es sich dringend, die genannten Substanzen zu vermeiden bzw. bei einem Facharzt einen Allergietest durchführen zu lassen. Nachgewiesene Allergien sollten in einen Allergie-Pass eingetragen und durch Unterschrift des zuständigen Facharzts bestätigt werden.

KRL
- Hatten Sie jemals akutes Rheuma oder eine rheumatische Herzerkrankung?

Es ist zu beachten, dass nach akutem Rheuma infolge einer aufgetretenen Bakteriämie oft Herzklappenschäden (Endokarditis) festgestellt werden. Vor einem geplanten zahnärztlichen Eingriff mit Bakteriämiegefahr (das sind alle Eingriffe mit Verletzung der Weichgewebe oder des Knochens wie z. B. bei Zahnsteinentfernung, Zahnextraktion) ist in der Regel eine antibiotische Abschirmung angezeigt (Facharzt konsultieren) (siehe Schema unter „Endokarditis").

- Haben Sie einen angeborenen Herz-oder Herzklappenfehler?

Auch in diesem Fall muss bei einem zahnärztlichen Eingriff mit der möglichen Gefahr einer Bakterienstreuung eine Antibiotika-Prophylaxe durchgeführt werden (siehe Schema unter „Endokarditis"). Lang andauernde Behandlungen sind aufgrund der Belastung des Patienten zu vermeiden. Alle möglichen Infektionsquellen (periapikale Herde, tiefe Zahnfleischtaschen, stark zerstörte Zähne, Wurzelreste) sollten eliminiert werden. Im Zweifelsfall ist die Extraktion eines beherdeten Zahnes vorzuziehen. Der Patient muss auf die Notwendigkeit einer halbjährlichen Kontrolle und die Wichtigkeit einer rechtzeitigen Entfernung eventuell vorhandener Infektionsherde hingewiesen werden.

- Haben Sie abnorme Herzgeräusche?

Es muss abgeklärt werden, ob die Herzgeräusche organischer, nichtfunktioneller Natur sind. Falls dies so ist, muss geklärt werden, ob Zahnsteinentfernung, Scaling, Root Planing und Extraktionen usw. unter Antibiotika-Schutz vorgenommen werden, um der Gefahr einer durch Bakteriämie verursachten Endokarditis vorzubeugen.

- Haben Sie künstliche Herzklappen?

Patienten mit Herzklappenersatz tragen ein hohes Risiko, eine schwer und möglicherweise letal verlaufende Endokarditis zu erleiden. Daher ist für jeden zahnärztlichen Eingriff mit Bakteriämie-Risiko eine antibiotische Abschirmung unbedingt notwendig (siehe Schema unter „Endokarditis"). Patienten mit prothetischem Herzklappenersatz stehen in der Regel unter Antikoagulantientherapie.

- Tragen Sie einen Herzschrittmacher?

Hat der Patient einen Herzschrittmacher, so sollten elektrisch betriebene zahnärztliche Geräte (Ultraschallgeräte, Geräte zur elektrischen Sensibilitätsprüfung, Elektrotome) aufgrund einer möglichen Interferenz mit der Schrittmacherfunktion am besten nicht verwendet werden, weil ältere und defekte zahnärztliche Geräte Herzschrittmacher der älteren Generation unter Umständen inhibieren können.

Hatten Sie jemals eine der folgenden Krankheiten oder Beschwerden?

- Zu hoher Blutdruck

Die aktuellen Blutdruckwerte, eventuelle weitere mit der Hypertonie einhergehende Symptome sowie die regelmäßig einzunehmenden Medikamente gegen den Bluthochdruck sollten notiert werden. Generell gilt: Bei vorhandener Dauermedikation mit Antihypertonika darf diese vor der zahnärztlichen Behandlung nicht abgesetzt werden. Die Behandlung sollte in einer stressfreien Atmosphäre erfolgen. Kurze Termine sind vorteilhaft. Auf eine möglichst schmerzfreie Behandlung ist bei Hypertonikern zu achten. Eine Prämedikation mit einem geeignetem Benzodiazepin (z. B. Valium, Hoffmann-La Roche, D-Grenzach-Wyhlen) kann angezeigt sein. Vasokonstringentien sind auf die Lokalanästhesie (höchstens 1:100.000) zu beschränken; drei Ampullen sollten nicht überschritten werden.

- Zu niedriger Blutdruck

Eine Hypotonie bedarf in der Regel keiner besonderen präventiven Maßnahmen durch den Zahnarzt. Eine Behandlung am liegenden Patienten ist empfehlenswert. Bei Verdacht auf bestehende organische Ursachen einer Hypotonie ist Rücksprache mit dem behandelnden Facharzt zu halten.

- Endokarditis

Eine bakterielle Endokarditis stellt in jedem Falle eine schwerwiegende und gefährliche Komplikation dar. Patienten mit einer überstandenen Endokarditis oder andere Hochrisiko-Patienten (Patienten mit Klappenersatz, mit angeborenen Herzfehlern u. a.) haben ein erhöhtes Risiko für das Auftreten einer schwer und möglicherweise letal verlaufenden Endokarditis. Hierbei besiedeln ins Blut übergetretene Bakterien (vor allem Streptokokken der Viridansgruppe) das eventuell vorgeschädigte endokardiale Gewebe und führen zu einer lokalen Entzündung. Durch eine Antibiotikagabe vor einem Eingriff sollen eben diese Bakterien schon beim Eintritt ins Blut bekämpft werden. Die Leitlinien zur Durchführung einer antibiotischen Endokarditisprophylaxe vor zahnärztlichen Eingriffen unterliegen aufgrund neuer Erkenntnisse einem ständigen Wandel. Während früher bei Hochrisiko-Patienten für jeden zahnärztlichen Eingriff eine antibiotische Abschirmung gefordert wurde, ist diese nach der aktuellen wissenschaftlichen Leitlinie zur Prophylaxe der infektiösen Endokarditis (*Naber* et al. 2007) der Deutschen Gesellschaft für Kardiologie (DGK) nur noch bei solchen Eingriffen indiziert, bei denen ein Bakteriämierisiko besteht. Zu dieser Kategorie gehören u. a. alle Eingriffe, die mit Manipulationen an der Gingiva, der periapikalen Zahnregion sowie mit Perforationen der oralen Mukosa einhergehen. Eine einfache Infiltrations- oder Leitungsanästhesie erfordert hingegen keine Endokarditisprophylaxe.

Nach der im Jahr 2021 weiterhin aktuellen Version der Leitlinie zur Prophylaxe der infektiösen Endokarditis (*Naber* et al. 2007) wird empfohlen, bei Patienten mit überstandener Endokarditis oder bei anderen Hochrisiko-Patienten 30-60 Minuten vor einem Eingriff mit Bakteriämie-Risiko ein Antibiotikum nach folgender Tabelle zu verabreichen:

Penicillin-allergie	Einnahmeart	Antibiotikum	Dosierung Erwachsene	Dosierung Kinder
nein	oral	Amoxicillin	2 g	50 mg/kg
	parenteral	Ampicillin	2 g	50 mg/kg
ja	oral	Clindamycin	600 mg	20 mg/kg
	parenteral	Clindamycin	600 mg	20 mg/kg

- Herzinfarkt/Angina pectoris/Herzschwäche (-insuffizienz)

Anzuraten ist eine Abklärung des aktuellen Gesundheitszustands und der aktuellen Medikation. Bei Herzpatienten ist die Vorbeugung von Angstzuständen wichtig. Zudem empfehlen sich folgende Grundsätze: Möglichst stress- und schmerzfreie Behandlung (auf den Patienten eingehen), kurze Termine, fakultativ Prämedikation mit einem geeigneten Benzodiazepin (z. B. Valium 5 bis 10 mg), maximal

3 Ampullen Lokalanästhetikum mit Adrenalinzusatz 1: 100.000. Vasokonstringentien sind auf die Lokalanästhesie zu beschränken; Adrenalin zur Blutstillung und adrenalingetränkte Retraktionsfäden zur Gingivalsaumverdrängung sollten nicht verwendet werden.

Bei Angina-pectoris-Patienten kann die prophylaktische Gabe von einer oder zwei Kapseln Nitroglycerin (z. B. Nitrolingual, Pohl, D-Hohenlockstedt) à 0,8 mg vor der Behandlung angeraten sein (Kapseln zerbeißen, Flüssigkeit in Mundhöhle behalten, leere Kapseln aus dem Mund nehmen) (Cave Überdosierung: Blutdruckabfall, Benommenheit, reflektorische Tachykardie, Kopfschmerzen, Kollapszustände). In Fällen von grünem Star und starker Hypotonie ist die Gabe von Nitroglycerin kontraindiziert. Während der ersten 6 Monate nach einem Herzinfarkt sollte keine zahnmedizinische Behandlung durchgeführt werden (Ausnahme: Notfallbehandlung).

- Haben Sie Schmerzen in der Brust, wenn Sie sich anstrengen?

Bei Bejahung sollte nach Art und Lokalisation der Schmerzen gefragt werden. Ein im Ruhezustand nicht auftretender drückender substernaler Schmerz bei körperlicher Belastung ist als Anzeichen einer Ischämie des Myokards zu werten (Angina pectoris).

- Sind Sie kurzatmig bei kleineren Anstrengungen? (z. B. beim Treppensteigen)

Starke Kurzatmigkeit mit deutlicher Einschränkung der normalen Aktivität kann Hinweis auf ein Herzleiden, eine Anämie oder ein Lungenleiden (Bronchialasthma) sein.

HOR

- Sind Sie zuckerkrank? (Diabetes mellitus)

Angaben über Art (Typ I: juveniler Diabetes, Typ II: Altersdiabetes) und Schweregrad der Erkrankung, Zeitpunkt der Erstdiagnose sowie die Therapie sollten aufgezeichnet werden. Der Anteil des glykierten Hämoglobins, ausgedrückt durch den sogenannten HbA_{1c}-Wert, gibt Rückschluss auf den durchschnittlichen Zuckergehalt im Blut von Diabetikern und damit auf die Wirksamkeit ihrer medikamentösen Einstellung. Diabetiker mit HbA_{1c}-Werten von 7 % und darüber werden beim Grading einer Parodontitis ähnlich gefährdet beurteilt wie starke Raucher (10 und mehr Zigaretten täglich) (*Kebschull* et al. 2021). Bislang nicht ärztlich versorgte bzw. nicht eingestellte Diabetiker sind vor Beginn der zahnärztlichen Behandlung an einen Facharzt (Internisten) zu überweisen. Kontrollierte, unter Insulintherapie stehende Diabetiker neigen zur Hypoglykämie; daher sollen sie nicht nüchtern zur Zahnarztbehandlung erscheinen. Auch sollte eine normale Ernährung baldmöglichst nach dem zahnärztlichen Eingriff erfolgen. Ist dies nicht möglich, so ist der Internist in die Behandlungsplanung einzubeziehen. Die Behandlungen sollten nicht zu lange dauern und am besten vormittags (nach dem Frühstück) stattfinden. Glukose (in Form von Traubenzucker, Zuckerwürfel, Limonade, Glukose-Lösung 20%ig o. ä.) sollte für den Fall einer Hypoglykämie (Symptome: Schwächegefühl, Heißhunger, Übelkeit, Erbrechen, Unruhe, Schwitzen, Tremor, Tachykardie, Hyperventilation, Angst) bereitliegen. Auf die Verwendung von lokal angewandtem Adrenalin sollte verzichtet werden (Erhöhung der Blutglukosekonzentration und des Risikos für das Entstehen von Thrombosen und lokalen Nekrosen). In bestimmten Fällen ist für „blutige Eingriffe“ eine Antibiotikaprophylaxe notwendig (Facharzt konsultieren). Es ist zu beachten, dass für Diabetiker eine erhöhte Infektanfälligkeit und eine verlangsamte Wundheilung typisch sind. Aus diesem Grunde sind zahnärztliche Eingriffe möglichst atraumatisch durchzuführen.

- Haben Sie eine Schilddrüsenerkrankung?

Nur bei nicht gut eingestellten oder unbehandelten Patienten mit Schilddrüsenüberfunktion (Hyperthyreose) ist mit Komplikationen zu rechnen. Daher sollten zahnärztlich-prothetische Eingriffe nur ausgeführt werden, wenn die Hyperthyreose gut eingestellt ist. Ansonsten besteht die Gefahr des Auftretens einer thyreotoxischen Krise (Symptome: Sinustachykardie, Anstieg der Körpertemperatur, Unruhe, Angst, Erbrechen, Somnolenz, Koma, Kreislaufversagen). Adrenalin und jodhaltige Medikamente (z. B. Betaisodona) sollten nicht angewendet werden.

- Nehmen Sie Hormonpräparate? (z. B. die „Pille“)

Hier interessieren vor allem Antikonzeptiva, weil durch die in ihnen enthaltenen Hormone marginale Parodontopathien gefördert werden können.

VTr
- Haben Sie in letzter Zeit ohne Diät an Gewicht abgenommen?

Hoher Gewichtsverlust tritt unter anderem bei Diabetes, Tuberkulose, malignen Tumoren und Bluterkrankungen auf. Einem nicht erklärbaren Gewichtsverlust größeren Ausmaßes (10 kg oder mehr) sollte fachärztlich nachgegangen werden.

- Haben Sie Magen-, Verdauungsbeschwerden, Verstopfung oder Durchfall?

Solche Beschwerden können Ausdruck infektiöser Gastroenteritiden, peptischer Ulzera und/oder von Tumoren sein. Häufig nehmen diese Patienten Medikamente mit atropinartiger Wirkung ein (Nebenwirkung: Mundtrockenheit [Xerostomie]). Patienten mit Magengeschwüren dürfen wegen der Gefahr gastroduodenaler Blutungen weder acetylsalicylsäurehaltige Medikamente noch Kortikoide verschrieben werden.

- Haben (hatten) Sie ein Leberleiden (Hepatitits, Zirrhose), eine Gallenerkrankung oder Gelbsucht?

Bei Bejahung der Frage müssen die Patienten labormedizinisch untersucht werden. Da bei infektiösen Patienten die Gefahr einer Ansteckung besteht, sind bei ihnen, unter Beachtung der üblichen Schutzmaßnahmen, nur Notfallbehandlungen angezeigt. Medikamente, die in der Leber metabolisiert werden (z. B. Lokalanästhetika vom Amid-Typ), sollten bei Lebererkrankungen wegen der Möglichkeit der Kumulation nur mit Vorsicht verabreicht werden. Bei bestehender Leberzirrhose (Alkoholabusus?) ist die Gefahr des Auftretens von Nachblutungen groß.

- Haben Sie eine Nierenkrankheit, ein Nierenleiden oder einen krankhaften Harnbefund?

Alle möglichen Infektionsherde sollten bei Patienten mit Nierenerkrankungen aus dem Mund entfernt werden. Behandlungen, die eine Bakteriämiegefahr beinhalten (z. B. Zahnsteinentfernung, Extraktionen), dürfen bei Patienten mit transplantierten Nieren, dialysepflichtiger Niereninsuffizienz und akuter Glomerulonephritis nur unter Antibiotikaschutz durchgeführt werden. Nephrotoxische Medikamente sowie solche, die hauptsächlich über die Niere metabolisiert werden (darunter fallen auch die Lokalanästhetika), sind bei Nierenschädigungen zu vermeiden.

- Hatten Sie eine Organtransplantation?

Patienten mit transplantierten Organen erhalten zwecks Vermeidung von Abstoßungsreaktionen Kortikoide als Dauermedikation verabreicht (Immunsuppression) (siehe MED: Cortison oder Prednisonpräparate).

RH

- Leiden Sie an rheumatischen Beschwerden? (Gelenkerkrankungen)

Patienten mit Erkrankungen des rheumatischen Formenkreises (z. B. rheumatoide Arthritis; Arthrosis deformans) sind durch Schmerzen und Bewegungseinschränkungen im Stütz- und Bewegungsapparat gekennzeichnet. Angesichts der oftmals starken Schmerzen sind die Behandlungstermine möglichst kurz zu gestalten. Bei „blutigen Eingriffen" ist häufig eine antibiotische Abschirmung indiziert. Aufgrund der Einnahme von Medikamenten (z. B. Acetylsalicylsäure) muss man auf Nebenwirkungen (z. B. Blutungen) gefasst sein. Bei allen Patienten, die jemals an akutem Rheuma oder rheumatischem Fieber litten, ist bei „blutigen" zahnmedizinischen Eingriffen ein Antibiotikaschutz notwendig.

- Sind Ihre Gelenke des Öfteren geschwollen?

Kurzatmigkeit im Liegen oder während des Schlafes kann bei einer Herzdekompensation und einer Attacke von Asthma bronchiale auftreten. Das gleichzeitige Vorliegen eines Ödems der Fußgelenke legt den Verdacht auf eine Herzdekompensation nahe. Angeschwollene Fußgelenke können auch im Verlauf einer Schwangerschaft, bei Nierenleiden (chronische Nephritis), bei Patienten mit Varizen (Krampfadern) sowie natürlich bei Verstauchung des Fußgelenks oder durch frühere Traumata in diesem Bereich auftreten.

- Leiden Sie an Muskelschmerzen?

Bei den Erkrankungen des rheumatischen Formenkreises sind nicht nur Gelenke und Wirbelsäule, sondern häufig auch Muskeln, Sehnen und Bänder betroffen (sog. Weichteilrheumatismus, extraartikulärer Rheumatismus), z. B. in Form einer Fibromyalgie oder Tendomyopathie. Auch hierbei sind Schmerzen typisch (Muskelhartspann).

NS

- Haben Sie je epileptische Anfälle gehabt?

Bei der Behandlung sollte auf eine stressfreie Atmosphäre geachtet werden; evtl. ist eine Prämedikation angezeigt. Die Patienten sollen ihre Medikamente (Antikonvulsiva) vor der zahnärztlichen Behandlung wie gewohnt einnehmen. Lokalanästhetika mit Adrenalinzusatz sollten nur sparsam eingesetzt werden.

Bei Epileptikern können medikamentenbedingte Gingivahyperplasien vorkommen. Bei Epileptikern ist festsitzender Zahnersatz eher angezeigt als herausnehmbarer (keine Gefahr der Aspiration oder des Verschluckens). Wenn ästhetisch möglich, sind vor allem im Seitenzahnbereich Vollgussrestaurationen metallkeramischen Arbeiten vorzuziehen.

- Hatten Sie jemals Schwindel- oder Ohnmachtsanfälle?

Schwindelanfälle sind bei Hyper- oder Hypotonie, Anämie, nach Hirnblutungen oder -schädigungen oder bei schnellem Aufrichten aus gebückter Haltung möglich.

Ohnmachtsanfälle können auf neurologische Erkrankungen wie Epilepsie hindeuten, aber ebenso Ausdruck von Hypotonie, Hypoglykämie oder Arrhythmien sein.

- Hatten Sie jemals einen Schlaganfall?

Empfehlenswert sind kurze, stressfreie Termine. Vasokonstringentien sollten auf die Lokalanästhesie beschränkt bleiben. Zu beachten ist, dass Patienten nach einem Hirnschlag häufig mit Antikoagulantien therapiert werden.

SE

- Haben Sie eine Angsterkrankung (z. B. Angst vor dem Zahnarztbesuch, engen Räumen oder Menschenansammlungen)?

Hierbei gilt es, insbesondere im Falle der Zahnbehandlungsangst bzw. einer Zahnbehandlungsphobie, im weiteren Gespräch mit dem Patienten den genauen Charakter der Angst zu ermitteln. Ein wichtiges Unterscheidungskriterium zwischen der Zahnbehandlungsangst und der Zahnbehandlungsphobie ist das systematische und kurzfristig Erleichterung verschaffende Vermeiden des Zahnarztbesuches, welches als wichtiges Kriterium vor allem bei der Zahnbehandlungsphobie vorkommt.

Hat der Patient beispielsweise nur Angst vor Spritzen, vor der intraoralen Manipulation oder vor dem unvermittelten Auftreten von Schmerzen? Ein häufiger Auslöser für solche Ängste ist die Unkenntnis des Patienten über das, was gerade mit ihm geschieht bzw. geschehen wird und das daraus resultierende Gefühl des Ausgeliefertseins. Eine gewissenhafte und ehrliche sowie wirklichkeitsnahe Aufklärung verschafft hier häufig bereits das notwendige Vertrauen, um eine entsprechende Behandlung durchführen zu können.

Die eigentliche Behandlung sollte möglichst ruhig und ohne Störungen von außen ablaufen. Sollten trotzdem noch weitere Angstsymptome während der Behandlung auftreten (erkennbar z. B. an einer vermehrten Schweißproduktion, Muskelzittern, erhöhtem und verstärktem Pulsschlag, allgemeiner Unruhe, verstärkter Atmung, erweiterten Pupillen, etc.) so dass eine Behandlung gar nicht möglich ist, ist in Zusammenarbeit mit dem Patienten über weitergehende

Therapiemaßnahmen nachzudenken. Neben der selbstverständlichen Schmerzausschaltung bzw. Schmerzreduzierung bieten sich hierbei im Rahmen einer Vorbehandlung primär anxiolytische Therapieverfahren, am besten in Zusammenarbeit mit einem Psychotherapeuten, an. Das Spektrum dieser Therapien ist mannigfaltig und umfasst Methoden wie das Modell-Lernen, die Desensibilisierung, Entspannungstechniken (z. B. progressive Muskelrelaxation nach Jacobson, autogenes Training) und andere. Eine medikamentöse Therapie (Anxiolyse, Sedierung mit kurzwirksamen Benzodiazepinen etc.) sollte hingegen nur in Ausnahmefällen wie etwa einer Notfallbehandlung zur Anwendung kommen, da hierdurch keine kausale Bekämpfung der Angstsymptomatik erfolgt und darüber hinaus bei wiederholter Gabe die Gefahr der Bildung einer psychischen Abhängigkeit besteht.

Weitergehende Informationen zu diesem Thema sind in der wissenschaftlichen Stellungnahme der DGZMK zur Zahnbehandlungsangst und Zahnbehandlungsphobie bei Erwachsenen zu finden (*Jöhren* und *Margraf-Stiksrud* 2002).

- Haben Sie eine Depression oder eine andere seelische Erkrankung?

Bei der klassischen Form der episodenhaft einzeln oder auch rezidivierend auftretenden Depression leidet der Patient nach ICD-10 (F32.x bzw. F33.x) unter mannigfaltigen Symptomen wie gedrückter Stimmung, Antriebsverlust, Störung von Konzentration, Schlaf und Appetit, dem daraus resultierendem Gewichtsverlust, vermindertem Selbstwertgefühl und weiteren, zunächst nicht dieser Erkrankung zuzuordnenden, Symptomen. Die Bedeutung dieser für den Zahnarzt zunächst vielleicht unwichtig erscheinenden Erkrankung wird ersichtlich, wenn man betrachtet, welche zahnmedizinisch relevanten Symptome im Zusammenhang mit einer depressiven Erkrankung oder auch einer anderen psychosomatischen Erkrankung assoziiert sein können.

Die leider immer noch vorherrschende Stigmatisierung seelischer Erkrankungen führt die betroffenen Patienten regelmäßig auf die Suche nach einer somatischen Ursache ihrer für sie häufig rätselhaften Beschwerden. Die daraus häufig resultierende und für den prothetisch tätigen Zahnarzt besonders bedeutsame Prothesenintoleranz bzw. psychogene Prothesenunverträglichkeit führt hierbei nicht selten zu frustranen Einschleif- und Unterfütterungsmaßnahmen.

Weitere psychosomatisch assoziierte Symptome bzw. Erkrankungen sind das Burning-Mouth-Syndrom, chronische orofaziale Schmerzzustände und die Amalgamintoleranz. Auch die unter den regional wechselnden Begriffen „Craniomandibuläre Dysfunktion" bzw. „Myoarthropathie" vorkommenden Symptomkomplexe sind nicht selten mit psychosomatischen Störungen assoziiert. Die Berücksichtigung der oben genannten Stigmatisierung bzw. der möglichen Unkenntnis des Patienten sollte den Behandler auch bei einem angekreuzten „Nein" im Verdacht an eine entsprechende Erkrankung des Patienten denken lassen. In einem sehr vorsichtig zu führenden Gespräch sollte mit dem Patienten dann der Verdacht erörtert und ein Besuch beim Hausarzt vereinbart werden.

Weitergehende wichtige Hinweise zum zahnärztlichen Umgang mit dieser Patientengruppe sind in den wissenschaftlichen Stellungnahmen der DGZMK zu psychosomatisch bedingter Prothesenunverträglichkeit und Beschwerden im Mund-Kiefer-Gesichtsbereich, der Psychosomatik in der Zahn-, Mund- und Kieferheilkunde und zur Therapie der funktionellen Erkrankungen des kraniomandibulären Systems enthalten (abrufbar unter: http://www.dgzmk.de). Eine Auflistung der indizierten seelischen Erkrankungen einschließlich der zuvor genannten

Angsterkrankungen befindet sich in den Kapiteln F00 bis F99 der ICD-10-GM (z. B. auf http://www.dimdi.de).

- Befinden oder befanden Sie sich in psychologischer bzw. psychotherapeutischer Behandlung?

Die Beantwortung dieser Frage mit „Ja" kann wertvolle Hinweise auf eine entsprechende Disposition des Patienten für die oben genannten Erkrankungen bzw. Störungen geben und sollte in diesem Fall unter Berücksichtigung der individuellen Situation zumindest vorsichtig hinterfragt werden.

RTr

- Husten Sie oft?
- Kommt dabei Schleim oder Blut hoch?

Ein hartnäckiger Husten kann beispielsweise durch Rauchen, durch ein Lungenkarzinom oder Tuberkulose oder durch ein Lungenemphysem bedingt sein. Chronischer Husten mit Schleimabsonderung ist ein Zeichen für einen entzündlichen Prozess mit Exsudatbildung. Hämoptysis (Bluthusten) kann bei Tuberkulose, Lungenembolie, Bronchiektasien und Lungenkarzinom auftreten.

- Haben Sie Bronchialasthma?

Da in Belastungssituationen ein Asthmaanfall ausgelöst werden kann, ist eine Prämedikation mit einem Benzodiazepin (z. B. Valium) empfehlenswert. Acetylsalicylsäure und andere nichtsteroidale Antiphlogistika können einen Bronchospasmus und einen Asthmaanfall hervorrufen und sollte daher bei diesen Patienten vermieden werden.

- Hatten Sie je eine Stirn- oder Kieferhöhlenentzündung?

Der Behandler muss eruieren, ob es sich um ein primär-akutes (einmaliges Ereignis) oder ein chronisch-entzündliches Geschehen (in Intervallen wiederkehrend) oder um eine akute Exazerbation einer chronischen Sinusitis frontalis oder maxillaris handelt. Für den Zahnarzt ist in erster Linie die Sinusitis maxillaris von Bedeutung. Ein dentogenes Geschehen muss ausgeschlossen werden. Gibt es auf eine dentogene Genese keinen Hinweis, so muss an einen rhinogenen Ursprung gedacht werden.

MSH

- Leiden Sie oft unter Mundtrockenheit?

Bei bestehender, durch reduzierte oder fehlende Speichelsekretion bedingter Mundtrockenheit (Xerostomie, Sialopenie) muss die dafür in Frage kommende Ursache eruiert werden. Xerostomie geht häufig mit einer erhöhten Kariesfrequenz und mit Schleimhautveränderungen wie Atrophien oder Ulzera einher, die ihrerseits die Entwicklung von Bakterien- oder Pilzinfektionen der Mundschleimhaut begünstigen können. In prothetischer Hinsicht kann eine Xerostomie zu Problemen im Halt von abnehmbarem Zahnersatz führen bzw. den Halt von Totalprothesen unmöglich machen. Der Patient selbst klagt neben dem Trockenheitsgefühl vor allem über Brennen und Schmerzen. Mundtrockenheit ist häufig eine Nebenwirkung von Medikamenten wie Antidepressiva, Antihistaminika oder Sedativa. Ist eine medikamentenbedingte Ursache auszuschließen, müssen spezielle diagnostische Maßnahmen wie beispielsweise eine Sialographie durchgeführt werden. Dieses Phänomen kann nicht selten auch bei Frauen in der Menopause beobachtet werden. Das Vorkommen einer Mundtrockenheit ist auch im Rahmen eines Sjögren-Syndroms (Sicca-Syndrom) möglich und steht unter den dort auftretenden Symptomen im Vordergrund.

- Leiden Sie unter Zungen- oder Wangenbrennen?

Für Zungenbrennen (Glossodynie, Glossalgie) können viele Ursachen in Betracht kommen: Atrophie der Zungenschleimhaut (Glossitis Moeller-Hunter) bei perniziöser Anämie (Mangel an Vitamin B12 = Cobalamin), psychische Ursachen (z. B. in Zusammenhang mit Depressionen), Allergien, Stoffwechselerkrankungen (Diabetes, Gicht), Medikamente (z. B. Antibiotika), Xerostomie, Potentialunterschiede verschiedener Legierungen im Mund, Ausstrahlungsschmerzen von Muskeln, nervale Veränderungen (z. B. Neuralgie des N. glossopharyngeus), Karzinom. Die Therapie kann meist nur symptomatisch erfolgen.

- Leiden Sie an Aphthen, Herpes oder offenen Mundwinkeln?

Die genauen Ursachen für das Auftreten von Aphten sind nicht geklärt. In Form der intraoral lokalisierten rezidivierenden benignen Aphtosis (RBA) kommen sie in Verbindung mit Traumen sowie mit Stress- und Konfliktsituationen vor. Daneben werden autoimmunologische Mechanismen diskutiert. Auch hormonelle Faktoren (gehäuftes Auftreten bei Frauen in der zweiten Zyklushälfte) scheinen eine Rolle zu spielen. Herpes labialis (Herpes simplex) tritt an Lippe oder Mundschleimhaut auf. Rezidive dieser Viruserkrankung kommen häufig bei einer (momentan) geschwächten Abwehr vor, beispielsweise im Zuge von körperlicher Überanstrengung, bei psychisch-emotionalem Stress (Disstress), bei gastrointestinalen Erkrankungen, Erkrankungen der Atemwege oder Erkrankungen mit hohem Fieber (Pneumonien). Auch während der Menstruation und Schwangerschaft, nach Traumen (z. B. zahnärztliche Behandlung), bei vorhandenen Allergien sowie Einwirkung von Sonnenlicht bzw. UV-Bestrahlung können sich Herpesrezidive bilden. Mundwinkelrhagaden (Perlèche, Cheilitis angularis, Faulecken) sind typischerweise bei zu tiefem Biss (Zahnprothesenträger) bzw. bei Zahnlosigkeit (dadurch starke Faltenbildung im Mundwinkelbereich) anzutreffen. Aufgrund der vorhandenen feuchten Kammer liegt bei Erwachsenen fast immer eine sekundäre Candidainfektion vor. In der Regel kann man auch Vitamin-B_2-Mangel (Riboflavin), Eisenmangel und/oder Achylie feststellen.

INF

- Leiden oder litten Sie an einer der folgenden Infektionskrankheiten? Hepatitis/HIV-Infektion oder AIDS/Tuberkulose/Geschlechtskrankheiten?

Bei Vorliegen von Infektionskrankheiten müssen spezielle Vorkehrungen getroffen werden (Handschuhe, Gesichtsmaske, Schutzbrille), um sicherzustellen, dass eine Übertragung der Infektion auf den Behandler und die zahnärztliche Assistenz verhindert wird. Ein erhebliches Gefährdungspotential besteht insbesondere durch infektiöse Hepatitis B bzw. C und durch HIV. Bei Vorliegen einer aktiven Tbc sollte der zahnärztliche Eingriff möglichst verschoben werden, bis eine Behandlung erfolgt ist. Zahnärztliche Notfallmaßnahmen erfolgen unter Erwägung aller Schutzmaßnahmen für Behandler und Patienten.

Literatur

BZÄK & KZBV (Bundeszahnärztekammer & Kassenzahnärztliche Bundesvereinigung) (Hrsg.): Informationen über zahnärztliche Arzneimittel. Ausgabe 3/2020, BZÄK und KZBV. Berlin 2020. Aktuelle Version online abrufbar unter: https://www.bzaek.de/berufsausuebung/arzneimittel-medizinprodukte/informationen-zahnaerztliche-arzneimittel-iza.html

Grötz K., Walter C., Al-Nawas B., Haßfeld S., Sader R., Ullner M.: Leitlinie Zahnimplantate bei medikamentöser Behandlung mit Knochenantiresorptiva (inkl. Bisphosphonate) AWMF-Register-Nr. 083-026 Arbeitsgemeinschaft der Wissenschaftlichen Medizinischen Fachgesellschaften 2016. Online abrufbar unter: www.awmf.org/leitlinien/detail/ll/083-026.html

Grötz K.A.: Zahnärztliche Betreuung von Patienten mit tumortherapeutischer Kopf-Hals-Bestrahlung. Gemeinsame wissenschaftliche Stellungnahme der DGZMK und DEGRO. Dtsch Zahnärztl Z 2002;57:509-511.

Kebschull M., Jepsen S., Kocher T., Sälzer S., Arweiler N., Dörfer C., Eickholz P., Jentsch H., Dannewitz B.: S3-Leitlinie Die Behandlung von Parodontitis Stadium I bis III. Die deutsche Implementierung der S3-Leitlinie „Treatment of Stage I–III Periodontitis" der European Federation of Periodontology (EFP). AWMF-Register-Nr. 083-043 Arbeitsgemeinschaft der Wissenschaftlichen Medizinischen Fachgesellschaften 2021. Online abrufbar unter: http://www.awmf.org/leitlinien/detail/ll/083-043.html

Schiegnitz E., Al-Nawas B., Hoefert S., Otto S., Pautke C., Ristow O., Voss P., Grötz K.: S3-Leitlinie Antiresorptiva-assoziierte Kiefernekrosen (AR-ONJ). AWMF-Register-Nr. 007-091 Arbeitsgemeinschaft der Wissenschaftlichen Medizinischen Fachgesellschaften 2018. Online abrufbar unter: https://www.awmf.org/leitlinien/detail/ll/007-091.html

Jöhren P., Margraf-Stiksrud J.: Zahnbehandlungsangst und Zahnbehandlungsphobie bei Erwachsenen. Wissenschaftliche Stellungnahme der DGZMK. Dtsch Zahnärztl Z 2002;57:9-10.

Naber C.K., Al-Nawas B., Baumgartner H., Becker H.-J., Block M., Erbel R., Ertl G., Flückiger U., Franzen D. et al.: Prophylaxe der infektiösen Endokarditis. Positionspapier der DGK. Kardiol 2007;1:243-250.

Schmelzeisen R.: Zahnärztliche Chirurgie bei Patienten mit Antikoagulantientherapie. Wissenschaftliche Stellungnahme der DGZMK. Dtsch Zahnärztl Z 2002;57:140-141.

Rotgans J., Duinkerke A.S.R.: Anleitung zur Interpretation eines zahnärztlichen Anamnesefragebogens. Quintessenz 1982;33:369-376, 589-595, 823-828, 1051-1061.

https://www.fachinfo.de, Rote Liste Service GmbH, D-Frankfurt

Stellungnahmen und Leitlinien

Die im Text aufgeführten Stellungnahmen und Leitlinien können in ihrer jeweils aktuellen Version auf der Homepage der DGZMK abgerufen werden (http://www.dgzmk.de).

5 Befundaufnahme und Planung

5.1 Einleitung

Für die Befunderhebung und Planung steht an den prothetischen Abteilungen der Autoren ein achtseitiger Bogen zur Verfügung. Er ist wie folgt gegliedert:

I. Anamnese
A. Allgemeinmedizinische Anamnese
B. Zahnärztliche Anamnese

II. Befund
1. Extraorale Besonderheiten
2. Intraorale Besonderheiten
3. Dental/röntgenologisch
4. Parodontal/röntgenologisch
5. Funktioneller Kurzbefund
6. Prothetisch

III. Diagnose:
extraoral
intraoral
dental
parodontal
funktionell
prothetisch
röntgenologisch

IV. Zahnbezogene Prognose

V. Weiterführende diagnostische Maßnahmen und Behandlungsplanung

VI. Terminplanung

BEFUND- UND PLANUNGSBOGEN

Name:	Vorname:	geb.:

BITTE Ankreuzen **Ja / Nein**

A. ALLGEMEINMEDIZINISCHE ANAMNESE

1. Waren Sie während der letzten Jahre im Krankenhaus oder in ärztlicher Behandlung? ☐ ☐
   Hausarzt: ______
2. Nehmen Sie zur Zeit regelmäßig Medikamente ein? Welche? ______ ☐ ☐
   ______
3. Bluten Sie lange nach einer Verletzung? ☐ ☐

Hatten Sie jemals:

4. Eine ungewöhnliche Reaktion auf Spritzen oder Medikamente? ☐ ☐
   (z. B. Penicillin, Jod etc.) ______
5. Asthma, Heuschnupfen oder Allergien? ☐ ☐
6. Herzerkrankungen, Kreislaufstörungen (z. B. Hyper-, Hypotonie)? ☐ ☐
7. Rheumatisches Fieber, akutes Rheuma? ☐ ☐
8. Rheumatische Erkrankungen, Gelenkerkrankungen? ☐ ☐
9. Lebererkrankungen (Gelbsucht)? ☐ ☐
10. Diabetes (Zuckerkrankheit)? ☐ ☐
    Wenn ja, wie hoch ist Ihr HbA_{1c}-Wert? ______
11. Atemwegserkrankungen? ☐ ☐
12. Nierenerkrankungen? ☐ ☐
13. Infektiöse Erkrankungen (TBC, Hepatitis, AIDS, Geschlechtserkrankung)? ☐ ☐
14. Leiden Sie unter Schlafapnoe und/oder Schnarchen? ______ ☐ ☐
15. Rauchen Sie? Wenn ja, wieviel? ______ ☐ ☐
16. Patientinnen: Besteht eine Schwangerschaft? Welche Woche? ______ ☐ ☐

B. ZAHNÄRZTLICHE ANAMNESE

1. Würden Sie sich als Angstpatient bezeichnen? ☐ ☐
2. Haben Sie Beschwerden an den Zähnen? Wo? ______ ☐ ☐
3. Haben Sie Beschwerden am Zahnfleisch? Wo? ______ ☐ ☐
4. Ist Ihre Kaufähigkeit beeinträchtigt? ☐ ☐
5. Empfinden Sie das Aussehen Ihrer Zähne als Problem? ☐ ☐
6. Haben Sie Schmerzen oder ein Spannungsgefühl im Kiefergelenk oder Gesichtsbereich? ☐ ☐
7. Leiden Sie unter chronischen Kopf-, Hals- oder Schulterschmerzen? ☐ ☐
8. Leiden Sie unter Mundgeruch? ☐ ☐
9. Benutzen Sie außer Zahnbürste und Zahnpasta noch andere Mundhygienemittel? ☐ ☐
   Welche? ______
10. Waren Sie im vergangenen Jahr in zahnärztlicher Behandlung? ☐ ☐
    Hauszahnarzt: ______
11. Kommen Sie:
    - zur Beratung oder Kontrolle? ☐ ☐
    - zur Notfallbehandlung oder Reparatur des Zahnersatzes? ☐ ☐
    - zur umfassenden zahnärztlichen Behandlung? ☐ ☐
    - durch Überweisung? ☐ ☐

Datum: ______ Unterschrift: ______

2

Patientenaufkleber:	Datum: Behandler:

I. ANAMNESE (+ / -)

				Besonderheiten:
Medikamente	☐	VNS	☐	______
Hämorrhag. Diathese	☐	ZNS	☐	______
Allergie	☐	Hormone	☐	______
Kreislauf	☐	Verdauungstrakt	☐	______
Rheuma	☐	Respirationstrakt	☐	______

II. BEFUND

1. Extraorale Besonderheiten (+ / -)

Sensibilität ☐ ______

Lymphknoten ☐ ______

Asymmetrien ☐ ______

Lachlinie ☐ ______

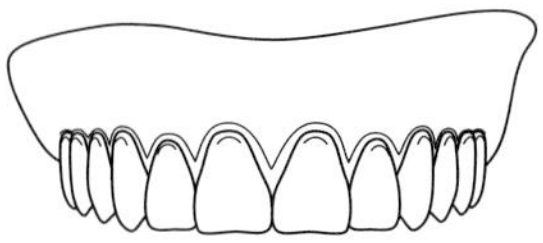

Lachlinie bitte einzeichnen!

Zahnfarbe ☐ ______

Sonstiges ☐ ______

2. Intraorale Besonderheiten (+ / -)

Lippen ☐ ______

Mukosa ☐ ______

Zunge ☐ ______

Mundboden ☐ ______

Gaumen ☐ ______

Alveolarfortsatz ☐ ______

Tonsillen ☐ ______

Speichel ☐ ______

3. Dental / Röntgenologisch

3

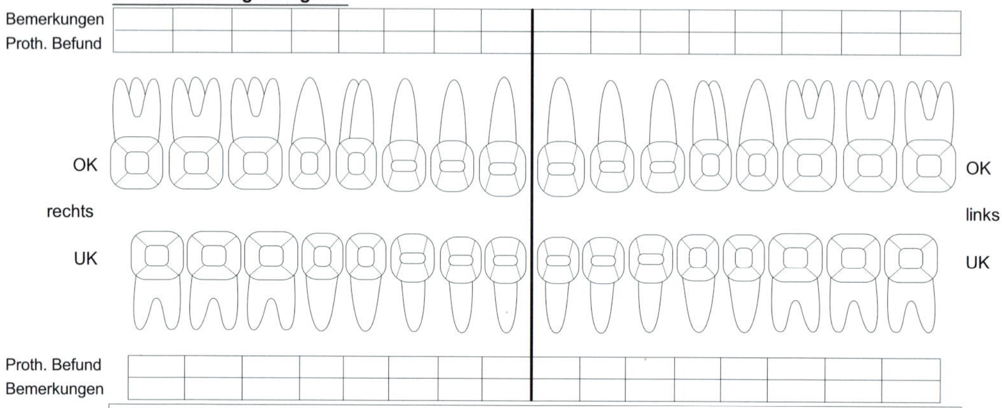

Anleitung zum dentalen Befund

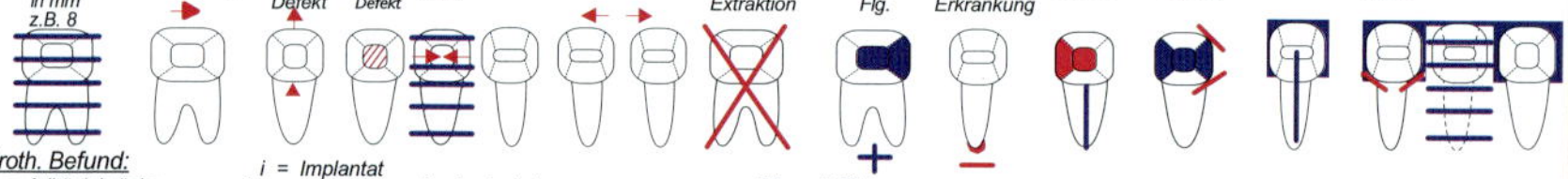

Proth. Befund:

- a = Adhäsivbrücke (Anker, Spanne)
- b = Brückenglied
- e = ersetzter Zahn
- f = fehlender Zahn
- i = Implantat
- i x = zu entfernendes Implantat
- k = klinisch intakte Krone
- kw = erneuerungsbedürftigte Krone
- pw = erhaltungswürdiger Zahn mit partiellen Substanzdefekten
- r = Wurzelstiftkappe
- rw = erneuerungsbedürftigte Wurzelstiftkappe
- sw = erneuerungsbedürftigte Suprakonstruktion
- t = Teleskop
- tw = erneuerungsbedürftiges Teleskop
- ww = erhaltungswürdiger Zahn mit weitgehender Zerstörung
- x = nicht erhaltungswürdiger Zahn
-)(= Lückenschluss

4. Parodontal / Röntgenologisch

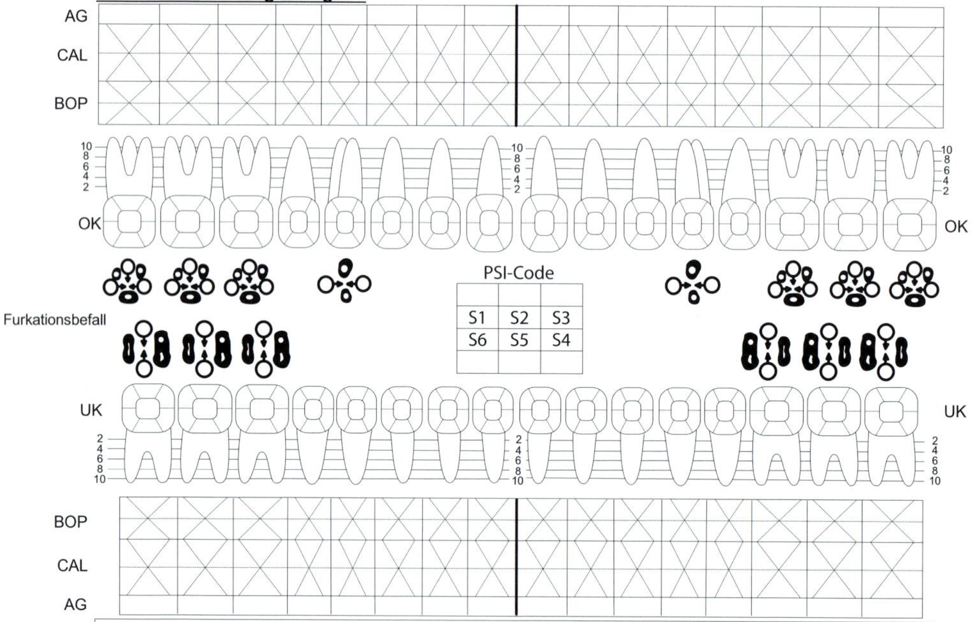

Anleitung zum parodontalen Befund

Furkationsbefall Grad 1: bis zu 1/3 der Kronenbreite
Grad 2: bis zu 2/3 der Kronenbreite
Grad 3: durchgängig

AG: Breite der angewachsenen Gingiva facial (in mm)
CAL: Distanz Taschenboden / Schmelz-Zementgrenze (in mm)
BOP: Bluten auf Sondieren (+/-)

sondierbare Taschentiefe (in mm)

Zahnlockerung in folgenden Graden:
- I = gerade fühlbar
- II = sichtbar
- III = beweglich auf Lippen- und Zungendruck und/oder in axialer Richtung

freiliegende Bi- oder Trifurkation

freiliegende Zahnhälse facial (in mm) ab Schmelz-Zementgrenze

ungefährer Verlauf des knöchernen Limbus alveolaris nach dem Röntgenstatus

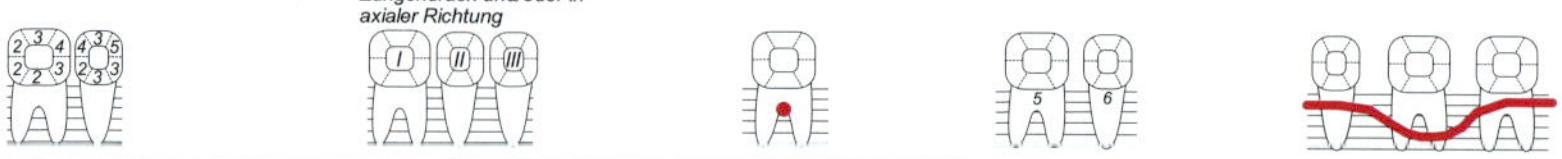

4

5. Funktionell

a) **Okklusion** (x = okklusale Kontakte)

- Okklusionstyp: neutral ☐ distal ☐ mesial ☐ Kreuzbiss ☐ Kopfbiss ☐

Überbiss: ______ mm

sagittale Stufe: ______ mm

Interokklusalraum: ______ mm

IKP-Kontakte:

18	17	16	15	14	13	12	11	21	22	23	24	25	26	27	28
48	47	46	45	44	43	42	41	31	32	33	34	35	36	37	38

- lockere Führung: nicht möglich ☐ möglich ☐ erschwert ☐

- ZKP-Vorkontakte:

18	17	16	15	14	13	12	11	21	22	23	24	25	26	27	28
48	47	46	45	44	43	42	41	31	32	33	34	35	36	37	38

- **Abgleitbewegung**

von ZKP in IKP: ☐ mm ☐ mm ☐ mm ☐ mm

vertikal vorn re li

- Exkursionsbewegungen:

Protrusion

18	17	16	15	14	13	12	11	21	22	23	24	25	26	27	28
48	47	46	45	44	43	42	41	31	32	33	34	35	36	37	38

Laterotrusion rechts

AS

18	17	16	15	14	13	12	11	21	22	23	24	25	26	27	28
48	47	46	45	44	43	42	41	31	32	33	34	35	36	37	38

BS

Laterotrusion links

18	17	16	15	14	13	12	11	21	22	23	24	25	26	27	28
48	47	46	45	44	43	42	41	31	32	33	34	35	36	37	38

AS

b) **UK-Mobilität** (+ / -)

- Bewegungsschmerz

Kiefergelenk ☐

Muskulatur ☐

- Deviation ☐

- Deflexion ☐

- Limitation ☐

- Gelenkgeräusche ☐

6. Prothetisch (+ / -)

	OK/UK		OK/UK		OK/UK
Passungenauigkeit	☐ ☐	**Retentionsverlust**	☐ ☐	**Kauinstabilität**	☐ ☐
Unbefried. Ästhetik	☐ ☐				

Sonstiges: ______________________________

____

5

III. Diagnose

- extraoral:

- intraoral:

- dental:	18	17	16	15	14	13	12	11	21	22	23	24	25	26	27	28
Karies/Zahndefekte																
Insuffiziente Restauration																
Pulpitis/Gangrän																
Unvollständige WF																
Unvollständige WF																
Pulpitis/Gangrän																
Insuffiziente Restauration																
Karies/Zahndefekte																
	48	47	46	45	44	43	42	41	31	32	33	34	35	36	37	38

- weitere dentale Diagnosen:

- parodontal:	18	17	16	15	14	13	12	11	21	22	23	24	25	26	27	28
Red. Parodont n. Therapie																
Gingivitis/leichte PAR (I)																
moderate PAR (II)																
schwere PAR (III)																
Interradikulare PAR																
Interradikulare PAR																
schwere PAR (III)																
moderate PAR (II)																
Gingivitis/leichte PAR (I)																
Red. Parodont n. Therapie																
(I-III): Schweregrad	48	47	46	45	44	43	42	41	31	32	33	34	35	36	37	38

- weitere parodontale Diagnosen:

- Parodontitis-Klassifikation (Staging/Grading):

- funktionell:

- prothetisch:

- röntgenologisch:

IV. Zahnbezogene Prognose

	18	17	16	15	14	13	12	11	21	22	23	24	25	26	27	28
Hoffnungslos																
Zweifelhaft																
Sicher																
Sicher																
Zweifelhaft																
Hoffnungslos																
	48	47	46	45	44	43	42	41	31	32	33	34	35	36	37	38

6

V. Weiterführende diagnostische Massnahmen und Behandlungsplanung

Mundhygieneanleitung: ☐ ______________________

Medizinische Abklärung: ☐ ______________________

MKG-Chirurg./KFO-Vorbehandlung: ☐ ______________________

Modellanalyse: ☐ ______________________

Funktionsanalytische Maßnahmen: ☐ ______________________

Sonstiges: ☐ ______________________

konservierend/endodontisch:

	18	17	16	15	14	13	12	11	21	22	23	24	25	26	27	28
Endodontie																
definitive Füllung																
Aufbaufüllung																
Stiftaufbauten																
Stiftaufbauten																
Aufbaufüllung																
definitive Füllung																
Endodontie																
	48	47	46	45	44	43	42	41	31	32	33	34	35	36	37	38

oralchirurgisch/parodontologisch:

	18	17	16	15	14	13	12	11	21	22	23	24	25	26	27	28
Extraktion																
Scaling																
Lappenoperation																
mukogingivale Chirurgie																
WSR																
Hemisektion/Amputation																
Hemisektion/Amputation																
WSR																
mukogingivale Chirurgie																
Lappenoperation																
Scaling																
Extraktion																
	48	47	46	45	44	43	42	41	31	32	33	34	35	36	37	38

7

Prothetische Planung

TP = Therapieplanung R = Regelversorgung B = Befund

TP																
R																
B																
	18	17	16	15	14	13	12	11	21	22	23	24	25	26	27	28
	48	47	46	45	44	43	42	41	31	32	33	34	35	36	37	38
B																
R																
TP																

Befund
a = Adhäsivbrücke (Anker, Spanne)
b = Brückenglied
e = ersetzter Zahn
f = fehlender Zahn
i = Implantat
ix = zu entfernendes Implantat
k = klinisch intakte Krone
kw = erneuerungsbedürftige Krone
pw = defekter, erhaltungswürdiger Zahn mit partiellen Substanzdefekten
r = Wurzelstiftkappe
rw = erneuerungsbedürftige Wurzelstiftkappe
sw = erneuerungsbedürftige Suprakonstruktion
t = Teleskopkrone (Doppelkrone)
tw = erneuerungsbedüftiges Teleskop
ww = erhaltungswürdiger Zahn mit weitgehender Zerstörung
x = nicht erhaltungswürdiger Zahn
)(= Lückenschluss

Behandlungsplanung
A = Adhäsivbrücke (Anker, Spanne)
B = Brückenglied
E = zu ersetzender Zahn
H = kompl. Gegossene Halte- u. Stützvorrichtung
K = Krone
M = Vollkeramische oder keramisch voll verblendete Restauration
O = Geschiebe, Steg etc
PK = Teilkrone
R = Wurzelstiftkappe
S = implantatgetragene Suprakonstruktion
T = Teleskopkrone (Doppelkrone)
V = vestibuläre Verblendung

sonstiges
G = gegossener Stiftkernaufbau
L = aufgebrannte Stufe
IN_{1-4} = Inlay (Flächen)
Ü = Rückenschutzplatte

Unbrauchbare Prothese/Brücke

Alter des OK-Zahnersatzes: ca. ____ Jahre
UK-Zahnersatzes: ca. ____ Jahre

Interimsversorgung

Immediatversorgung

Versorgungsleiden

Unfall, Unfallfolgen oder Berufskrankheit

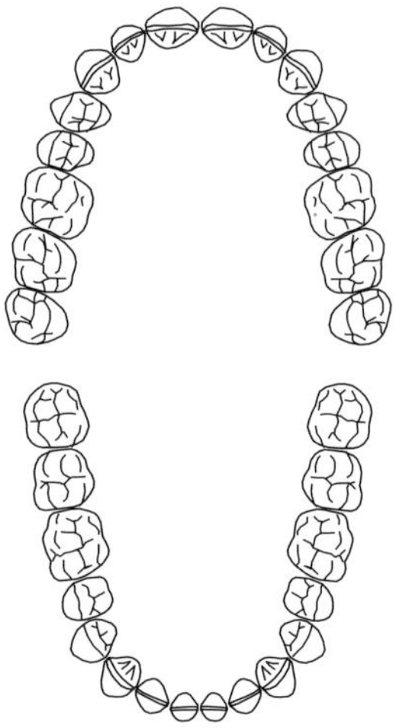

Zahntechn. Labor: ______________________

KV (Labor): ______________________

Zahnform/-farbe: ______________________

Keramik: ______________________

Legierung: ______________________

Implantate: ______________________

Sonst. Mat.: ______________________

Bemerkungen: ______________________

Stud.: __________ Ass.: __________ OA: __________ Ärztl. Direktor: __________

Datum : __________ __________ __________ __________

HKP ausgestellt: __________ HKP genehmigt: __________ HKP läuft aus: __________

8

Terminplanung:

Klinik	Labor

Behandlung abgeschlossen: ________________________

Nachsorgeintervall: Festlegung auf_____ Monate

5.2 Erhebungen anhand des Befundbogens

5.2.1 Anamnese

A. Allgemeinmedizinische Anamnese

Die auf Seite 1 des Bogens aufgeführten Fragen sind im Sinne einer Kurzanamnese zu sehen, wie sie unmittelbar vor einer Schmerz- bzw. Notfallbehandlung angezeigt wäre. In allen anderen Fällen ist das Ausfüllen des speziellen Gesundheitsfragebogens (vgl. Kap. 4) angezeigt. Dies kann vom Patienten zu Hause gemacht werden. Wurde in einer Sparte bei „Ja" angekreuzt, so ist dies auf der zweiten Seite des Befundbogens in dem betreffenden Kasten zu markieren und unter „Besonderheiten" zu erläutern.

B. Zahnärztliche Anamnese

Die spezielle zahnärztliche Anamnese verfolgt den Zweck, den Grund für die Vorstellung des Patienten zu erfahren (Motivationsgrund) und seine spezifischen Probleme im Kiefer-, Mund- und Gesichtsbereich zu erkennen. Dazu dienen orientierende Fragen zu möglichen Zahnarztängsten und eventuell vorhandenen Schmerzen an Zähnen und Gingiva oder im Bereich von Kiefergelenk, Kopf, Gesicht, Hals und Schultern. Daneben wird der Patient zu etwaigen funktionellen (mangelnde Kaufähigkeit) und ästhetischen Problemen befragt. Mundhygienegewohnheiten sowie der Zeitpunkt zurückliegender Zahnarztbehandlungen geben einen Hinweis auf die Bedeutung, die der Patient seiner oralen Gesundheit beimisst. Alle Angaben werden vom Behandler vertraulich behandelt und unterliegen der ärztlichen Schweigepflicht.

5.2.2 Befund

Auf Seite 2 des Bogens werden die Ergebnisse eingetragen, die aus der Befundung des Patienten gewonnen werden. Im Befund wird nur das festgehalten, was man misst, sieht, palpiert, riecht oder hört. Es wird noch **keine** Diagnose gestellt. Für die Befundung werden folgende Instrumente benötigt:

- Mundspiegel
- zahnärztliche Sonde
- Häkchensonde
- Furkationssonde
- zahnärztliche Pinzette
- Watterollen
- CO_2-Schnee (oder elektrische Messgeräte) zur Sensibilitätstestung
- Bleistift
- roter, gelber und blauer Farbstift (zum Ausfüllen des Befundbogens)
- Okklusionsfolie
- Shimstock-Folie
- Zahnseide
- Tupfer

5.2.2.1 Extraorale Besonderheiten

Extraoral werden folgende Parameter überprüft:

- Drucksensibilität der Austrittspunkte von Ästen des N. trigeminus (N. V): N. supraorbitalis (N.V_1), N. infraorbitalis (N.V_2) und N. mentalis (N.V_3):
  - Seitengleichheit?
  - Hyperästhesie? (z. B. Hinweis auf Entzündung)
  - Hypästhesie? Anästhesie? (z. B. Hinweis auf Verletzung oder Tumorinfiltration)
- Palpation der Lymphknoten:
  - Vergrößerung? (z. B. Hinweis auf Entzündung oder Tumore)
- Asymmetrien:
  - Fazialisparese?
  - unilaterale Masseter-Hypertrophie?
- Lachlinie:
  - Schnittstelle zwischen extra- und intraoralem Befund
  - Beurteilung der Lachlinie des Patienten und Einzeichnung in das Schema: Ist das Zahnfleisch beim Lachen stark sichtbar („Gummy Smile"), so liegt die Lachlinie hoch; ist es gerade sichtbar, ist die Lachlinie mittel ausgeprägt; ist das Zahnfleisch hingegen nicht sichtbar, so handelt es sich um eine tiefe Lachlinie. Der Verlauf der Linie spielt eine große Rolle bei der Planung von Restaurationen im sichtbaren Bereich und der Berücksichtigung ggf. sinnvoller Vorbehandlungsmaßnahmen.
- Zahnfarbe:
  - Die Zahnfarbe des Patienten wird anhand eines Farbschlüssels (vgl. Kap. 16) bestimmt.
  - Ist die Zahnfarbe auffällig dunkel (und der Patient damit unzufrieden)?
  - Wie groß sind die natürlichen Farbunterschiede zwischen den Zähnen im sichtbaren Bereich?
  - Sind auffällig verfärbte Zähne vorhanden?
- Sonstiges:
  - Tremor? (typisch bei Alkoholikern und Morbus Parkinson)
  - Zyanose? (Hinweis auf Herz- oder Lungeninsuffizienz)
  - Ikterus? (Hinweis auf Lebererkrankung)
  - Petechien?, Ekchymosen? (Hinweis auf hämorrhagische Diathesen)
  - Rhinophym (Knollennase)? (Hinweis auf Alkoholabusus)
  - Foetor ex ore (Hinweis auf kariöse Zähne, schlechte Mundhygiene, entzündete Mundschleimhaut) bzw.
  - Halitosis? (Hinweis auf Diabetes mellitus [acetonartiger Geruch], Niereninsuffizienz [ammoniakartiger Geruch], Lungeninfektion [putrider Geruch], Lebererkrankung [Alkoholgeruch] oder Probleme im Magen-Darm-Trakt). Sind intraoral keine Ursachen für den Mundgeruch festzustellen oder bleibt dieser nach erfolgter intraoraler Behandlung bestehen, dann ist eine Abklärung durch einen Facharzt sinnvoll.
  - Extraorale Narben?

5.2.2.2 Intraorale Besonderheiten

Die gesamte Mundschleimhaut wird auf Form- und Farbveränderungen (z. B. Erosionen, Ulzerationen, Schwellungen, Verfärbungen, prothesenbedingte Veränderungen) abgesucht. Optisch auffällige Besonderheiten im Bereich von Lippen, Wangenschleimhaut, Zunge (insbesondere Zungenrand und -grund; dazu

Zungenspitze mit einem Tupfer fassen und leicht heraus- und seitwärts ziehen), Mundboden, Gaumen, Alveolarfortsatz und Tonsillen sind nicht zuletzt hinsichtlich einer Krebs-Früherkennung festzuhalten. Den möglichen Ursachen für solche Erscheinungen muss nachgegangen werden. Auch die Speichelqualität (zähfließend-viskös, dünnflüssig) und -quantität sind zu beurteilen. In diesem Zusammenhang ist besonders von Interesse, ob eine Oligosialie bzw. Asialie (Aptyalismus) mit starker Trockenheit der Mundhöhle (Xerostomie) vorliegt (Hinweis z. B. auf Sjögren-Syndrom, Strahlenschäden der Speicheldrüsen, Medikamenteneinnahme [z. B. Psychopharmaka], Aplasie der Speicheldrüsen, Mundatmung, Diabetes mellitus, Leberzirrhose oder Urämie).

5.2.2.3 Dental/röntgenologisch

Zur dentalen und röntgenologischen Befundung (Seite 3 des Befundbogens) sollte in der Regel eine Panoramaschichtaufnahme vorhanden sein. In Abhängigkeit von den Erfordernissen des individuellen Patientenfalls werden ergänzend Einzelzahnfilme, Bissflügelaufnahmen oder ein Röntgenstatus (Langtubusaufnahmen in Paralleltechnik: Rinn-Status) benötigt. In besonderen Fällen kann eine ergänzende dreidimensionale Röntgendiagnostik (digitale Volumentomographie=DVT) sinnvoll sein. Gemäß der Anleitung zum dentalen Befund werden folgende Parameter mit einem **blauen** Farbstift markiert:

- fehlende Zähne
- intakte Füllungen
- suffiziente Wurzelfüllungen
- Stifte von Stiftkronen
- Kronen bzw. Brücken
- Sensibilität von Zähnen
- Implantate

Mit **rot** werden angegeben:

- Zahnwanderungen und -kippungen
- Elongationen
- Diastemata
- geschlossene Lücken
- keilförmige Defekte
- bis ins Dentin reichende Zahnhartsubstanzdefekte (rote Schraffur der Flächen, um nicht kariöse Zahnhartsubstanzdefekte an okklusalen/inzisalen und vestibulären/oralen Zahnflächen von kariösen Läsionen zu unterscheiden) (Tab. 5-1)
- behandlungsbedürftige Karies (klinisch [Spiegel, Kuhhornsonde, Luftbläser] oder röntgenologisch diagnostiziert). Hingegen wird Initialkaries ohne Kavitation (z. B. röntgenlogisch diagnostizierte Schmelzkaries) *gelb* markiert, damit diesen Stellen später während der Nachsorge im sog. Kariesmonitoring eine besondere Aufmerksamkeit gewidmet werden kann.
- überstehende Füllungen und Randspalten (klinisch und/oder röntgenologisch diagnostiziert)
- überstehende Kronenränder (klinisch [Häkchensonde] oder röntgenologisch diagnostiziert)
- insuffiziente Wurzelfüllungen (*rot* gestrichelt)
- apikale Aufhellungen
- Wurzelresorptionen, Wurzelfrakturen
- avitale Zähne

- tief zerstörte, zur Extraktion vorgesehene Zähne
- nicht erhaltungswürdige Implantate

Bei Vorliegen von keilförmigen Defekten ist die vom Patienten ausgeübte Zahnputztechnik zu erfragen. Daneben besteht auch die Möglichkeit, dass keilförmige Defekte mit starkem Pressen oder Knirschen in Zusammenhang stehen. Bei vorhandenen Erosionen sind die Ernährungsgewohnheiten des Patienten abzuklären. Auch häufiges Erbrechen und Arbeiten in Säurefabriken können Ursache für solche Zahnsubstanzabtragungen sein.

Liegen mehrere bis ins Dentin reichende Zahnhartsubstanzdefekte vor, ist es empfehlenswert, eine detailliertere Beurteilung des Zahnverschleiß-Status (Tooth Wear Evaluation System [TWES 2.0]) vorzunehmen (*Ahlers* und *Wetselaar* 2020). Hierbei wird der Zahnverschleiß getrennt nach den okklusalen, vestibulären und oralen Flächen pro Zahn anhand einer fünfstufigen Skala von 0 bis 4 beurteilt (Tab. 5-1). Eine solche systematische Erfassung hilft in der Beurteilung, ob ein lokalisierter oder generalisierter Zahnverschleiß vorliegt, ob dieser als physiologisch (altersgerecht) oder pathologisch zu beurteilen ist und ob eine Therapie mit oder ohne Bisshebung sinnvoll ist. Die zusätzliche Erhebung des Bruxismus-Screening-Index (BSI) hilft hierbei durch Bruxismus verursachten pathologischen Zahnverschleiß zu identifizieren (vgl. Kap. 11).

Der prothetische Befund wird mit kleinen Buchstaben in die entsprechenden Kästchen eingetragen. Unter „Bemerkungen" wird beispielsweise bei herausnehmbarem Zahnersatz angegeben, ob es sich um Keramik- oder Kunststoffzähne handelt; des Weiteren werden hier retinierte oder impaktierte Zähne und vorhandene Wurzelreste eintragen. Bei Zahnlücken wird deren Breite in mm eintragen.

Tab. 5-1 Fünfstufige Skala des Zahnverschleißes nach dem Tooth Wear Evaluation System (TWES 2.0) mod. nach *Ahlers* und *Wetselaar* 2020.

	Inzisal/okklusal	Vestibulär/oral	Zahnersatz
0	kein Verschleiß	kein Verschleiß	kein Verschleiß
1	auf den Schmelz beschränkt	Verschleiß allein im Schmelz	Schaden allein in der Verblendung
2	mit Dentinfreilegung, Verlust von < 1/3 der Zahnhartsubstanz	Verschleiß mit Freilegung von Dentin auf < 50 % der Zahnfläche	Schaden mit Freilegung der Kernschicht/des Opakers/des Keramikgerüstes < 50 % der Verblendungsfläche
3	Verlust von ≥ 1/3 bis < 2/3 der Zahnhartsubstanz	Verschleiß mit Freilegung von Dentin auf ≥ 50 % der Zahnfläche	Freilegung von Gerüst/Opaker ≥ 50 % der Verblendungsfläche
4	Verlust von ≥ 2/3 der Zahnhartsubstanz	Verschleiß mit Freilegung von Dentin auf der gesamten vestibulären bzw. oralen Zahnfläche	Freilegung des Gerüstes/des Opakers auf der gesamten betroffenen Verblendungsfläche

5.2.2.4 Parodontal/röntgenologisch

Anatomische Vorbemerkungen: An der vestibulären Seite der Gingiva bzw. Alveolarschleimhaut lassen sich, ausgehend vom Gingivalrand (Limbus gingivalis), in apikaler Richtung folgende Abschnitte unterscheiden (s. Kap. 2.5, Abb. 2-38 und 2-39):

- freie, marginale Gingiva
- gingivale Furche (inkonstantes Vorkommen)
- befestigte Gingiva („attached gingiva“)

→ keratinisierte Oberfläche

- mukogingivale Grenzlinie
- Alveolarmukosa

→ nicht keratinisierte Oberfläche

Mit Hilfe von Schiller-Jodlösung (Jod-Kalium-Jodid-Lösung) lässt sich die nichtbefestigte Alveolarschleimhaut braun anfärben. Dies ist bei der keratinisierten Gingiva nicht möglich. Durch eine solche Anfärbung lässt sich daher die Grenze zwischen verschieblicher Schleimhaut und angewachsener Gingiva sichtbar machen.

Im Längsschnitt erkennt man am Übergang Gingiva-Zahn den sog. Sulcus gingivalis (Tiefe: 0,5–1,0 mm; nur histologisch beurteilbar), der am Sulkusboden in die Zone der epithelialen Befestigung der Gingiva am Zahn (Epithelansatz des Saumepithels oder „epitheliales Attachment“) übergeht. Die Breite des epithelialen Attachments beträgt ca. 1 mm. Nach apikal schließt sich die Zone der bindegewebigen Befestigung der Gingiva am Zahn an (gingivales Faserbündel oder „bindegewebiges Attachment“). Die Breite des bindegewebigen Attachments beträgt ebenfalls ca. 1 mm. Ab Beginn des Alveolarknochens (Limbus alveolaris) geht in apikaler Richtung der Faserapparat in denjenigen des Desmodonts über.

Bei gesetzlich krankenversicherten Patienten ist es erforderlich, vor Beantragung der Kostenübernahme für parodontologische Befund- und Therapiemaßnahmen den sog. PSI-Code [PSI = Parodontaler Screening-Index] zu erheben (*Lo Frisco* et al. 1993). Die Erhebung kann mit der WHO-Sonde erfolgen, die an der Spitze eine Kugel von 0,5 mm Durchmesser hat und im Bereich von 3,5–5,5 mm durch ein schwarzes Band markiert ist. Das Gebiss wird dazu in Sextanten unterteilt, die jeweils getrennt untersucht werden.

Die Zähne werden an sechs Stellen sondiert und der höchste Codewert (Tab. 5-2) eines Sextanten wird dokumentiert, z. B. anhand eines Befundaufklebers. Wird an einer Stelle der Codewert „4“ erreicht, so geht man direkt zum nächsten Sextanten über. Ein Sextant wird zusätzlich mit einem Sternchen gekennzeichnet, wenn weitere klinische Abnormalitäten (z. B. Furkationsbefall, Lockerungen, Rezessionen) vorliegen.

Die Codewerte „1“ und „2“ deuten auf eine Gingivitis, während die Codewerte „3“ und „4“ darauf hindeuten, dass in diesem Sextanten eine Parodontitis vorliegt, die außer der Verbesserung der Mundhygiene ergänzende diagnostische und therapeutische Maßnahmen erfordert. Dem Patienten ist ein Aufklärungs- und Dokumentationsblatt mit den PSI-Ergebnissen auszuhändigen, welches im Falle von Code-Werten „3“ und „4“ die Notwendigkeit weitergehender Befund- und Therapiemaßnahmen schriftlich erläutert (*Gemeinsamer Bundesausschuss* 2021). Bei Codewerten „3“ und „4“ dürfen nach den Behandlungsrichtlinien für gesetzlich krankenversicherte Patienten parodontologische Befund- und Therapiemaßnahmen zu Lasten der gesetzlichen Krankenkassen beantragt und abgerechnet werden.

Für die ausführliche parodontale Befundung sind an jedem vorhandenen Zahn folgende Messungen durchzuführen (alle metrischen Messungen werden auf den vollen Millimeterwert aufgerundet; *Gemeinsamer Bundesausschuss* 2021):

- **Messen der Sondierungstiefe (in mm).** Die Sondenspitze der Parodontalsonde (PCP 12, Hu-Friedy, D-Leimen) wird mit einer geringen Kraft von

Tab. 5-2 PSI-Code. Er kann mit der WHO-Parodontalsonde erhoben werden.

Code 0	Die Sondierungstiefen an allen Zähnen eines Sextanten sind kleiner als 3,5 mm. Zahnstein oder defekte Restaurationsränder sind nicht festzustellen. Das Gewebe der Gingiva ist gesund, nach (vorsichtigem) Sondieren tritt keine Blutung auf.
Code 1	Die Sondierungstiefen an allen Zähnen eines Sextanten sind kleiner als 3,5 mm. Zahnstein oder defekte Restaurationsränder sind nicht festzustellen. Nach (vorsichtigem) Sondieren tritt eine Blutung auf.
Code 2	Die Sondierungstiefen an allen Zähnen eines Sextanten sind kleiner als 3,5 mm. Es lassen sich Zahnstein oder defekte Restaurationsränder feststellen.
Code 3	Die Sondierungstiefen an Zähnen eines Sextanten betragen 3,5 mm bis 5,5 mm.
Code 4	Die Sondierungstiefen an Zähnen eines Sextanten betragen mehr als 5,5 mm.

0,2 bis 0,25 N (entspricht etwa der Gewichtskraft von 1/5 bis 1/4 einer 100 g Schokoladentafel) entlang des Zahns und parallel zur Zahnachse vorsichtig in den Sulcus gingivae nach apikal geschoben. Der Zahn wird zirkulär sondiert. Die jeweils tiefste Sondierung auf der distalen, bukkalen bzw. labialen, mesialen und oralen Fläche wird als aufgerundeter Millimeterwert in das Zahnschema eingetragen. Alle Werte größer als 3 mm werden mit rotem Stift markiert. Das Erfassen von 6 Stellen (distooral, bukkooral, bukkal, mesiobukkal, mesiooral, oral) ergibt im Falle erhöhter Sondierungstiefen ein vollständigeres Bild als nur 4 Stellen (*Eickholz* 2021). Bei der Messung muss die Messskala der Sonde parallel zur Längsachse des Zahns gehalten werden. Zu beachten ist, dass die Sonde auch bei dosierter Sondierung durch den Sulkusboden in das Saumepithel (epitheliales Attachment) eindringt, wobei das Ausmaß vom Entzündungsgrad des Parodonts abhängt, so dass die erhaltenen Werte nicht der histologischen Sulkustiefe entsprechen (vgl. *Rateitschak* et al. 2004).

- **Bestimmen des BOP (Bleeding on probing) (Entzündungstest).** Rund 10 Sekunden nach dem Sondieren wird beurteilt, ob an einer (oder mehr) der gemessenen vier Seiten eine Blutung provoziert wurde oder nicht. Bei vorhandener Blutung wird das entsprechende Dreieck im Befundschema rot ausgefüllt.
- **Messen der Länge der freiliegenden Zahnhälse ab Schmelz-Zement-Grenze** (in mm). Die Werte dieser Messungen werden ebenfalls im Zahnschema eingetragen.
- **Messen der Gingivabreite** (= Abstand von der mukogingivalen Grenze zum Gingivarand) **bukkal bzw. labial** (in mm).
- **Eintragen der Breite der angewachsenen Gingiva** (AG = „attached gingiva") (in mm). Gingivabreite (4) minus Sondierungstiefe (1), nur vestibulär.
- **Eintragen des Ausmaßes des Verlustes an Attachment** (CAL = „clinical attachment loss") jeweils für die distale, bukkale, mesiale und linguale Seite. Unter dem Begriff „clinical attachment loss" versteht man die Distanz zwischen Sulkusboden und Schmelz-Zement-Grenze (Abb. 5-1). Der Attachment-Verlust wird errechnet aus der Sondierungstiefe (1) minus der Distanz von der Schmelz-Zement-Grenze zum Gingivarand, sofern letzterer die Schmelz-Zement-Grenze überragt. Falls eine Rezession und damit freiliegende Zahnhälse vorliegen, wird die Distanz von der Schmelz-Zement-Grenze zum Gingivarand (3) zu der Sondierungstiefe (1) addiert.

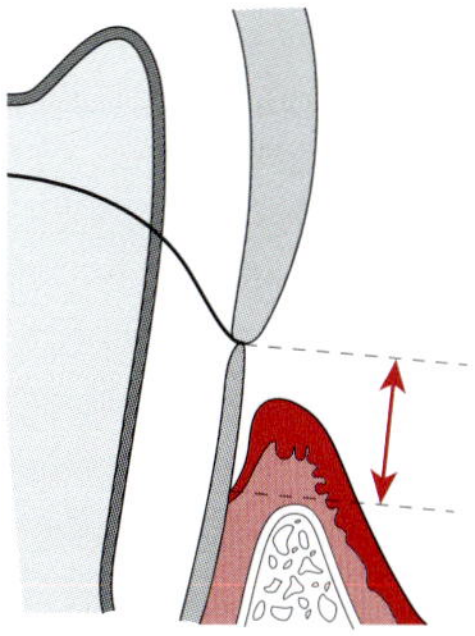

Abb. 5-1 CAL = „clinical attachment loss" als Distanz zwischen Schmelz-Zement-Grenze und Taschenboden.

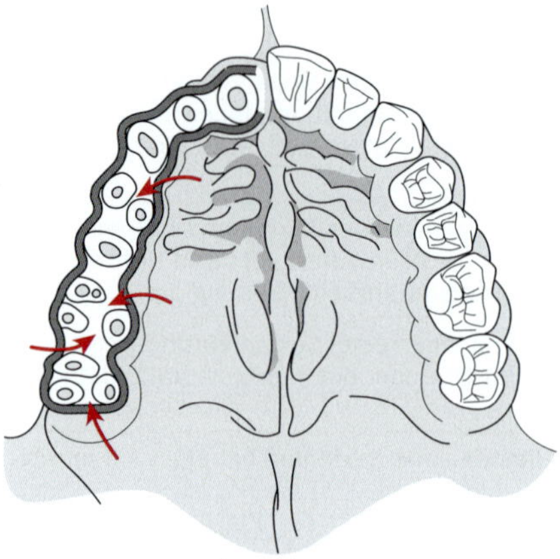

Abb. 5-2 Richtung der Furkationssondierung im Oberkiefer (nach *Lang* 1988).

- **Bestimmen des Ausmaßes von Zahnlockerungen der unverblockten Zähne.** Dazu werden die Griffenden zweier zahnärztlicher Instrumente jeweils an die linguale und bukkale Fläche eines Zahns gehalten und mit ihrer Hilfe in oraler und vestibulärer Richtung gegen den Zahn gedrückt.
  Grad I: gerade fühlbare Beweglichkeit.
  Grad II: sichtbare Beweglichkeit.
  Grad III: Beweglichkeit auf Lippen- und Zungendruck und/oder in axialer Richtung. Bei Zahnbeweglichkeit in vertikaler Richtung liegt immer Lockerungsgrad III vor.
- **Markieren und Bestimmen des Ausmaßes von freiliegenden Bi- oder Trifurkationen.** In diese Messungen werden alle zwei- oder dreiwurzeligen Zähne eingeschlossen, also die oberen ersten Prämolaren sowie alle Molaren im Ober- und Unterkiefer. Die Sondierung wird mit Hilfe der Furkationssonde ausgeführt. Drei Furkationsgrade werden unterschieden (vgl. *Lindhe et al.* 1999):
  Grad 1: Furkation bis ein Drittel der klinischen Kronenbreite eröffnet.
  Grad 2: Furkation über ein Drittel der klinischen Kronenbreite eröffnet.
  Grad 3: Furkation durchgängig.
  Die oberen ersten Prämolaren können in der Regel am leichtesten von der mesialen Seite sondiert werden, wobei das Instrument von palatinal her eingeführt wird.
  Günstigerweise wird bei oberen Molaren der mesiale Furkationseingang von mesiopalatinal ertastet, während der distale Furkationseingang sowohl von distopalatinal als auch von distobukkal sondiert werden kann. Die bukkale Furkation oberer Molaren wird von bukkal beurteilt (Abb. 5-2). Die Sondierung der Unterkiefermolaren erfolgt von lingual und bukkal.
  Die jeweils erhaltenen Werte werden mit einem roten Farbstift in das Schema eingetragen, zusätzlich wird am entsprechenden Zahnsymbol auf Höhe der Furkation ein rotes Dreieck eingezeichnet.
- **Einzeichnen des Verlaufs des knöchernen Limbus alveolaris.** Dies geschieht mit Hilfe des Röntgenstatus (Einzelfilm-Status).

Das Ausmaß der Mundhygiene wird grob klassifiziert (gut, mittel, schlecht) und auf der letzten Seite des Befundbogens notiert. Es gibt einen Eindruck über die Einstellung des Patienten zu seiner oralen Gesundheit. Dabei gilt nicht zuletzt für die spätere Planung zu beachten, dass ein Patient mit schlechter Mundhygiene und geringer parodontaler Destruktion eine bessere Prognose bezüglich seiner parodontalen Gesundheit hat als ein Patient mit durchschnittlicher Mundhygiene und deutlichem Attachment-Verlust.

5.2.2.5 Funktionell

Ziel des funktionellen Kurzbefundes ist es, verschiedene Parameter zu Okklusion und Unterkiefermobilität zu bestimmen.

1. Statische Okklusion

- Okklusionstyp:
  - neutral (≙ Angle-Klasse I)
  - distal (≙ Angle-Klasse II)
  - mesial (≙ Angle-Klasse III)

Der Okklusionstyp wird anhand der Verzahnung im Bereich der Eckzähne und ersten Molaren festgestellt. In Neutralbissstellung („neutrale Okklusion") stehen die Seitenzähne des Unterkiefers eine halbe Prämolarenbreite weiter mesial als die Seitenzähne des Oberkiefers. Die Spitze der oberen Eckzähne liegt zwischen dem unteren Eckzahn und dem unteren ersten Prämolaren, während die Höckerspitze des mesiobukkalen Höckers des oberen ersten Molaren in die Fissur zwischen mesio- und mediobukkalem Höcker des Unterkiefermolaren zeigt (vgl. Kap. 2.7).

- **Vertikaler Überbiss („Overbite").** Vertikaler Überbiss der oberen über die unteren Schneidezähne (Richtwert im eugnathen Gebiss: ca. 2–3 mm).
- **Sagittale Frontzahnstufe („Overjet").** Messung der Distanz zwischen Labialfläche der Unterkiefer-Schneidezähne und Labialfläche der Oberkiefer-Schneidezähne (Richtwert im eugnathen Gebiss: ca. 2 mm).
- **Interokklusalabstand in Ruhelage** (Richtwert, gemessen auf Höhe der ersten Molaren: 2 bis 3 mm). Eine Überprüfungsmöglichkeit, ob sich der Unterkiefer auch wirklich in entspannter Ruhelage (frühere Bezeichnung: Ruheschwebe) befindet, besteht in der Palpation des supramentalen Bereichs (Bereich kaudal der Unterlippe), der entspannt sein muss.
- **IKP-Kontakte:** maximale Interkuspidation (Interkuspidationsposition des Unterkiefers). Den maximalen Vielpunktkontakt überprüfen wir mit Hilfe von einseitig belegter schwarzer Okklusionsfolie (Occlusions-Prüf-Folie; Roeko, D-Langenau), die zwischen die Zahnreihen eingelegt wird. Der Patient soll nur einmal zubeißen. Vorhandene Kontakte sollten idealerweise mit Shimstock-Metall-Folie (Roeko, D-Langenau) (8 µm dick) verifiziert werden, da Fehlmarkierungen vorkommen können.
- **Führen des Unterkiefers:**
  - möglich
  - erschwert
  - nicht möglich
- **ZKP-Vorkontakte:** Zahnkontakte in zentrischer Kontaktposition (ZKP) des Unterkiefers. Diese Bestimmung kann nicht ausgeführt werden, wenn eine Führung des Unterkiefers unmöglich oder erschwert ist.
  Vorgehen: Der Unterkiefer befindet sich bei maximal entspannter Kaumuskulatur zunächst in Ruhelage. Der Behandler umfasst mit Daumen und Zeigefinger die Kinnregion und überprüft, ob er den Unterkiefer locker öffnend

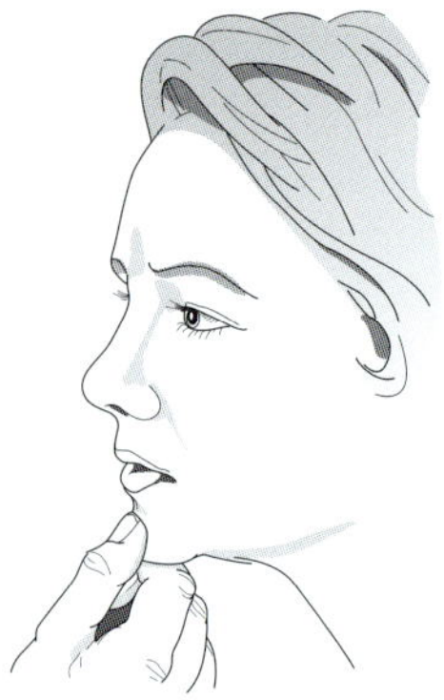

Abb. 5-3 Umfassen der Kinnregion mit Daumen und Zeigefinger.

und schließend führen kann (Abb. 5-3). Dann führt er den Unterkiefer mit leichtem Druck in Kontakt zum Oberkiefer. Mittels roter Kontaktfolie oder grünem Okklusionswachs (≙ dünnste oder durchgebissene Stelle) (Occlusal Indicator; KerrHawe SA, CH-Bioggio) werden die ZKP-Vorkontakte markiert. Zusätzlich kann der Patient gefragt werden, ob er spürt, dass er irgendwo vorzeitig in Kontakt kommt. Bei Bejahung der Frage soll er, sofern möglich, die betreffende Stelle angeben. Wenn der Patient den ersten Frühkontakt in zentrischer Kontaktposition spürt, soll er den Unterkiefer kurz in dieser Position lassen und dann in die habituelle Okklusion gleiten. Die sich von den ZKP- zu den IKP-Kontakten ergebende Abgleitbewegung („slide in centric") bewirkt eine Verschiebung des Unterkiefers nach ventral sowie in vertikaler Richtung, häufig auch nach rechts oder links. Diese Abgleitbewegung sollte mehrfach wiederholt werden. Die erhaltenen Werte werden in Millimeter-Angaben notiert. Bei rund 20 % aller Patienten sind IKP und ZKP identisch, weshalb es in diesen Fällen keine ZKP-Vorkontakte gibt.

- **Exkursionsbewegungen:**
  - *Protrusion (grüne Folie).* Ausgehend von der maximalen Interkuspidation (Kontakte mit schwarzer Folie markiert) schiebt der Patient den Unterkiefer unter Zahnkontakt einmal nach vorn und bringt die Zahnreihen anschließend außer Okklusion. Zähne mit Protrusionskontakten werden im Schema des Befundbogens markiert. Gleiches gilt für Zahnkontakte bei den sich anschließenden Seitwärtsbewegungen des Unterkiefers.
  - *Laterotrusion rechts:*
    Arbeitsseite (AS) (rote Folie rechts). Ausgehend von der habituellen Interkuspidation (Kontakte mit schwarzer Folie markiert) schiebt der Patient den Unterkiefer unter Zahnkontakt einmal zur rechten Seite (bis Eckzahnspitze-Eckzahnspitze-Kontakt) und bringt die Zahnreihen anschließend außer Okklusion.
    Balanceseite (BS) (blaue Folie links). Ausgehend von der habituellen Interkuspidation (Kontakte mit schwarzer Folie markiert) schiebt der Patient den Unterkiefer unter Zahnkontakt einmal zur rechten Seite (bis Eckzahnspitze-Eckzahnspitze-Kontakt) und bringt die Zahnreihen anschließend außer Okklusion. Aufgezeichnete Balancekontakte sollten mittels Shimstock-Folie oder mit Hilfe einer Zahnseidenschlaufe, die um die Zähne der Balanceseite gelegt wurde, verifiziert werden. Existieren solche Kontakte, so lässt sich die Folie bzw. Zahnseide nach einer geringen Verschiebung des Unterkiefers nach rechts nicht herausziehen, sondern bleibt im Bereich des Zahnkontakts hängen (Abb. 5-4). Die jeweils erhaltenen Exkursionskontakte werden in das Schema übertragen. Balancekontakte, die zur Disklusion auf der Arbeitsseite (Laterotrusionsseite) führen, werden als Hyperbalancen bezeichnet und speziell vermerkt.
  - *Laterotrusion links:*
    Arbeitsseite (AS) (rote Folie links). Ausgehend von der habituellen Interkuspidation (Kontakte mit schwarzer Folie markiert) schiebt der Patient den Unterkiefer unter Zahnkontakt zur linken Seite (bis Eckzahnspitze-Eckzahnspitze-Kontakt) und bringt die Zahnreihen anschließend außer Okklusion.
    Balanceseite (BS) (blaue Folie rechts). Ausgehend von der habituellen Interkuspidation (Kontakte mit schwarzer Folie markiert) schiebt der Patient den Unterkiefer unter Zahnkontakt zur linken Seite (bis Eckzahnspitze-

Eckzahnspitze-Kontakt) und bringt die Zahnreihen anschließend außer Okklusion.

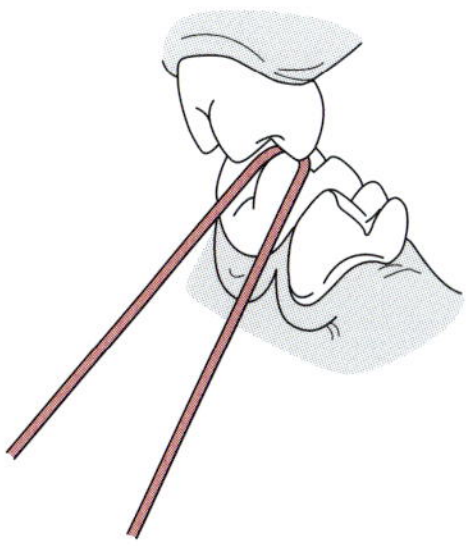

Abb. 5-4 Aufspüren von Balancekontakten mit Hilfe einer Zahnseidenschlaufe.

2. Unterkiefermobilität

Vorhandener Bewegungs- oder Druckschmerz im Bereich des Kiefergelenks und der Kaumuskulatur (M. temporalis, M. masseter, M. pterygoideus medialis) wird mit einem „+" im Befundbogen markiert.

Gleiches gilt für eine sichtbare Deviation (korrigierte Abweichung) bzw. Deflexion des Unterkiefers (unkorrigierte Abweichung) bei Kieferöffnung und/oder -schluss, für eine eingeschränkte Kieferöffnung (Limitation) (Richtwert der maximalen Kieferöffnung, d. h. maximale Schneidekantendistanz plus vertikaler Überbiss: 40 bis 60 mm) sowie für vorhandene Geräusche im Kiefergelenkbereich (Knacken, Reiben). Positive Befunde deuten auf eine bestehende Funktionsstörung (Myoarthropathie) hin. Eine weiterführende Diagnostik (siehe spezieller Befundbogen, siehe Kap. 11) und, falls erforderlich, eine entsprechende Behandlung (siehe Kap. 12) vor Beginn der eigentlichen prothetischen Rehabilitation sind in solchen Fällen angezeigt.

5.2.2.6 Prothetischer Befund

Der prothetische Befund bezieht sich auf die Suffizienz bzw. Insuffizienz von evtl. bereits vorhandenem Zahnersatz. Mangelhafte Passgenauigkeit, Retentionsverlust und Kauinstabilität der alten prothetischen Arbeit werden im Befundbogen notiert.

5.3 Praktische Maßnahmen am (bezahnten) Patienten

Die Befunderhebung am Patienten wird abgeschlossen mit

- Situationsabformungen (Alginat) in Ober- und Unterkiefer (alternativ: digitale Abformung von Ober- und Unterkiefer inkl. digitaler Registierung der Kieferrelation, vgl. Kap. 19),
- einer arbiträren Gesichtsbogenübertragung sowie
- einer Kieferrelationsbestimmung (drei zentrische Wachsregistrate).

Anschließend erfolgt im Labor die Herstellung der Studienmodelle (Superhartgips; im Oberkiefer Split-Cast-Modell), die Montage der Modelle im Artikulator sowie eine Montage- und Registratkontrolle. Hiernach können die Kieferverhältnisse bzw. die Beziehungen der Zähne zueinander anhand der Modelle analysiert werden.

5.3.1 Situationsabformung in Ober- und Unterkiefer

Von beiden Kiefern wird jeweils eine Alginatabformung angefertigt. Trägt der Patient abnehmbaren Zahnersatz, erfolgen die Abformungen mit und ohne eingesetzte prothetische Versorgung. Im Folgenden wird das Vorgehen bei einer Alginatabformung beschrieben.

5.3.1.1 Material

- Abformlöffel (Rimlock-Löffel) für Ober- und Unterkiefer (vollbezahntes und Lückengebiss)

- Kerr-Masse (zur eventuell notwendigen Erweiterung des Löffels) (braunes Stangen-Kerr)
- Temperierbad oder Anmischbecher und warmes Wasser
- Adhäsiv
- Alginat
- Anmischbecher und Anrührspatel
- Skalpell Nr. 22

5.3.1.2 Vorbereitung des Löffels

- Auswahl der richtigen Löffelgröße. Der Löffel darf den Alveolarfortsatz nicht berühren. Unter Umständen muss der Löffel im distalen Bereich mit Kerr-Masse erweitert werden.
- Evtl. Löffelränder mit Kerr-Masse (KerrHawe SA, CH-Bioggio) versehen.
- Anbringen von Stopps (Kerr), um ein Durchdrücken des Löffels im Bereich der Zähne zu verhindern: Im Oberkiefer im Bereich des harten Gaumens; im Unterkiefer im Bereich der Trigona retromolaria
- Abdämmen des distalen Löffelrands im Oberkiefer mit Kerr
- Löffelinnenflächen und äußere Flächen bis ca. 3 bis 4 mm vom Kerr-Rand mit Adhäsiv einstreichen, dünn verblasen und 3 Minuten antrocknen lassen

5.3.1.3 Vorbereitung des Patienten (supragingivaler Zahnstein und Beläge sollten bereits entfernt sein)

- Untersichgehende Stellen am Zahnersatz (z. B. unter Brückenzwischengliedern) mit weichem und gut klebendem Wachs (z. B. Flexaponal, Dentaurum, Ispringen) oder einem Ausblockmaterial auf Zellulosebasis (z. B. OraSeal, Ultradent, Köln) ausblocken
- Patient über Verhalten bei auftretendem Würgereiz aufklären (Kopf nach vorne beugen und durch die Nase atmen)

5.3.1.4 Anmischen

- Alginat im geschlossenen Behälter aufschütteln
- Alginat mit Portionslöffel entnehmen (je nach Löffelgröße), dabei das Alginat mit dem Anmischspatel über dem Rand glatt streichen (nicht festdrücken). Alginatdose wieder schließen
- Entsprechende Wassermenge mit Dosierhilfe abmessen. Darauf achten, dass möglichst kaltes Wasser verwendet wird, weil sonst der Abbindevorgang unnötig beschleunigt wird. Die Abbindezeit darf nicht über das Pulver-Wasser-Mischungsverhältnis gesteuert werden!
- Wasser dem Pulver zugeben
- Erst vorsichtig, dann kräftiger durchmischen und das Abformmaterial an den Wänden des Anrührbechers verstreichen
- Abformmaterial in den Löffel streichen

5.3.1.5 Abformung

- Parallel mit dem Füllen des Löffels werden die Zahnreihen okklusal, vestibulär und oral mit Alginat vorgestrichen. Das Bestreichen des Vestibulums mit Alginat ist nur für die Anfertigung eines Schaumodells notwendig.
- Einbringen des Abformlöffels und Zentrieren über der Zahnreihe. Eine zweite Person sollte dabei die Wangen, der Behandler selbst die Lippe abhalten. Es ist vorteilhaft, wenn der Behandler nach dem Einbringen und Zentrieren des Ab-

formlöffels die Lippen etwas über den Löffelrand zieht, damit im Frontbereich auch das Vestibulum ausreichend abgeformt wird.

- Während des Abbindevorgangs (d. h. während der ersten 30 bis 60 Sekunden) den Löffel ruhig halten und nach der Abbindung noch 1 Minute warten.
- Entfernen des Löffels:
  - Löffelränder bukkal durch Abziehen der Wangen lüften
  - Ruckartiges Abziehen des Löffels in Richtung der Zahnachsen
  - Ein Abhebeln des Löffels sollte vermieden werden.

5.3.1.6 Bearbeitung und Handhabung der fertigen Abformungen

- Kontrolle bezüglich Vollständigkeit, Abformgenauigkeit, Blasenfreiheit.
- Zur Entfernung von Speichel und evtl. Blut sowie anderen Verunreinigungen wird die Abformung kurz (!) mit handwarmem Leitungswasser von ca. 35° abgespült. Wasserrückstände werden anschließend abgeschüttelt. Auf keinen Fall darf das Alginatmaterial trockengeblasen werden, da der dann auftretende Wasserverlust zu einer Kontraktion (Synärese) des Abformmaterials führt.
  Beachte: Abformungen nur am Griff halten.
  Beim Ablegen darf das Alginat nicht die Ablagefläche berühren. Störende Überstände sollten daher zuvor weggeschnitten werden. Sofern vorhanden, kann der Löffelgriff in eine Haltevorrichtung gestellt werden (Abb. 5-5).
- Distale und seitliche Überschüsse mit dem Skalpell entfernen.
  Soll ein Studienmodell hergestellt werden, so bleibt das mit der Alginatabformung abgeformte Vestibulum erhalten. Wird hingegen nur ein Zahnkranz benötigt, so werden die Ränder mit dem Skalpell beschnitten. Dadurch werden Verziehungen während des Ausgießens verhindert. Vor dem Ausgießen sind die Abformungen routinemäßig einer geprüften und als tauglich angesehenen Desinfektion zu unterziehen (z. B. Impresept; 3M, D-Seefeld oder Mucalgin; Merz, D-Frankfurt). Bei richtiger Durchführung dieser Desinfektionsbäder sind keine Nachteile bezüglich Dimensionstreue zu befürchten.
- Transport und Zeitpunkt des Ausgießens
  Alginatabformungen müssen möglichst rasch mit Gips ausgegossen werden. Der Zeitverzug zwischen Entnahme und Ausgießen sollte lediglich die notwendige Desinfektion und den Transport der Abformung in das Labor umfassen. Für den Transport sind zwei Faktoren zu beachten:
  - Ein Austrocknen des Alginatmaterials muss verhindert werden. Die richtige Lagerung des Alginats erfolgt durch Einschlagen der Abformung in

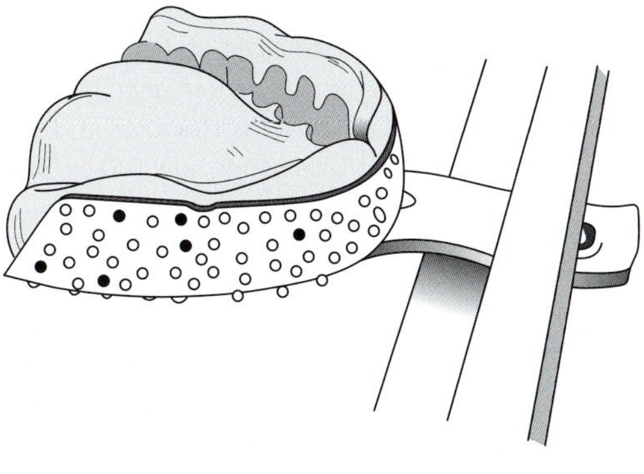

Abb. 5-5 Ablegen einer Alginatabformung durch Einspannen des Löffelgriffs in eine Haltevorrichtung.

ein feuchtes Tuch. Dieses darf aber nicht zu einem „feuchten Umschlag" werden, da es sonst zu einem Aufquellen des Alginats kommt. Eine zweite Möglichkeit ist der Transport der Abformung in einer kleinen Plastiktüte, die luftdicht verschlossen werden kann. Durch beide Vorgehensweisen wird eine durch Feuchtigkeitsverlust des Alginats bedingte Materialschrumpfung ausgeschlossen.
- Ein Verzug der Abformung durch falsche Lagerung in der Transportschale ist zu vermeiden. Wird die Abformung beim Transport in eine Schale oder Tüte gelegt, so ist zuvor die Abformmasse so weit zu reduzieren, dass diese nicht den Löffel durch Aufliegen in der Schale abstützt.

5.3.1.7 Herstellung der Studienmodelle (Situationsmodelle)

Studienmodelle dienen diagnostischen Zwecken vor Behandlungsbeginn und sind gegebenenfalls eine Hilfe bei der Herstellung zahntechnischer Arbeiten, wie z. B. bei der Anfertigung von Provisorien. Da bei diesen Arbeitsgängen die Gipsoberfläche mechanisch beansprucht werden kann, werden die Situationsmodelle mit Vorteil in Superhartgips (Klasse IV) hergestellt. Die Wahl der Gipsfarbe spielt eine untergeordnete Rolle und stellt lediglich einen Faktor für die optische Wahrnehmung der Oberfläche dar. Bei funktionsdiagnostischen Arbeiten im Artikulator ist der Gebrauch eines Split-Cast-Systems notwendig.

- **Neutralisierung des Alginats.** Das Alginatmaterial muss vor dem Ausgießen mit Gips neutralisiert werden, um eine etwaige Reaktion des Modellgipses mit der Alginsäure der Abformmasse auszuschließen. Eine solche Reaktion verhindert das völlige Aushärten der Gipsoberfläche und führt zu einer Modelloberfläche mit minderer oder gar unbrauchbarer Qualität. Die Neutralisierung erfolgt durch Einstreuen von Gips in die nasse Alginatform, wobei das Verteilen des Gipsbreis auf alle Alginatoberflächen mit einem weichen Pinsel unterstützt werden kann. Die Alginatoberfläche bleibt ca. 1 Minute mit dem Gipsbrei in Kontakt, um genügend Zeit für eine Reaktion mit der Alginsäure zu erhalten. Anschließend wird die Abformung mit handwarmem Leitungswasser ausgespült, Wasserrückstände werden abgeschüttelt.
- **Anmischen des Gipses.** Zum Anmischen des Gipses ist auf einen sauberen Spatel, Rührbecher und Rührwerk zu achten. Gipsreste an den genannten Gegenständen verkürzen die Abbindezeit des neuen Gemischs in nicht vorausberechenbarer Weise. Die richtige Dosierung des Wasser-Pulver-Verhältnisses erfolgt entsprechend der Herstellerangaben und ist aufgrund des Einflusses auf die physikalischen Eigenschaften des Endprodukts unbedingt einzuhalten. Auf ein standardisiertes Vorgehen ist zu achten. Kleine Veränderungen, wie z. B. Restwasser im Mischbecher, erhöhen die Expansion des Gipses. Um eine Klumpenbildung zu vermeiden und eine gleichmäßige Hydration zu ermöglichen, sollte in drei Arbeitsschritten angemischt werden:
  - Einstreuzeit: Das Pulver wird locker in das vorhandene Mischwasser gestreut. Bei einer Gipsmenge von 100 bis 300 g Pulver soll die Einstreuzeit 10 Sekunden betragen.
  - Sumpfzeit (mindestens 20 Sekunden ohne Rühren): Durch die Sumpfzeit wird dem Mischwasser genügend Zeit für ein gleichmäßiges Durchfeuchten des Pulvers gegeben.
  - Rührzeit (je nach Abbindegeschwindigkeit des Gipses wird zwischen 30 und 60 Sekunden unter Vakuum gemischt): Bevor das Pulver maschinell mit dem Wasser durchgemischt wird, ist der Brei nach der Sumpfzeit von

Hand kurz durchzurühren. Es soll sich kein trockenes Pulver an Topfwand oder Boden befinden. Eine Verlängerung der Rührzeit hat eine Verkürzung der Verarbeitungs- und Erstarrungszeit zur Folge.

- **Ausgießen der Abformung mit integriertem Split-Cast.** Die Abformung wird mit dem angemischten Modellgips blasenfrei aufgefüllt (Vorgehen siehe Kap. 25.2). Beim Aufsetzen des Löffels an den Vibrator ist darauf zu achten, dass die Abformmasse nicht verschoben oder vom Löffel gelöst wird. Einmal gelöste Alginatmasse lässt sich nicht wieder in die gleiche Position zurückbringen.
  Nachdem der Zahnkranz komplett aufgefüllt ist, kann der Sockelformer (Platte mit Gummimanschette) des Split-Cast-Systems mit Gips gefüllt werden. Hierfür befindet sich die Retentionsscheibe auf der Sockelbasis in der dafür markierten Position (Vorgehen siehe Kap. 25.2, Sägemodellherstellung). Die Abformung kann nach Erreichen der richtigen Gipskonsistenz während des Übergangs von der Vibrationszeit zur Modellierzeit in den Sockelformer gegeben werden. Wichtig ist die richtige Ausrichtung des Löffels in der Sockelform: Die Okklusionsebene soll mit dem Modellsockel parallel sein (Markierungsstriche an der Abformung können die Orientierung beim Ausrichten verbessern). Die eingearbeitete Retentionsscheibe und die integrierten Kerben für den Split-Cast verhindern ein späteres Korrigieren und Ausrichten der Modellbasis mit dem Trimmer.
  Nach Aushärtung des Gipses, was sich durch einen deutlichen Wärmeverlust manifestiert, kann die Abformung vom Modell getrennt werden. Ferner wird die Sockelplatte unter Verbleib der Gummimanschette vom Modell abgenommen. Der entstandene Modellsockel samt Split-Cast-Kerben wird gegen Gips isoliert. Auf die Retentionsscheibe im Modellsockel wird das Magnetgehäuse mit eingelegtem Magneten aufgesetzt. Die Modellbasis ist nun für die Herstellung der Split-Cast-Platte bereit (Vorgehen wie beim Sägemodell). Auch hierfür wird der Gips (Typ IV) dosiert unter Vakuum angemischt. Die Schaffung von Retentionen in der Split-Cast-Platte ist für das spätere Einartikulieren zu berücksichtigen. Das Trimmen des Sockels erfolgt nach Richtlinien des Sägemodells (Kap. 25.2).

5.3.2 Arbiträre Gesichtsbogenübertragung

5.3.2.1 Material

- anatomischer Transferbogen (SAM-Präzisionstechnik, D-München)
- Kerr-Masse (KerrHawe SA, CH-Bioggio).

5.3.2.2 Anlegen des Gesichtsbogens

- **Fixieren der Bissgabel.** Im Bereich der beiden zentralen Inzisivi und der linken und rechten ersten Molaren werden drei oder fünf Stopps aus brauner Kerr-Masse auf die Bissgabel gebracht. Die Gabel wird in den Mund des Patienten geführt. Dabei sollen die Höckerspitzen nur leichte Impressionen auf den Kerr-Stopps hinterlassen.
  Der Stiel der Bissgabel soll immer geradeaus oder leicht nach links (also vom Behandler weg) aus dem Patientenmund schauen.
  Nachdem die Kerr-Masse auf der Bissgabel abgekühlt ist, wird die Gabel erneut im Mund des Patienten adaptiert und auf ihren genauen Sitz überprüft. Der Patient hält die Bissgabel mit beiden Daumen. Die Gabel darf nicht durch Zubeißen auf Watterollen gehalten werden, da dadurch keine genaue Kontrolle ihres Sitzes gegeben ist.

- **Fixieren des Gesichtsbogens.** Die Ohrstöpsel des Gesichtsbogens werden bei geöffnetem Mund beidseits in den äußeren Gehörgang geführt. Schließt der Patient den Mund, während sich die Ohrstöpsel im Gehörgang befinden, so kann dies sehr schmerzhaft sein, weil die Stöpsel dort liegen, wohin sich die Kondylen beim Schließen des Mundes bewegen. Daher lässt der Patient während der gesamten Zeit des Anlegens den Mund offen. Nun spannt der Behandler die Stirnhaut, legt die Glabellastütze an und spannt diese fest.
- **Verbinden der Bissgabel mit dem Gesichtsbogen.** Die Klemme des Gesichtsbogens wird über den Bissgabelstiel eingeführt und festgezogen. Dabei soll sich der gesamte Klemmmechanismus oberhalb des Bissgabelstiels befinden. Beim Festziehen muss der Klemmmechanismus mit der anderen Hand stabilisiert werden, damit es weder zu einer stärkeren Kraftübertragung auf den Gesichtsbogen noch zu einem Verrutschen der Klemme kommt.
- **Kontrolle.** Beim Loslassen der Bissgabel darf der Gesichtsbogen nicht abkippen. Gründe für ein Abkippen des Gesichtbogens können sein:
  - Stöpsel passen nicht in den Gehörgang
  - Stöpsel sind nicht weit genug eingeführt
  - Glabellastütze sitzt zu locker
  - Locker sitzender Gesichtsbogen wurde beim Verschrauben der Bissgabel verrückt.

5.3.3 Zentrisches Wachsregistrat

5.3.3.1 Material

- Beauty pink Dental Wachs, x-hard (Ubert, D-Berlin)
- Alu-Wachs gerippt (Ubert)
- Gastischbrenner oder Spiritusbrenner (z. B. Blue Flame 1500, Hager u. Werken, D-Duisburg)
- Wasserbad
- Schere, groß
- Skalpell
- Sekundenkleber
- kaltes Wasser, am besten Becher mit Eiswasser
- Oberkiefer- und Unterkiefer-Modell des Patienten (Oberkiefer mit Split-Cast)
- Einmalhandtücher
- Vaseline

5.3.3.2 Vorbereitung der Wachsplatte

Unter einer Kieferrelationsbestimmung (früher auch als „Bissnahme" bezeichnet) versteht man die dreidimensionale Zuordnung des Unterkiefers zum Oberkiefer. Für die Kieferrelationsbestimmung eines vollbezahnten Patienten wird eine Wachsplatte auf folgende Weise vorbereitet:

- Eine Beauty-pink-Wachsplatte wird im Wasserbad erwärmt (Temperaturregler auf 45 bis 50° Celsius stellen). Die Wachsplatte darf niemals weiß werden (Überhitzung)!
- Die Wachsplatte wird mit einem Einmalhandtuch getrocknet. Auf die Hälfte der Wachsplatte wird Sekundenkleber gegeben, und beide Plattenhälften werden adaptiert (beim Adaptieren nur andrücken, nicht ausstreichen). Lufteinschlüsse

sollten nicht vorhanden sein. Man erhält auf diese Weise eine Wachsplatte, die doppelte Plattenstärke aufweist.
- Die Wachsplatte wird auf dem Oberkiefer-Modell adaptiert und die die zweiten Molaren distal überragenden Überschüsse werden abgeschnitten.
- Mit der Schere wird durch die äußeren Impressionen der bukkalen Höckerspitzen der Eck- und Seitenzähne geschnitten. Die hinteren Ecken sind rund zu gestalten. Die Wachsplatte ist nach vorne löffelgriffartig auslaufend zu gestalten.
- Es folgt ein erneutes Adaptieren auf dem Modell.
- Nun wird die Wachsplatte ca. 1 Minute im Eiswasser abgekühlt.
- Mit dem Skalpell wird exakt durch die äußersten und tiefsten Impressionen der bukkalen Höckerspitzen der Eck- und Seitenzähne geschnitten.

Modifikation bei Klasse II-Anomalien (bzw. tiefem Biss): Man lässt den vorderen löffelgriffartigen Anteil des Wachsregistrats weg oder verwendet ein Kunststoffregistrat, in das eine Lochleiste für die Unterkiefer-Frontzähne geschliffen wird. Die Unterkiefer-Front beißt dann nicht auf, sondern durch das Registrat.

5.3.3.3 Kieferrelationsbestimmung in zentrischer Kondylenposition am aufrecht sitzenden Patienten

- Die Wachsplatte wird erneut im Wasserbad erwärmt (45 bis 50°C) (Oberkieferseite nach unten).
- Die Wachsplatte wird anschließend am Oberkiefer des Patienten adaptiert. Dabei benutzt man beide Hände und vier Finger pro Hand und zieht mit den Fingern von innen nach außen über die Zahnreihen hinweg.
- Im Mund erfolgt das Erhärten der Wachsplatte (mit Luftbläser kühlen).
- Die adaptierte Wachsplatte wird von der Zahnreihe abgeschlagen und im Eiswasser abgekühlt.
- Es folgt ein erneutes Einbringen in den Patientenmund. Der exakte Sitz der Wachsplatte auf den Zahnreihen wird kontrolliert, anschließend erfolgt eine Kontrolle am Modell. Die Wachsplatte wird nun nochmals im Wasserbad erwärmt (Unterkieferseite nach unten) und in den Patientenmund eingebracht.
- Man lässt den Patienten leicht zubeißen (nicht durchbeißen) und markiert die Unterkiefer-Angriffspunkte (Prämolaren und Molaren beidseits).
- Die Wachsplatte wird getrocknet und die Unterkiefer-Angriffspunkte werden angerauht; evtl. sind Vertiefungen anzubringen.
- Die Unterkiefer-Zähne im Mund werden hauchdünn mit Vaseline isoliert.
- Alu-Wachs wird flächig auf die Unterkiefer-Angriffspunkte der Wachsplatte geschwemmt. Das Alu-Wachs kann ruhig überhitzt werden, damit ein möglichst fester Verbund zur Beauty-pink-Wachsplatte entsteht. Alu-Wachs hat die Eigenschaft, sehr lange weich zu bleiben und (relativ) abformscharf und sehr dimensionsstabil zu sein.
- Das Registrat wird in den Patientenmund gegeben. Der Behandler steht vor dem Patienten, die linke Hand hält das Registrat, der rechte Daumen drückt locker auf das Kinn, rechter Zeige- und Mittelfinger unterstützen das Kinn.
- Die Unterkieferzähne des aufrecht sitzenden Patienten werden locker in das Alu-Wachs geführt. Es soll eine spannungsfreie physiologische Unterkieferposition gefunden werden; ein mit Kraft nach dorsal geführter Unterkiefer („RUM"-Position) ist nicht erwünscht. Ziel ist, dass die Kondylen zentriert, also nicht seitenverschoben und in ihrer kranialsten Lage innerhalb der Gelenkgruben stehen und alle Gewebe entlastet sind.

- Im Alu-Wachs sollte idealerweise ein Übergang zwischen zwei Zähnen abgeformt sein. Dadurch entsteht eine positive Lamelle, mit deren Hilfe man die Richtigkeit des genommenen Bisses leicht überprüfen kann, da die Lamelle schon durch leichte Abweichungen beim erneuten Einbeißen verformt würde.
- Hat die Überprüfung eine formkonstante Lamelle hinterlassen, wird das Registrat im Eiswasser 2 Minuten abgekühlt.
- Anschließend werden auf dieselbe Weise die hinteren beiden Alu-Wachs-Stopps aufgebaut, und das Registrat wird erneut im Eiswasser abgekühlt.
- Es werden in der Regel drei Registrate angefertigt. Mindestens zwei Registrate sollten bei der Rückkontrolle identisch sein.
- Falls keine identischen Registrate erreicht werden, liegt entweder ein Verfahrensfehler vor oder aber der Patient ist muskulär diskoordiniert, so dass keine reproduzierbare zentrische Kondylenposition vorhanden ist (verspannte und daher schlecht führbare Patienten).
- Zur Erhöhung der Präzision des zentrischen Registrats kann auch eine stabile Kunststoffregistrierplatte aus lichthärtendem Kunststoff (z. B. Palatray, Kulzer, D-Hanau) auf dem Oberkiefermodell hergestellt werden. Diese wird dann mit Aluminium-Wachs (Aluwax, Aluwax Dental Products, USA-Michigan) okklusal wie oben beschrieben korrigiert. Neben einer Erhöhung der Präzision des Registrats (*Ghazal* et al. 2008a, b) bietet eine Registrierplatte aus Kunststoff die Vorteile, dass sie dünner als die Wachsplatten gestaltet werden kann und dass die Gefahr einer nachträglichen Deformierung des Registrats deutlich verringert ist.

5.4 Arbeiten und Analysen im Labor

5.4.1 Montage des Oberkiefermodells im Artikulator (SAM 2P)

Einstellungen am Artikulator SAM 2P: Gelenkbahnneigung auf 30°. Dies ist konstruktionsbedingt, da hier die Aufnahme für den Gesichtbogen exzentrisch am Kondylargehäuse angebracht ist.

- Der Gesichtsbogen wird in die SAM-Einartikulierhilfe eingespannt und mittels der Ohrstöpsel mit dem SAM 2P-Artikulatoroberteil verbunden. Beim Modell SAM 2PX wird ein spezieller Montagestand verwendet und die Gelenkbahneinstellung ist unerheblich.
- Die Bissgabel wird mit Hilfe von auf einem Kunststoffblock befindlichem Gips (z. B. Snow White Plaster; KerrHawe SA, CH-Bioggio) oder mit Hilfe einer verstellbaren Vertikalstütze gegen ein Durchbiegen in ihrer Position fixiert.
- Nach Erhärten des unterstützenden Gipses wird das Oberkiefer-Modell in die Kerr-Impressionen auf der Bissgabel gesetzt. Es muss einen festen Sitz aufweisen und darf nicht schaukeln.
- Schnellabbindender Artikulationsgips (z. B. ZERO arti quick, Dentona, D-Dortmund) wird in sahnig dünner Konsistenz auf die nasse Oberfläche des Modells gegeben und das Artikulatoroberteil zugeklappt. Das Zuklappen muss drucklos erfolgen. Im Gips dürfen sich keinerlei Risse zeigen. Der abgebundene Gips muss wie frische Sahne aussehen. Der weiche Gips wird nicht um das Modell verstrichen, weil sonst diese Kontrollmöglichkeit verlorenginge (Abb. 5-6).

5.4.2 Montage des Unterkiefermodells

- Einstellwerte des Artikulators bei Unterkiefer-Montage:
  - Bennett-Winkel: 15° (ermöglicht ein besseres Einlaufen der Kondylen).
  - Die Gelenkbahn wird auf 45° eingestellt. Für die Montage des Unterkiefermodells ist die Gelenkbahnneigung unwichtig. Sie ist nur für die anschließende Benutzung bedeutungsvoll.
  - Vor dem Auftragen der Gipsschicht wird der Artikulator durch Anhebung des Stützstifts gesperrt: Exakt in der Mitte des Artikulators wird im Bereich der tiefsten Stelle der Impressionen die Stärke des Registrats gemessen. Der Stützstift wird daraufhin um genau den doppelten Wert herausgezogen. (Der Abstand der Kondylen zur Artikulatormitte entspricht dem Abstand von Artikulatormitte zu Stützstift). Beispiel: Hat das Registrat in der Artikulatormitte eine Dicke von 3 mm, so beträgt die Sperrung 6 mm.
- Das Artikulatoroberteil wird nun auf den Kopf gestellt oder umgekehrt in die Montagehilfe eingespannt.
- Der Unterkiefer wird mit Hilfe des Zentrikwachsregistrats auf den Oberkiefer gesetzt; er darf nicht schaukeln. Durch die schräge Lage der Modelle im Artikulator entstehen unterschiedliche Schichtdicken des Gipses, was bei einzeitigem Eingipsen aufgrund der Gipsexpansion zu Ungenauigkeiten führen kann. Aus diesem Grund erfolgt das Eingipsen des Unterkiefers zweizeitig.
- Schnellabbindender Artikulationsgips wird auf das feuchte Unterkiefer-Modell gegeben, dann ein Schaumstoffvlies oder eine doppelte Lage Einpack-Noppenfolie (Noppen nach außen!) aufgelegt und der Artikulator geschlossen. Der Gips ist jetzt nur mit dem Unterkiefer-Modell verbunden, nicht aber mit der Montageplatte. Er muss mindestens 5 Minuten aushärten, da die Abbindung erst danach abgeschlossen ist. Ein früheres Eingipsen der Montageplatte würde den Vorteil der zweizeitigen Einartikulation zunichte machen. Als nächster Arbeitsschritt erfolgt die endgültige Fixation des Unterkiefer-Modells im Artikulator:
- Auf die Montageplatte des unteren Artikulatorteils wird wenig Gips gegeben, und der Artikulator wird (drucklos) geschlossen.
- Nach dem Abbinden des Gipses wird das zentrische Wachsregistrat entfernt.
- Der Stützstift kann nach Herausnahme des Registrats wieder auf Nullstellung gestellt werden (Abb. 5-7). Die Zahnreihen sollten dann gerade in Okklusion sein.
- Zum Schluss kann die Modellpflege (Glätten des Modellsockels) erfolgen.

5.4.3 Kontrolle und Analysen

- **Montagekontrolle**
  Der Magnet des Split-Casts wird entfernt. Das zentrische Wachsregistrat wird auf das Unterkiefer-Modell gesetzt, der Oberkiefer aus dem Split-Cast genommen und ebenfalls auf das Registrat platziert. Beim Schließen des Artikulators muss das Split-Cast-Oberteil exakt in das Split-Cast-Unterteil treffen. Klafft der Split-Cast, muss neu montiert werden.
- **Registratkontrolle**
  Zwei Vorgehensmöglichkeiten:
  Vorgehen wie bei der Montagekontrolle, nur mit dem Unterschied, dass das Zweitregistrat benutzt wird. Schließt der Split-Cast spaltfrei, so sind beide Registrate identisch.

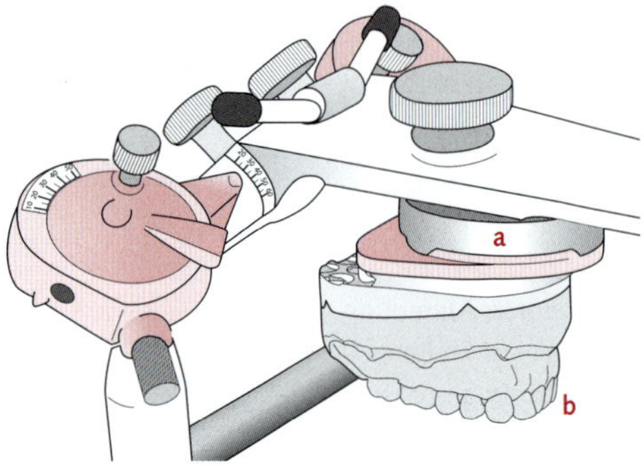

Abb. 5-6 Zustand nach Übertragung des Oberkiefer-Modells in einen SAM-Artikulator; **a** Split-Cast-Modell; **b** Oberkiefer-Studienmodell.

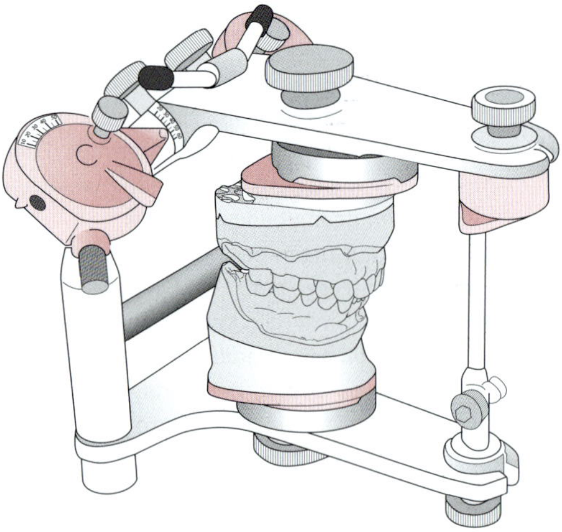

Abb. 5-7 SAM-Artikulator mit fertig einartikulierten Studienmodellen.

Gesamter Oberkiefer im Split-Cast wird im Artikulator auf das auf dem Unterkiefer befindliche Zweit- bzw. Drittregistrat geschwenkt. Geht das Registrat spaltfrei zu, so sind die Registrate identisch. Klafft der Split-Cast bzw. das Registrat bei beiden Kontrollregistraten, so müssen die Registrate am Patienten überprüft und eventuell neu angefertigt werden.

- **Kontrolle Differenz IKP-ZKP**
  Gesamten Oberkiefer im Split-Cast ohne Zentrikregistrat auf den Unterkiefer schwenken. Diese Kontaktposition entspricht der ZKP-Position. Die Differenz zur maximalen Interkuspidation entspricht dem Unterschied IKP-ZKP.

5.5 Komplettierung des Befundbogens

Der Befundbogen wird komplettiert mit der Diagnose (III.), der zahnbezogenen Prognose (IV.), weiteren diagnostischen und Behandlungsmaßnahmen (V.) sowie der Behandlungsplanung (VI.).

5.5.1 Diagnose

Aufgrund der Anamnese und Befundung ist es nun möglich, Diagnosen (mit Differentialdiagnosen) für folgende Bereiche zu stellen (Seite 5 des Behandlungsbogens):

- **Extraoral und intraoral.** *Beachte:* Zeigt eine bestehende Haut oder Schleimhautveränderung trotz eingeleiteter Therapiemaßnahmen (Spülung, Pinselung) auch nach 7 bis 10 Tagen noch keine Tendenz zur Abheilung, so ist zum Ausschluss eines malignen Geschehens eine weitere Abklärung dringend erforderlich (Zytologie, Histologie).
- **Dental/röntgenologisch.** Die wichtigsten dentalen Diagnosen wie z. B. Karies, Zahndefekte, Ausmaß des Zahnverschleißes, insuffiziente Restaurationen und

endodontische Probleme können in einem Zahnschema übersichtlich den betroffenen Zähnen durch Ankreuzen direkt zu geordnet werden. Zusätzliche die Zähne betreffende Diagnosen wie z. B. retinierte und impaktierte Zähne, Wurzelresorptionen oder Wurzelfrakturen können als Freitext eingetragen werden. Ferner wird der individuelle DMF-T-Index erhoben. Dazu werden alle kariösen bzw. zerstörten, fehlenden und gefüllten Zähne addiert.

- **Parodontal/röntgenologisch.** Die aktuelle Parodontitisklassifikation wurde 2017 auf einem internationalen Workshop der amerikanischen und europäischen Fachgesellschaften für Parodontologie beschlossen und 2018 publiziert (Übersicht bei *Canton* et al. 2018). In Deutschland wurde diese Klassifikation dann in 2021 in die S3-Leitlinie zur Parodontitistherapie (*Kebschull* et al. 2021) und die kassenzahnärztlichen Richtlinien (*Gemeinsamer Bundesausschuss* 2021) übernommen. Erstmals wurde nun parodontale Gesundheit definiert und nur noch die folgenden drei Formen von Parodontitis unterschieden: Nekrotisierende Parodontitis, Parodontitis als Form systemischer Erkrankungen und Parodontitis (ohne weiteren Zusatz) als Oberbegriff für die bisherigen unterschiedenen Formen von „aggressiver" und „chronischer" Parodontitis (*Armitage* 1999). Die Parodontitis wird dann auf Basis von Erkrankungsstadien, dem sog. „Staging" (Parodontitis-Stadien I-IV), mit zusätzlicher Wertung der Komplexität und Verteilung der betroffenen Zähne und auf Basis von Erkrankungsgraden, dem sog. „Grading" (Parodontitis-Grade A-C), mit zusätzlichen Grad-Modifikatoren wie Rauchen und Diabetes klassifiziert (Tab. 5-3a und b).

Parodontitis kann zwar in jedem Alter auftreten, ist aber zwischen dem 4. und 5. Lebensjahrzehnt besonders ausgeprägt. Sie ist eine Infektionskrankheit und kann lokalisiert und generalisiert (> 30 % der Zahnflächen sind betroffen) auftreten. Die bakterielle Plaque fungiert als ätiologischer Faktor, wobei die Pathogenese (und damit die Progression) durch die Wirtsreaktivität, d. h. den Patienten individuell determiniert wird. Zahnbezogen werden drei Schweregrade (Stadien I–III) unterschieden (*Papapanou* et al. 2018, *Kebschull* et al. 2021):

- Leichte Parodontitis (Stadium I): Der Attachmentverlust (CAL, siehe Kap. 5.2.2.4) beträgt 1–2 mm. Der Knochenschwund ist meistens horizontal, weil die Knochensepten im koronalen Bereich oft sehr schmal sind. Der Knochenabbau ist auf das koronale Wurzeldrittel beschränkt < 15 %. Die Sondierungstiefe beträgt max. 4 mm.
- Moderate Parodontitis (Stadium II): Der Attachmentverlust beträgt 3–4 mm. Neben horizontalem Knochenabbau finden sich auch vertikale Einbrüche. Der Knochenabbau ist auf das koronale Wurzeldrittel beschränkt (15–33 %). Die Sondierungstiefe beträgt maximal 5–6 mm. Die Zahnbeweglichkeit kann erhöht sein.
- Schwere Parodontitis: Der Attachmentverlust beträgt 5 mm und mehr. Oft liegen vertikale Knocheneinbrüche vor. Der Knochenabbau reicht bis zum mittleren oder sogar apikalen Wurzeldrittel (> 33 %). Die Sondierungstiefen betragen 6 mm und mehr. Die Zahnbeweglichkeit ist erhöht. Mehrwurzlige Zähne weisen häufig Furkationsbefall Grad 2 oder 3 auf.

Der zahnbezogene Schweregrad der Parodontitis wird in dem Befund- und Planungsbogen übersichtlich den betroffenen Zähnen durch Ankreuzen direkt zugeordnet (zahnbezogenes Staging). Zusätzlich wird hier angekreuzt, ob bei mehrwurzeligen Zähnen auch eine interradikuläre Beteiligung vorliegt. Weiterhin wird auch ein reduziertes, aber gesundes Parodontium nach erfolgreicher Parodontitis-

Tab. 5-3a Klassifikation der Parodontitis auf Basis von Erkrankungsstadien, die durch Schweregrad (gemäß interdentalem klinischen Attachmentverlust, röntgenologischem Knochenabbau und Zahnverlust), Komplexität, Ausdehnung und Verteilung definiert werden.

Parodontitis-Stadium (Staging)		Stadium I	Stadium II	Stadium III	Stadium IV
Schweregrad	interdentaler CAL an Stelle mit dem größten Verlust	1–2 mm	3–4 mm	≥ 5 mm	≥ 5 mm
	Knochenabbau (KA)	koronales Drittel (< 15 %)	koronales Drittel (15–33 %)	mittleres bis apikales Drittel (> 33 %)	
	Zahnverlust aufgrund von Parodontitis	kein Zahnverlust		Zahnverlust von ≤ 4 Zähnen	Zahnverlust von ≥ 5 Zähnen
Komplexität	lokal	• max. Sondierungstiefe ≤ 4 mm • vorwiegend horizontaler Knochenabbau	• max. Sondierungstiefe 4–5 mm • vorwiegend horizontaler Knochenabbau	**Zusätzlich zu Stadium II:** • Sondierungstiefe ≥ 6 mm • vertikaler KA ≥ 3 mm • Furkationsbefall Grad II oder III • moderate Kammdefekte	**Zusätzlich zu Stadium III:** • komplexe, interdisziplinäre Rehabilitation erforderlich • mastikatorische Dysfunktion • sekundäres okklusales Trauma (Zahnbeweglichkeit ≥ Grad 2) • Ausgeprägter Kammdefekt • Verlust der Bisshöhe • Zahnwanderungen • Auffächerung der Frontzähne • < 20 Restzähne • < 10 okkludierende Paare
Ausmaß und Verteilung	wird zur genaueren Beschreibung des Staging verwendet	für jedes Stadium Ausdehnung als lokalisiert (< 30 % der Zähne), generalisiert oder als Molaren-Inzisiven-Muster beschreiben			

Für das erste Staging sollte der klinische Attachmentverlust (CAL) herangezogen werden. Sind diese Informationen nicht verfügbar, sollte der röntgenologische Knochenabbau (KA) verwendet werden. Die Information, ob Zähne primär aufgrund einer Parodontitis verloren gegangen sind, kann – sofern verfügbar – das Staging verändern, auch in Abwesenheit weiterer Komplexitätsfaktoren. Diese können das Staging eines Patienten nur verschlechtern, z. B. wird bei Furkationsbefall von Grad II oder Grad III immer Stadium III oder IV – unabhängig vom CAL – diagnostiziert. Stadium III und IV unterscheiden sich primär anhand ihrer Komplexitätsfaktoren. So führt ein hohes Maß an Zahnbeweglichkeit und ein Verlust der Bisshöhe zur Einteilung in Stadium IV. Oft sind nicht alle Komplexitätsfaktoren vorhanden, aber es wird auch nur ein einziger benötigt, um die Diagnose hin zu einem höheren Stadium zu verändern. Es wird betont, dass diese Falldefinitionen lediglich Richtlinien darstellen, die mit profundem klinischem Urteilsvermögen eingesetzt werden sollen, um zur richtigen Diagnose zu gelangen.
Für Patienten nach aktiver Therapie stellen CAL und KA weiterhin die primären Determinanten des Stadiums dar. Auch wenn Komplexitätsfaktoren, die zu höherem Staging geführt hatten, durch die Behandlung eliminiert wurden, soll doch keine Herabstufung erfolgen, weil dieser Faktor immer in der Erhaltungstherapie Berücksichtigung finden sollte. Adaptiert von *Papapanou* et al. 2018.

Tab. 5-3b Klassifikation der Parodontitis nach Erkrankungsgraden, die biologische Eigenschaften der Erkrankung widerspiegeln, wie Evidenz von oder Risiko für rasche Progression, das erwartete Behandlungsergebnis sowie den möglichen Einfluss auf die Allgemeingesundheit.

Parodontitis Grading			Grad A: langsame Progressionsrate	Grad B: moderate Progressionsrate	Grad C: rasche Progressionsrate
primäre Kriterien	direkte Evidenz	longitudinale Daten (röntgenologischer Knochenabbau oder Parodontalstatus mit Angabe des CAL)	kein Verlust	< 2 mm über 5 Jahre	≥ 2 mm über 5 Jahre
	indirekte Evidenz	KA (%) / Alter	< 0,25	0,25–1,00	> 1,00
		Phänotyp	erheblicher Biofilm	Zerstörung proportional zum Biofilm	• Zerstörung unproportional zum Biofilm • Episoden rapider Zerstörung • früh beginnende Erkrankung (z. B. Molaren-Inzisiven-Muster oder behandlungsresistente Erkrankung)
Modifikatoren	Risikofaktoren	Rauchen	Nichtraucher	Raucher, < 10 Zig./Tag	Raucher, ≥ 10 Zig./Tag
		Diabetes	kein Diabetiker, normoglykämisch	HbA_{1c} < 7,0 % bei Patienten mit Diabetes	HbA_{1c} ≥ 7,0 % bei Patienten mit Diabetes

Das Grading sollte als Indikator für die Geschwindigkeit der Parodontitis-Progression verwendet werden. Die primären Kriterien sind entweder direkte oder indirekte Evidenz für Progression. Sofern vorhanden, wird direkte Evidenz verwendet werden. Wenn diese nicht vorliegt, kann indirekt über die Relation des Knochenabbaues zum Lebensalter des Patienten bei dem am stärksten betroffenen Zahn (röntgenologischer Knochenabbau in Prozent der Wurzellänge dividiert durch das Alter des Patienten in Jahren, KA/Alter) auf die vergangene Progression geschlossen werden. Progression geschlossen werden (röntgenologischer Knochenabbau in Prozent der Wurzellänge dividiert durch das Alter des Patienten in Jahren). Zunächst sollte allen Patienten ein Grad B zugeordnet werden. Danach soll nach Evidenz gesucht werden, die eine Einstufung in Grad A oder C rechtfertigen würde. Ähnlich der Situation beim Staging kann nach Bestimmung des Grading eine Modifikation auf der Basis von Risikofaktoren erfolgen. CAL=klinischer Attachmentverlust; KA=röntgenologischer Knochenabbau; HbA_{1c}=glykolisiertes Hämoglobin. Adaptiert von *Papapanou* et al. 2018.

Therapie, welches keine Sondierungstiefen größer als 4 mm und keine Blutung auf Sondierung aufweist, dokumentiert (*Chapple* et al. 2018).

Weitere die Parodontien betreffende Diagnosen wie z. B. andere Parodontitisformen, periapikale Veränderungen, horizontaler und vertikaler Knochenabbau werden als Freitext eingetragen. Dann wird die patientenbezogene Klassifikation der vorliegenden Parodontitis (Staging/Grading) eingetragen. Für jedes Stadium wird angegeben, ob eine lokalisierte oder generalisierte (> 30 % der Zahnflächen) Parodontitis vorliegt.

Bei Patienten, die über die gesetzlichen Krankenkassen versichert sind und bei denen eine Parodontalbehandlung indiziert ist, sind die erhobenen Werte in das aktuelle Formblatt „Parodontalstatus", mit dem bei der Krankenkasse die Kostenübernahme beantragt wird, zu übertragen. Zumindest folgende Angaben müssen in dieses Formblatt eingetragen werden:

- alle Sondierungstiefen ≥ 3 mm
- Lockerungsgrade von Zähnen
- freiliegende Furkationen
- pulpatote Zähne
- zu extrahierende Zähne
- fehlende Zähne

Zu behandelnde Parodontien werden durch Ankreuzen in den Feldern „AIT" („Antiinfektiöse Therapie") kenntlich gemacht. Entsprechend den Richtlinien des *Gemeinsamen Bundesausschusses* (2021) müssen zusätzlich die allgemeine und parodontalspezifische Anamnese und die parodontologische Diagnose inklusive des Stadiums, des Ausmaßes und des Grads der Progression angegeben werden. (Daneben müssen folgende Unterlagen vorliegen: Situationsmodelle von Ober- und Unterkiefer; Röntgenbilder der zu therapierenden Zähne [Einzelfilm-Status]).

Weitere Diagnosen

- funktionell (evtl. in Verbindung mit dem Funktionsbogen und weiteren diagnostischen Maßnahmen): z. B. Verdacht auf anterior(medial)e Diskusluxation rechts mit Reposition bei Kieferöffnung
- prothetisch: z. B. Retentionsverlust, insuffiziente Passgenauigkeit der Restauration oder insuffiziente Okklusion, Verblendungsfrakturen etc.
- röntgenologisch (zusätzliche Diagnosen): z. B. Knochentumoren, odontogene Tumoren, Amalgamreste, Speichelsteine

5.5.2 Zahnbezogene Prognose

Jedem Zahn wird eine Prognose gegeben, die durch Ankreuzen in einem Zahnschema festgehalten wird:

- **Hoffnungslos/nicht erhaltungswürdig:** Der Erhalt des Zahnes ist medizinisch nicht möglich oder der Erhalt ist zwar mit großem Aufwand möglich, der Zahn ist aber strategisch unwichtig, so dass es nicht sinnvoll ist, diesen Aufwand zu betreiben. Eine hoffnungslose Prognose liegt beispielsweise bei Attachmentverlust von über 75 % oder bei oberen Prämolaren mit durchgängiger Furkation vor (*McGuire* und *Nunn* 1996).
- **Zweifelhaft:** Es ist entweder nicht sicher, ob der Zahn erhalten werden kann, oder es ist ein großer Aufwand für seinen Erhalt notwendig. Der Zahn ist

strategisch wichtig, so dass im Rahmen der Vorbehandlung versucht wird, ihn in einen „sicheren" Zustand zu überführen und so dauerhaft zu erhalten. Eine zweifelhafte Prognose liegt beispielsweise bei Attachmentverlust zwischen 50 und 75 % vor oder wenn offene Furkationen mit Grad 2–3 existieren (*McGuire* und *Nunn* 1996). Auch Zähne, deren endodontische Behandlung revisionsbedürftig ist, fallen hierunter.

- **Sicher:** Der Zahn weist einen so guten dentalen und parodontalen Zustand auf, dass er sicher erhalten werden kann.

Je mehr Zähne als zweifelhaft beurteilt werden, desto aufwändiger und länger wird die Vorbehandlung werden, wobei in der Regel nur bei Patienten mit einer guten Motivierbarkeit und Compliance eine solche Vorbehandlung erfolgreich und daher sinnvoll sein wird. Bei nicht motivierbaren und nicht complianten Patienten sollten die zweifelhaften Zähne in der Regel nicht erhalten und es sollte eine einfachere Versorgung auf den verbleibenden sicheren Zähnen geplant werden.

5.5.3 Weitere diagnostische und Behandlungsmaßnahmen sowie Behandlungsplanung mit Terminplanung

Auf Grundlage der durch Anamnese, klinischer Befundung, Analyse der Röntgenbilder (Panoramaschichtaufnahme [maximal ein Jahr alt]; Röntgen-Status) sowie der im Artikulator montierten Studienmodelle erhaltenen Ergebnisse wird ein Behandlungsziel formuliert, das eng an den individuellen Bedürfnissen und Möglichkeiten des Patienten orientiert sein muss. Ergibt sich aus der Anamnese und/oder dem funktionellen Kurzbefund die Notwendigkeit einer medizinischen Abklärung, der Erhebung eines Funktionsstatus oder einer kieferorthopädischen oder kieferchirurgischen Vorbehandlung, so ist dies im Befundbogen entsprechend anzukreuzen, und die entsprechende Maßnahme ist vor der weiteren Planung durchzuführen.

Bei der Planung des Zahnersatzes, die im Studentenkurs zusammen mit dem betreuenden Assistenten und dem Kursleiter erfolgt, sind verschiedene Faktoren zu berücksichtigen:

- Wünsche des Patienten vor allem hinsichtlich Funktion, Langzeitbewährung und Ästhetik
- allgemeiner Gesundheitszustand
- Zustand der oralen Gesundheit
- Einstellung des Patienten zu seiner oralen Situation und Gesundheit
- Ausmaß der zu erwartenden Mitarbeit des Patienten (Compliance hinsichtlich Mundhygiene, Vorbehandlung, Nachsorge)
- finanzielle Aspekte
- mögliche Alternativplanungen unter Berücksichtigung ihrer Vor- und Nachteile

Wichtig ist, dass der Patient in den Entscheidungsprozess einbezogen wird. Daher sollten mit ihm in einem persönlichen Gespräch alle wichtigen Punkte (Ist-Zustand, Therapievorschläge, finanzielle Aspekte u. ä.) besprochen werden. Dem Patienten soll dabei die Möglichkeit gegeben werden, gezielt nachzufragen. Auf Wunsch muss ihm auch Zeit zum Nachdenken eingeräumt werden. Von großer Bedeutung ist, dass der Behandler nicht zu viele Fachtermini benutzt, die der Patient unter Umständen nicht versteht.

Der Patient muss wissen, dass der Mundhygiene eine Schlüsselstellung für die Wahl der Therapiemaßnahmen und die Langlebigkeit des Zahnersatzes zukommt. Schlechte Mundhygiene korreliert in der Regel deutlich mit Karies, Gingivitis und Parodontitis. Besteht trotz Aufklärung sowie folgender Instruktion und Motivation weiterhin eine unzulängliche Mundhygiene, ist wegen der zu erwartenden schlechten Langzeitprognose die Anfertigung aufwändiger prothetischer Arbeiten abzulehnen. Es ist daher häufig sinnvoll, die endgültige Planung bis zur Beendigung der Hygienephase und der präprothetischen Vorbehandlung auszusetzen. Bei unkooperativen Patienten ist die Versorgung auf das absolut Notwendige, im Sinne einer Mindestversorgung, zu beschränken. Die geplante Behandlung muss mit dem Patienten durchgesprochen und von diesem akzeptiert werden. Folgende Punkte werden, falls zutreffend, auf Seite 6 im Befund- und Planungsbogen angekreuzt und, wenn nötig, erläutert:

- Mundhygieneanleitung (trifft praktisch für jeden Patienten zu)
- medizinische Abklärung
- MKG-chirurgische/kieferorthopädische Vorbehandlung
- Modellanalyse
- funktionsanalytische Maßnahmen
- konservierende und endodontische Maßnahmen wie
  - Endodontie
  - definitive Füllungen
  - Aufbaufüllungen
  - Stiftaufbauten
- oralchirurgische und parodontologische Maßnahmen wie
  - Extraktion nicht erhaltungswürdiger Zähne
  - Scaling und Root Planing
  - Parodontalchirurgie (Lappenoperation)
  - mukogingivale Chirurgie
  - Wurzelspitzenresektion (WSR)
  - Hemisektion und Wurzelamputation

Dabei können zur besseren Übersicht in der Tabelle die nicht vorhandenen Zähne senkrecht durchgestrichen werden.

Auf Seite 7 des Befund- und Planungsbogens werden der Befund (B) und die Therapieplanung (TP) mit Hilfe der Symbole eingetragen, die auch bei der Erstellung von Heil- und Kostenplänen im Rahmen der gesetzlichen Krankenversicherung (GKV) vorgesehen sind. Bei Patienten der GKV ist neben der individuellen Therapieplanung zusätzlich die sogenannte Regelversorgung des Patienten einzutragen, die sich aufgrund seines Befundes und den aktuell jeweils geltenden GKV-Richtlinien ergibt (*Gemeinsamer Bundesausschuss* 2019). Grundsätzlich werden hierbei der Befund durch kleine und die Regelversorgung und Therapieplanung durch große Buchstaben symbolisiert:

Befund

a = Adhäsivbrücke (Anker, Spanne)
b = vorhandenes Brückenglied
e = bereits ersetzter Zahn in Prothese
f = fehlender Zahn

i = Implantat mit intakter Suprakonstruktion
ix = zu entfernendes Implantat
k = klinisch intakte Krone
kw = erneuerungsbedürftige Krone
pw = defekter, erhaltungswürdiger Zahn mit partiellen Substanzdefekten
t = Teleskopkrone (Doppelkrone)
tw = erneuerungsbedüftiges Teleskop (Doppelkrone)
r = Wurzelstiftkappe
rw = erneuerungsbedürftige Wurzelstiftkappe
sw = erneuerungsbedürftige Suprakonstruktion
ww = erhaltungswürdiger Zahn mit weitgehender Zerstörung
x = nicht erhaltungswürdiger Zahn
)(= Lückenschluss

Therapieplanung
A = Adhäsivbrücke (Anker, Spanne)
B = Brückenglied
E = zu ersetzender Zahn (Prothesenzahn)
G = gegossener Stiftkernaufbau
H = komplett gegossene Halte- und Stützvorrichtung
IN_{1-4} = Inlay (Flächen)
K = Krone
L = aufgebrannte Keramikstufe
M = vollkeramische oder keramisch voll verblendete Restauration
O = Geschiebe, Steg etc.
PK = Teilkrone
R = Wurzelstiftkappe
S = implantatgetragene Suprakonstruktion
T = Teleskopkrone
V = vestibuläre Verblendung
Ü = Rückenschutzplatte

Die anschließende Terminplanung dient dazu, die einzelnen Abläufe während der klinischen Behandlung und der zahntechnischen Arbeiten festzulegen.

Angaben im Befund- und Planungsbogen über Zahnform, Zahnfarbe, geplante Verwendung von Keramiken, Legierungen, Implantaten und sonstigen Materialien stellen sicher, dass diese Daten während der Behandlung immer auf einen Blick sichtbar sind.

In den prothetischen Abteilungen der Autoren wird für jede Neu-, Zusatz- oder Umplanung von Zahnersatz zusätzlich jeweils eine Planungskarte ausgefüllt (Abb. 5-8), in der – nach Abnahme der Planung durch den zuständigen Kursleiter bzw. Oberarzt – nochmals Befund, Regelversorgung und Therapieplanung festgehalten werden.

Ebenso werden in der Planungskarte das Alter des vorhandenen und zu erneuernden Zahnersatzes sowie die genaue Bezeichnung der Halteelemente von abnehmbarem Zahnersatz (z. B. Geschiebe, Riegel, Wurzelstiftkappe mit Retentionszylinder, Steg) angegeben. Die gewählten Keramiken und Metalllegierungen werden ebenso festgehalten wie das eventuell vorgesehene Implantatsystem. Wählen Patienten einen über die Regelversorgung gemäß § 56 Abs. 2 SGB V (Sozialgesetzbuch V) hinausgehenden gleichartigen Zahnersatz, haben sie die Mehr-

Stud.-Kurs I ☐ Stud.-Kurs II ☐

Behandler:

UNIVERSITÄTSKLINIKUM SCHLESWIG-HOLSTEIN
Campus Kiel
Klinik für Zahnärztliche Prothetik, Propädeutik und Werkstoffkunde
Direktor: Prof. Dr. M. Kern

Prothetische Planung

TP = Therapieplanung R = Regelversorgung B = Befund

TP																
R																
B																
	18	17	16	15	14	13	12	11	21	22	23	24	25	26	27	28
	48	47	46	45	44	43	42	41	31	32	33	34	35	36	37	38
B																
R																
TP																

Kasse:

Name des Versicherten Vorname geb. am

Ehegatte / Kind Vorname geb. am

Arbeitgeber (Dienststelle) Mitglied-Nr. / Freiw. / Rentner

Wohnung des Patienten Tel. / Handy

Befund:
a = Adhäsivbrücke (Anker, Spanne)
b = Brückenglied
e = ersetzter Zahn
f = fehlender Zahn
i = Implantat
ix = zu entfernendes Implantat
k = klinisch intakte Krone
kw = erneuerungsbedüftige Krone
pw = defekter, erhaltenswürdiger Zahn mit partiellen Substanzdefekten
r = Wurzelstiftkappe
rw = erneuerungsbedürftige Wurzelstiftkappe
sw = erneuerungsbedürftige Suprakonstruktion
t = Teleskopkrone (Doppelkrone)
tw = erneuerungsbedürftiges Teleskop
ww = erhaltungswürdiger Zahn mit weitgehender Zerstörung
x = nicht erhaltenswürdiger Zahn
)(= Lückenschluss

Behandlungsplanung:
A = Adhäsivbrücke (Anker, Spanne)
B = Brückenglied
E = zu ersetzender Zahn
H = kompl. gegossene Halte- u. Stützvorrichtung
K = Krone
M = vollkeramische oder keramisch voll verblendete Restauration
O = Geschiebe, Steg etc.
PK = Teilkrone
R = Wurzelstiftkappe
S = implantatgetragene Suprakonstruktion
T = Teleskopkrone (Doppelkrone)
V = vestibuläre Verblendung

sonstiges:
G = gegossener Stiftkernaufbau
L = aufgebrannte Stufe
In_{1-4} = Inlay(Flächen)
Ü = Rückenschutzplatte

☐ Unbrauchbarkeit der ca. ________ Jahre alten Prothese / Bücke
☐ Arbeitsunfall / Berufskrankeit (dann Träger der gesetzlichen Unfallversicherung leistungsverpflichtet)
☐ Versorgungsleiden
☐ Interimsversorgung ☐ Immediat-Versorgung
☐ sonstiger Unfall / sonstige Unfallfolgen

Modellguss
☐ OK ☐ Edelmetall
☐ UK

Zutreffendes ankreuzen

Bemerkungen:

Datum – Unterschrift des Zahnarztes

Abb. 5-8 Planungskarte.

kosten gegenüber den in § 56 Abs. 2 Satz 10 SGB V aufgelisteten Leistungen selbst zu tragen.

Gleichartiger Zahnersatz liegt vor, wenn dieser die Regelleistung beinhaltet und zusätzliche Leistungen hinzukommen. Wenn eine von der Regelversorgung abweichende, andersartige Versorgung durchgeführt werden soll, haben über die GKV versicherte Patienten Anspruch auf Erstattung bewilligter Festzuschüsse nach § 55 Abs. 5 SGB V. Eine andersartige Versorgung liegt vor, wenn eine andere Versorgungsform (Brücken, herausnehmbarer Zahnersatz, Kombinationsversorgung, Suprakonstruktionen auf Implantaten) als die, welche in den Regelleistungen für den jeweiligen Befund beschrieben ist, gewählt wird. Die tatsächlich geplante Versorgung gemäß § 87 Abs. 1a SGB V kann sowohl Regelversorgungsleistungen als auch Leistungen der gleich- und andersartigen Versorgung umfassen und muss eine Gesamtplanung zur Wiederherstellung der Kaufunktion darstellen.

Wählt der Patient die Regelversorgung nach den gültigen GKV-Richtlinien, erhält er einen einseitigen Heil- und Kostenplan (HKP) nach Formblatt, der die Gesamtkosten auflistet. Bei Vorlage des vom Zahnarzt unterschrieben Heil- und Kostenplans wird dieser von der Krankenkasse genehmigt und der befundorientierte Krankenkassenzuschuss individuell (Bonusheft, Härtefall) festgelegt. Erst danach weiß der Patient, was er selbst für seine Behandlung voraussichtlich zu bezahlen hat (Versichertenanteil) und muss dies durch seine Unterschrift bestätigen.

Wählt der Patient über die Regelversorgung hinausgehende gleichartige oder andersartige Versorgungen, wird ein mehrteiliger Heil- und Kostenplan erstellt, der aus Formblatt und Anlage besteht. Auf dem HKP-Formblatt werden Regelversorgung und geplante aufwändigere Versorgung einander gegenübergestellt, die Gesamtkosten errechnet und der befundorientierte Krankenkassenzuschuss wieder festgelegt. In der Anlage werden die Gesamtkosten der geplanten Therapie spezifiziert und den Kosten der Regelversorgung gegenübergestellt, so dass der Patient weiß, welche zusätzlichen Kosten bei der geplanten Versorgung auf ihn zukommen. Der Patient muss dies durch seine Unterschriften auf dem HKP-Formblatt und auf der Anlage zum HKP bestätigen. Mit der prothetischen Behandlung darf erst nach Genehmigung des Heil- und Kostenplans durch die zuständige Krankenkasse und dem Vorliegen der Unterschriften des Patienten begonnen werden.

Für eventuelle parodontale, implantologische und/oder spezielle chirurgische Vorbehandlungen sind genauso wie für funktionelle und/oder kieferorthopädische Vorbehandlungen separate Heil- und Kostenpläne zu erstellen.

In Deutschland können gesetzlich versicherte Patienten gemäß § 13 Abs. 2 SGB V (Sozialgesetzbuch V) für ihre zahnärztliche Behandlung anstelle der Sach- und Dienstleistungen bei Abgabe ihrer Versichertenkarte quartalsweise das Prinzip der Kostenerstattung wählen. Hierüber müssen sie lediglich ihre gesetzliche Krankenkasse vor der Inanspruchnahme der zahnärztlichen Leistungen informieren. Danach können sie sich wie ein Privatpatient behandeln lassen und reichen anschließend lediglich die von ihnen bezahlte Rechnung bei ihrer gesetzlichen Krankenkasse ein. Die Patienten haben dann einen Anspruch auf Erstattung in Höhe der Vergütung, die die Krankenkasse bei Erbringung als Sachleistung zu tragen hätte. Die Kostenerstattung kann vor allem dann für Patienten von Vorteil sein, wenn sie therapeutische Alternativen wählen, die nicht Bestandteil der kassenzahnärztlichen Versorgung sind, z. B. Adhäsivbrücken im Eck- und Seitenzahnbereich oder Adhäsivattachments zur Verankerung von Teilprothesen.

5.5.3.1 Papillen-Blutungs-Index (PBI)

Im Rahmen der Vorbehandlung kann der Papillen-Blutungs-Index (*Mühlemann* 1978) erhoben und auf entsprechenden Formblättern dokumentiert werden. Er wird nicht nur einmal, sondern im Verlauf der Therapie mehrmals erhoben. Es ist sinnvoll, den PBI erstmals in der Sitzung, die der parodontalen Befundung folgt, zu bestimmen. Der PBI dokumentiert die Blutungsneigung, die vom Ausmaß der Entzündung der interdentalen Gingiva (marginales Parodont) und damit vom interdentalen Plaquebefall, letztlich also von der Mundhygiene des Patienten abhängig ist. Dieser Index bietet sich daher vorteilhaft zur Patientenmotivation an.

Zur Bestimmung des PBI misst man alle Papillen eines Quadranten durch, beginnend am letzten Zahn des I. Quadranten. Dazu wird jeweils die Spitze einer Parodontalsonde distal und mesial in einem Winkel von 20 bis 40° zur Zahnoberfläche Richtung Basis der Zahnfleischpapille geschoben, bis ein Widerstand spürbar ist. Anschließend wird die Papille mit dosiertem, gegen das orale Sulkusepithel gerichtetem Druck ausgewischt. Dabei wird im I. und III. Quadranten von oral, im II. und IV. Quadranten von vestibulär sondiert.

20 bis 30 Sekunden nach der Sondierung wird quadrantenweise beurteilt, ob eine Blutung auftritt oder nicht (keine Blutung = Grad 0). Bei Anwesenheit einer Blutung ist eine Unterteilung in 4 Grade möglich:

- Grad 1 = Auftreten eines Blutpunkts (Abb. 5-9a).
- Grad 2 = Auftreten verschiedener isolierter Blutpunkte, eines einzelnen Blutflecks oder einer Blutlinie (Abb. 5-9b).

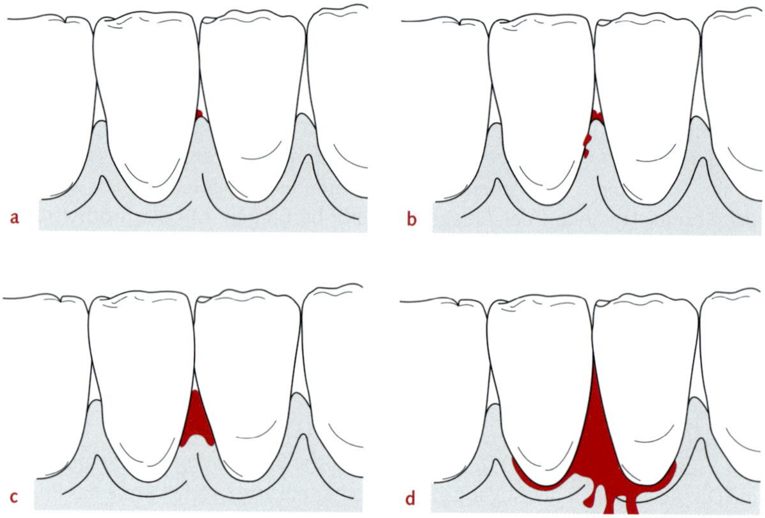

Abb. 5-9 PBI, **a** Grad 1; **b** Grad 2; **c** Grad 3; **d** Grad 4.

- Grad 3 = Das interdentale Dreieck füllt sich kurz nach der Sondierung mit Blut (Abb. 5-9c).
- Grad 4 = Starke Blutung beim Sondieren, das Blut im interdentalen Dreieck fließt sofort in den marginalen Sulkus (Abb. 5-9d).

Der Patient kann die vestibulär ausgeführten Messungen mit Hilfe eines Handspiegels verfolgen. Die Summe der Grade pro Quadrant sowie die Gesamtsumme (Blutungszahl) werden unter Angabe des Datums der Erhebung notiert. Zum Abschluss wird der PBI-Durchschnittswert pro Zahn errechnet (Gesamtsumme geteilt durch Anzahl der Zähne).

Beim Vollbezahnten (28 Zähne) beträgt die maximal mögliche PBI-Summe 112 (28 x 4). In dem Maße, wie sich die Mundhygiene verbessert und somit die Entzündung der Gingiva verringert, nimmt auch der PBI (sowohl die Gesamtzahl als auch der Durchschnittswert pro Zahn) von Sitzung zu Sitzung ab.

5.6 Rechtliche Aspekte – Patientenaufklärung

Sowohl aus medizinischen, ethischen als auch juristischen Gründen ist bei jedem zu versorgenden Patienten eine genaue Anamnese und Befundung einschließlich einer radiologischen Dokumentation und der Anfertigung von Studienmodellen dringend anzuraten. Um dem bei Gerichtsprozessen häufig geäußerten Vorwurf einer mangelnden Aufklärung über durchgeführte Therapiemaßnahmen entgegentreten zu können, muss der Zahnarzt nachweisen können, dass er eine adäquate Patientenaufklärung durchgeführt hat. Diese rechtliche Verpflichtung eines jeden medizinischen Therapeuten ist in Deutschland seit 2013 in einem eigenen Gesetz („Patientenrechtegesetz") festgeschrieben (*Bundesgesetzblatt* 2013). Das Ziel der Aufklärung besteht darin, den Patienten in die Lage zu versetzen, unter

Abwägung der Notwendigkeit und des Nutzens auf der einen und der Risiken bzw. Kosten der vorgeschlagenen Behandlung auf der anderen Seite seine selbstbestimmte Einwilligung zur Durchführung der Therapie geben zu können (Patientenautonomie; *Groß* 2012). Die gemeinsame, geteilte Entscheidungsfindung von (Zahn-)Arzt und Patient auf Augenhöhe wird auch als „Shared Decision Making" (SDM) bezeichnet (*Danner* et al. 2020).

Verweigert ein Patient seine Zustimmung, so stellt ein dennoch durchgeführter zahnärztlicher Eingriff, selbst wenn dieser medizinisch indiziert ist, eine rechtswidrige Körperverletzung dar. Gleiches gilt jedoch auch, wenn ein Patient, der juristisch ja als Laie angesehen wird, einen medizinisch gesehen unnötigen oder sogar unsinnigen Eingriff verlangt. Dann darf der Zahnarzt als medizinischer Experte einen solchen gegen sein medizinisches Fachwissen verstoßenden Eingriff auch bei einer explizit erklärten Einwilligung des Patienten nicht durchführen. Eine solche Einwilligung des Patienten würde juristisch als nicht rechtswirksam gelten, da der Patient eine medizinisch nicht indizierte Behandlung ja mangels Fachwissens nicht wirklich beurteilen kann. Daher würde ein medizinisch nicht indizierter Eingriff als Körperverletzung gewertet werden können. Beispielhaft erwähnt seien z. B. die Extraktion gesunder Zähne auf Patientenwunsch in dem Glauben, diese Zähne seien für gewisse Beschwerden verantwortlich, oder die definitive prothetische Versorgung eines funktionsgestörten Patienten ohne adäquate funktionelle Vorbehandlung auf ausdrücklichen Wunsch des Patienten.

Zu beachten ist, dass im Gegensatz zum Vorwurf eines Planungs- oder Behandlungsfehlers bei der Behauptung eines Aufklärungsmangels den Behandler die Beweislast trifft. Der Zahnarzt wird keine Schwierigkeiten haben, diese Beweise zu erbringen, wenn er – am besten in der Patientenakte – schriftlich dokumentiert hat, dass er in einem persönlichen Gespräch mit dem Patienten folgende Punkte zur Sprache gebracht hat:

- Befundaufklärung
- Diagnoseaufklärung
- Therapieaufklärung (Art, Umfang, Dauer)
- Aufklärung über alternative Therapien
- Risikoaufklärung (sichere und mögliche Folgen der vorgeschlagenen Behandlung)
- Unterlassensaufklärung (Folgen des pathologischen Geschehens bei Unterlassung der zahnärztlichen Behandlung)
- Kostenaufklärung: Sie hat bei jedem Patienten zu erfolgen, also sowohl bei Privatpatienten als auch bei Kassenpatienten, da auch bei Letzteren, unabhängig davon, ob die Regelleistung oder zusätzliche Leistungen erbracht werden oder nicht, bei prothetischen Versorgungen in der Regel ein Eigenanteil anfällt.

Die erfolgte Aufklärung des Patienten muss in seiner Dokumentation verzeichnet sein (Formulierung z. B.: „Aufklärung nach Klinikstandard bzw. Praxisstandard". Dieser Standard sollte im Qualitätsmanagement-Handbuch hinterlegt sein.). Am sichersten ist es, wenn die während der Aufklärung anwesende Assistenz in der Behandlungskarte gegenzeichnet oder in einer digitalen Akte namentlich festgehalten wird. Bei größeren Eingriffen und insbesondere bei Wahleingriffen (z. B. ästhetisch-chirurgische Wahleingriffe, Implantationen etc.) helfen ausgearbeitete Aufklärungsbögen, die Systematik bei der Aufklärung zu dokumentieren. Diese Aufklärungsbögen sollten aber in jedem Fall individualisiert werden, um den individuellen Charakter der Aufklärung im Einzelfall zu dokumentieren.

Des Weiteren muss jeder Zahnarzt wissen, dass dem Patienten grundsätzlich das Recht zusteht, die gesamte ärztliche Dokumentation (z. B. im Rahmen eines Rechtsstreits) in der Praxis einzusehen oder auf seine Kosten eine Kopie der Behandlungsunterlagen zu verlangen (u. U. auch indirekt über einen Rechtsanwalt). Auch ein Gericht kann im Falle eines Rechtsstreits zwischen Patient und Behandler eine Vorlage der gesamten Unterlagen verlangen. Darunter fallen:

- Alle schriftlichen Vorgänge (Anamnesebogen, Behandlungskarte, Heil- und Kostenpläne, Korrespondenz mit anderen Ärzten oder mit Krankenhäusern, Korrespondenz mit der Krankenkasse oder der Kassenzahnärztlichen Vereinigung, Arztberichte, Rechnungsdurchschriften des zahntechnischen Labors usw.)
- Röntgenaufnahmen (digitale Daten oder Duplikate)
- Modelle (digitale Daten oder Duplikate).

Man sollte stets daran denken, niemals Originaldokumente herauszugeben, sondern immer nur Duplikate oder digitale Daten/Kopien. Wenn ein nachbehandelnder Zahnarzt Original-Röntgenaufnahmen erbittet, so sind ihm diese mit einem Vermerk wie „Zu getreuen Händen – bitte wieder zurückgeben" zu überlassen. Es wird empfohlen, die ärztliche Dokumentation mindestens 10 Jahre lang aufzuheben. Planungsmodelle, Röntgenbilder und Aufzeichnungen hierzu müssen 10 Jahre nach der letzten Untersuchung aufbewahrt werden. Bei Patienten, die das 18. Lebensjahr noch nicht vollendet haben, sind Röntgenbilder und die betreffenden Aufzeichnungen bis zur Vollendung des 28. Lebensjahres aufzubewahren.

Literatur

Ahlers M.O., Wetselaar P.: Diagnosing tooth wear with TWES 2.0 in dental practice. J Craniomand Funct 2020;12:253-272.

Armitage G.C.: Development of a classification system for periodontal diseases and conditions. Ann Periodontol 1999;4:1-6.

Bundesgesetzblatt: Gesetz zur Verbesserung der Rechte von Patientinnen und Patienten. Bundesgesetzblatt 2013; Teil 1, Nr. 9:277-282.

Gemeinsamer Bundesausschuss: Richtlinie des Gemeinsamen Bundesausschusses zur Bestimmung der Befunde und der Regelversorgungsleistungen, für die Festzuschüsse nach §§ 55, 56 SGB V zu gewähren sind (Festzuschuss-Richtlinie) sowie über die Höhe der auf die Regelversorgungsleistungen entfallenden Beträge nach § 56 Absatz 4 SGB V. Fassung vom 1. Januar 2019. Aktuelle Version abrufbar unter http://www-kzbv.de.

Gemeinsamer Bundesausschuss: Richtlinie zur systematischen Behandlung von Parodontitis und anderer Parodontalerkrankungen (PAR-Richtlinie): Erstfassung 2021. https://www.g-ba.de/beschluesse/4623/

Caton J.G., Armitage G., Berglundh T., Chapple I.L.C., Jepsen S., Kornman K.S., Mealey B.L., Papapanou P.N., Sanz M., Tonetti M.S.: A new classification scheme for periodontal and peri-implant diseases and conditions - Introduction and key changes from the 1999 classification. J Clin Periodontol 2018;45 (Suppl 20):S1-S8.

Chapple I.L.C., Mealey B.L., Van Dyke T.E., Bartold P.M., Dommisch H., Eickholz P., Geisinger M.L., Genco R.J., Glogauer M., Goldstein M., Griffin T.J., Holmstrup P., Johnson G.K., Kapila Y. et al.: Periodontal health and gingival diseases and conditions on an intact and a reduced periodontium: Consensus report of workgroup 1 of the 2017 World Workshop on the Classification of Periodontal and Peri-Implant Diseases and Conditions. J Clin Periodontol 2018;45 (Suppl 20):S68-S77.

Danner M., Geiger F., Wehkamp K., Rueffer J.U., Kuch C., Sundmacher L., Skjelbakken T., Rummer A., Novelli A., Debrouwere M., Scheibler F., Team S.T.C.P.: Making shared decision-making (SDM) a reality: protocol of a large-scale long-term SDM implementation programme at a Northern German University Hospital. BMJ open 2020;10:e037575.

Eickholz P. (Hrsg.): Parodontologie von A bis Z. Grundlagen für die Praxis. 2. Aufl. Quintessenz, Berlin 2021:89-100.

Ghazal M., Ludwig K., Kern M.: Evaluation of vertical accuracy of interocclusal recording materials. Quintessence Int 2008;39:727-732.

Ghazal M., Albashaireh Z.S., Kern M.: The ability of different materials to reproduce accurate records of interocclusal relationships in the vertical dimension. J Oral Rehabil 2008;35:816-820.

Groß D.: Ethik in der Zahnmedizin. Ein praxisorientiertes Lehrbuch mit 20 kommentierten klinischen Fällen. 1. Aufl. Quintessenz, Berlin 2012.

Deutsche Gesellschaft für Parodontologie (DGP): Klassifikation der Parodontalerkrankungen. Quintessenz, Berlin 2002.

Kebschull M., Jepsen S., Kocher T., Sälzer S., Arweiler N., Dörfer C., Eickholz P., Jentsch H., Dannewitz B.: S3-Leitlinie Die Behandlung von Parodontitis Stadium I bis III. Die deutsche Implementierung der S3-Leitlinie „Treatment of Stage I–III Periodontitis" der European Federation of Periodontology (EFP). AWMF-Register-Nr. 083-043. Arbeitsgemeinschaft der Wissenschaftlichen Medizinischen Fachgesellschaften 2021. Online abrufbar unter: http://www.awmf.org/leitlinien/detail/ll/083-043.html

Lang N.P.: Checkliste zahnärztliche Behandlungsplanung. 2. Aufl. Thieme, Stuttgart 1988.

Lindhe J., Karring T., Lang N.P: Klinische Parodontologie und Implantologie. Quintessenz, Berlin 1999.

Lo Frisco C., Cutler R., Bramson J.B.: Periodontal screening and recording: perceptions and effects on practice. J Am Dent Assoc 1993;124:226-232.

McGuire M.K., Nunn M.E.: Prognosis versus actual outcome. III. The effectiveness of clinical parameters in accurately predicting tooth survival. J Periodontol 1996;67:666-674.

Mühlemann, H.R.: Patientenmotivation mit individuellem Intensivprogramm für orale Gesundheit. In: Peters S. (Hrsg.): Prophylaxe. Ein Leitfaden für die tägliche Praxis. Quintessenz, Berlin 1978:137-149.

Papapanou P.N., Sanz M., Buduneli N., Dietrich T., Feres M., Fine D.H., Flemmig T.F., Garcia R., Giannobile W.V., Graziani F., Greenwell H., Herrera D., Kao R.T., Kebschull M. et al.: Periodontitis: Consensus report of workgroup 2 of the 2017 World Workshop on the Classification of Periodontal and Peri-Implant Diseases and Conditions. J Clin Periodontol 2018;45 Suppl 20:S162-S170.

Rateitschak H., Rateitschak E.M., Wolf M.F.: Parodontologie. 3. Aufl. Reihe Farbatlanten der Zahnmedizin. Bd 1. Thieme, Stuttgart 2004.

6 Hygienephase: Parodontale Vorbehandlung

6.1 Einleitung

Die Hygienephase hat das Ziel, hygienische Mundverhältnisse herzustellen und dabei zugleich die Bereitschaft zur Mitarbeit des Patienten abzuschätzen. Seit Juli 2021 ist bei parodontal erkrankten Patienten die Hygienephase als erste Therapiestufe der Parodontitistherapie Bestandteil der kassenzahnärztlichen Versorgung in Deutschland (*Gemeinsamer Bundesausschuss* 2021). Die Kostenübernahme muss auf dem entsprechenden Formblatt vor Beginn der Hygienephase beantragt werden (vgl. Kap. 5). Während der Hygienephase müssen vorliegende gingivale und parodontale Entzündungen durch Zahnsteinentfernung und Beseitigung iatrogener Faktoren reduziert bzw. unter Kontrolle gebracht werden. Als Ergebnis dieser Initialbehandlung ist im Allgemeinen eine Verbesserung der oralen Gesundheit des Patienten festzustellen. Der auch für den Patienten sichtbare Rückgang des Zahnfleischblutens und das verbesserte Erscheinungsbild des Parodonts können sehr dazu beitragen, gegenseitiges Vertrauen zu gewinnen und den Patienten zur Mitarbeit anzuregen. Das Ausmaß dieser Mitarbeit muss abgeschätzt werden, weil davon die Langzeitprognose des in Frage kommenden Zahnersatzes abhängt.

6.2 Ablauf

In die Hygienephase fallen je nach Bedarf folgende Behandlungsmaßnahmen:

- Behandlung akuter Probleme
- Aufklärung (Ursachen und Wechselwirkungen bei Erkrankungen des stomatognathen Systems)
- Mundhygienemotivation
- Mundhygieneinstruktion
- Ernährungsberatung
- Zahnsteinentfernung/Zahnreinigung
- Beeinflussung der Plaque durch chemische Agentien
- Rekonturieren insuffizienter Füllungen, Entfernen abstehender Kronenränder und Korrektur von falsch gestalteten Brückenzwischengliedern
- Elimination grober Vorkontakte
- Provisorische Versorgung kariöser Läsionen und apikaler Aufhellungen
- Reparatur und provisorische Versorgung von abnehmbarem Zahnersatz
- Reevaluation der Hygienephase

6.2.1 Behandlung akuter Probleme

Notfallmaßnahmen besitzen im Rahmen der Therapie absolute Priorität. Hierunter fällt die Beseitigung von Schmerzen an Zähnen, Gingiva und Parodont sowie in denjenigen Bezirken der Mundschleimhaut, die nicht in Beziehung zu den Zähnen stehen. Grundsätzlich muss vor jeder Notfallbehandlung eine allgemeinmedizinische Kurzanamnese aufgenommen werden, die mögliche Medikamenteneinnahmen, Blutungsneigung, Herzinfektionsgefährdungen, Allergien und evtl. Infektionskrankheiten (Hepatitis, HIV etc.) erfasst (Beispiel s. „Allgemeine Anamnese" auf der ersten Seite des Befundbogens [siehe Kap. 5]).

Endodontische Notfallsituationen (akute Pulpaerkrankungen) erfordern, sofern keine hoffnungslose parodontale oder prothetische Problematik vorliegt, eine Wurzelkanalbehandlung. Es ist ratsam, zu diesem Zeitpunkt nur eine vorläufige Wurzelbehandlung mit Medikamenteneinlage (z. B. Kalziumhydroxid) durchzuführen.

Nicht erhaltungswürdige Zähne oder Zähne mit unkontrollierbaren Schmerzen werden extrahiert. Oft ist es jedoch von Vorteil, nicht erhaltungswürdige, aber schmerzfreie Zähne während der Phase der provisorischen Versorgung zu belassen, da sie für kurze Zeit als Hilfspfeiler oder als zusätzliche Verankerungen (Verminderung der Zahnlockerung anderer Pfeilerzähne) dienen können.

Ein akuter Parodontalabszess muss drainiert werden. Klinisch äußert sich solch ein Zustand durch folgende Befunde:

- klassische Symptome einer Entzündung
- Extrusion des mit dem Abszess in Verbindung stehenden Zahns
- Perkussionsempfindlichkeit des Zahns
- positive Sensibilität (Differentialdiagnose: endodontal-parodontale Läsion, dort negative Sensibilität [vgl. Kap. 9])

Der Eiterabfluss wird häufig (nach vorheriger lokaler Anästhesie) durch eine Inzision im Bereich der Schleimhaut ermöglicht. Oft ist auch ein Pusabfluss über das marginale Parodont möglich. Dazu darf allerdings nicht bis zum Taschenboden, sondern nur maximal 3 bis 4 mm tief gescalt werden. Ansonsten könnten noch intakte Desmodontalfasern und häufig noch vorhandene (aber im Röntgenbild nicht sichtbare) organische Matrix des Alveolarknochens (Alveolenwand) irreversibel zerstört werden.

Die notwendige Spülung des Abszesses kann mit Braunol (vorherige Abklärung einer eventuellen Jodallergie notwendig),oder Hexidin erfolgen. Bei großen Abszessen wird zur Drainage ein (Jodoform-)Streifen eingelegt, der, wenn nötig, mit einer antibiotischen Salbe (z. B. Chlortetracyclin, Aureomycin-Salbe, BePharBel, B-Courcelles) kombiniert wird. Die Ursache des Abszesses muss festgestellt und beseitigt werden.

Ein weiteres akutes Problem stellt eine nekrotisierende Parodontitis dar; diese kann auch auf die Gingiva begrenzt sein. Dieses schmerzhafte, von Foetor begleitete Geschehen ist durch fehlende Papillenspitzen, nekrotische Papillen und mit Fibrinbelägen überdeckte Ulzerationen gekennzeichnet. Die Therapie der akuten Erkrankung sieht wie folgt aus:

- lokale Anästhesie
- Zahnreinigung
- H_2O_2-Spülung (3 %)
- Applikation eines anästhesierenden Gels
- lokale Applikation einer Antibiotika-/Kortikoid-Salbe
- evtl. systemische Antibiotikagabe:
  - Metronidazol (z. B. Flagyl 400, Rhône-Poulenc, D-Köln),
  - 2 x 400 mg/Tag oder Ornidazol (z. B. Tiberal, 2 x 500 mg/Tag)

Die sich in den folgenden Tagen anschließende Therapie besteht in weiterer Zahnreinigung und eventuell einem subgingivalen Debridement.

Ziel all dieser Behandlungsmaßnahmen ist es, den Patienten von einer bestehenden akuten Symptomatik, die im Bereich der Mundhöhle vorhanden ist, zu befreien. Bei komplexeren Ursachen kann die Konsultation eines Facharztes (z. B. Hals-, Nasen-, Ohrenarzt oder Kieferchirurg) sinnvoll sein.

Zu der Behandlung akuter Probleme gehört auch die grobe Entfernung von massiv vorhandenem Zahnstein. Dazu werden Ultraschall- und Handinstrumente verwendet. Die Zahnoberflächen sind anschließend mit Polierpaste und Gumminapf zu polieren. Der Patient wird angehalten zu versuchen, die vorgeschlagenen Mundhygienemaßnahmen auch bei auftretenden Schmerzen und Blutung im Gingivalbereich durchzuführen. Wenn nötig, wird der Patient täglich zur professionellen Zahnreinigung einbestellt. Auf jeden Fall ist für 2 Wochen eine Chlorhexidinspülung zu verordnen (chemische Plaquekontrolle). Nach diesem Zeitraum sind bestehende Entzündungssymptome in der Regel so weit verschwunden, dass eine mechanische Zahnreinigung durch den Patienten möglich ist.

Auf die Unterpunkte **Aufklärung, Mundhygienemaßnahmen, Mundhygieneinstruktion** und **Ernährungsberatung** wird in den beiden folgenden Kapiteln (Kap. 7 und 8) gesondert eingegangen.

6.2.2 Zahnsteinentfernung/Zahnreinigung

Die Grobdepuration dient der Entfernung von Plaque, Verfärbungen und supragingivalem Zahnstein. Für diesen Zweck werden Scaler (supragingival), z. B. Lingualscaler ZI 12 (Abb. 6-1), gerader Scaler ZI 11 oder abgebogener Scaler M 23, und Universalküretten, z. B. ZI 15 S (Abb. 6-2a) und M 23 A (Abb. 6-2b), verwendet. Scaler sind doppelseitig schneidend und spitz. Deshalb sind diese für subgingivale Anwendung nicht geeignet: Es können in der Wurzeloberfläche Riefen entstehen. Das Arbeitsende der Universalküretten weist fazial und lateral ebenfalls je eine Schneide auf. Der Winkel zwischen Fazialfläche und unterem Schaft beträgt 90°. Das Arbeitsende ist vorne abgerundet.

Zusätzlich können maschinell betriebene Instrumente zum Einsatz kommen:

- Ultraschall-Scaler (z. B. Cavitron, Dentsply deTrey, D-Konstanz)
- Air-Scaler (z. B. Titan, Star Dental, USA-Valley Forge)
- Pulver-Wasserstrahl-Geräte (z. B. Air Flow [Master], EMS, CH-Nyon)

Pulver-Wasserstrahl-Geräte eignen sich zur Entfernung von supra- und subgingivaler Plaque sowie von Verfärbungen (*Bastendorf* und *Wittmann* 2014; *Sculean* et

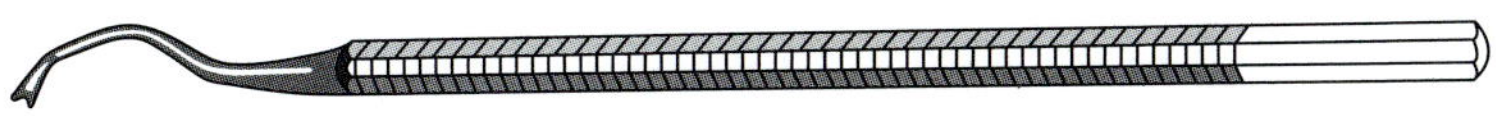

Abb. 6-1 Lingualscaler ZI 12 (Deppeler, Rolle, Schweiz).

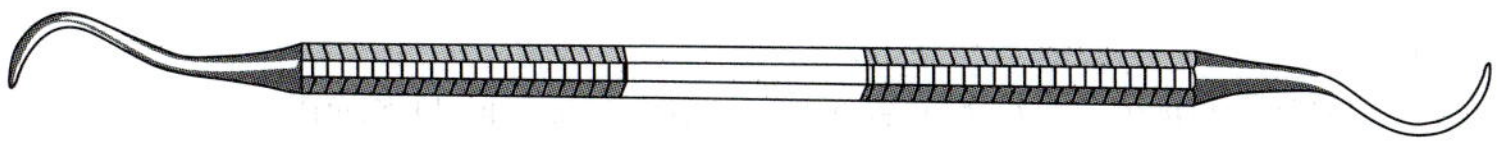

a

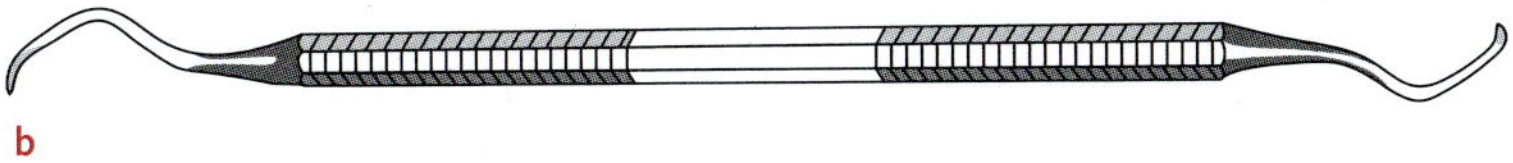

b

Abb. 6-2 a Universalkürette ZI 15 S; b Universalkürette M 23 A (Deppeler).

al. 2013). Die supragingivale Reinigung mit dem Pulver-Wasserstrahl-Gerät erfolgt in der Regel mit Strahlmedien, die Korngrößen von 40 bis 65 µm aufweisen (Natrium-Bicarbonat, z. B. Airflow Classic, EMS, CH-Nyon). Diese dürfen jedoch ausschließlich supragingival angewendet werden. An eine Bearbeitung mittels Pulver-Wasserstrahl muss sich eine Politur der supragingivalen Bereiche anschließen. Für die subgingivale Bearbeitung mit Pulver-Wasserstrahl-Medien sind Glycin- (z. B. Air-Flow Perio, EMS; 25 µm Korngröße) oder Erythritol-basierte (z. B. Air-Flow-Plus, EMS; 14 µm Korngröße) Strahlmedien empfehlenswert, weil sie eine geringere Korngröße aufweisen und wasserlöslich sind (siehe auch Kap. 9).

Beläge und Verfärbungen lassen sich vorteilhaft mit speziellen Reinigungspasten (z. B. Prophy Paste) entfernen. Sie werden mit Hilfe eines in ein grünes Winkelstück eingespannten Gumminäpfchens verwendet. Da die Pasten in verschiedenen Abrasionsstufen vorliegen, lassen sie sich je nach Ausmaß der Ablagerungen auf der Zahnoberfläche gezielt einsetzen. Die Abrasivität wird nach RDA-Werten (radioactive dentin abrasion = radioaktiv gemessene Dentin-Abrasivität) angegeben:

- starke Abrasion (RDA 250)
- mittelstarke Abrasion (RDA 170)
- normale Abrasion (RDA 120)
- geringe Abrasion (RDA 40)

Es sollten nur Pasten verwendet werden, bei denen die Abrasivität in RDA-Werten angegeben ist.

Grundsätzlich müssen die Zähne nach jeder Zahnreinigung und Zahnsteinentfernung mit einem Gumminapf und einer Paste niedriger Abrasivität poliert werden, damit im Zuge der Grobdepuration entstandene Rauigkeiten (Prädilektionsstellen für eine erneute Plaqueanlagerung) eingeebnet werden.

6.2.3 Beeinflussung der Plaque durch chemische Agentien (Spüllösungen)

(Siehe Kapitel 7.3)

6.2.4 Rekonturieren insuffizienter Füllungen, Entfernen abstehender Kronenränder und Korrektur von falsch gestalteten Brückenzwischengliedern

Die Entfernung iatrogener Reize ist für die Herstellung gesunder gingivaler und parodontaler Verhältnisse und für die Ermöglichung einer adäquaten Mundhygiene von großer Bedeutung.

Die approximale Rekonturierung von Füllungsüberschüssen kann vorteilhaft mit flammenförmigen Diamanten und/oder mit Hilfe des EVA-Systems (Intensiv, CH-Montagnola) erfolgen. Für Letzteres stehen acht einseitig belegte und flexible, farblich markierte Feilen, sog. Proxoshape-Feilen, zur Auswahl, deren Diamant-Körnung von 125 µm (grün) bis 8 µm (orange) reicht. Die beiden am häufigsten verwendeten Feilen weisen eine Diamant-Körnung von 40 µm (rot) und 15 µm (gelb) auf (mit speziellem Kopf im grünen Winkelstück zu verwenden). Auch

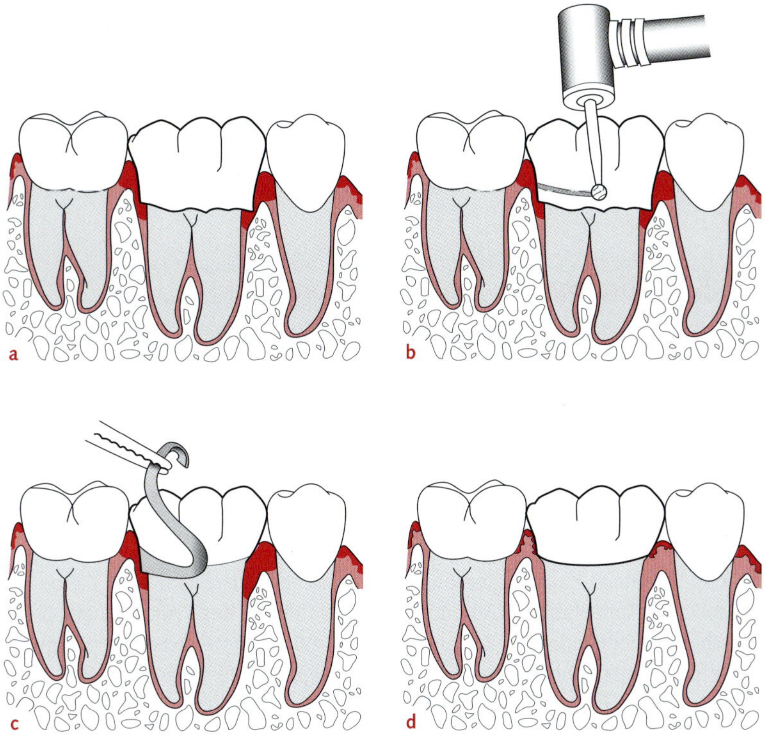

Abb. 6-3 Überstehender Kronenrand bei einem unteren ersten Molaren; **a** Ausgangssituation; **b** Abtrennen des überstehenden Kronenrands mit kleiner Diamantkugel; **c** Entfernen des überstehenden Kronenrands mit einer Pinzette; **d** Situation nach Abtrennen des Kronenrands.

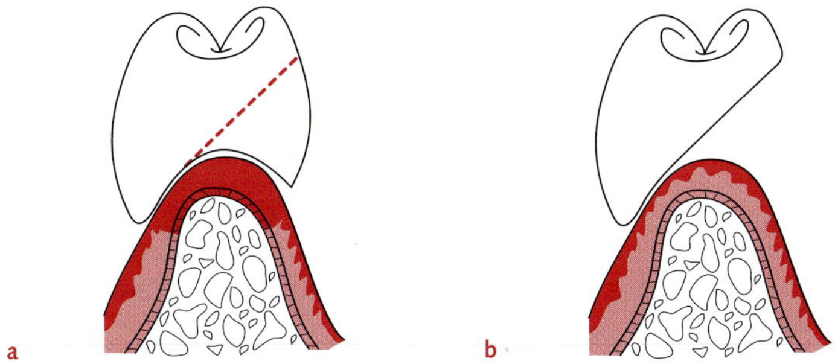

Abb. 6-4 Falsch gestaltetes Brückenzwischenglied in der Seitansicht (der oral der gestrichelten Linie befindliche Teil wird entfernt); **a** Ausgangssituation; **b** Situation nach Korrektur des Zwischenglieds.

eine manuelle Rekonturierung mit diamantierten Stahl- und Leinenstrips, die in einen speziellen Halter eingespannt werden, ist möglich. Nach Abschluss dieser Maßnahmen muss sich eine Politur der Zahnoberflächen anschließen. Der Patient selbst muss Instruktionen für eine adäquate Interdentalraumhygiene erhalten (vgl. Kap. 7). Falls die Gefahr besteht, dass bei der Entfernung eines Füllungsüberschusses gesunde Zahnhartsubstanz verletzt wird, sollte die Füllung besser entfernt und durch ein Provisorium ersetzt werden.

Überstehende Kronenränder werden auf Gingivahöhe mit Hilfe eines kleinen Rosenbohrers oder einer Diamantkugel geringen Durchmessers abgetrennt und mit einer Pinzette entfernt (Abb. 6-3a bis d). Die anschließend noch verbleibende (Rest-)Krone wird erst im Rahmen der präprothetischen Vorbehandlung durch ein Provisorium ersetzt. Der gekürzte Kronenrand ist mit geeigneten Instrumenten (flammenförmige Diamanten, Gummipolierer) zu glätten und, soweit möglich, zu polieren.

Gegebenenfalls werden falsch gestaltete (konkav, zu breit oder zu lang in vertikaler Richtung) Brückenzwischenglieder korrigiert, um eine Reinigung unter dem Zwischenglied und im Approximalraum zu gewährleisten (Abb. 6-4). Dazu eignen sich flammenförmige Diamanten und die Proxoshape-Feilen des EVA-Systems. Aus forensischen Gründen sollten bei Kassenpatienten die an altem Zahnersatz auszuführenden Korrekturen – außer im Rahmen einer Notfallbehandlung – erst durchgeführt werden, wenn der prothetische Heil- und Kostenplan genehmigt ist.

6.2.5 Elimination grober Vorkontakte

Vorhandene grobe okklusale Diskrepanzen werden beseitigt. Eine umfassende Korrektur der Okklusion wird erst während der nachfolgenden Phase I der präprothetischen Vorbehandlung vorgenommen.

6.2.6 Provisorische Versorgung kariöser Läsionen und apikaler Aufhellungen

Kariöse Läsionen (Kariesentfernung, provisorischer Verschluss) und Zähne mit periapikalen Aufhellungen (Aufbereitung, Desinfektion des Wurzelkanals, provisorische Wurzelfüllung aus Kalziumhydroxid) müssen im Rahmen der Hygienephase provisorisch therapiert werden. Ihre endgültige Versorgung erfolgt in der anschließenden Phase I der präprothetischen Vorbehandlung. Bislang symptomlose, aber nicht erhaltungswürdige Zähne (z. B. mit Lockerungsgrad III, Furkationsbefall Grad III und/oder tiefen vertikalen Knochentaschen) werden extrahiert.

6.2.7 Reparatur und provisorische Versorgung von abnehmbarem Zahnersatz

Ist abnehmbarer Zahnersatz vorhanden, so wird dieser, falls nötig, repariert oder derart geändert, dass er bis zur Eingliederung des neuen Zahnersatzes als Provisorium dienen kann (vgl. Kap. 18). Beispiele für Maßnahmen, die in diesem Zusammenhang ergriffen werden, können sein:

- Auffüllen von Sekundärkronen mit Kunststoff bzw. Erweiterung der Prothese nach Zahnextraktionen
- Unterfütterung der Prothese
- Anbringen von handgebogenen Klammern

All diese Maßnahmen können parallel mit der Schaffung hygienischer Mundverhältnisse erfolgen.

6.2.8 Reevaluation der Hygienephase

Vor Beginn der Phase I der präprothetischen Vorbehandlung steht eine Reevaluation der Hygienesituation des Patienten an, bei der kontrolliert wird, ob der Patient in der Lage ist, seine Mundgesundheit auf einem gleichbleibend zufriedenstellenden Niveau zu halten.

Literatur

Bastendorf K.-D., Wittmann J.: Der Einsatz von Pulvern in der Prophylaxe. Paradigmenwechsel in der Vorsorge. Zahnärztl Mitt 2014;104:1942-1948.

Gemeinsamer Bundesausschuss: Richtlinie zur systematischen Behandlung von Parodontitis und anderer Parodontalerkrankungen (PAR-Richtlinie): Erstfassung 2021. https://www.g-ba.de/beschluesse/4623/

Sculean A., Bastendorf K.D., Becker C., Bush B., Einwag J., Lanoway C., Platzer U., Schmage P., Schoeneich B., Walter C., Wennstrom J.L., Flemmig T.F.: A paradigm shift in mechanical biofilm management? Subgingival air polishing: a new way to improve mechanical biofilm management in the dental practice. Quintessence Int 2013;44:475-477.

Weiterführende Literatur

Rateitschak K.H., Rateitschak E.M., Wolf H.F.: Parodontologie. 3. Aufl. Reihe Farbatlanten der Zahnmedizin. Thieme, Stuttgart 2004.

Roulet J.F., Zimmer S.: Zahnmedizinische Prophylaxe: Lehrbuch und Praxisleitfaden. 5. Aufl. Urban & Fischer/Elsevier, München 2017.

Sculean, A.: Die Prophylaxe in der modernen Zahnheilkunde. Spitta, Balingen 2005.

7 Hygienephase: Aufklärung, Mundhygienemotivation und -instruktion

7.1 Einleitung

Den Beginn des Weges, den die zahnärztliche Prothetik genommen hat, prägen Entwicklungen, die vor dreitausend Jahren mit den Etruskern ihren Anfang nahmen. Seither wurde viel Energie in die technische Weiterentwicklung des Zahnersatzes gesteckt, um bei Zahnverlust eine möglichst gute Versorgung zu gewährleisten. Relativ wenig wurde demgegenüber für die Verbesserung der Zahngesundheit getan. So sehr auch der erreichte technische Fortschritt zu begrüßen ist, muss das Ziel für die Zukunft eine bessere Prävention und Nachsorge sein.

Die moderne Zahnmedizin muss als lebenslange zahnärztliche Betreuung verstanden werden. Das zahnärztliche Behandlungsteam sollte deshalb folgende drei Dienstleistungen anbieten:

- Prophylaxe
- eigentliche zahnärztliche Therapie
- Nachsorge

In einem synoptischen Behandlungskonzept kommt daher der Mundhygiene, eingebettet in den Rahmen der Karies- und Gingivitisprophylaxe, eine bedeutende Rolle zu. Nicht zuletzt hängt der Langzeiterfolg prothetischer Arbeiten in einem sehr großen Maß von der konsequenten Durchführung von Mundhygienemaßnahmen seitens des Patienten ab. Dies spiegelt sich auch darin wieder, dass dieser Faktor bei Meta-Analysen und Übersichtsartikeln als Gütekriterium der jeweils ausgewählten Untersuchungen mitberücksichtigt wird (*Tan* et al. 2004, *Creugers* et al. 2003, *Scurria* et al. 1998).

Es ist die Aufgabe des Zahnarztes und des Praxispersonals, den Patienten in Bezug auf die Mundhygiene zu motivieren und zu instruieren. Diese Aufgaben können zum Teil auch an speziell für diesen Zweck ausgebildete Fachangestellte (Dentalhygieniker/in bzw. zahnmedizinische Fachassistent/in) delegiert werden. Wichtig ist aber, dass das erste informative Gespräch vom Zahnarzt persönlich geführt wird, damit der Patient nicht die falsche Vorstellung bekommt, er würde „an jemand anderen abgeschoben".

Der Mundhygiene kommen verschiedene Aufgaben zu:

- Entfernung von Plaque. Dies dient der Kariesprophylaxe (KP), Gingivitisprophylaxe (GP) und Parodontitisprophylaxe (PP). (Man muss sich darüber im Klaren sein, dass eine vollständige Plaqueentfernung theoretisch zwar möglich, praktisch aber kaum zu realisieren ist.)
- Entfernung nichtbakterieller Ablagerungen, wie z. B. desquamierte Epithelien und eingeklemmte Nahrungsrückstände (KP/GP/PP)
- Zahnfleischmassage (GP/PP)
- Vermeidung von nahrungsbedingten Verfärbungen (kosmetischer Effekt)
- Vermittlung von Sauberkeits- und Sicherheitsgefühl: frischer Atem, kein Mundgeruch (psychologischer Effekt)
- Zufuhr von speziellen Wirkstoffen, wie z. B. Fluorid (Kariesprophylaxe), Vitamin A (Epithelschutzwirkung), Chlorhexidin, Sanguinarin (Plaquehemmung)

Um dieses zu erreichen, stehen verschiedene Hilfsmittel zur Verfügung:

- Grundset: Zahnbürste plus Zahnpasta
- weitere Hilfsmittel für die Interdentalhygiene je nach individuellem Befund und Problemstellung:
  - beim jungen Gesunden: Zahnseide
  - beim älteren und parodontal geschädigten Patienten: Zahnhölzer, Interdental-Stimulatoren, Interdentalbürstchen etc.
- diverse Spüllösungen

Eine adäquate Mundhygiene muss natürlich möglich sein, wobei die dafür notwendigen Voraussetzungen durch den Zahnarzt und das Praxisteam in der ersten Phase der Therapie (Hygienephase) oftmals erst zu schaffen sind.

- **Morphologische Voraussetzungen.** Eine Zahnstellung, die Mundhygienemaßnahmen möglich macht, perfekte Provisorien (keine Überstände) sowie ein adäquat gestalteter Zahnersatz sind notwendig.
- **Informelle Voraussetzungen.** Der Patient muss wissen, worum es geht; er ist individuell aufzuklären und zu motivieren.
- **Technische Voraussetzungen.** Der Patient ist mit den adäquaten Mundhygienemitteln ausgerüstet und weiß damit umzugehen (er ist instruiert).

Im Folgenden wird genauer auf die Thematik Aufklärung, Mundhygienemotivation und Mundhygieneinstruktion eingegangen. Die Ausführungen stützen sich im Wesentlichen auf die Zusammenstellung von *Lutz* (1985).

7.2 Aufklärung und Motivation zur Mundhygiene

Man kann von keinem Patienten eine perfekte Zahnpflege erwarten, wenn dieser nicht über die Zusammenhänge zwischen oraler Gesundheit und Mundhygiene und über die richtige Anwendung von Zahnbürste und anderen Hilfsmitteln aufgeklärt ist. Ein vertrauensvolles Verhältnis zwischen Behandler und Patient und eine ruhige, unverkrampfte Atmosphäre ohne Zeitdruck sind Voraussetzungen für eine erfolgreiche Motivation und die daran anschließende Instruktion. Dies gilt besonders für den alten Patienten.

Folgende weitere Grundsätze sollten beachtet werden:

- auf alle Fragen des Patienten eingehen
- kooperativen Gesprächsstil wählen
- bei Kontrollsitzungen erst auf Erfolge, dann auf mögliche Verbesserungen hinweisen
- dem Patienten keine Vorwürfe machen
- dosierte Informationsvermittlung, um den Patienten nicht zu überfordern und zu frustrieren

Ziel der Aufklärung und Motivation ist es, den Patienten für seine orale Situation zu interessieren. Plaquerevelatoren zur Darstellung der Zahnbeläge stellen ein gutes, aber manchmal drastisches Mittel „für den Einstieg" dar. Man kann damit dem Patienten sichtbar vor Augen führen, wie sich die Bakterien an die Zahnhartsubstanz anheften. Erläuternde Informationen beeindrucken jeden Patienten: 1 mg Plaque enthält rund 300 Milliarden (3×10^{11}) Bakterien; in jedem

Mund befindet sich demnach ein Vielfaches mehr an Keimen, als Menschen auf der Erde leben.

Ein weiteres wichtiges Motivationsmittel ist die Erhebung der Blutungsindizes (BOP, ggf. PBI) (vgl. Kap. 5). Durch Beobachtung im Handspiegel bei der Erhebung des Blutungsindex kann der Patient mitverfolgen, ob und in welchem Ausmaß das Zahnfleisch entzündet ist. Der Patient muss darüber aufgeklärt werden, dass Blutungsfreiheit ein Synonym für Entzündungsfreiheit bedeutet.

Plaqueausstriche, die mittels Dunkelfeldmikroskopie evtl. sogar auf einem Bildschirm sichtbar gemacht werden, zeigen dem Patienten, wie viel Leben in den Zahnbelägen steckt.

Anhand von Videos oder Fotos können ihm anschließend die Zusammenhänge zwischen Krankheitsursache und -folgen nochmals verdeutlicht werden.

Dem Patienten sollte veranschaulicht werden, dass die mit einer verbesserten Mundhygiene erzielbaren Erfolge entscheidend von seiner Mitarbeit abhängig sind.

Gleichzeitig mit der Aufklärung und Motivation zur Verbesserung der Mundhygiene wird in derselben Sitzung mit der patientenindividuellen Instruktion in Mund- und ggf. Prothesenhygiene begonnen. Im Laufe der Motivations- und der anschließenden Instruktionsphase lässt sich abschätzen, in welcher Weise der Patient die Information umzusetzen vermag. Bei ausbleibendem Erfolg ist abzuklären, ob dies mangelndem Interesse, Ungeschicklichkeit oder altersbedingter abnehmender Koordinationsfähigkeit zuzuschreiben ist. Die vom Patienten benutzten bzw. auf zahnärztlichen Rat hin neu gekauften Mundhygienehilfsmittel sollten zu den Instruktionsterminen mitgebracht und vom Zahnarzt (oder der ZMF) kontrolliert werden. Der Patient sollte zeigen, wie er diese Hilfsmittel gebraucht. Auf diese Weise wird sichergestellt, dass er sie auf korrekte Weise anwendet. Vor allem bei älteren Patienten muss man einkalkulieren, dass wiederholte Instruktionen notwendig sind, bis das gewünschte Ergebnis erreicht ist.

7.3 Instruktion in die Mundhygiene

Die Instruktion hat das Ziel, den Patienten mit den für ihn geeigneten Mundhygiene-Hilfsmitteln bekanntzumachen und die korrekte Anwendung durch praktische Übungen unter Aufsicht von Zahnarzt oder Praxispersonal sicherzustellen. Dies sollte immer mit den empfohlenen Hilfsmitteln geschehen.

Im Folgenden wird genauer auf die Aspekte Zahnbürste, Zahnputztechniken, Elektrozahnbürsten, Zahnpasta, Interdentalraumreinigung, Mundduschen, Anwendung von Spüllösungen sowie Häufigkeit und Dauer der Mundhygienemaßnahmen eingegangen.

7.3.1 Zahnbürste

Das wichtigste Mundhygieneinstrument ist die Zahnbürste (Abb. 7-1). Diese sollte wie folgt beschaffen sein:

- Kurzkopfbürste (empfohlene Maße: Bürstenfeldlänge 20 bis 30 mm, Bürstenfeldbreite von 7 bis 11 mm, Borstenlänge 10 bis 12 mm).
- Kunststoffborsten (Polyamid, Polyurethan; keine Borsten aus tierischen Materialien!); Vorteile von Kunststoffborsten:

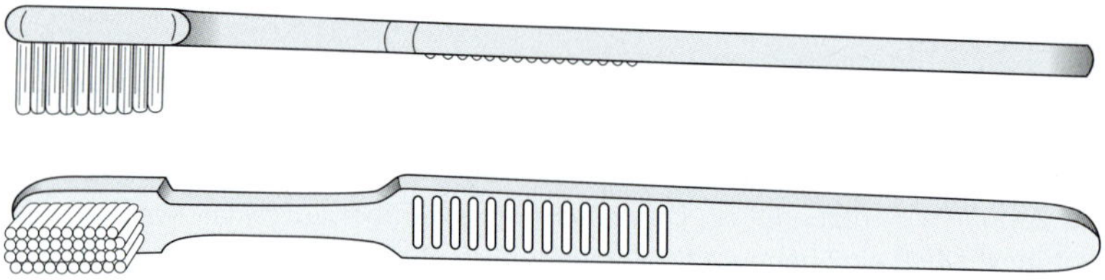

Abb. 7-1 Zahnbürste.

Tab. 7-1 Steifheitsgrade von Zahnbürsten

Technische Klassifizierung	Borstendurchmesser in mm	Klassifizierung im Handel
extraweich	< 0,170	weich
weich	0,170–0,225	weich
normal	0,225–0,250	mittel
hart	0,250–0,300	mittel
extrahart	0,300–0,330	hart

  - uniform, homogen, porenfrei
  - glatte Oberfläche: sauber, deutlich weniger Keime auf der Oberfläche als bei Naturborsten
  - bruchfest
  - Durchbiegungsermüdung zehnmal kleiner als bei Naturborsten
  - rundes Borstenende herstellbar
  - geringes Gewicht (25 % leichter als Naturborsten)
- abgerundete (halbsphärische) Borstenenden
- mehrreihiger Bürstenbesatz
- enger Büschelabstand („multitufted")
- plane Borstenfeldkontur (keine „V-Kontur")
- handlicher Bürstengriff

Bezüglich des Bürstenfeldbesatzes sind drei Steifheitsgrade gängig: weich, mittel und hart. Dabei ist die Borstenhärte vom Borstendurchmesser abhängig (Tab. 7-1). Völlig unwichtig ist demgegenüber das Bürstenfelddesign.

Der Patient muss über die Pflege und Haltbarkeit der Bürste informiert sein.

7.3.1.1 Zahnbürstenpflege

- Sauber halten: Speise- und Zahnpastenreste sind nach Gebrauch der Bürste gründlich wegzuspülen.
- Trocken halten: Dadurch bleibt die Reinigungskraft länger erhalten, die Borsten werden geringer abgenutzt.

7.3.1.2 Haltbarkeit von Zahnbürsten

Die optimale Benutzungsdauer nach Auffassung von Präventivzahnmedizinern beträgt 6 bis 8 Wochen. Faktoren, die die Abnutzung bestimmen, sind:

- Häufigkeit und Dauer der Mundhygiene
- Mundhygienetechnik

- Anpressdruck an Zahn und Zahnfleisch
- Borstenmaterial (weich, hart; Kunststoff, Natur)
- Bürstenkonstruktion
- Restaurationen: scharfe Ränder an Füllungen, Kronen, Brücken
- Zahnanatomie, Gebissmorphologie

Eine gute Zahnbürste ist wertlos, wenn man nicht weiß, wie sie benutzt werden soll. Daher muss dem Patienten eine adäquate Zahnputztechnik vermittelt werden. Dies kann anhand der Studienmodelle des Patienten geschehen.

7.3.2 Zahnputztechniken

Nur mit einer adäquaten Zahnputztechnik lassen sich die Zahnbeläge optimal entfernen. Planloses Umherschrubben bewirkt nicht nur eine unzulängliche Reinigung, sondern führt häufig auch zu Schäden an Gingiva (Verletzungen, Rezessionen) und Zahnhartsubstanz (keilförmige Defekte). Daher muss der Patient in eine bewährte Methode zur Zahnpflege instruiert werden. Als Methode der Wahl hat sich die sog. modifizierte *Bass*-Technik durchgesetzt. Diese Methode ist relativ einfach zu erlernen und dabei sehr effektiv.

7.3.2.1 Modifizierte *Bass*-Methode

Der Rechtshänder beginnt im Oberkiefer rechts (der Linkshänder entsprechend im Oberkiefer links) auf der bukkalen Seite des am weitesten distal stehenden Zahnes. Dadurch, dass man im Oberkiefer beginnt, kann die Richtung Unterkiefer fließende (fluoridhaltige) Zahnpasta die Unterkieferzähne bereits mit Fluorid umspülen. Die Borstenenden werden in einem Winkel von 45 bis 50° zur Zahnachse in Richtung Gingiva am Übergang Zahnfleisch-Zahn angesetzt (Abb. 7-2 und 7-3). Die apikal befindliche Borstenreihe liegt im Sulcus gingivalis (Abb. 7-4). Nun werden leicht rotierende Bewegungen ausgeführt (Abb. 7-5). Dabei soll kein zu starker Druck ausgeübt werden; die Borsten sollen sich nicht durchbiegen. Anschließend rutscht man von Zahn zu Zahn weiter Richtung Oberkiefermitte und dann zur linken respektive rechten Seite. Die Zahnreinigung wird, ausgehend vom letzten linken Oberkiefermolaren, weiter nach mesial geführt, bis man an dem am weitesten distal stehenden Molaren der rechten Seite angekommen ist.

Auf der oralen Seite der Zahnflächen stellt für manche Patienten das Ausführen kleiner Rotationsbewegungen häufig eine Überforderung dar. In diesem Fall sind horizontale Bewegungen vorzuziehen. Wichtig ist, dass der Bürstenkopf immer parallel zur Zahnreihe zeigt. Nur im oralen *Front*zahnbereich muss die Zahnbürste senkrecht angestellt werden.

Die Okklusalflächen können mit Schrubb-Bewegungen gereinigt werden. Im Unterkiefer beginnt der Rechtshänder ebenfalls auf der rechten Seite bukkal. Nach den Bukkalflächen folgen die lingualen Anteile, zum Schluss wird okklusal gereinigt. Die modifizierte Bass-Technik hat den Vorteil, dass die Borstenenden auch in den Sulcus gingivae hineinragen und auf diese Weise auch leicht subgingival befindliche Plaque entfernt wird.

In Spezialfällen kommen andere Zahnputzmethoden zur Anwendung.

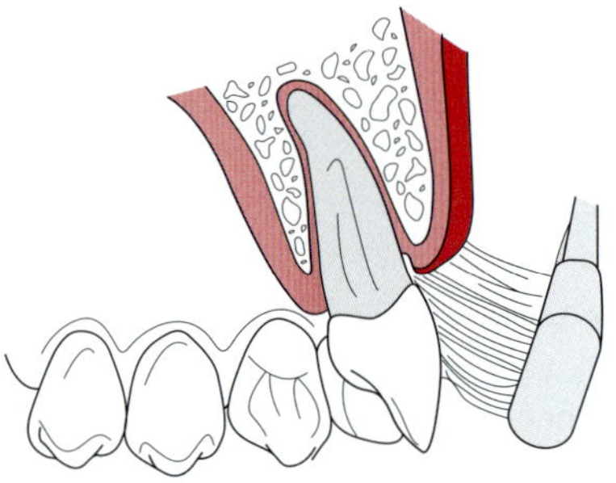

Abb. 7-2 Modifizierte *Bass*-Methode: Aufsetzen der Zahnbürste im 45°-Winkel.

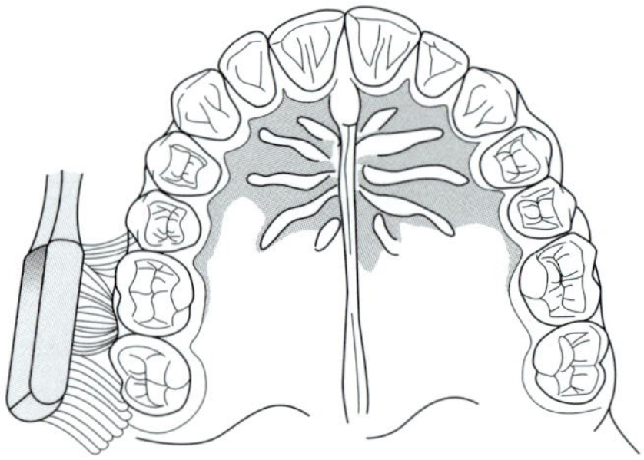

Abb. 7-3 Modifizierte *Bass*-Methode: Aufsetzen der Zahnbürste von okklusal betrachtet.

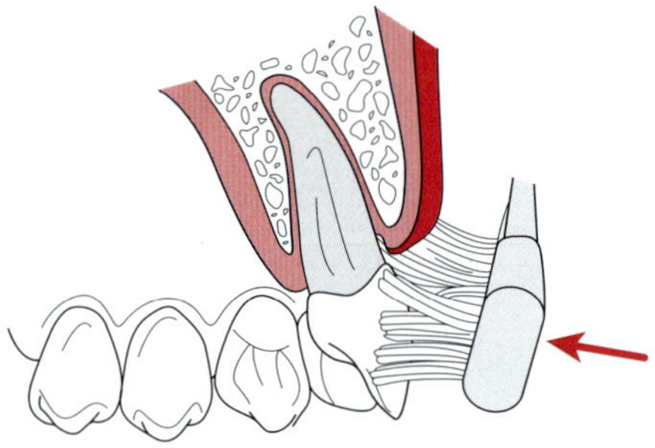

Abb. 7-4 Modifizierte *Bass*-Methode: leichter Druck in Sulkus und Interdentalraum.

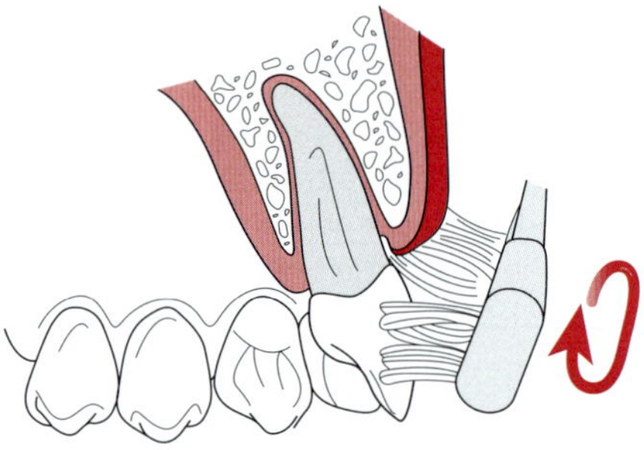

Abb. 7-5 Modifizierte *Bass*-Methode: leichte horizontal gerichtete Vibrationen.

7.3.2.2 Modifizierte *Stillman*-Methode

Die Borstenenden einer weichen bis mittelharten Zahnbürste werden in einem steilen Winkel (60 bis 70° zur Zahnachse) in der Gegend der angewachsenen Gingiva angesetzt (Abb. 7-6). Die Borsten werden gegen die Gingiva gedrückt, bis diese eine blasse Farbe bekommt. Zuerst werden rüttelnde Bewegungen durchgeführt (Abb. 7-7); anschließend wird die Bürste um ihre Längsachse gedreht (Abb. 7-8). Dadurch wird der Sulkus „ausgewischt", weshalb diese Methode auch als „Auswischmethode" bezeichnet wird.

Indikation:

- Bei generalisierten oder lokalen Rezessionen, wenn weder Zahnfleischtaschen noch verstärkte Blutungsneigung der Gingiva vorhanden sind (bei lokalen Rezessionen die *Stillman*-Methode ebenfalls nur lokal anwenden; an den anderen Zähnen mit der Bass-Methode putzen). Mit dieser Technik kann eine gingivale Rezession zwar nicht rückgängig gemacht werden, man erhofft sich aber, ihre Weiterentwicklung aufzuhalten oder zu stoppen.
- Nach einem parodontalchirurgischen Eingriff; ab der dritten Woche postoperativ soll der Patient für 2–3 Wochen mit einer extraweichen Zahnbürste lokal das operierte Gebiet und die davon betroffenen Zähne mit dieser Methode reinigen.

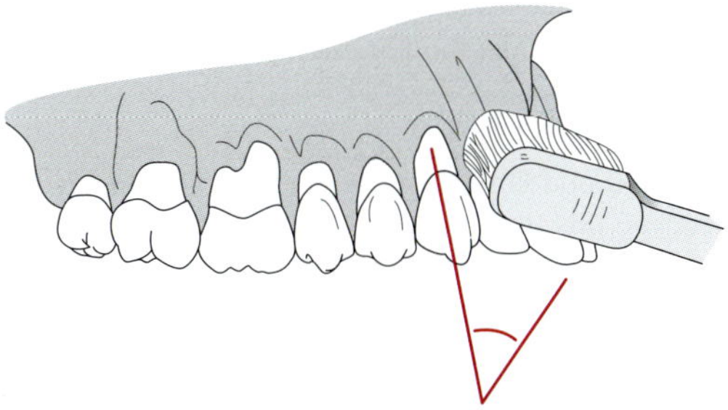

Abb. 7-6 *Stillman*-Methode: Aufsetzen der Zahnbürste.

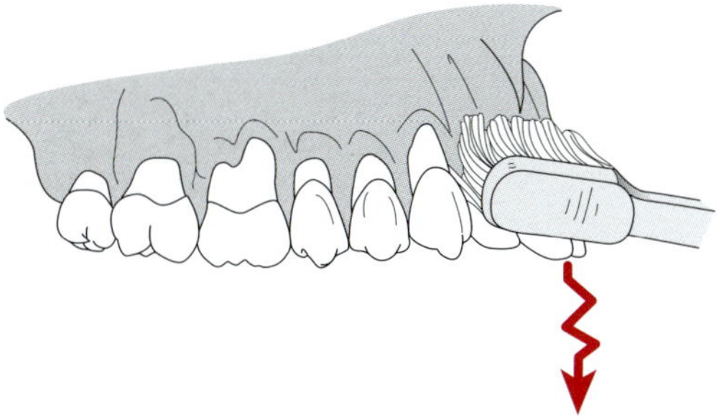

Abb. 7-7 *Stillman*-Methode: Ausführung von rüttelnden Bewegungen.

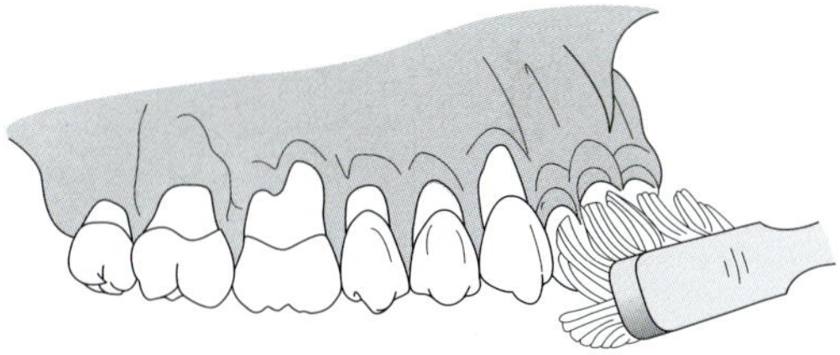

Abb. 7-8 *Stillman*-Methode: „Auswischen" des Sulkus durch Drehen der Zahnbürste um ihre Längsachse.

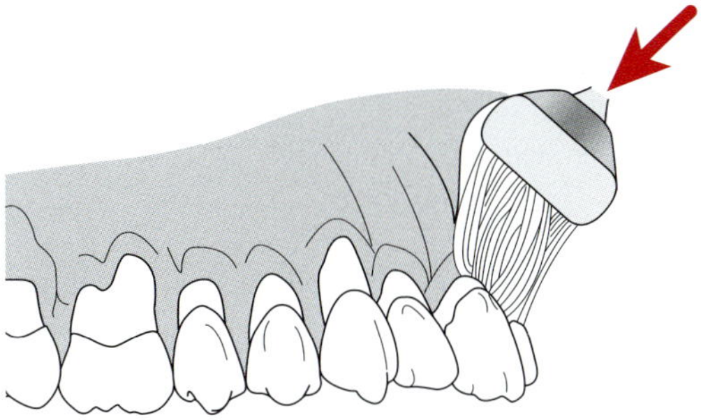

Abb. 7-9 *Charters*-Methode: Aufsetzen der Zahnbürste und Drücken in die Interdentalräume.

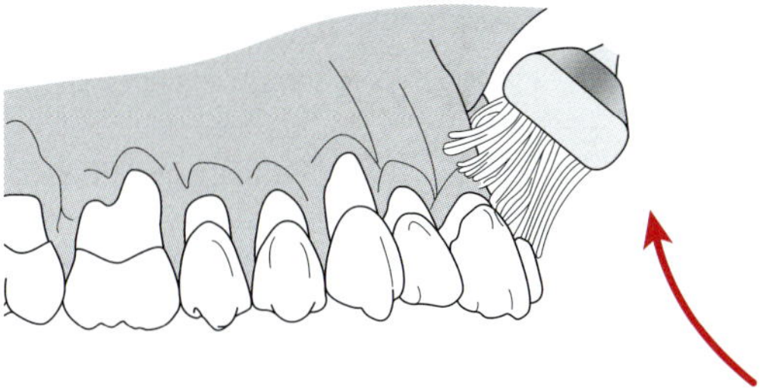

Abb. 7-10 *Charters*-Methode: apikalgerichtete Vibrationsbewegung.

7.3.2.3 *Charters*-Methode

Die (harte) Bürste wird in einem Winkel von 40 bis 50° von apikal (umgekehrt wie bei der mod. *Bass*-Methode) an die Gingiva angelegt. Die Borstenbüschel werden im Interdentalraum fixiert (Abb. 7-9). Das Zahnfleisch wird mit kleinen Vibrationsbewegungen nach apikal massiert (Abb. 7-10). Dieser Bewegungsvorgang wird jeweils vier- bis fünfmal wiederholt.

Durch diese Methode kann nach Durchführung eines nach apikal verschobenen Lappens das Zahnfleisch zusätzlich nach apikal massiert werden. Die Massagewirkung kann im Interdentalbereich mit Hilfe von Stimulatoren noch verstärkt werden. Die Massage sollte einmal täglich vestibulär und oral durchgeführt werden. Die Reinigung der Zähne erfolgt nach der modifizierten *Bass*-Methode.

Indikation:

- Nach apikalem Verschiebelappen und Entfernen des Parodontalverbands zur Unterstützung der Apikalverlagerung der Gingiva.

7.3.3 Elektrozahnbürsten

Alternativ zu Handzahnbürsten stehen elektrische Zahnbürsten zur Verfügung. Diese wurden in den letzten Jahren stark weiterentwickelt und übernehmen einen immer höheren Marktanteil. Sowohl rotierend, oszillierend bzw. Ultraschall getriebene Zahnbürsten weisen eine höhere Effektivität als Handzahnbürsten auf (*Graetz* et al. 2020).

Je nach Hersteller können unterschiedliche Bewegungsmuster ausgeführt werden:

- Wipp- und Schwenkbewegungen: 30 bis 60°
- Vorwärts- und Rückwärtsbewegungen, parallel zum Bürstengriff (obsolet!)
- elliptische oder Kreisbewegungen (Ultraschall-Bürsten)
- Rotationsbewegungen (rotierende Bürste)

Indikationen:

- alle Patienten, die mit Handzahnbürste nicht zurechtkommen bzw. nur suboptimale Reinigungsergebnisse erzielen
- Patienten, die durch die Verwendung elektrischer Zahnbürsten in ihrem Mundhygieneverhalten zusätzlich motiviert werden können
- ungeschickte Patienten
- manuell beeinträchtigte Menschen (temporär, permanent)
- Bettlägerige, Pflegebedürftige
- geistig beeinträchtigte Menschen
- Kinder: Mit elektrischen Zahnbürsten kann die Zahnreinigung spielerisch gestaltet werden.

Auch bei elektrischen Zahnbürsten ist eine Instruktion durch den Zahnarzt oder das Praxispersonal angezeigt.

7.3.4 Zahnpasta

Die Zahnbürste wird zusammen mit Zahnpasta verwendet. Die Aufgaben einer Zahnpaste bestehen in der Unterstützung der mechanischen Reinigung, Erleichterung der Plaqueentfernung und in der Zuführung von prophylaktischem Fluorid und ggf. therapeutischen Inhaltsstoffen.

Zahnpasten sind Stoffgemische und enthalten folgende Hauptbestandteile:

- Putzkörper (Abrasivstoffe) (z. B. Kalziumkarbonat, Siliziumdioxid)
- Bindemittel (z. B. Carboxymethylzellulose)
- oberflächenaktive Stoffe (Netzmittel, Tenside)
- Feuchthaltemittel (z. B. Glyzerin, Sorbit)
- Konservierungsmittel (z. B. Alkohol, Natriumbenzoat, Methylparaben)

- aromatische Stoffe, Geschmackskorrigenzien (z. B. Pfefferminzöl)
- Farbstoffe und Farbpigmente
- Wasser
- prophylaktische und medikamentöse Zusätze (Fluoride, Vitamin A, Pflanzenextrakte u. ä.)

Der Reinigungseffekt beruht auf dem Zusatz von Putzkörpern und oberflächenaktiven Substanzen.

Stark abrasive Zahnpasten sollten vermieden werden, weil sie zu übergroßen Substanzverlusten an Schmelz, Zement, Dentin, Füllungen und am Gingivaepithel führen. Sofern man nach dem Zähneputzen nicht noch eine Spüllösung verwendet, sollte mit Wasser nur kurz nachgespült werden, weil der karieshemmende Effekt der mit der Zahnpasta zugeführten Fluoride von der Fluoridkonzentration, die nach dem Zähneputzen in der Mundhöhle verbleibt, abhängig ist. Zuweilen wird der Verwendung oder Verabreichung von Fluoriden in Zahnpasten ein Gesundheitsrisiko zugeschrieben. Dafür gibt es jedoch keine wissenschaftlichen Belege. Fluoridfreie Zahnpasten sind entsprechend nicht empfehlenswert (*Hellwig* et al. 2013).

7.3.5 Interdentalraumreinigung

Nur rund 60 % der Zahnflächen sind der Reinigung mit der Zahnbürste zugänglich. Für die Reinigung der Approximalräume müssen daher weitere Hilfsmittel verwendet werden. Eine Palette verschiedener Mundhygiene-Hilfsmittel wird im Handel angeboten. Dabei richtet es sich nach den anatomischen und rekonstruktiven Gegebenheiten, welche im Einzelfall jeweils in Frage kommen (Tab. 7-2).

Bezüglich der Anwendung dieser speziellen Hilfsmittel ist es zweckmäßig, dass die Instruktionen hierüber nicht gleich in der ersten Sitzung erfolgen, weil der Patient sonst durch zu viele Informationen überfordert werden könnte.

Tab. 7-2 Mundhygienehilfsmittel zur Reinigung der Interdentalräume

Mittel	Indikationen
Zahnseide oder Zahn-Tape	normale, durch Kontaktpunkt und Papillen geschlossenene Interdentalräume (eher bei Jugendlichen zu verwenden)
Superfloss	festsitzende Konstruktionen (Brückenzwischenglieder) (Oral B, D-Frankfurt/M.)
Einzelbüschelbürste	spezielle Probleme (Interspace)
Zahnhölzer oder Microbrush	wenig erweiterte, von der Papille nicht mehr ganz ausgefüllte Interdentalräume
Interdentalstimulator (z. B. *Butler*-Stimulator [Hager und Ecken, D-Gütersloh])	zur Reinigung, Massage und Konturierung der interdentalen Gingiva
Interdentalbürstchen (Spiral-, Flaschenbürstchen)	offene Interdentalräume, offene Bifurkationen

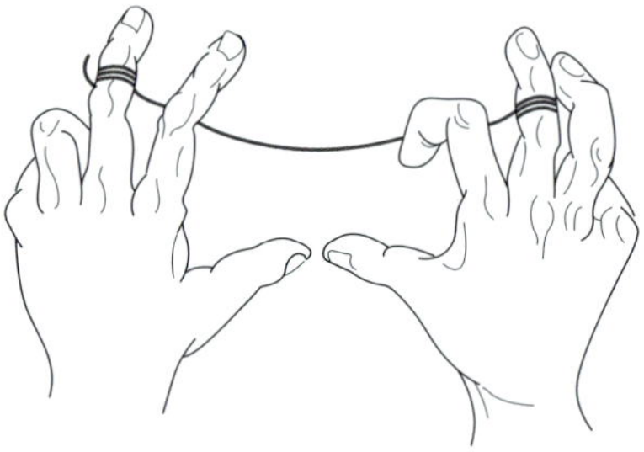

Abb. 7-11 Zahnseide um beide Mittelfinger gewickelt.

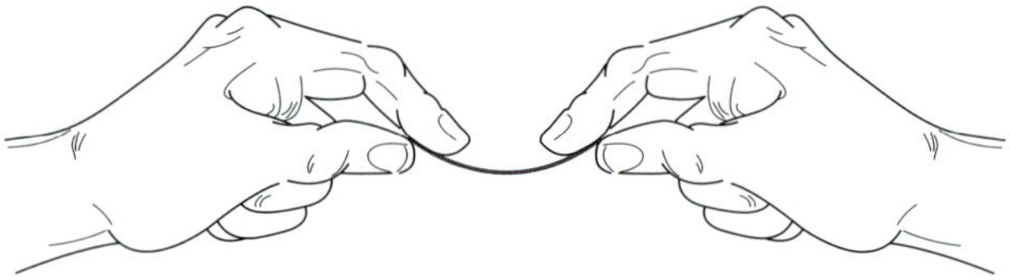

Abb. 7-12 Zahnseide wird mit beiden Daumen und Zeigefingern gespannt.

7.3.5.1 Zahnseide

Die Grundausrüstung für die Zahnpflege umfasst Zahnbürste, Zahnpaste und Zahnseide.

Manuell ungeschickten Patienten sollte die Anwendung von Zahnseide nicht beigebracht werden. Auch ältere Patienten, die vorher noch nie Zahnseide verwendet haben, sind häufig überfordert. Sie sollten lieber mit anderen Hilfsmitteln zur Reinigung der Zahnzwischenräume vertraut gemacht werden.

Vor der erstmaligen Instruktion über den Gebrauch von Zahnseide müssen Zahnstein und Überschüsse von Restaurationen entfernt sein, so dass ein guter interdentaler Zugang gewährleistet ist.

Bei der Verwendung von Zahnseide ist zu bedenken, dass nur konvexe oder plane Flächen gesäubert werden. Konkave Stellen sind der Reinigung nicht zugänglich, weil sich die Seide darüberspannt.

Die Wirkung von gewachster und ungewachster Zahnseide ist gleich. Gewachste Zahnseide ist mit einem wasserlöslichen Gleitmittel imprägniert. Die Fluoridaufnahme aus der Zahnpasta bleibt dadurch aber ungestört. Wir empfehlen die Verwendung von gewachster Zahnseide.

Der Patient muss motiviert und geschickt sein, da die Anwendung von Zahnseide nicht einfach ist. Aufgrund der schwierigen Handhabung und der bei unsachgemäßer Verwendung vorhandenen Verletzungsgefahr kann ihre Anwendung bei bestimmten Patienten eher zur Demotivierung und daher zu Misserfolgen führen.

Anwendung:

- Einen etwa 40 cm langen Zahnseidefaden abreißen und um beide Enden der Mittelfinger (Abb. 7-11) oder Zeigefinger wickeln. Die Zahnseide mit beiden Daumen und Zeigefingern festhalten und spannen (Abb. 7-12). Ein Finger ist in Kontakt mit dem Zahn, und die Zahnseide wird mit einer sanften „sägenden" Bewegung bis zum Zahnfleischsaum zwischen die Zähne geführt, so dass man nicht in die Interdentalpapille schneidet (Abb. 7-13 und 7-14). Auf Abstützung ist zu achten. Bei leichter Biegung zur Zahnfläche erfolgt die Reinigung durch Auf- und Abbewegungen der Zahnseide (zwei bis drei Mal) jeweils entlang einer der beiden approximalen Zahnflächen des Interdentalraumes. Der Faden soll der Rundung der jeweiligen Zahnfläche folgen und nicht nur geradlinig in vestibulo-oraler Richtung im Zwischenraum geführt werden.

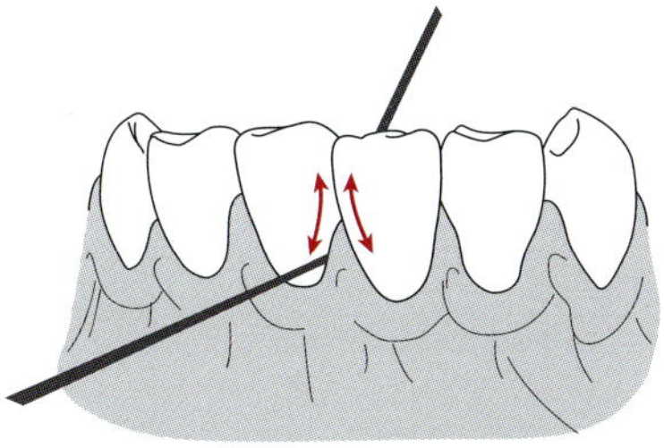

Abb. 7-13 Reinigung der approximalen Zahnflächen durch Auf- und Abbewegungen geringen Ausmaßes.

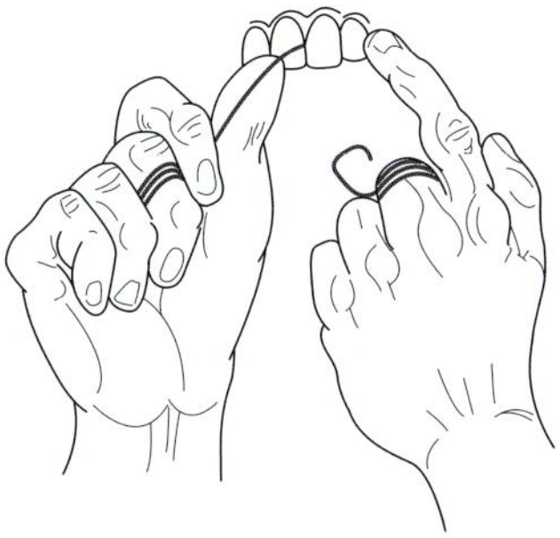

Abb. 7-14 Reinigung der Approximalfläche mit Zahnseide.

Der Vorgang wird bei allen Zahnzwischenräumen wiederholt, wobei jeweils ein neues Stück Zahnseide benutzt wird.

- Alternativ kann man den Zahnseidefaden an den Enden miteinander verknoten. Am Knoten wird begonnen, und an jedem Interdentalraum wird im Faden ein wenig weiter vom Knoten weggerutscht (dadurch erhält man immer ein sauberes Stück Faden).

Zahnseide sollte täglich einmal, am besten abends (vor oder nach dem Zähneputzen), benutzt werden. Anstelle von Zahnseide kann auch sog. Zahn-Tape verwendet werden, das durch eine breitere, dem Zahn anliegende Fläche gekennzeichnet ist und gegenüber Zahnseide Vorteile aufweist.

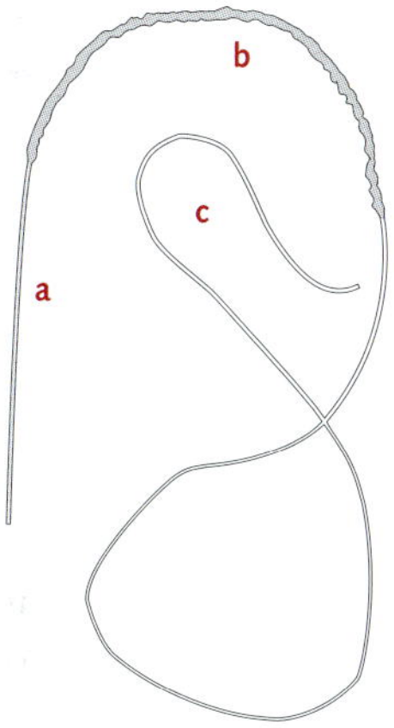

Abb. 7-15 Superfloss mit drei Abschnitten; a versteiftes Ende; b Bürstenteil; c Ende mit ungewachster Zahnseide.

7.3.5.2 Superfloss (Oral B)

Konstruktion (Abb. 7-15):

- versteiftes Ende zum „Einfädeln": 11 cm
- Bürstenteil (Mittelstück): 12 cm, Ø 1,5–2 mm
- Flossteil, ungewachste Zahnseide: 43 cm

Indikation:

- interdentale Mundhygiene bei festsitzenden Konstruktionen und Apparaturen
- unter für Bürsten nicht zugänglichen Brückenzwischengliedern
- Approximalflächen angrenzender Pfeilerzähne (beachte: Mit Superfloss können lediglich flache interdentale Konkavitäten gereinigt werden.)

Anwendung:

- Das harte Ende des Superfloss führt man unter der Brücke durch. Man hebt beide Enden des Superfloss an und führt den Faden von einem Pfeilerzahn zum anderen.

7.3.5.3 Einzelbüschelbürste (Interspace)

Konstruktion (Abb. 7-16):

- fix montiertes Borstenbündel
- 1 Bürstengriff, abgewinkelt mit einem Borstenbündel: zugespitzt geschnitten, abgerundete Borstenenden

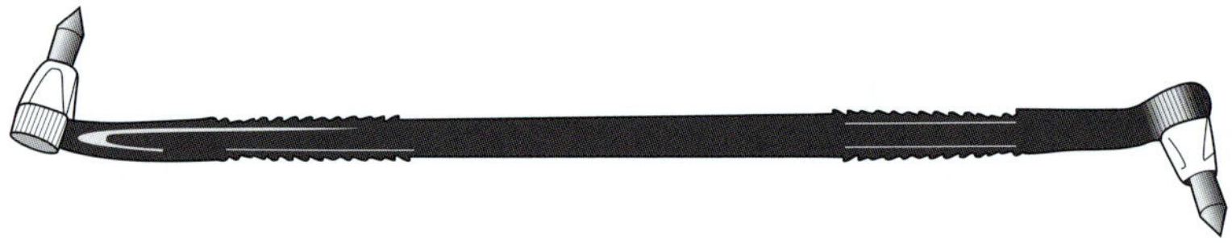

Abb. 7-16 Einzelbüschelbürste.

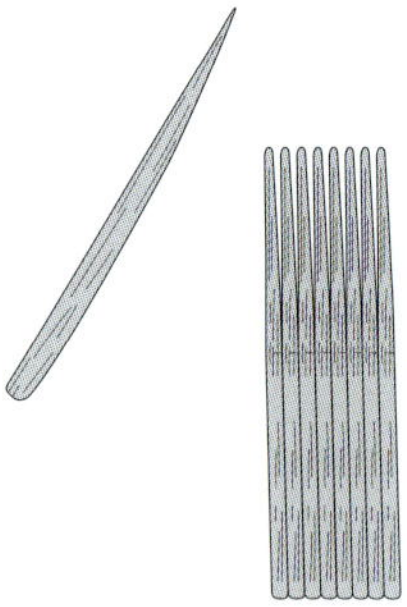

Abb. 7-17 Zahnhölzer.

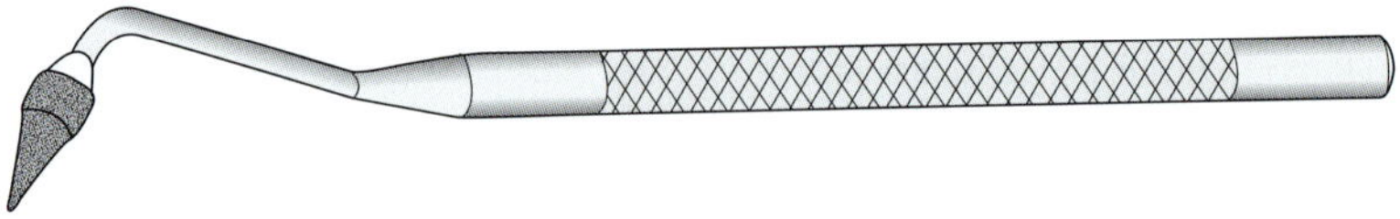

Abb. 7-18 Interdentalstimulator.

Indikation:
Gezielte Reinigung besonders schwer zugänglicher Stellen:

- distale Flächen an endständigen Zähnen (Molaren)
- Reinigung der Oralflächen von Patienten mit starkem Würgereiz
- lingualer Unterkieferbereich
- freiliegende Wurzelflächen und Furkationseingänge
- starke Wurzeleinziehungen
- Furkationsbefall Grad I
- Fehl- und Engstellungen
- Brückenzwischenglieder
- extrakoronale Geschiebe
- bei festsitzenden kieferorthopädischen Apparaturen

Anwendung:

- Kreisbewegungen

Vergleichbare Einbüschel-Aufsätze gibt es auch für elektrische Zahnbürsten.

7.3.5.4 Zahnhölzer (Abb. 7-17) und Microbrush

Konstruktion:

- dreieckig
- rund

Die dreieckigen Hölzer sind den runden in der Reinigungswirkung überlegen und daher vorzuziehen. Zahnhölzer sind der Zahnseide im Reinigungseffekt unterlegen.

Indikationen:

- wenig erweiterte, von der Papille aber nicht mehr ganz ausgefüllte Interdentalräume
- Mundhygiene für „unterwegs" und am Arbeitsplatz

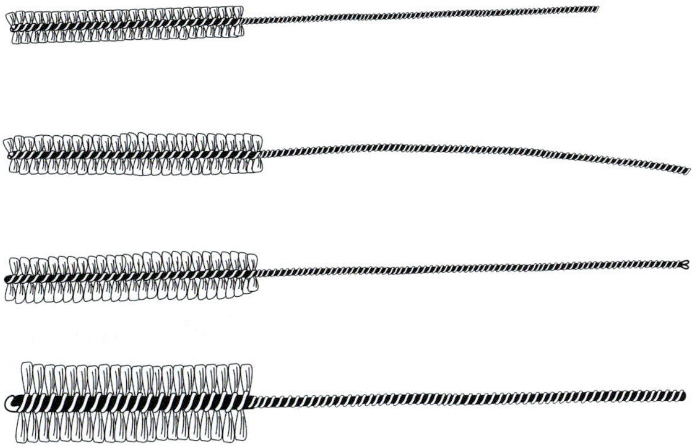

Abb. 7-19 Interdentalbürstchen verschiedener Größe.

Anwendung:

- Zahnhölzer bzw. Microbrush mit Speichel befeuchten und mit der Basis von zervikal zur Papille in den Interdentalraum einführen, fünf- bis sechsmal auf- und abbewegen und zugleich nach mesial und distal schwenken.

7.3.5.5 Interdentalstimulatoren

Konstruktion (Abb. 7-18):

- Metallgriff, Kunststoffgriff oder Zahnbürstengriff mit aufsteckbarem, rundem Kegel. Gummikegel sind Kunststoffkegeln vorzuziehen.

Indikation:

- Massage und Konturierung der interdentalen Gingiva (vor allem nach Parodontaloperationen)

Anwendung:

- Der Stimulator wird so auf die Zahnfleischpapille gesetzt, dass der Winkel zwischen ihm und der Zahnachse 45° beträgt; die Spitze des Stimulators zeigt kronenwärts. Anschließend wird auf die Papille Druck ausgeübt und der Stimulator dabei gedreht. Dieser Vorgang ist mehrmals zu wiederholen. Nach der Anwendung wird der Gummikegel mit Wasser gereinigt.

7.3.5.6 Interdentalbürstchen (Spiral-, Flaschenbürstchen)

Konstruktion (Abb. 7-19):

- langstielig:
  - zylindrisch
  - konisch
- kurzstielig:
  - zylindrisch
  - konisch

Aufgrund der einfacheren Handhabung sind die langstieligen Bürstchen den kurzstieligen mit Halterung vorzuziehen. Darüber hinaus besitzen langstielige Zahnzwischenraumbürstchen wegen des längeren Borstenfelds eine bessere Reinigungswirkung.

Indikation:

- offene Interdentalräume
- offene Bi- und Trifurkationen
- zur Reinigung unter Brückenzwischengliedern (Schwebebrücken) und Stegkonstruktionen

Mit Interdentalbürstchen ist von allen Mundhygienehilfsmitteln die Reinigung konkaver interdentaler Zahnoberflächen am besten möglich. Bei herausnehmbaren Teilprothesen sollten zu den benachbarten Pfeilerzähnen Führungsflächen für Interdentalbürstchen eingearbeitet werden, so dass die Teilprothese die Bürstchen an die Pfeilerzähne und entlang vorhandener Restaurationsränder leitet (vgl. Kap. 37). Ist das technisch nicht möglich, wie bei geschlossen gestalteten Deckprothesen, können sogenannte Putzschienen die Verwendung von Interdentalbürstchen erleichtern (*Kern* 2012).

Anwendung:

- Diese Bürstchen werden von lateral in den Interdentalraum eingeführt und anschließend fünf- bis sechsmal in vestibulo-oraler Richtung hin- und herbewegt. Dabei reicht es nicht, das Bürstchen immer in der gleichen Richtung hin und her zu bewegen. Vielmehr ist darauf zu achten, dass die Führungsrichtung abwechselnd nach mesial und distal verlagert wird, um auch primär unzugängliche Bereiche des Interdentalraums zu reinigen. Das ist umso wichtiger, je kleiner das Bürstchen im Verhältnis zum Interdentalraum ist. Nach dem Gebrauch sind die Bürstchen zu säubern. Bei Vorhandensein offener Furkationen kann man die Bürstchen mit Chlorhexidindigluconat-Gel (1%ig) (z. B. Chlorhexamed Dental Gel, Blendax, D-Mainz) (Wurzelkariesprophylaxe) benetzen. Die Bürstchen müssen, wenn sie Abnutzungserscheinungen aufweisen, rechtzeitig ausgetauscht werden.
- Besonders für ältere Patienten sind diese Mundhygienehilfsmittel zu empfehlen.

7.3.6 Mundduschen

Die zusätzliche Anwendung von Mundduschen (Irrigatoren) kann fakultativ erfolgen. Viele Benutzer wollen auf ihre tägliche Anwendung nicht mehr verzichten, auch wenn mit diesen Mundhygienehilfsmitteln keine Plaque, sondern nur Nahrungsreste weggespült werden können. Bei Patienten mit parodontalen Erkrankungen ist darauf zu achten, dass das Wasser nicht mit großer Kraft in die Taschen gepresst wird.

Indikation:

- Patienten mit festsitzenden kieferorthopädischen Apparaturen
- nach einem kieferchirurgischen Eingriff, bei welchem Unterkiefer und Oberkiefer intermaxillär fixiert wurden

Anwendung:

- Die Spitze des Aufsatzes mit einem nicht zu kräftigen Wasserstrahl senkrecht auf das Zahnfleisch bzw. auf die Zahnzwischenräume und den Zervikalbereich der Zähne richten. Die Zugabe von Chlorhexidin (siehe unten) zum Mundduschenwasser ist möglich.

7.3.7 Anwendung von Spüllösungen zur Plaquehemmung

Zur Plaquehemmung (chemische Plaquekontrolle) werden Spüllösungen mit verschiedenen Wirkstoffen angeboten, die auf das Plaquewachstum Einfluss nehmen (sollen). Solche Substanzen sind

- Chlorhexidin(diglukonat) (z. B. 0,1%ig in Chlorhexamed [blend-a-med, D-Mainz], 0,2%ig in Corsodyl-Lösung [GlaxoSmithKline, GB-Maidenhead])
- Zinnfluorid [z. B. in Meridol (CP-GABA, D-Hamburg)]
- Thymol/Salicylat-Kombination (Listerine, Johnson & Johnson, D-Neuss)
- PerioGard (CP-GABA, D-Hamburg)]
- Natriumbenzoat [z. B. in Plax (Taylor, D-Karlsruhe)]

Dabei wurde in verschiedenen Studien bei den fünf erstgenannten Wirkstoffen eine plaquereduzierende Wirkung nachgewiesen. Trotz seiner guten Wirksamkeit sollte aufgrund von Nebenwirkungen beim Langzeitgebrauch (z. B. braune reversible Verfärbungen an Schleimhaut, Zunge, Zähnen, Füllungsrändern; Geschmacksirritationen) Chlorhexidin als Spüllösung nur für eine beschränkte Zeitdauer zur Anwendung kommen. Typische Indikationen für Chlorhexidin sind:

- vor und nach parodontal-bzw. oralchirurgischen Eingriffen
- bei vorübergehend eingeschränkter Möglichkeit der Mundhygiene
- bei akuten Gingivitiden
- bei Parodontitiden

Bei Menschen mit Behinderung oder chronisch kranken älteren Patienten kann hingegen auch eine Langzeitbehandlung mit Chlorhexidin angezeigt sein (2 x täglich unverdünnt nach dem Essen 30 bis 45 Sekunden mit einer 0,1%igen Lösung spülen).

Zinnfluoridhaltige Lösungen haben den Vorteil, dass es hierbei neben dem – weniger stark als bei Chlorhexidin ausgeprägten – plaquereduzierenden Effekt (Zinnionen) zusätzlich zu einer Fluoridanreicherung des Zahnschmelzes kommt (gleichzeitige kariesprophylaktische Wirkung).

Mit zinnfluoridhaltigen Lösungen sollte ein- bis dreimal täglich – bei einmaliger Anwendung vorzugsweise nach dem Zähneputzen, vor dem Schlafengehen – 1 Minute lang gespült werden. Anschließend darf nicht mit Wasser nachgespült werden.

7.3.8 Empfehlungen zu Häufigkeit und Dauer der Mundhygienemaßnahmen

Zur Kariesprophylaxe:

- Nach jeder Mahlzeit kurze Entfernung von Speiseresten mit Zahnbürste und Zahnpasta (ca. 30 Sekunden) (und evtl. nachfolgendem Spülen mit fluoridhaltiger Lösung), abends vor dem Schlafengehen gründliche Zahnreinigung (5 Minuten) mit Bürste, Paste, Zahnseide (oder anderen Hilfsmitteln zur Interdentalreinigung) und Spüllösung.

Zur Parodontalprophylaxe:

- Mindestens alle 12 Stunden ca. dreiminütige Reinigung; bei motivierten Patienten einmalige gründliche Zahnreinigung (5 Minuten) am Abend

7.4 Kariesprophylaxe durch Fluoridanwendung

In der wissenschaftlich-zahnmedizinischen Literatur gilt es als unumstritten, dass Fluoride eine unterstützende Rolle in der Kariesprophylaxe besitzen, weil sie unter anderem die Kariesresistenz des Zahnschmelzes nachweisbar erhöhen. So kann durch eine regelmäßige Anwendung von Fluoriden eine Kariesreduktion von 50 % und mehr erzielt werden. Daher wird die Sicherstellung einer optimalen Fluoridzufuhr – neben einer guten Mundhygiene und zahnbewusster Ernährung – als eine der Hauptsäulen der modernen Kariesprävention angesehen. In diesem Zusammenhang zeigen Meta-Analysen die unbestrittene Wirksamkeit fluoridierter Zahnpasten (*Marinho* et al. 2003, *Hellwig* et al. 2013) und anderer fluoridhaltiger Präparate gegen Karies bei Kindern und Jugendlichen.

Verschiedene kariesprophylaktische Wirkungsmechanismen der Fluoride werden genannt:

- Bildung von Fluorapatit, das im Vergleich zu Hydroxylapatit, dem Hauptbestandteil des Zahnschmelzes, gegenüber einem Säureangriff resistenter ist.
- Förderung der Remineralisation (Wiederverkalkung) des Zahnschmelzes bzw. initialer kariöser Läsionen
- Hemmung der bakteriellen Adhäsion auf dem Zahnschmelz aufgrund der oberflächenaktiven Wirkung der Fluoride
- Hemmung des Bakterienstoffwechsels (und damit der Säureproduktion) in der Plaque aufgrund der antiglykolytischen Wirkung der Fluoride

Da die mit der Nahrung zugeführte Menge an Fluoriden in der Regel nicht ausreicht, um eine optimale kariesprotektive Wirkung zu erzielen, stehen verschiedene Möglichkeiten zur Verfügung, dieses Defizit auszugleichen:

- Verwendung von fluoridhaltigen Zahnpasten (F-Konzentration 0,15 % = 1500 ppm; Kinderzahnpasten: 0,1 % = 1000 ppm)
- Verwendung von fluoridiertem Speisesalz (250 mg F^-/kg Salz = 0,025 % = 250 ppm) oder fluoridierter Milch
- Einnahme von Fluoridtabletten (abhängig von Lebensalter und Fluoridgehalt des Trinkwassers täglich zwischen 0,25 und 1 mg F^-)
- Trinkwasserfluoridierung (als optimal angesehene F-Konzentration [abhängig von der Jahresdurchschnittstemperatur]: 0,7–1,2 mg F^-/l Wasser = 0,7–1,2 ppm)
- Spülen mit fluoridhaltigen Lösungen (z. B. NaF-Konzentration 0,05 % – entspricht 0,0226 % F-Gehalt = 226 ppm – bei täglicher oder 0,2 % – entspricht 0,0905 % F-Gehalt = 905 ppm – bei wöchentlicher Anwendung)
- Einbürsten von Fluoridgelen (einmal wöchentlich; z. B. F-Konzentration 1,25 % = 12.500 ppm)
- Applikation von Fluoridlösungen (F-Konzentration 1,0 % = 10.000 ppm) oder Fluoridlacken (z. B. 5 % Natriumfluorid entsprechend 2,26 % Fluorid = 22.600 ppm) durch den Zahnarzt

Dabei hat die häufige lokale Anwendung niedrigdosierten Fluorids eine stärkere Karieshemmung zur Folge als eine seltene Applikation von höher konzentriertem Fluorid. Organischen Fluoriden (Aminfluoriden) wird ein stärkerer kariesprotektiver Effekt zugeschrieben als anorganischen (z. B. Natriumfluorid, Natriummonofluorphosphat, Zinnfluorid). Zum Zwecke der Kariesprophylaxe wird für Erwachsene eine Gesamt-Tagesdosis von 1,5 bis 4 mg empfohlen. Die Fluoriddosis, ab der mit einer akuten Intoxikation zu rechnen und eine unverzügliche Hospitalisation sowie die Einleitung therapeutischer Maßnahmen indiziert ist (sog. „wahrscheinlich toxische Dosis"), liegt dagegen bedeutend höher, sie wird mit 5 mg F^- pro kg Körpergewicht angegeben und beträgt demnach für einen 70 kg schweren Erwachsenen 350 mg. Angaben über die „sicher tödliche Dosis" schwanken zwischen 13 und 64,6 mg F^-/kg Körpergewicht. Während der Zahnbildung (bis ungefähr zum 8. Lebensjahr) verabreichte zu hohe Fluoriddosen können zu einer weißlich- oder sekundär einer bräunlich-opaken Sprenkelung des Zahnschmelzes führen (Dentalfluorose). Je stärker eine Zahnfluorose ausgeprägt ist, umso poröser ist der Zahnschmelz. Ein genauer Grenzwert für die Ausbildung solcher ästhetisch nachteiligen Flecken lässt sich nicht angeben; von verschiedenen Autoren gemachte Angaben (z. B. mehr als 2 mg F^-/Tag) können nur als vage Anhaltspunkte angesehen werden. Behauptungen von Fluoridgegnern über eine angebliche kariesprophylaktische Nutzlosigkeit bzw. eine durch die zum Zwecke der Kariesprophylaxe erfolgte Zufuhr von Fluoriden hervorgerufene Gesundheitsgefährdung sind von der wissenschaftlichen Seite nicht haltbar (*Hellwig* et al. 2013).

7.5 Prothesenpflege

Zahnprothesen sollten möglichst nach jeder Mahlzeit kurz mit Wasser abgespült und von Speiseresten befreit werden. Wenigstens einmal pro Tag sollten sie gründlich gereinigt werden. Dies geschieht zweckmäßigerweise über einem mit Wasser oder einem Handtuch gefüllten Waschbecken. Gleitet die Prothese beim Reinigungsvorgang aus der Hand, so fällt sie auf eine weiche Unterlage und wird nicht beschädigt. Sehschwache Patienten sollten die Reinigung unter Verwendung ihrer Sehhilfe und bei guter Beleuchtung ausführen. Zur Reinigung eignet sich eine gewöhnliche Handbürste oder besser eine spezielle Prothesenzahnbürste, mit deren Hilfe alle Stellen gut zugänglich sind (Abb. 7-20). Normales Geschirrspülmittel, eine milde Handwaschseife oder Zahnpasta geringer Abrasivität verstärken den Reinigungseffekt. Als Alternative zur Reinigung mit Bürsten können Ultraschallreinigungsgeräte verwendet werden. Ein der Reinigung mit Bürsten vergleichbarer Reinigungseffekt ist jedoch bislang für professionelle Labor-Ultraschallgeräte nachgewiesen.

Handelsübliche Reinigungstabletten sind ebenfalls empfehlenswert, wenn sie zusätzlich zur Reinigung mit Bürsten eingesetzt werden. Diese setzen während des

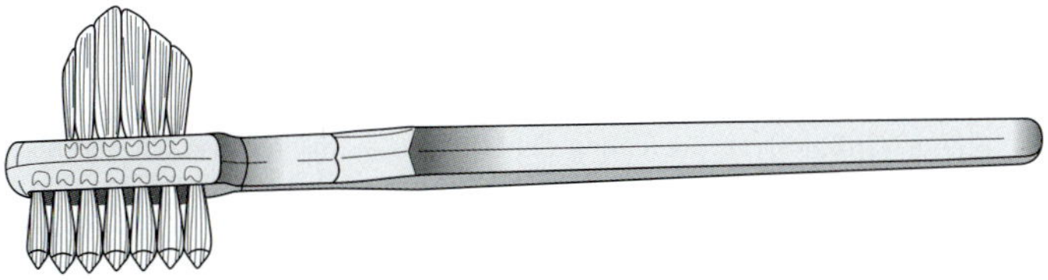

Abb. 7-20 Prothesenzahnbürste.

Sprudelvorgangs Sauerstoff frei. Deren Reinigungswirkung führt zu einer insgesamt geringeren Plaquebesiedelung und damit verringerter bakterieller Kontamination von Prothesen. Die Reinigungswirkung erfasst jedoch die Besiedelung mit Candida Albicans nicht in ausreichendem Maß. Daher ist als primäre Reinigungsmaßnahme immer eine mechanische Reinigung wie oben beschrieben anzuwenden (*Duyck* et al. 2016).

Sofern es sich um kompliziert zu reinigende Prothesen handelt (z. B. aufwändige Doppelkronenarbeiten) bzw. der Patient aufgrund einer manuellen bzw. visuellen Einschränkung nicht in der Lage ist, die Prothese ausreichend zu säubern, fällt Ultraschall-Reinigungsbädern eine vergrößerte Bedeutung zu. Sie müssen ein auf diese Anwendung abgestimmtes Leistungsspektrum aufweisen. Zur täglichen Reinigung sollten sie mit Spülmittel versetztem Wasser betrieben werden. Je nach Verschmutzungsgrad der Prothese können zusätzlich einmal wöchentlich spezielle Reinigungslösungen in der vom Hersteller vorgeschriebenen Verdünnung angewendet werden (z. B. Stammopur, Dr. H. Stamm GmbH Chemische Fabrik, D-Berlin)

Grundsätzlich können und sollen Prothesen immer getragen werden. Bei einer Kontamination mit Bakterien und/oder Pilzen oder falls ein nächtliches Tragen des Zahnersatzes abgelehnt wird, kommt oft die Frage nach der Lagerung auf. Tatsächlich ist der trockenen Lagerung der Vorzug zu geben (nach einer gründlichen Reinigung). Die trockene Lagerung führt zu einer verringerten Keimbelastung der Prothesen (*Bouattour* 2019).

Literatur

Bouattour, Y.: Effets des méthodes de stockage sur la stabilité dimensionnelle et la rétention des prothèses complètes amovibles conventionnelles - essai clinique croisé randomisé en double aveugle - Clinique Universitaire de Médecine Dentaire. MAS en Médecine Dentaire: Université de Genève 2019.

Creugers N.H., Kreulen C.M.: Systematic review of 10 years of systematic reviews in prosthodontics. Int J Prosthodont 2003;16:123-127.

Duyck, J., Vandamme, K., Krausch-Hofmann, S., Boon, L., De Keersmaecker, K., Jalon, E. & Teughels, W.: Impact of denture cleaning method and overnight storage condition on denture biofilm mass and composition: A cross-over randomized clinical trial. PLoS One 2016;11:e0145837.

Graetz C., El-Sayed K., Sälzer S., Dörfer C.: S3-Leitlinie Häusliches mechanisches Biofilmmanagement in der Prävention und Therapie der Gingivitis. (Registernummer: 083-022). AWMF (Arbeitsgemeinschaft der Wissenschaftlichen Medizinischen Fachgesellschaften) 2020. Online abrufbar unter: https://www.awmf.org/leitlinien/detail/ll/083-022.html.

Hellwig E., Schiffner U., Schulte A.: S2k-Leitlinie Fluoridierungsmaßnahmen zur Kariesprophylaxe (Registernummer: 083-001). AWMF (Arbeitsgemeinschaft der Wissenschaftlichen Medizinischen Fachgesellschaften) 2013. Online abrufbar unter: https://www.awmf.org/leitlinien/detail/ll/083-001.html.

Kern M.: Die Putzschiene – ein effizientes Mundhygienehilfsmittel bei Teil- und Deckprothesen. Quintessenz 2012;63:1405-1414.

Lutz F.: Mundpflegemittel. Vorlesungsskriptum, Jahreskurs III, Zahnärztliches Institut. Zürich 1985.

Marinho V.C., Higgins J.P., Logan S., Sheiham A.: Topical fluoride (toothpastes, mouthrinses, gels or varnishes) for preventing dental caries in children and adolescents. Cochrane Database Syst Rev 2003:CD002782.

Marinho V.C., Higgins J.P., Sheiham A., Logan S.: Fluoride toothpastes for preventing dental caries in children and adolescents. Cochrane Database Syst Rev 2003:CD002278.

Robinson P.G., Deacon S.A., Deery C., Heanue M., Walmsley A.D., Worthington H.V., Glenny A.M., Shaw W.C.: Manual versus powered toothbrushing for oral health. Cochrane Database Syst Rev 2005:CD002281.

Scurria M.S., Bader J.D., Shugars D.A.: Meta-analysis of fixed partial denture survival: Prostheses and abutments. J Prosthet Dent 1998;79:459-464.

Tan K., Pjetursson B.E., Lang N.P., Chan E.S.: A systematic review of the survival and complication rates of fixed partial dentures (fpds) after an observation period of at least 5 years. Clin Oral Implants Res 2004;15:654-666.

Weiterführende Literatur

Hellwig E., Schäfer E., Klimek J., Attin T.: Einführung in die Zahnerhaltung. 7. Aufl. Deutscher Ärzte Verlag, Köln 2018.

Hellwege K.-H.: Die Praxis der zahnmedizinischen Prophylaxe: Ein Leitfaden für die Individualprophylaxe für Zahnärzte und Mitarbeiter. 7. Aufl. Thieme, Stuttgart 2018.

Rateitschak K.H., Rateitschak E.M., Wolf H.F.: Parodontologie. 3. Aufl. Farbatlanten der Zahnmedizin. Band 1. Thieme, Stuttgart 2004.

Türp J.C.: Fluor, Fluoride und Fluoridgegner. Quintessenz 1993;44:357-370.

8 Hygienephase: Ernährungsberatung – Der Einfluss der Ernährung auf die Zahngesundheit

8.1 Einleitung

Die mit der täglichen Ernährung zugeführten Nahrungsmittel bestehen aus verschiedenen Bestandteilen:

- Kohlenhydrate
- Proteine (Eiweiße)
- Fette
- Vitamine (wasserlösliche, fettlösliche)
- Elektrolyte (Mineralien)
- Spurenelemente
- Ballaststoffe (unverdauliche Nahrungsbestandteile)
- Gewürzstoffe
- Wasser

Ferner lassen sich in Nahrungsmitteln häufig bestimmte Rückstände wie Arzneimittel, Metalle, Nahrungsmitteladditive oder Pestizide nachweisen.

Von den aufgeführten Nahrungsbestandteilen kommt den Kohlenhydraten, Fetten und Proteinen besondere Bedeutung zu. Sie werden als Energieträger auch unter dem Begriff „Nährstoffe" zusammengefasst.

Viele Nahrungsmittel haben direkte oder indirekte Auswirkungen auf die Zahngesundheit. Bestimmte Nahrungsbestandteile sind für die Bildung und Erhaltung von Zähnen und benachbarten Strukturen essentiell. Ihre Bedeutung wird vor allem bei Zuständen von Mangelernährung bzw. Vitamindefizienz sichtbar. So kann beispielsweise schwerwiegender Mangel von Vitamin D, Kalzium und Phosphat während des Zeitraums der Schmelzbildung zu irreversiblen Störungen in der Schmelzstruktur führen. Um einen regelgerechten Ablauf der Odontogenese sicherzustellen, ist daher während dieser Zeit die Zufuhr oben genannter Substanzen wichtig. Nach Abschluss der Schmelzbildung hingegen ist auf enteralem Wege keine Beeinflussung des Schmelzes mehr möglich. Dann kann nur noch in der Mundhöhle selbst auf die oberflächlichen Hartgewebsanteile (Zahnschmelz) Einfluss genommen werden. Auf diese Weise bewirken Fluoride eine Erhöhung der Widerstandsfähigkeit des Schmelzes gegen eine Entkalkung durch Säuren (vgl. Kap. 7). Kalziumverbindungen haben demgegenüber nach Abschluss der Zahnbildung keinen Effekt mehr auf den Schmelzmantel. Fette wirken sich auf indirekte Weise positiv auf die Zahngesundheit aus, indem sie um die belagfreien Zahnflächen einen hydrophoben Film bilden und innerhalb der Plaque den Abbau der dort befindlichen Kohlenhydrate hemmen (Schutzfilm um die Zuckermoleküle).

Auch nach dem Durchbruch der Zähne in die Mundhöhle und nach dem Abschluss der Zahnbildung kann das Fehlen bestimmter Nahrungsbestandteile zu pathologischen Erscheinungen führen. Hierbei sind allerdings nicht die Zähne, sondern die umgebenden Strukturen (Gingiva, Parodont) betroffen. So bewirkt beispielsweise ein starker Mangel an Vitamin C Abbauerscheinungen im Zahnhalteapparat (Skorbut). Andere mit der Nahrung zugeführte Bestandteile können demgegenüber für die Entstehung und Unterhaltung von Karies, Gingivitiden, Parodontitiden und Erosionen verantwortlich sein.

8.2 Plaque, Kohlenhydrate und Zahngesundheit

Kohlenhydrate sind einfache Zucker (Monosaccharide) oder Verbindungen von Monosacchariden (Di-, Oligosaccaride; Polysaccharide). Besonders gefährlich für die Zahngesundheit sind niedermolekulare Kohlenhydrate (vor allem Disaccharide). Diese werden mit fester und flüssiger Nahrung zugeführt (in Deutschland täglich in einer durchschnittlichen Menge von rund 120 g pro Person). Ihre negativen Auswirkungen auf die Zahngesundheit kommen auf indirekte Weise zustande, nämlich über die den Zähnen anhaftende Plaque.

Beispiele wichtiger Kohlenhydrate:

- Monosaccharide
  - Glukose, Dextrose (Traubenzucker)
  - Fruktose (Fruchtzucker)
- Disaccharide
  - Saccharose (Rohrzucker, Haushaltszucker) (Glukose und Fruktose)
  - Laktose (Milchzucker) (Glukose und Galaktose)
  - Maltose (Malzzucker) (Glukose und Glukose; Produkt der enzymatischen Spaltung [Maltase] von Stärke)
- Polysaccharide
  - pflanzliche Stärke
  - Glykogen
  - Zellulose

Bei der Plaque handelt es sich um einen filzig-weichen Zahnbelag, der zum größten Teil (60–80 Massenprozent) aus Mikroorganismen unterschiedlicher Pathogenität besteht. Häufige Zufuhr von vor allem niedermolekularen Kohlehydraten (Disaccharide) fördert durch Bildung von extrazellulären Polysacchariden das weitere Wachstum der Plaque, die sich vor allem an für die Zahnreinigung schwer zugänglichen Stellen, wie im Approximalraum oder im Bereich abstehender Restaurationsränder, ungestört vermehren kann.

Bestimmte Bakterien innerhalb des Zahnbelags (vor allem Laktobazillen und Streptokokken, wie z. B. Streptococcus mutans) sind an der Entstehung von Karies und Gingivitiden ursächlich beteiligt. Dabei spielt die Art der Ernährung eine ausschlaggebende Rolle. Nach Zufuhr von aus der Nahrung stammenden niedermolekularen Kohlenhydraten werden diese binnen Minuten in der Mundhöhle abgebaut. In der Plaque kommt es zu einem starken Abfall des pH-Werts, was ein Herauslösen von Kalzium- und Phosphationen aus der plaquebedeckten Zahnhartsubstanz begünstigt.

Die benötigte Zeitdauer bis zur erfolgten Neutralisierung der entstandenen Säuren ist neben der Art der zugeführten Nahrungsmittel und der Speichelflussrate von der Dicke der Plaque abhängig. Bei mitteldicker Plaque dauert dieser Vorgang länger als bei einem fehlenden (Pufferkapazität des Speichels) oder sehr dicken Plaquefilm (Säuren können nicht zum Zahn diffundieren).

Zwar ist der Speichel in der Lage, eine Neutralisierung des pH-Werts in der Plaque hervorzurufen, wodurch es im Anschluss daran zu einer Remineralisierung der Zahnhartsubstanz kommen kann. Werden jedoch häufig Nahrung und vor allem Produkte mit niedermolekularem und daher leicht vergärbarem Zucker zugeführt, so bleibt der pH-Wert der Plaque überwiegend im kritischen Bereich von unter pH 5,7, und es kann letztlich zur Ausbildung einer kariösen Läsion kommen. Die Tatsache, dass die Bakterien in der Lage sind, intrazellulär Polysaccharide zu speichern, bewirkt, dass auch bei fehlendem Substratangebot aus der Nahrung die Säurebildung in der Plaque weitergehen kann.

Die geringe Kariesverbreitung in den Ländern Schwarzafrikas beweist beispielhaft, dass ungünstige Ernährungsgewohnheiten (neben ungenügender Zahnpflege) ursächlich an der Entstehung und Verbreitung der Zahnkaries beteiligt sind: War die Kariesprävalenz in diesen Ländern im Vergleich zu den europäischen Staaten seit jeher sehr gering, so ist in jüngerer Zeit in den städtischen Regionen ein deutlicher Kariesanstieg festzustellen. Dies ist auf den relativ leichten Zugang zu entsprechenden Waren und den vermehrten Konsum von industriell vorgefertigter Nahrung und zuckerhaltigen Produkten (sowie eines parallel damit einhergehenden Nachlassens mundhygienischer Maßnahmen) zurückzuführen.

Die Mikroorganismen der Plaque und ihre Abfallprodukte sind nicht nur Ursache für Karies, sondern auch für gingivale und parodontale Entzündungen. Gerade der Bereich der marginalen Gingiva stellt eine Prädilektionsstelle für eine Plaqueakkumulation dar. Aus der Plaque stammende Stoffwechselprodukte (Toxine) sind verantwortlich für die Ausbildung von Gingitividen (klinische Symptome: Blutung, Pseudotaschen, Schwellung), die nach einer gewissen Zeit (Jahre) in Parodontitiden (Bildung echter Taschen, Knochenabbau) übergehen können.

8.3 Erosionen

Eine weitere ernährungsbedingte Schädigung der oralen Gesundheit kann durch den häufigen Konsum von sauren Getränken (z. B. Orangensaft, Cola), Zitrusfrüchten u. ä. (vgl. Tab. 8-2) zustande kommen. Diese permanente, nicht durch Bakterien bewirkte direkte Säureeinwirkung auf belagfreie Zahnoberflächen kann Erosionen (Abtragungen) an den Zahnhartsubstanzen hervorrufen. Vor allem die labialen Flächen der Frontzähne sind betroffen. Eine falsche Zahnputztechnik, zumal bei häufiger Zahnbürstenreinigung mit nicht abgerundeten Borstenenden und einer stark abrasiven Zahnpasta, können das Ausmaß der Erosionen noch verstärken. Direkt nach dem Genuss der genannten Getränke oder Früchte sollte nicht geputzt werden, da sonst die angeätzte oberflächliche Schmelzschicht mechanisch entfernt wird. Wartet man stattdessen mit der mechanischen Reinigung, so kann die Schicht durch den Speichel remineralisiert werden. Neben der Ernährung müssen andere Faktoren, die Erosionen verursachen können, unterschieden werden:

- Einwirkung von Magensäure durch häufiges Erbrechen (dann sind eher die Oralflächen der Zähne betroffen)
- Arbeiten in Säurefabriken

8.4 Ernährungsanamnese und -beratung

Aufgrund der Tatsache, dass die Ernährung eine wichtige Rolle im Rahmen der Mundgesundheit spielt, ist neben der Etablierung einer adäquaten Mundhygiene bei vielen Patienten häufig auch eine Ernährungslenkung angezeigt.

Diese umfasst eine Ernährungsanamnese und eine Ernährungsberatung. Vor allem bei Patienten mit hoher Kariesaktivität und mit ernährungsbedingten Erosionen sowie bei Patienten aus bestimmten Berufsgruppen, wie Köche, Konditoren, Bäcker oder LKW-Fahrer (unregelmäßige Arbeitszeit), ist eine solche Maßnahme sinnvoll.

Man muss sich natürlich der Tatsache bewusst sein, dass eine Umstellung von Ernährungsgewohnheiten bei Patienten oft nicht oder nur für kurze Zeit erreicht werden kann. Dennoch sollte der Versuch einer Ernährungslenkung in den Fällen, in denen dies indiziert erscheint, auf jeden Fall unternommen werden.

Im Rahmen der Ernährungsanamnese und -beratung sollten dem Patienten die Zusammenhänge zwischen Ernährung und Mundgesundheit verständlich gemacht werden:

- Er soll sich klar darüber werden, wie häufig er Zwischenmahlzeiten zu sich nimmt.
- Der Patient soll Nahrungsmittel mit „verstecktem Zucker" erkennen können.
- Bei vorhandenen Erosionen soll er über die Faktoren, die diese Zahndefekte verursachen, Bescheid wissen.

Techniken der Ernährungsanamnese:

- **Gespräch.** In einem Gespräch wird der Patient über die Zusammenhänge zwischen Ernährung und Mundgesundheit aufgeklärt.
- **Ernährungstagebuch.** Der Patient wird gebeten, detailliert aufzuschreiben, was er innerhalb eines Zeitraums von vier Tagen (davon ein arbeitsfreier Tag) isst und trinkt. Alles, was er in diesem Zeitraum zu sich nimmt, muss dokumentiert werden (auch etwaige Medikamente). Der Patient soll auch notieren, zu welchen Zeitpunkten er die Mundhygiene durchführt.

Der Patient soll sein Ernährungsprotokoll beim nächsten Termin mitbringen oder der zahnärztlichen Praxis zusenden, sodass Vorbereitungen möglich sind und die Empfehlungen nach der Besprechung schriftlich mitgegeben werden können.

Für ein optimales Resultat einer Ernährungsanamnese und -beratung müssen folgende Voraussetzungen erfüllt sein:

- Der Patient muss motiviert sein.
- Das zahnärztliche Behandlungsteam muss gute Kenntnisse auf dem Gebiet der Ernährungslehre besitzen und die gängigen Marktprodukte sowie deren Zusammensetzung kennen.
- Der Patient muss sein Ernährungsprotokoll, sofern ein solches angelegt wird, aufrichtig führen.

Ausgehend von der Ernährungsanamnese können für den Patienten anschließend spezifische Ernährungsempfehlungen ausgearbeitet werden, die die Häufigkeit der Zufuhr und die Auswahl von Nahrungsmitteln betreffen. Bezüglich der Kariesprophylaxe sollten aufgrund ihres hohen Gehalts an niedermolekularem Zucker folgende Nahrungsmittel nicht als Zwischenmahlzeit konsumiert werden:

- Schokolade und andere Süßwaren, auch gesüßte Getränke
- Honig, Marmelade oder Nuss-Nougat-Creme als Brotaufstrich
- Bananen
- Trockenobst
- Obstkonserven
- Traubensaft
- zuckerhaltige Getränke (Limonaden, Cola)

Demgegenüber können empfohlen werden:
- Nahrungsmittel mit höhermolekularen Kohlehydraten, z. B. Eier, Fleisch, Geflügel, Fisch, Käse
- stärkehaltige Speisen, z. B. Vollkorn-, Weizen-Roggen-Mischbrot, Reis, Kartoffeln, Nudeln, Hülsenfrüchte
- Nahrungsmittel mit „natürlichem" Zuckergehalt, z. B. Milch und Milchprodukte, Obst, Gemüse, Nüsse
- Produkte mit Zuckeraustauschstoffen oder künstlichem Süßstoff (Zuckerersatzstoffe)
- generell Nahrung, die die Kautätigkeit fördert (Kräftigung des Parodonts, Massageeffekt für die Gingiva)
- Mineralwasser, zuckerfreie Getränke

Ob der Patient bei zu hohem Zuckerkonsum den Empfehlungen nachgekommen ist, ist mit Hilfe von Speicheltests nachprüfbar. Weil bekannt ist, dass eine hohe Zahl von Streptococcus mutans und Laktobazillen im Speichel mit einer hohen Plaquekonzentration einhergeht, ist ein solcher Test ein guter Indikator für ein erhöhtes Kariesrisiko. Daher ist es empfehlenswert, die Werte vor und nach den Ernährungsempfehlungen zu bestimmen. Da bei anhaltend ungünstiger Ernährung (und vorhandener schlechter Mundhygiene) die Langzeitprognose für prothetischen Zahnersatz schlecht ist, hat dies Einfluss auf die Wahl der zahnärztlichen therapeutischen Maßnahmen.

8.5 Zuckeraustauschstoffe und künstliche Süßstoffe

Bei Zuckeraustauschstoffen (Beispiele: Xylit, Mannit, Sorbit) handelt es sich um Kohlenhydrate (Zuckeralkohole, Polyole), die von den Bakterien der Mundhöhle nicht oder kaum verstoffwechselt werden können, aber den Zellen Energie liefern. Dabei weisen Mannit und Sorbit, im Gegensatz zu Xylit, noch eine gewisse Kariogenität auf. Zuckeraustauschstoffe besitzen eine Nebenwirkung: Bei täglicher Zufuhr von 40 g oder mehr können sie Durchfall hervorrufen (laxierende Wirkung).

Süßstoffe (Beispiele: Saccharin, Cyclamat, Aspartam, Sucralose) werden ebenfalls nicht von den oralen Bakterien verstoffwechselt. Dies trifft auch auf Stevia zu. Hierbei handelt es sich um einen Auszug aus den Blättern der gleichnamigen Pflanze. Die Auszüge werden in der Regel jedoch noch umfangreich nachbehandelt, sodass deren natürliche Herkunft dadurch relativiert wird. Die genannten Süßstoffe zeichnen sich durch eine sehr hohe Süßkraft aus. Sie besitzen keinen Energiewert.

Inzwischen sind viele Lebensmittel auf dem Markt erhältlich, die mit Zuckeraustauschstoffen oder künstlichen Süßstoffen gesüßt sind. Solche „zahnfreundlichen Süßwaren" sind mit dem „Zahnmännchen mit Schirm" gekennzeichnet. Dieses Symbol zeigt, dass das Produkt als „zahnschonend" bezeichnet werden darf, weil der pH-Wert in der Plaque während und bis zu 30 Minuten nach dem Verzehr nicht unter 5,7 (dem kritischen Wert für eine beginnende Demineralisation von Zahnschmelz) abfällt. Da sie den Zähnen auch bei häufigem Verzehr nicht schaden, können diese Produkte als Ersatz für zuckerhaltige Produkte empfohlen werden.

8.6 Ernährungsempfehlungen

Folgende Empfehlungen können jedem Patienten gegeben werden:

- harte, frische, faserige Nahrungsmittel bevorzugen (verstärkter Speichelfluss, vermehrte Kauarbeit, Massage der Gingiva)
- weiche und klebrige Nahrungsmittel möglichst vermeiden
- zumindest vormittags ganz auf zuckerhaltige Produkte verzichten
- zuckerhaltige (Saccharose), insbesondere klebrige Zwischenmahlzeiten möglichst vermeiden
- falls zuckerhaltige Produkte konsumiert werden, dann innerhalb eines kurzen Zeitraums, am besten im Anschluss an eine Hauptmahlzeit; danach Zahnreinigung
- sofern möglich, Zuckeraustauschstoffe oder Süßstoffe verwenden
- keine Speisen mehr nach der abendlichen Mundhygiene zu sich nehmen
- nach jeder Mahlzeit die Zähne putzen

Wenn dies nicht möglich ist, erreicht man durch Kauen von zuckerfreien Kaugummis eine Erhöhung des Speichelflusses und damit eine schnellere Neutralisation der kohlehydratabbauenden Säuren. Nach Verzehr fester Nahrung fällt der (interdental gemessene) pH-Wert nach anschließendem Kaugummikauen aber wieder so weit ab, als ob man keinen Kaugummi gekaut hätte.

Je nach Situation und Problem sind natürlich noch individuelle Empfehlungen möglich; so sollte z. B. bei Vorliegen von Erosionen der Konsum von saurem Obst, Fruchtsaft- oder Cola-Getränken eingeschränkt werden. Unmittelbar nach deren Konsumierung sollten die Zähne nicht geputzt werden (angelöste Apatitkristalle im Schmelz). Stattdessen sind Mundspülungen (Wasser, besser Natriumbikarbonat- oder neutrale Fluoridlösungen) oder das Kauen von zuckerfreien Kaugummi zur Neutralisierung des sauren Milieus sinnvoll.

Weiterführende Literatur

Hellwege K.-H.: Die Praxis der zahnmedizinischen Prophylaxe: Ein Leitfaden für die Individualprophylaxe für Zahnärzte und Mitarbeiter. 7. Aufl. Thieme, Stuttgart 2018.

Hellwig E., Schäfer E., Klimek J., Attin T.: Einführung in die Zahnerhaltung. 7. Aufl. Deutscher Ärzte Verlag, Köln 2018.

König K.G.: Karies und Parodontopathien. Thieme, Stuttgart 1987.

Lee I.K., Schachtele Ch.F.: Effect of gum chewing following food ingestion on the pH of interproximal dental plaque. Quintessence Int 1992;23:455-459.

Rateitschak K., Rateitschak E.M., Wolf H.E.: Parodontologie. Farbatlanten der Zahnmedizin, Band 1. 3. Aufl. Thieme, Stuttgart 2004.

Roulet J.F., Zimmer S.: Prophylaxe und Präventivzahnmedizin. Farbatlanten der Zahnmedizin Band 16. Thieme, Stuttgart 2002.

Sculean, A.: Die Prophylaxe in der modernen Zahnheilkunde. Spitta, Balingen 2005.

Ulmer H.-K.: Ernährung. In: Schmidt R. F., Lang F., Heckmann M. (Hrsg.): Physiologie des Menschen. 30. Aufl. Springer, Berlin 2007.

Wöhrl P.: Einfluss der Ernährung auf orale Strukturen und Erkrankungen. 1. Aufl. Spitta, Balingen 2008.

9 Präprothetische Vorbehandlung, Phase I

9.1 Einleitung

In der Vorbehandlungsphase I werden folgende präprothetische Behandlungsmaßnahmen zusammengefasst (vgl. Kap. 3):

- oralchirurgische Vorbehandlung
- Extraktion nicht erhaltungswürdiger Zähne
- provisorische Versorgung, Schienung gelockerter Zähne
- Scaling und Root Planing
- endodontische Vorbehandlung
- konservierende Vorbehandlung, plastische und gegossene Aufbauten
- funktionstherapeutische Maßnahmen (Eingliederung von Aufbissschienen, Physiotherapie etc.)
- Kieferorthopädie
- orthognathe Kieferchirurgie

In diesem Kapitel werden die ersten sechs Punkte besprochen. Den anderen Punkten sind eigene Kapitel in diesem Band gewidmet.

9.2 Möglichkeiten der präprothetischen Vorbehandlung, Phase I

9.2.1 Oralchirurgische Vorbehandlung

In Einzelfällen kann eine oralchirurgische Vorbehandlung notwendig werden, in deren Rahmen – vor allem beim Zahnlosen – u. a. folgende Eingriffe ausgeführt werden (siehe *Krüger* 1993, *Schwenzer und Ehrenfeld* 2009):

- operative Freilegung verlagerter Zähne
- Extraktion von Zähnen
- Zystektomie, Zystostomie
- Entfernung von Exostosen und Knochenverdickungen (z. B. störender Torus palatinus)
- Exzision von Lappen- und anderen Fibromen
- Exzision kleiner benigner Tumoren
- Entfernung eines Schlotterkamms
- Vestibulumplastik
- Mundbodenplastik
- Aufbau eines atrophierten Unterkiefers
- Eingriffe im Bereich des Foramen mentale (N. mentalis) und Foramen incisivum (N. incisivus)
- Eingriffe an Zungen-, Lippen- oder Wangenbändern
- Eingriffe im Bereich der Gaumenschleimhaut (vor allem bei Hyperplasien)

9.2.2 Extraktion nicht erhaltungswürdiger Zähne

Bisher symptomlose, aber nicht erhaltungswürdige Zähne (z. B. massive kariöse Zerstörung, starker vertikaler Knochenabbau mit hohem Lockerungsgrad von Zähnen) werden innerhalb dieser Behandlungsphase extrahiert. Auch Zähne, bei denen bei einer Wurzelkanalbehandlung oder einer Wurzelspitzenresektion mit einem Misserfolg zu rechnen ist, sollten, wenn ihr Erhalt für den Gesamtbehandlungserfolg nicht ausschlaggebend ist, extrahiert werden.

Eine selektive oder strategische Extraktion kann angezeigt sein, wenn die Entfernung eines Zahns oder einer Wurzel den Zustand und die Prognose eines benachbarten Zahns oder einer prothetischen Versorgung verbessert, die Zugänglichkeit für Hygienemaßnahmen deutlich erleichtert oder generell den Therapieverlauf fördert.

Auch zur Behandlung von Wurzelengständen kann eine strategische Extraktion indiziert sein, nämlich dann, wenn zwei Zähne so eng benachbart stehen und die interdentalen Knochensepten so dünn und grazil gestaltet sind, dass eine physiologische Rehabilitation unter Einbeziehung beider Zähne nicht möglich ist.

Extraktionen sollten frühzeitig vorgenommen werden, um die Knochenregeneration der Extraktionswunde zu ermöglichen. Am besten geschieht dies daher vor einer parodontalchirurgischen Behandlung, damit die zahnlosen Kammbereiche, falls nötig, während der anschließenden Phase II der präprothetischen Vorbehandlung korrigiert werden können. Wenn notwendig, können strategische Extraktionen auch bei der Eingliederung der provisorischen Restaurationen vorgenommen werden. Dies kommt in erster Linie aus ästhetischen Gründen im Bereich der Frontzähne in Betracht, da auf diese Weise sofort ein Ersatz des oder der extrahierten Zähne stattfindet. Bei fraglicher Prognose können die betreffenden Zähne auch in die provisorische Versorgung miteinbezogen werden. Die endgültige Entscheidung über Erhalt oder Extraktion fällt während der präprothetischen Vorbehandlung, Phase II. In ästhetisch wichtigen Bereichen wird bei jeder Extraktion eine „Alveolar-Ridge-Preservation"-Technik empfohlen, damit nicht zu große Kammdefekte entstehen (siehe Kap. 14.4.8.2).

9.2.3 Provisorische Versorgung, Schienung gelockerter Zähne

Der Aufbau einer physiologischen Okklusion ist eine wichtige Voraussetzung zur Kontrolle der auf Zähne, Parodont, Kiefergelenk und neuromuskuläres System einwirkenden okklusalen Kräfte.

Eine physiologische Okklusion liegt dann vor, wenn eine effektive und komfortable Kaufunktion des Patienten gewährleistet ist und dies vom Parodontium, den Kiefergelenken und der Kiefermuskulatur gut toleriert wird. Bei der Behandlung von parodontal-prothetischen Patienten spielt die provisorische Versorgung eine wichtige Rolle. Wenn die Anfertigung von Provisorien bzw. provisorischem Zahnersatz notwendig ist (siehe Kap. 18), werden diese im Verlauf der ersten Phase der präprothetischen Vorbehandlung eingegliedert. Mit ihrer Hilfe, sowie durch eventuell notwendige initiale, okklusale Korrekturen (Einschleifen von Zähnen, die aufgrund eines okklusalen Traumas eine erhöhte Beweglichkeit aufweisen), gelingt es häufig, auch gelockerte Zähne zu stabilisieren.

In bestimmten Fällen kann auf das Schienen von Zähnen nicht verzichtet werden. Da eine Schienung von Zähnen eine Immobilisierung bedeutet und damit einer (weiteren) Zahnlockerung Vorschub geleistet wird, ist die Indikation für eine solche Maßnahme in der zahnärztlichen Prothetik sehr beschränkt. Eine Schienung von Zähnen ist nur dann indiziert, wenn (z. B. nach einer durchgeführten Parodontaltherapie) eine Zunahme der Beweglichkeit von bereits vorher gelockerten Zähnen in einem solchen Ausmaß aufgetreten ist, dass der Kaukomfort des Patienten eine starke Einschränkung erfahren hat. Aufgrund des erfolgten Knochenabbaus besteht in solchen Fällen ein Missverhältnis zwischen der Länge der klinischen Krone und dem Stützgewebe. Okklusale Belastungen können bei diesen Zähnen zu erhöhten Zahnbeweglichkeiten führen. Diese Zahnbeweglichkeit kann so ausgeprägt sein, dass der Patient über einen mangelnden Kaukomfort klagt. In einer solchen Situation ist es ratsam, die gelockerten Zähne nach einer parodontalen Sanierung zu schienen.

9.2.4 Scaling und Root Planing

9.2.4.1 Einführung

So bedeutsam Mundhygiene und Grobdepuration in der Hygienephase sind – als alleinige Therapie einer Parodontitis nützen sie wenig, weil die tiefer liegende subgingivale Plaque, heute oft auch als Biofilm bezeichnet, und die Konkremente vom Patienten nicht erreicht werden und die Mikroorganismen daher nicht entfernt werden können. Nur nach professionellem Scaling und Wurzelglättung (Root Planing) (Definition siehe unten) ist eine Beseitigung dieser Strukturen und damit eine Ausheilung der parodontalen Läsion und eine Regeneration des Parodontalgewebes möglich. Da die Beseitigung von subgingivaler Plaque und subgingivalem Zahnstein nicht nur mit klassischen Küretten, sondern auch mit speziell konzipierten Schall- bzw. Ultraschallinstrumenten durchgeführt werden kann, wird dies heute auch zusammenfassend als subgingivale Instrumentierung bezeichnet (*Kebschull* et al. 2021). Ziel dieser Behandlung ist die Beseitigung der parodontalen Infektion. Folgerichtig wird diese Behandlung in der seit 1. Juli 2021 geltenden Richtlinie zur systematischen Behandlung von Parodontitis und anderer Parodontalerkrankungen (PAR-Richtlinie) bei gesetzlich Versicherten in Deutschland nun auch als antiinfektiöse (Parodontal-)Therapie bezeichnet (*Gemeinsamer Bundesausschuss* 2021).

Im Zuge der Heilung nach geschlossener oder offener Wurzelreinigung kommt es nach der Behandlung zu einer starken mitotischen Aktivität der basalen Epithelzellen. Diese überziehen rasch die bindegewebige Wundfläche und bilden entlang der Zahn- und Wurzeloberfläche ein neues Saumepithel mit Epithelansatz (interne Basallamina und Hemidesmosomen), das die gesamte Länge der behandelten Tasche überzieht. Bindegewebige Wiederanheftung (Reattachment) ist nur in den tiefsten, infiltrierten, aber nichtinfizierten Gebieten unterhalb des Saumepithels zu erwarten (dort wurde nicht instrumentell bearbeitet), sofern dort noch desmodontale Faserreste und Zement vorhanden sind.

Eine bindegewebige Regeneration (New Attachment) mit der Bildung von neuem Zement und inserierenden Parodontalfasern ist in dem Bereich der instrumentell bearbeiteten ehemaligen Taschen kaum, allerhöchstens im apikalsten Bereich der Tasche, zu erwarten.

Es ist heute bewiesen, dass es genügt, nur die oberflächliche Zementschicht zu bearbeiten, da sich 99 % der toxischen Lipopolysaccharide von parodontal erkrankten Wurzeln in der losen und adhärenten Plaque, aber nur 1 % im Wurzelzement befinden. Auch auf eine bewusste Weichteilkürettage mit Entfernung des ulzerierten Epithels und des darunter liegenden Granulationsgewebes wird in der Regel verzichtet, zumal die Ausführung technisch schwierig ist und diese Maßnahmen zudem klinisch keinen nachweisbaren Vorteil bieten.

Scaling muss von einer guten Mundhygiene begleitet sein.

9.2.4.2 Kurzbeschreibung

Scaling und Root Planing sind gemäß der „American Academy of Periodontology" folgendermaßen definiert:
Scaling: Bearbeitung von Krone und Wurzeloberflächen mit dem Ziel, Plaque, Zahnstein (bzw. Konkremente) und Verfärbungen zu entfernen.
Root Planing (Wurzelglättung): Abschließende Behandlungsmaßnahme mit dem Ziel, Zement oder raues oberflächliches Dentin zu entfernen, die mit Restzahnstein bedeckt oder mit Toxinen und/oder Mikroorganismen kontaminiert sind.

Bezüglich der technischen Durchführung bestehen folgende Unterschiede (vgl. auch Abb. 9-7):
Scaling:

- Bearbeitung der Zahnoberflächen mit Scalern (supragingival) und Küretten (supragingival/subgingival)
- Anstellwinkel des Arbeitsendes der Küretten zur Zahnoberfläche 70 bis 80°

Root Planing:

- Bearbeitung der Zahnoberflächen mit Küretten (subgingival)
- Anstellwinkel des Arbeitsendes der Küretten zur Zahnoberfläche 45°

9.2.4.3 Indikationen

Indiziert ist eine geschlossene Taschenbehandlung in Form von subgingivaler Instrumentierung als zweite Therapiestufe der Parodontitistherapie (Hygienephase = erste Therapiestufe) und an denjenigen Zähnen, die im Kontrollbefund bei der Erhebung des BOP („Bleeding on probing") ein positives Resultat zeigen. Häufig ist es von Vorteil, die Behandlung quadrantenweise durchzuführen, damit die einzelnen Sitzungen jeweils in einem zeitlich überschaubaren Rahmen bleiben.

9.2.4.4 Kontraindikationen

Grundsätzliche Kontraindikationen bestehen nicht. Bei Risikopatienten (Herzklappenersatz; Patienten, die unter einer Antikoagulantientherapie stehen; herdinfektionsgefährdete Patienten; Patienten mit hämorrhagischen Diathesen) ist allerdings an eine antibiotische Abschirmung oder an die Gabe von Gerinnungsfaktoren und die Anhebung des Quickwerts durch den Hausarzt zu denken. Eine Rücksprache mit dem behandelnden Arzt empfiehlt sich in diesen Fällen vor der Durchführung der Therapie.

9.2.4.5 Vorteile einer geschlossenen Taschenbehandlung mittels Scaling

Die geschlossene Taschenbehandlung ist gewebeschonend; die Schrumpfung der Gingiva im Verlauf der Heilung ist geringer als nach offenen parodontalchirurgischen Eingriffen, was ästhetisch von Vorteil ist. Auch sind die Resultate bezüglich der langfristigen Erhaltung des bindegewebigen Attachments gut (*Heitz-Mayfield* et al. 2002). Gute Behandlungserfolge sind v. a. bei einwurzeligen Zähnen nachgewiesen worden. *Knowles* et al. (1979) untersuchten 78 Patienten über einen Zeitraum von 8 Jahren. Die Patienten wurden mit einer der folgenden drei Behandlungsmöglichkeiten therapiert:

- Scaling und Root Planing
- modifizierter *Widman*-Lappen
- Tascheneliminationschirurgie

Es zeigt sich, dass die drei Behandlungsmöglichkeiten bei intensiver Nachsorge keine klinisch signifikanten Unterschiede bezüglich des klinischen Attachmentgewinns bei Sondierungstiefen größer als 4 mm erreichten. Bei Sondierungstiefen kleiner als 3 mm wurden mit dem Scaling die besten Resultate erzielt.

9.2.4.6 Nachteile

Technisch ist das Scaling schwierig, da ohne Sicht gearbeitet wird. Beim Scaling werden nicht alle Anteile der Wurzeloberflächen erreicht. Daher sind die bearbeiteten Oberflächen in der Regel nicht vollständig von Plaque und Konkrementen befreit. Nach einer sorgfältigen Reevaluation, die vor allem das „Bleeding on probing" einschließt, muss man sich später ggf. für ein offenes parodontalchirurgisches Vorgehen entscheiden (Phase II der präprothetischen Vorbehandlung = dritte Therapiestufe der Parodontitistherapie nach S3-Leitline). Gründe dafür sind v. a. in der oft schwierigen Wurzelmorphologie und -topographie (z. B. Wurzeleinziehungen, insbesondere an den mesiobukkalen Wurzeln der Oberkiefermolaren und an den mesialen und distalen Wurzeln der unteren Molaren) zu sehen. Eine adäquate Reinigung von Furkationen oder von tiefen und engen Taschen mit Handinstrumenten ist häufig nicht möglich; hier bieten Ultraschallscaler mit feinen Spitzen (für Furkationen mit kugelförmigem Ende) entscheidende Vorteile und sind deutlich effektiver als Handinstrumente (*Sugaya* et al. 2002). Ist bei diesen ungünstigen Befunden die geschlossene Behandlung nicht erfolgreich, muss danach ein offenes parodontalchirurgisches Vorgehen erfolgen.

9.2.4.7 Instrumente

Für die Kontrolle zur Überprüfung der Wurzeloberfläche auf Ablagerungen und Rauigkeiten werden Parodontalsonde, Furkationssonde, Kuhhornsonde und Häkchensonde benutzt.

Instrumente für das Scaling und Root Planing sind Küretten. Die vor allem im subgingivalen Bereich zu verwendenden Küretten bestehen aus einem Instrumentengriff, einem (oberen, mittleren und unteren) Schaft sowie einem Arbeitsende. Man unterscheidet Universalküretten von sog. Spezialküretten (Gracey-Küretten).

Das Arbeitsende von **Universalküretten** (z. B. ZI 15 S; M 23 A) weist zwei Schneiden auf. Die Fazialfläche steht in einem Winkel von 90° zum unteren Schaft (Abb. 9-1). Universalküretten kommen zum Zweck einer subgingivalen Grobdepuration zum Einsatz.

Für die im Anschluss daran erfolgende subgingivale Feindepuration haben sich die Gracey-Küretten **(Spezialküretten)** bewährt. Ihr Arbeitsende besitzt nur eine Schneide, die sich an der grifffernen Seite der Fazialfläche befindet. Die Fazialfläche ist zum unteren Schaft („1er-Schaft") 70 bis 80° geneigt (Abb. 9-2). Bei Betrachtung der Fazialfläche von oben weist das Arbeitsende eine Sichelform auf, wobei der größere Radius die Schneide (scharfe Seite) darstellt.

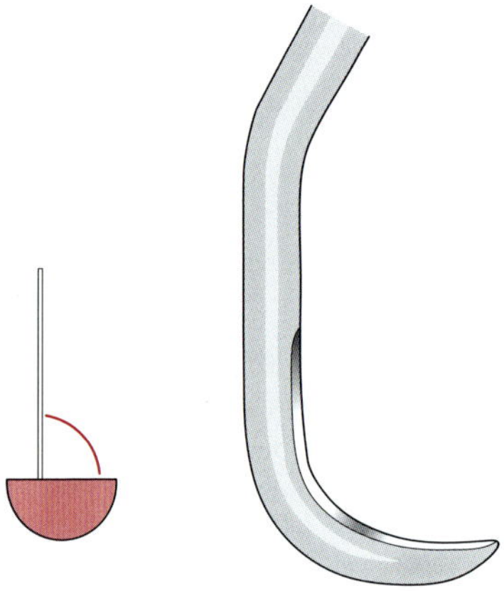

Abb. 9-1 Schneide einer Universalkürette.

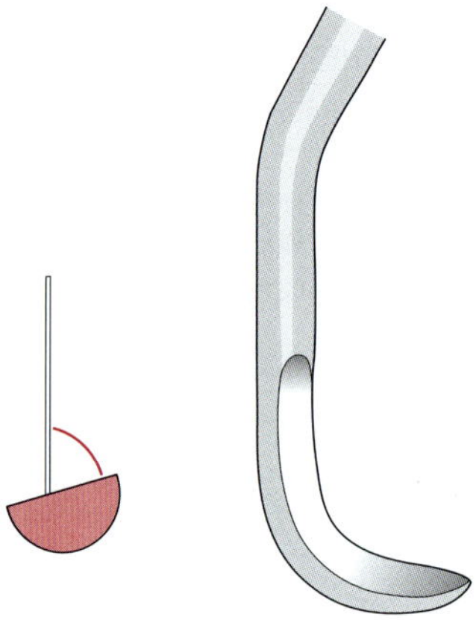

Abb. 9-2 Schneide einer Gracey-Kürette.

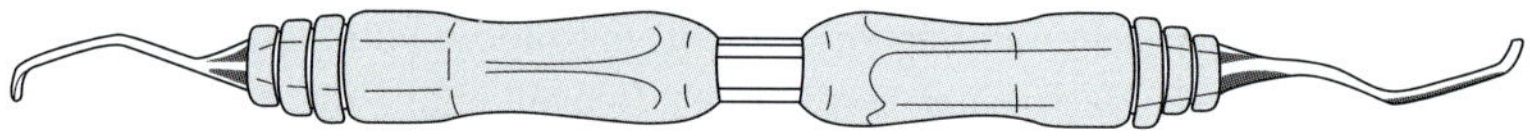

Abb. 9-3 Gracey-Kürette 5/6 (gelb) (Deppeler).

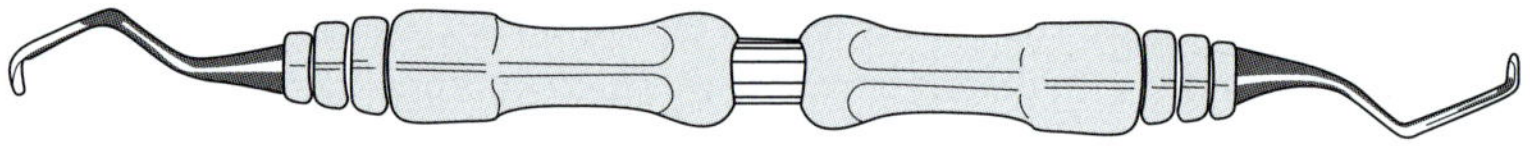

Abb. 9-4 Gracey-Kürette 7/8 (grau).

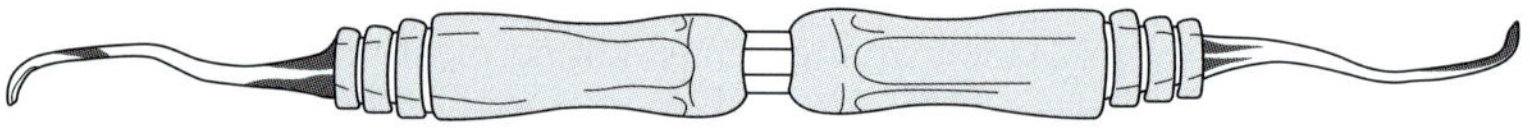

Abb. 9-5 Gracey-Kürette 11/12 (rot).

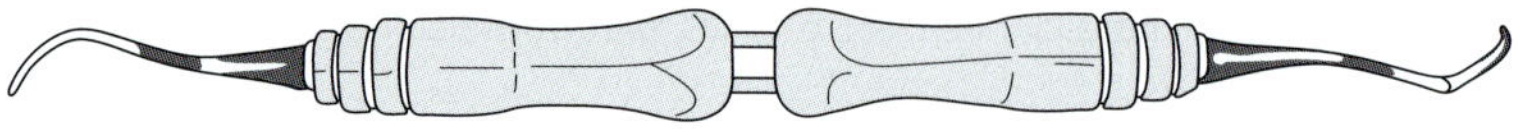

Abb. 9-6 Gracey-Kürette 13/14 (blau).

Der ursprünglich aus sieben Gracey-Küretten bestehende Satz lässt sich für die tägliche Praxis auf vier Instrumente reduzieren, mit denen eine Bearbeitung aller Zahnoberflächen möglich ist. Mit Hilfe von kodierten Farbgriffen (Colgribs, Dentsply DeTrey, D-Hanau) lassen sich die Küretten optisch deutlich voneinander unterscheiden:

- 5/6 (gelb): Frontzähne und Prämolaren (Abb. 9-3)
- 7/8 (grau): Molaren – Oral- und Vestibulärflächen (Abb. 9-4)
- 11/12 (rot): Molaren – Mesialflächen (Abb. 9-5)
- 13/14 (blau): Molaren – Distalflächen (Abb. 9-6)

9.2.4.8 Vorgehen bei Scaling und Root Planing

Beim Scaling und Root Planing sind neben einem systematischen Vorgehen eine optimale Patientenlagerung, eine gute Beleuchtung und eine aufmerksame Assistenz von großer Wichtigkeit (vgl. *Hellwege* 1987; *Rateitschak* et al. 2004). Die Instrumente müssen sicher gehalten werden (modifizierter Bleistiftgriff); auf eine ausreichende intraorale Abstützung ist zu achten.

Vor der Behandlung spült der Patient eine Minute lang mit einer gebrauchsfertigen 0,2%igen Chlorhexidin-Digluconat-Lösung (z. B. Chlorhexamed; Glaxo Smith Kline, D-Bühl). Nach dem Setzen einer Lokalanästhesie (Infiltrationsanästhesie; im Unterkiefer Molaren- und Prämolarenbereich zusätzlich Leitungsanästhesie) informiert sich der Behandler nochmals über die Sondierungstiefe der zu scalenden Zähne.

Anschließend wird die Gracey-Kürette unter leichtem Zahnkontakt „geschlossen" bis zum Taschenboden eingeführt („Sondierungszug", „Einführungszug") (Abb. 9-7a). Danach wird die Fazialfläche des Arbeitsendes aufgerichtet und unter stetigem Kontakt entlang der Zahnoberfläche in inzisale Richtung bewegt („Arbeitszug") (Abb. 9-7b und c).

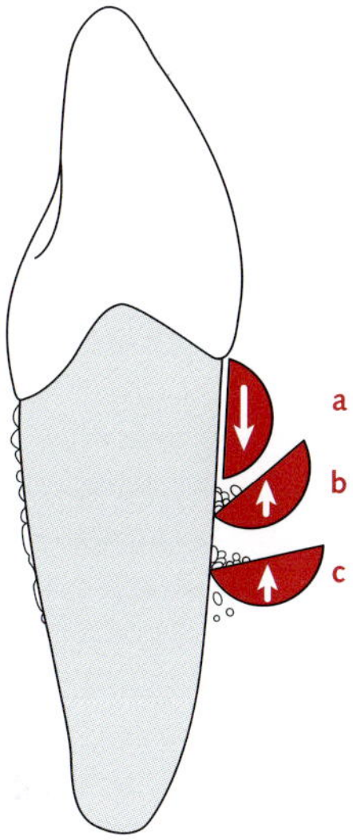

Abb. 9-7 Richtiges Vorgehen bei subgingivalem Scaling mit einer Gracey-Kürette. **a** Einführungszug bei Scaling und Root Planing; **b** Arbeitszug beim Root Planing; **c** Arbeitszug beim Scaling.

Beim Scaling mit Gracey-Küretten muss sich der untere Instrumenten-Schaft parallel zur Zahnachse befinden, wodurch die Schneide automatisch im gewünschten Winkel von 70 bis 80° zur Zahnachse liegt. Wichtig ist, dass der Mittelfinger und/oder der Ringfinger des Behandlers stabil auf dem zu behandelnden Zahn oder den benachbarten Zahnflächen bzw. Inzisalkanten abgestützt sind. Die Finger der anderen Hand halten eventuell störende Weichteile ab, stabilisieren durch Kontakt zur Zahnreihe den Kopf des Patienten, leisten Hilfestellung als Abstützungsfläche oder unterstützen den Kraftaufwand beim Arbeitszug des Instruments.

Der sog. „Line Angle"(„Linienwinkel") gibt denjenigen Zahnbereich an, an dem jeweils bei Prämolaren und Molaren ein Instrumentenwechsel erfolgen sollte (Abb. 9-8). Der Arbeitszug sollte nicht zu lang sein. Empfehlenswert ist ein Arbeitszug von maximal 4 mm Länge, wobei das Arbeitsende subgingival verbleiben soll. Dies wiederum bedeutet, dass man etagenweise scalen muss. Daher ist ein solches Scaling mit anschließendem Root Planing – hierbei ist der Winkel zwischen Wurzeloberfläche und dem Arbeitsende der Küretten deutlich steiler (Abb. 9-7c) – zeitaufwändig. Allerdings kann das Ziel einer sauberen, glatten, konkrementfreien Wurzeloberfläche nur so möglichst gut erreicht werden. Nach Abschluss des Scalings werden die Taschen mit Chlorhexidin- oder Kochsalz-Lösung ausgespült und die Zahnoberfläche (Entfernung eventuell vorhandener Zahnsteinreste) mit einer feinen Instrumentenspitze (z. B. einer Häkchensonde) auf eventuelle Rauigkeiten und Konkrementreste überprüft. Zum Abschluss der Behandlung spült der Patient nochmals mit Chlorhexidin aus. Eine gebrauchsfertige 0,2%ige

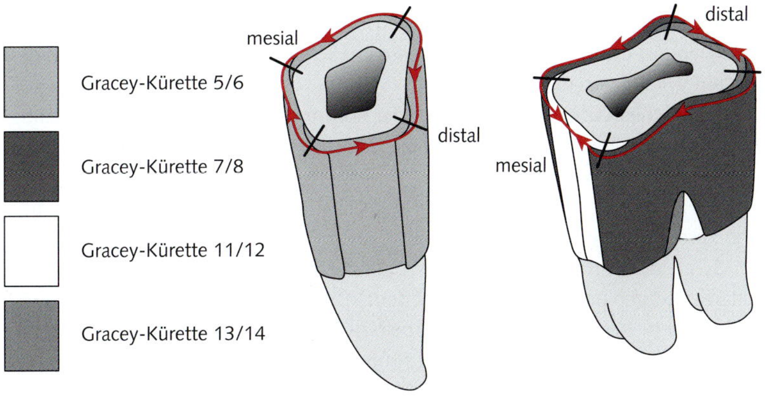

Abb. 9-8 Anwendungsbereiche der Gracey-Küretten.

Chlorhexidin-Spüllösung sollte für eine Woche rezeptiert werden, insbesondere dann, wenn die mechanische Plaquekontrolle direkt nach der Behandlung wegen Beschwerden nur eingeschränkt möglich ist (*Kebschull* et al. 2021). Bei gesetzlich versicherten Patienten sollte dies jedoch auf einem Privatrezept erfolgen, da Mund- und Rachentherapeutika (mit Ausnahme von Therapeutika zur Behandlung von Pilzinfektionen) von der Kostenübernahme im deutschen GKV-System ausgeschlossen sind.

Schärfen von Parodontalinstrumenten

Scaling und Root Planing sind nur mit scharfen Instrumenten möglich. Daher müssen die Instrumente nach jeder Behandlung, häufig jedoch auch während des Eingriffs, nachgeschärft werden. Dies kann intraoperativ nur manuell (Sterilität!), ansonsten auch maschinell, d. h. mit Hilfe spezieller Schleifgeräte (z. B. Periostar; Microna, CH-Spreitenbach; Easy Sharp; Deppeler; R. Quetin-Schleifeinheit; Quetin, D-Leimen) erfolgen. Beim Schärfen von Parodontalinstrumenten werden drei Ziele verfolgt:

- Es soll eine scharfe, funktionell einsetzbare Schneidekante geschaffen werden.
- Die instrumentenspezifische Form soll erhalten bleiben.
- Ein minimaler Materialabrieb während des Schärfens soll eine lange Nutzungsdauer gewährleisten.

Zum manuellen Schleifen werden benötigt: Schleifstein, harz- und säurefreies Schleiföl, Teststäbchen, helle Lichtquelle über dem Arbeitsplatz, evtl. Lupe und Schraubstock.

In der Praxis hat sich bewährt, das Instrument zu fixieren und den Schleifstein zu bewegen. Für den Schleifvorgang wird das Instrument mit einer auf einer Tischplatte ruhenden Hand derart festgehalten, dass die Fazialfläche des Arbeitsendes parallel zur (waagerechten) Tischplatte gehalten wird. Bei Scalern und Universalküretten wird an beiden Lateralflächen geschliffen, während die Gracey-Küretten nur an der „griff-fernen", konvexen Lateralfläche bearbeitet werden. Ebenso ist bei den Küretten die Zehe (= „Spitze" des Arbeitsendes) zu beschleifen. Der mit Schleiföl benetzte Schleifstein wird grundsätzlich in einem Winkel von 100 bis 110° (Außenwinkel) zur Tischplatte bzw. zur Fazialfläche an der Lateralfläche des Arbeitsendes angesetzt und nach abwärts bewegt. Dabei wird ein Druck auf die Lateralfläche ausgeübt. Bei der anschließenden Aufwärtsbewegung bleibt man in drucklosem Kontakt mit dem Instrument. Damit wird eine Gratbildung an der Schneidekante vermieden. Das Schärfen erfolgt vom Schaft zur Instrumentenspitze hin. An der Zehe von Küretten wird der Schleifstein flacher gehalten, so dass sich ein Winkel von etwa 135° ergibt.

Beim Schleifvorgang muss immer die Kontur der Originalform berücksichtigt werden. Sie sollte nicht durch zu viele Schleifbewegungen in einem Schleifabschnitt verändert werden.

Die Schärfe kann zum einen mit dem Lichtreflexionstest überprüft werden: Eine korrekt nachgeschliffene Schneidekante kann im Gegensatz zu einer stumpfen Schneide kein einfallendes Licht reflektieren. Zum anderen kann man die Schärfe dadurch prüfen, dass man mit dem Instrument im regelrechten Anstellwinkel an einem Acrylstäbchen einen Arbeitszug vollzieht; dabei dringt eine scharfe Schneide in die Oberfläche ein. Eine Prüfung am eigenen Fingernagel sollte aus hygienischen Gründen unterbleiben.

9.2.4.9 Zusätzliche medikamentöse Therapie

Da direkt nach geschlossener Parodontalbehandlung eine optimale Mundhygiene nicht schmerzfrei durchgeführt werden kann, werden chemische Mittel eingesetzt.

- **Antimikrobielle Spüllösungen.** Mittel wie Chlorhexidin, die normalerweise zur Plaquehemmung bzw. zur Reduktion der Keimzahl in der Mundhöhle zum Einsatz kommen, können auch zur subgingivalen Spülung der Taschen während und nach dem Scaling verwendet werden.
- **Antibiotika.** Die generelle systemische Gabe von Antibiotika bzw. Chemotherapeutika ist bei der Behandlung von Parodontitis nicht indiziert. Eine adjuvante systemische Gabe von Antibiotika ist nach den aktuellen S3-Leitlinien nur in speziellen Fällen wie zum Beispiel generalisierter Parodontitis Stadium III bei jungen Erwachsenen (früher als aggressive Parodontitis bezeichnet) indiziert und sollte nur im unmittelbaren zeitlichen Zusammenhang mit der mechanischen Entfernung der gesamten Plaque (supra- und subgingival) erfolgen (*Jockel-Schneider* et al. 2018, *Kebschull* et al. 2021). Bei der Leitlinienempfehlung wird dem Alter des Patienten und der Schwere der Erkrankung besondere Bedeutung beigemessen, indem explizit formuliert wird: „Bei Patienten mit aggressiver Parodontitis (Lebensalter ≤ 35 Jahre) sollte zur Verbesserung des Therapieergebnisses im Zusammenhang mit der subgingivalen Instrumentierung die adjuvante Gabe eines Antibiotikums erfolgen", „Patienten mit chronischer Parodontitis, die jünger sind als 56 Jahre und an mehr als 35 % aller erfassten Mess-Stellen eine TST ≥ 5 mm aufweisen, können im Rahmen der subgingivalen Instrumentierung eine adjuvante systemische Antibiotikagabe erhalten" (*Jockel-Schneider* et al. 2018). Die 2021 erschienene deutsche Implementierung der europäischen S3-Leitlinie zur Behandlung von Parodontitis formuliert aufgrund der generellen Bedenken bezüglich der übermäßigen Anwendung von Antibiotika und der Entwicklung von Antibiotikaresistenzen deutlich zurückhaltender (*Kebschull* et al. 2021): „Die adjuvante Verwendung bestimmter systemischer Antibiotika kann für bestimmte Patientengruppen (z. B. generalisierte Parodontitis Stadium III bei jungen Erwachsenen) erwogen werden." Primär sollten keine Antibiotika adjuvant eingesetzt werden, wenn die Patienten älter sind oder weniger als 35 % aller erfassten Stellen Sondierungstiefen ≥ 5 mm aufweisen. Da kommerzielle mikrobiologische Tests nur einen Bruchteil der Bakterien mit pathogener Relevanz identifizieren und sich aus ihnen keine therapeutische Konsequenz ableiten lässt, wird eine Kombination zweier Breibandantibiotika als Therapeutikum erster Wahl empfohlen (Amoxicillin 500 mg und Metronidazol 400 mg, jeweils 3 x tägl. für 7 Tage), als Therapeutikum zweiter Wahl gilt die alleinige Gabe von Metronidazol (z. B. bei Penicillinallergie).

Eine weitere zwingende Indikation für die zusätzliche Gabe von Antibiotika ist zur Abschirmung bei Hochrisikopatienten gegeben (*Naber* et al. 2007, *Deppe* et al. 2017). Hochrisikopatienten sind Patienten mit künstlichen Herzklappen, Patienten mit klar definierten, angeborenen Herzerkrankungen, Patienten nach Herztransplantation mit Herzklappenproblemen, Patienten mit einer infektiösen Endokarditis in der Vergangenheit und Patienten, bei denen eine angeborene Herzerkrankung innerhalb der vorangegangenen 6 Monate mit Hilfe von künstlichem Material operativ behandelt wurden. In diesen Fällen erfolgt die orale Gabe von Amoxicillin 2 g bzw. Clindamycin 600 mg (bei Penicillinallergie) 30–60 Minuten vor dem zahnärztlichen Eingriff.

9.2.4.10 Sonstige Methoden und Instrumente für die subgingivale Instrumentierung

Ultraschallinstrumente. Ultraschallinstrumente können, wenn sie in der Zahnfleischtasche bewegt werden, ohne Schaden für das Parodont eingesetzt werden – eine optimale Wasserkühlung vorausgesetzt. Viele Patienten empfinden diese Art der Bearbeitung der Wurzeloberfläche angenehmer als die Behandlung mit Handinstrumenten. In Furkationen sowie tiefen und engen Taschen sind sie bei sachgerechter Anwendung Handinstrumenten sogar überlegen (*Sugaya* et al. 2002).

Rotierende Instrumente. Eine „Dentinglättung", die mit einem flammenförmigen Diamanten mit 15 µm Körnung durchgeführt wird, ist vom Ergebnis her besser als nur die Verwendung von Handinstrumenten.

Glycinspray. Die subgingivale Anwendung eines Glycinpulver-Wassersprays (z. B. Clinpro Prophypowder oder EMS Perio Powder, EMS, CH-Nyon) ist mit speziellen Aufsätzen (z. B. EMS Airflow S1, EMS) möglich und effektiv (*Petersilka* 2011). Insbesondere an Stellen, die aus anatomischen Gründen mit den Handinstrumenten schlecht zu reinigen sind (Konkavitäten der Wurzeln), ist die Verwendung eines Glycinpulver-Wassersprays von Vorteil. Es ist darauf zu achten, dass stets mit Wasserspray gearbeitet wird.

Laser. Obwohl viel Literatur über die Wirkung der beiden herkömmlichen Lasergruppen (CO_2- und Nd:YAG-Laser) auf Zahnhartsubstanzen vorhanden ist, ist dieses Gebiet noch sehr fluktuierend. In vielen Studien konnte gezeigt werden, dass es nach einer Bearbeitung mit Lasern zu Veränderungen von Schmelz und Dentin kommt. Dieser Effekt hängt von vielen Faktoren ab (z. B. Laserleistung, Wellenlänge, Dauer der Exposition). Viele Fragen hinsichtlich des Problems der Hitzeentwicklung und deren Wirkung auf die Pulpa sind bis heute noch nicht geklärt. Es werden noch viele Untersuchungen notwendig sein, bevor die Anwendung von Lasern zur Behandlung von Wurzeloberflächen während des Scalings empfohlen werden kann (*Kebschull* et al. 2021).

Maschinelle Scaler. Durch maschinelle Scaler, die auf ein spezielles Winkelstück aufgesetzt werden, wird das von vielen Behandlern als mühsam empfundene „Handscaling" erleichtert. Versuche haben gezeigt, dass die Verwendung maschineller Scaler zu einem ebenso großen Substanzverlust auf der Wurzeloberfläche führt, wie dies beim Gebrauch von Handinstrumenten der Fall ist (*Tunkel* et al. 2002). Besonders hervorzuheben sind die effiziente und schnelle supragingivale Zahnsteinentfernung. Zu bemängeln ist die eingeschränkte Taktilität bei geschlossener Parodontitisbehandlung.

9.2.5 Endodontische Vorbehandlung

Die Endodontologie ist die Wissenschaft, die sich mit der Funktion und der Gesundheit der Pulpa, aber auch der periradikulären Gewebe beschäftigt. Die endodontische Therapie beinhaltet auch Maßnahmen der Gesunderhaltung der Pulpa durch entsprechende Therapien (*European Society of Endodontology* 2006), wie zum Beispiel die direkte Überkappung einer im kariesfreien Dentin eröffneten Pulpa mit hydraulischen Kalziumsilikatzementen (z. B. MTA) und dichtem adhäsiven Verschluss (*European Society of Endodontology* 2019).

Die Wurzelkanalbehandlung ist demnach *ein* großer Teilaspekt innerhalb der endodontischen Behandlungsmaßnahmen. Das Ziel einer Wurzelbehandlung besteht in der Entfernung der lebenden oder bereits avitalen Pulpa bzw. ihrer nekrotischen Überreste sowie dem Aufbereiten, Säubern und Verschluss der Wurzelkanäle mit einem geeigneten Wurzelfüllmaterial.

Selbst dem noch so sorgfältig gefüllten Wurzelkanal droht die Reinfektion innerhalb von Tagen, wenn der Zugang zu den Kanälen nicht bakteriendicht verschlossen ist. Ein zuverlässiger dichter Verschluss des Zahnes lässt sich am besten mit der Adhäsivtechnik gewährleisten (*Hülsmann* et al. 2005).

9.2.5.1 Die Wurzelkanalbehandlung

1. Anamnese. Ziel der Anamnese ist das Abfragen von Informationen über den allgemeinmedizinischen Gesundheitszustand, Grunderkrankungen, Medikamenteneinnahme, Bestrahlung, Allergien, Schwangerschaft, klinische Symptome im Zahn-, Mund- und Kieferbereich, Schmerzqualität und Schmerzdauer; Einstellung des Patienten zu seinem Kauorgan. Bei entsprechender Anamnese des Patienten ist vor der Therapie an eine entsprechende Antibiotikaprophylaxe zu denken: z. B. bei Patienten mit der Indikation zur Endokarditisprophylaxe (*Deppe* et al. 2017). Hilfestellung geben hier auch die wissenschaftlichen Mitteilungen und Leitlinien auf der Homepage der Deutschen Gesellschaft für Zahn,- Mund- und Kieferheilkunde (http://www.dgzmk.de), bzw. die Frage nach einem „Herzpass" oder sonstigen Gesundheitsausweisen. Im Zweifel sollte Rücksprache mit dem Hausarzt oder dem behandelnden Spezialisten gehalten werden.

2. Klinische Untersuchung. Hierbei werden die Sensibilität und Perkussionsempfindlichkeit der Zähne überprüft. Dabei ist es unerlässlich, auch die Nachbarzähne und kontralateralen Zähne als Vergleichsmaßstab mit zu testen. Sinnvoll ist es, mit einem „unverdächtigen" Zahn zu beginnen. Im Weiteren werden folgende Befunde überprüft: veränderte Zahnfarbe, Restaurationen, Ausdehnung von eventuell vorhandenen Zahnhartsubstanzdefekten, Zähne mit eröffneter Pulpa, erhöhte Zahnbeweglichkeit, Schwellungen, Fisteln in der Gegend der Zahnwurzel, Sondierungstiefe, strategische, funktionelle und ästhetische Bedeutung eventuell endodontisch zu behandelnder Zähne im Rahmen einer Gesamtsanierung, Achsenrichtung des Zahns, maximale Kieferöffnung, Schluckbeschwerden, Lymphknotenbefund.

3. Röntgenologische Untersuchung. Für die zahnbezogene Diagnostik ist auf Grund der besseren Detailerkennbarkeit stets ein Zahnfilm anzufertigen; eine Panoramaschichtaufnahme ist nicht ausreichend (*Hülsmann* et al. 2005). Zusätzlich kann eine kleinvolumige und hochauflösende dentale digitale Volumentomographie (DVT) in speziellen Fällen für die periapikale Diagnostik und die Anatomie der Pulpa indiziert sein, wenn zweidimensionale Röntgenaufnahmen bei vorhandenen klinischen Befunden und Symptomen keine entsprechenden radiologischen Befunde darstellen (*Schulze* 2013).

Folgende Punkte werden bei der Befundung berücksichtigt: periapikale Aufhellungen, parodontale Läsionen (Knochenabbau), Karies, Frakturen, Ausdehnung von Restaurationen, vorhandene Wurzelfüllungen, Topographie der Pulpa, Dentikel und Obliterationen, grobe Länge der Wurzel(n), Krümmungen, Achsenrichtung jeder einzelnen Wurzel, Wurzelresorptionen. Entzündlich bedingte knöcherne Veränderungen werden in der Regel innerhalb von 15 Tagen röntgenologisch erkennbar (*Hülsmann* et al. 2005).

4. Diagnose. Bei Entzündungen der Pulpa muss zwischen folgenden Diagnosen unterschieden werden:

- **Reversible Pulpitis:** Dabei ist die Pulpa nur reversibel geschädigt. Schmerz wird nur auf kalt provoziert und dauert sehr kurz, d. h. nur solange die Provokation auf den Zahn einwirkt.
- **Irreversible Pulpitis:** Sie ist gekennzeichnet durch eine vitale, hochentzündete Pulpa, die meist noch positiv und oft hypersensibel, zum Teil aber auch nicht mehr auf den Sensibiltätstest reagiert. Die Schmerzen überdauern in der Regel die gesetzten Reize. Es können Spontan- und Nachtschmerzen auftreten. Der Schmerz wird anfangs auf kalt, später auf warm verspürt. Kälte lindert in dieser Phase oft den Schmerz. Häufig liegt auch eine beginnende Perkussionsempfindlichkeit vor (*Owatz* et al. 2007). Zusätzlich kann bereits eine geringe röntgenologische periapikale Veränderung vorhanden sein (*Hülsmann* et al. 2005).

Die **Pulpanekrose** sowie sämtliche davon ausgehenden chronischen und akuten apikalen Entzündungen des Parodonts (Parodontitis apicalis) sind durch den negativen Sensibilitätstest gekennzeichnet. Bei akutem Geschehen reagiert der Zahn auf die Perkussionsprobe positiv. Bei Abszedierungen kommt neben starken, pulsierenden Schmerzen noch die Empfindlichkeit auf Wärme hinzu.
Mögliche Differentialdiagnosen sind Sinusitis maxillaris, kraniomandibuläre Dysfunktionen, Wurzellängs-/Wurzelquerfrakturen, Dentinhypersensibilität, Parodontalabszesse (auf sog. endodontal-parodontale Läsionen wird gesondert eingegangen), Risse in der Zahnhartsubstanz, Herpes Zoster, Trigeminusneuralgie (*Rödig* et al. 2009).

5. Indikation. Die Indikation zur Wurzelkanalbehandlung besteht bei der irreversiblen Pulpitis oder der nekrotischen Pulpa mit klinischen Symptomen und/oder röntgenologisch feststellbarer apikaler Parodontitis (*European Society of Endodontology* 2006). Um die Wurzelkanalbehandlung zu beginnen, sollten mindestens immer zwei der oben genannten (reproduzierbaren) diagnostischen Kriterien zutreffen (*Rödig* et al. 2009), z. B. röntgenologische periapikale Veränderung und negativer Sensibilitätstest. Eine weitere Indikation zur Wurzelkanalbehandlung ist die sogenannte intentionelle (= beabsichtigte) Devitalisierung (*European Society of Endodontology* 2006), wenn auf Grund starker Zerstörung der klinischen Krone ein Stiftaufbau unumgänglich ist, eine Wurzelstiftkappe indiziert ist, ein zweifelhafter Pulpazustand vor der Versorgung des Zahnes vorliegt bzw. die Pulpa auf Grund einer starken Zahnfehlstellung bei der Präparation nicht erhalten werden kann. Weitere Gründe sind eine geplante Hemisektion, Trisektion, Wurzelamputation oder Prämolarisation. Auch chronisch hypersensible Zähne, z. B. auf Grund von Infrakturen, die mit anderen zahnärztlichen Maßnahmen nicht therapiert werden können, können die Indikation zur Wurzelkanalbehandlung aufweisen. Auch avulsierte Zähne mit abgeschlossenem Wurzelwachstum und Zähne mit internem Granulom sind mit einer Wurzelkanalbehandlung therapierbar. Eine Sonderform der endodontischen Behandlung stellt die Apexifikation dar. Das ist die endodontische Behandlung von Zähnen mit nicht abgeschlossenem Wurzelwachstum. Die Durchführung einer Wurzelkanalbehandlung ist jedoch nur dann indiziert, wenn

- der Zahn aus funktionellen, prothetischen, ästhetischen Gründen erhaltungswürdig ist,
- der Zahn für die Gesamtsanierung strategisch wichtig ist,
- der Zahn rekonstruierbar ist,
- das Interesse des Patienten vorhanden ist, den Zahn zu erhalten.

6. Kontraindikationen.

- nicht erhaltungswürdiger, nicht rekonstruierbarer, für die Gesamtsanierung unwichtiger Zahn (→ Extraktion)
- nicht vollständig aufbereitbarer Wurzelkanal (z. B. starke Tertiärdentinablagerungen) (→ Entscheidung im Einzelfall: Zahn belassen, WSR, Extraktion)
- Anästhesie versagt: Insbesondere im Unterkiefer kann es bei irreversibel pulpitischen Zähnen zu sogenannten Anästhesieversagern bei herkömmlichen Anästhesietechniken kommen. Als Alternative können die intraligamentäre, die intrapulpale (kann sehr schmerzhaft sein, Voraussetzung ist eine eröffnete Pulpa) und die intraossäre Anästhesie mittels Spezialapplikatoren. Die Anwendung von paraformaldeydhaltigen Pasten (sogenannte Mortalexstirpation) wird in der Fachliteratur im Allgemeinen als obsolet beurteilt. Sollten nicht alle Anästhesietechniken vorhanden sein oder sämtliche versagen, so kann auf die möglichst großflächig eröffnete Pulpa Ledermix (= kortisonhaltiges Präparat, Riemser Arzneimittel AG, D-Greifswald) aufgebracht werden. Nach dichtem Kavitätenverschluss kann nach Eintreten der Kortisonwirkung nach 2 bis 3 Wochen die Behandlung mit höherer Anästhesietiefe fortgesetzt werden.
- stark fortgeschrittene marginale Parodontitis (→ Extraktion)
- tiefe Kronen-Wurzel-Frakturen (→ Extraktion)
- eingeschränkter Allgemeinzustand des Patienten
- Unzugänglichkeit des Zahnes
- Insbesondere bei Patienten unter oder nach erfolgter Bisphosphonattherapie ist es wichtig, bei avitalen Zähnen „rechtzeitig" eine „exakte endodontische Therapie" durchzuführen (*Grötz* und *Kreusch* 2006). Bisphoshonate werden zum Beispiel beim multiplen Myelom und Karzinomen der Mamma, der Prostata, der Harnblase und der Lunge verabreicht, um Tumor-induziertem Knochenabbau sowie Knochenmetastasierungen vorzubeugen. Ebenso können auch an Osteoporose erkrankte Patienten unter Bisphosphonattherapie stehen. Bisphosphonate reduzieren die Abwehrbereitschaft des Knochens, sodass bei Extraktionen die Gefahr einer Bisphosphonat-assoziierten Knochennekrose auf Grund von Wundheilungsstörungen besteht. Die Auswirkungen auf den Knochen sind stark abhängig von der Art der Darreichung der Bisphosphonate (intravenös oder oral), der Dosierung und der Dauer.

7. Aufklärung. Vor Beginn der Wurzelkanalbehandlung muss der Zahnarzt seinen Patienten über die möglichen Behandlungsrisiken unterrichten wie z. B. ein mögliches Fehlschlagen der Behandlung oder Persistenz (= Fortdauern) der Schmerzen. Eine Wurzelkanalbehandlung stellt immer den letzten Versuch dar, einen Zahn zu erhalten. Eine unterlassene Aufklärung bezüglich der Risiken einer endodontischen Therapie sowie über eventuell mögliche Zwischenfälle, die während der Behandlung auftreten können, können unter Umständen juristische Folgen für den Zahnarzt nach sich ziehen. Zusätzlich ist es empfehlenswert, den Patienten über mögliche Alternativen sowie über die etwaigen Folgen bei Unterlassung einer Therapie hinzuweisen, z. B. mögliche Beschwerden, Abszedierung, Beeinträchtigung der Allgemeingesundheit durch Bakterien und deren Endotoxine. Bei Durchführung einer Wurzelkanalbehandlung lege artis ist die Prognose als sehr günstig einzuschätzen (*Hülsmann* 2005). In der Literatur finden sich Erfolgsquoten von bis zu 90 % nach 5 Jahren. Allerdings vermindert eine vorliegende apikale Läsion die Erfolgsaussichten. Ebenso hat die Qualität der postendontischen Restauration, insbesondere ihre Dichtigkeit, einen Einfluss auf den langfristigen Erfolg.

Therapiedurchführung

1. Anfertigen aktueller Einzelzahnfilme. Bei Bedarf aus unterschiedlichen Projektionsrichtungen

2. Schaffung einer ausreichend dimensionierten Zugangskavität. Bei mit Füllungen, Inlays und Teilkronen versehenen oder ungefüllten Zähnen erfolgt eine Kavitätenpräparation mit kompletter Kariesentfernung. Ist der betroffene Zahn mit einer insuffizienten Kronen- oder Brückenrestauration versorgt, so sollte der Zahnersatz vor Präparation der Zugangskavität entfernt werden. Aus forensischen Gründen muss die Indikation zur Entfernung im Hinblick auf die spätere Zahnersatzplanung gut dokumentiert werden (Röntgenbilder, Befunddokumentation, eventuell auch intraorale Fotos). Bei großen Brücken muss im Einzelfall Risiko und Nutzen gegeneinander abgewogen werden. Bei suffizienten Vollgusskronen kann versucht werden, die Krone unversehrt zu entfernen. Hierfür stehen z. B. der sogenannte Hirtenstab oder das Corona-flex-System (KaVo, D-Biberach) zur Verfügung. Dieser Kronenentferner wird an die Turbinenkupplung angeschlossen und durch die Turbinen-Druckluft betrieben. Ein Schnapper übt einen kurzen, starken Impuls auf die zu entfernende Krone aus. Zur Übertragung des Impulses auf die Restauration gibt es unterschiedliche Hilfsmittel. Zum Beispiel kann man mit einer speziellen Zange die Krone in oro-vestibulärer Richtung zervikal fassen. Weiter können Polymerisationshilfen verwendet werden, die an einer Keramikverblendkrone nach Konditionierung der Keramik anpolymerisiert werden. So vermeidet man, mit dem Kronenentferner direkt am empfindlichen und instabilen Kronenrand anzusetzen und reduziert gleichzeitig das Risiko von Frakturen der Keramik. Brücken können im Bereich der Interdentalräume und der Brückenzwischenglieder mit Hilfe von Schlingen umfasst werden, über die dann abwechselnd an verschiedenen Lokalisationen extrusive Impulse ausgeübt werden können. Dabei müssen die Kräfte immer in Richtung der vermutlichen Einschubrichtung ausgeübt werden – ansonsten erhöht sich die Gefahr der Dekapitation des Zahnes. Da bei sämtlichen Entfernungshilfen die Gefahr der Dekapitation des Zahnes besteht, ist der Patient vorher über das Risiko aufzuklären und muss diesem Versuch zustimmen.

Alternativ kann von okklusal durch die Restauration trepaniert und die Zugangskavität nach erfolgter Wurzelkanalbehandlung mit einer Kunststofffüllung bzw. einem Inlay versorgt werden. Behindert eine Restauration jedoch die Orientierung, die Sicht oder den Zugang zu den Wurzelkanaleingängen, so kann es durchaus auch notwendig werden, eine intakte Restauration durch Schlitzen zu entfernen (*Hülsmann* et al. 2005).

Nach dem Abtragen des Pulpakammerdachs wird das Pulpakavum dargestellt und mit NaOCl (1–3 %) gespült. Um das Kanalsystem aufzusuchen, bieten sich neben einer spitzen Sonde eine Vergrößerungshilfe und als Suchinstrumente feine Spezial-Stahlinstrumente der ISO-Größen 06–10 an. Wichtig ist eine ausreichend dimensionierte Zugangskavität mit Darstellung aller Kanaleingänge. Dabei ist der gerade Zugang von koronal in sämtliche Eingänge hilfreich, um die Gefahr einer Instrumentenfraktur zu mindern, wenn keine vorbiegbaren Nickel-Titan-Wurzelkanalinstrumente verwendet werden.

3. Kofferdam. Das Anlegen von Kofferdam bei der Wurzelkanalbehandlung ist bis auf wenige Ausnahmen wie z. B. starker Luftnot auf Grund von Asthma bronchiale unerlässlich. Der Verzicht auf das Legen von Kofferdam sollte jedoch nicht als absolute Kontraindikation für eine Wurzelkanalbehandlung gesehen werden.

Manchmal ist die räumliche Orientierung bei der Schaffung der Zugangskavität ohne Kofferdam erleichtert. Sobald ein oder zwei Kanäle aufgefunden sind und so die Orientierung gegeben ist, ist unverzüglich Kofferdam zu legen. Solange kein Kofferdam angelegt ist, sind sämtliche Aufbereitungsinstrumente gegen Verschlucken zu sichern (mit Zahnseide, Fingerkettchen etc.).

4. Arbeitslänge. Bei der Bestimmung der endodontischen Arbeitslänge sollte wenn möglich sowohl eine röntgenologische als auch eine endometrische Längenmessung erfolgen. In Ausnahmefällen kann zunächst auf eine Röntgenaufnahme verzichtet werden (Schwangere); bei Patienten mit Herzschrittmachern muss die Anwendbarkeit des Endometriegerätes zuvor abgeklärt werden. Ziel der Messung ist die Ermittlung der apikalen Konstriktion. Ein Endometriegerät kann die Konstriktion nicht messen. Es zeigt lediglich durch einen Kurzschluss zum parodontalen Ligament das absolute Kanalende an. Röntgenologisch ist die Konstriktion 0,5–2,0 mm vor dem röntgenologischen Apex zu erwarten (*European Society of Endodontology* 2006):

- Werden reproduzierbare endometrische Längen gemessen und ist im Röntgenbild das eingebrachte Instrument bis zu 2 mm koronal des röntgenologischen Apex platziert, wird die endometrisch ermittelte Länge als Arbeitslänge akzeptiert, da das Foramen apicale wahrscheinlich lateral des Apex liegt (Zweidimensionalität des Röntgenbildes!).
- Ist das auf Grund des Endometrieergebnisses eingebrachte Instrument in der Röntgenaufnahme 3 mm oder mehr vom röntgenologischen Apex entfernt, so muss von einer endometrischen Fehlmessung ausgegangen werden, da ein Austritt der Pulpa so weit koronal des röntgenologischen Apex unwahrscheinlich ist. Ein Seitenkanal könnte zum Beispiel für diese Art der endometrischen Fehlmessung verantwortlich sein. Hier sollte man sich ausschließlich am Röntgenbild orientieren.

Diese Beispiele verdeutlichen, dass es von Vorteil ist, vor definitiver Aufbereitung der Wurzelkanäle endometrische und röntgenologische Daten zur Verfügung zu haben. Hat man sich nur auf die Endometrie verlassen und werden erst nach Aufbereitung der Kanäle sogenannte Masterpointaufnahmen mit eingebrachten Guttaperchaspitzen angefertigt, könnte eine Überinstrumentierung oder bei einer Unterinstrumentierung bereits eine Stufenbildung im Kanal stattgefunden haben. Zudem kann eine Röntgenmessaufnahme zusätzliche morphologische Informationen (z. B. Verdacht auf weitere Kanäle auf Grund der Wurzelform und der in Relation dazu liegenden Instrumente) liefern.

5. Aufbereitung der Wurzelkanäle. Auch im Wurzelkanal kann durch eindringende Bakterien ein Biofilm entstehen. Ein Biofilm besteht aus einer ein- oder mehrzelligen Schicht von Bakterien, die in einer extrazellulären Matrix eingebettet sind. Daher ist sowohl die mechanische Bearbeitung als auch die ausgiebige Spülung des Kanalsystems, in ihrer Kombination auch als chemo-mechanische Reinigung bezeichnet, wichtig. Wird der Biofilm nicht ausreichend entfernt, so kann von ihm ausgehend die Infektionsgefahr fortbestehen.

Bei der Aufbereitungsmethode unterscheidet man zwischen konventioneller und maschineller Aufbereitung. Die konventionelle Aufbereitung arbeitet mit Handinstrumenten aus Stahl. Bei geraden und weitlumigen Wurzelkanälen ist die Handaufbereitung maschinellen Aufbereitungstechniken in Qualität und Zeitaufwand ebenbürtig oder sogar überlegen, da zudem höhere Größen zur Verfügung stehen

(*Schirrmeister* 2006). Bei der definitiven Aufbereitung mit maschinellen Aufbereitungsinstrumenten ist das Anlegen eines Gleitpfades notwendig. Dieser wird mit Handfeilen aus Edelstahl der ISO Größe 6 bis 15 geschaffen, um die Belastung der später folgenden Nickel-Titan-Instrumente zu verringern. Gleichzeitig wird mit diesen Pilotfeilen die endometrische Arbeitslängenbestimmung durchgeführt.

Die maschinelle Aufbereitungstechnik (360° Vollrotation mit drehmomentbegrenzten Winkelstücken oder mit individuell einstellbaren Endomotoren) erfolgt mit Nickel-Titan-Instrumenten. Dabei kann man zwischen Nickel-Titan-Systemen unterscheiden, die der charakteristischen „koronal-apikalen" (Crown-down-Technik) und der „apikal-koronalen" (Single-length-Technik) Technik folgen. Das Prinzip der Crown-down-Technik besteht darin, dass zuerst der koronale Wurzelkanalanteil bearbeitet/erweitert wird. Vorteil ist, dass eine Keimverschleppung nach apikal vermieden wird, da eventuell infizierte koronale Pulpabereiche initial entfernt werden. Erst nach der koronalen Erweiterung erfolgt eine Instrumentierung der apikalen Region.

Inzwischen sind viele verschiedene Nickel-Titan-Systeme auf dem Markt, die überwiegend nach der Single-length-Technik arbeiten. Es ist unbedingt den Herstelleranweisungen bezüglich Anwendung und Aufbereitung zu folgen. Zusätzlich hat sich die Aufbereitung mit einer reziproken Rotationsbewegung etabliert. Dabei wird meist mit einer einzigen Feile eine schneidende rotierende Bewegung mit anschließender Rückrotation ausgeführt. Dabei ist der Drehwinkel der Rückrotation reduziert.

Vor Beginn der maschinellen Aufbereitung wird bei den meisten Systemen ein Gleitpfad bis ISO Gr. 15 hergestellt. In der Regel wird heute auf die Anwendung von Gatesbohrern verzichtet, da sie zu einer starken Schwächung des Dentins führen. Stattdessen werden kurze Feilen mit großem Taper, auch von einigen Herstellern als Introfeilen geführt, für die initiale Aufbereitung empfohlen.

Man sollte bei mehrwurzeligen Zähnen immer von der Furkation weg arbeiten, um eine Perforation zu vermeiden. Bei stark gekrümmten Kanälen bieten die vollrotierenden Nickel-Titan-Wurzelkanalinstrumente Vorteile, da sie eher die ursprüngliche Kanalverlaufsrichtung beibehalten. Allerdings ist bis jetzt nicht belegt, dass die Benutzung von Nickel-Titan-Wurzelkanalinstrumenten zu höheren Erfolgsraten führt (*Schäfer* et al. 2019).

Bezüglich der Aufbereitungsgröße der Wurzelkanäle sollte unabhängig von der Diagnose irreversible Pulpitis oder infizierte Nekrose die ausreichende Spülung und Reinigung der Kanäle sichergestellt werden. Bei der infizierten Nekrose muss zusätzlich von infiziertem Kanalwanddentin ausgegangen werden. Dabei muss klar sein, dass selbst bei sehr sorgfältiger Aufbereitung ca. 1/3 des Wurzelkanals unbearbeitet bleibt. Beim infizierten Kanal wird die Keimzahl lediglich um den Faktor 100 bis 1000 reduziert.

Praktische Empfehlungen zur Mindestgröße bei der Aufbereitung:

- Die Aufbereitungsgröße sollte sich nach dem kleinsten, bis zum Apex vordringenden Spülkanülendurchmesser richten, ca. ISO Größe 30). Sollte die natürliche apikale Weite größer als ISO 30 sein, muss entsprechend weiter aufbereitet werden.
- Eine dünne Spülkanüle (Größe 30 = 30 Gauge = Außendurchmesser 0,3 mm) sollte auf minus 1 bis minus 3 mm der festgelegten Arbeitslänge eingeführt werden können. Cave: Extreme Kanalkrümmungen können dies verhindern (*Hülsmann* und *Schäfer* 2007).

6. Spülen. Das ausgiebige Spülen der Wurzelkanäle während der Behandlung ist entscheidend für den Erfolg. Bei nicht infizierten Wurzelkanälen (irreversible Pulpitis) dient die Spülung dazu, nicht instrumentiertes Weichgewebe aufzulösen, Dentinspäne aus dem Kanalsystem heraus zu spülen, die Schmierschicht an der Kanalwand zu entfernen und als Gleitmittel für die Instrumente zu wirken. Bei infizierten Wurzelkanälen (infizierte Nekrose) muss die Spüllösung zusätzlich antibakteriell wirken, die Endotoxine der Bakterien neutralisieren und das nekrotische Weichgewebe auflösen. Ein Spülprotokoll könnte wie folgt aussehen: Während der Behandlung wird ausgiebig mit 1–3%igem NaOCl gespült. Da sich während der Wurzelkanalaufbereitung eine sogenannte Schmierschicht an der Kanalwand bildet, empfiehlt sich als vorletzte Spülung vor einer Wurzelkanalfüllung eine EDTA-Spülung. Während NaOCl dazu dient, die organischen Schmierschichtbestandteile an der Wurzelkanalwand zu beseitigen, kann EDTA als 17%ige Spüllösung dazu benutzt werden, die anorganischen Bestandteile zu entfernen. Indem EDTA (= Chelator = Komplexbildner) Kalziumionen bindet, werden die Dentintubuli zugänglicher und somit die Wirkung des NaOCl verstärkt. Als Abschlussspülung nochmals mit NaOCl spülen. Alle Spülungen sollten ultraschallaktiviert erfolgen, weil sie die Kanalreinigung verbessern (*Brandt* und *Sonntag* 2016).

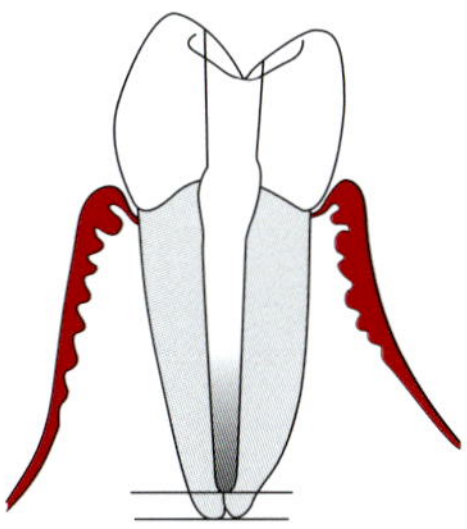

Abb. 9-9 Wurzelkanalaufbereitung bis zur apikalen Konstriktion.

7. Die medikamentöse Einlage. Bei einer irreversiblen Pulpitis, bei der nicht mit einem infizierten Endodont zu rechnen ist, kann in einer Sitzung die Wurzelkanalbehandlung von der Schaffung einer Zugangskavität bis hin zur Wurzelfüllung erfolgen. Vorteil einer einzeitigen Behandlung ist, dass das Risiko einer Infektion während der Behandlung minimiert wird. Allerdings lässt sich der Erfolg der Wurzelkanalaufbereitung, der Spülungen und letzten Endes die Schmerzfreiheit nicht überprüfen, bevor eine definitive Wurzelfüllung erfolgt. Aufgrund dieser Problematik kann auch bei einer irreversiblen Pulpitis eine Kalziumhydroxideinlage in den Kanälen erfolgen. Diese sollte dann mindestens eine Woche belassen werden. Nach ca. 2 Wochen lässt die desinfizierende Wirkung des Kalziumhydroxids nach. Bei einer infizierten Nekrose scheint es sinnvoll, eine Kalziumhydroxideinlage vorzunehmen. Die Verwendung von arsen-, paraformaldehyd-, cortison- oder antibiotikahaltigen Kanaleinlagen ist primär kontraindiziert. Als provisorisches Verschlussmaterial der Zugangskavität kann bei einer Mindestschichtstärke von 4 mm bei sicherer Verankerung für bis zu 10 Tage Cavit (3M, D-Seefeld) verwendet werden. Ansonsten sollten provisorische Verschlüsse der Zugangskavität bei geringeren Schichtstärken bzw. längeren Zeiträumen immer adhäsiv erfolgen.

8. Wurzelfüllung. Bei der Verwendung von kalziumhydroxidhaltigen Einlagen vor der definitiven Wurzelfüllung ist das vollständige Entfernen des Kalziumhydroxids stets eine Herausforderung. Die Kanäle sollten nochmals mit dem zuletzt bei der Aufbereitung verwendeten Instrument nachinstrumentiert werden und nach dem zuvor erwähnten Spülprotokoll nochmals ultraschallaktiviert gereinigt werden. Vor der Wurzelfüllung werden die Kanäle mit Papierspitzen getrocknet.

Die Wurzelkanalfüllung erfolgt mit Guttaperchaspitzen und einem Sealer (z. B. AH Plus; Dentsply DeTrey, D-Konstanz). Dabei wird als Standardtechnik die laterale, kalte Kondensation empfohlen. Es wird entsprechend der Aufbereitungslänge ein Guttapercha-Masterstift eingepasst. Zur Verdichtung werden sogenannte Spreader verwendet. Als erster Spreader wird derjenige ausgewählt, der sich bis auf Arbeitslänge einführen lässt. Nach Einbringen des Musterstiftes mit AH Plus wird nun der ausgewählte Spreader bis maximal auf Arbeitslänge minus 2 mm eingebracht und in den so entstandenen Hohlraum ein passender Guttaperchastift eingeführt (*Appel* und *Hülsmann* 2007). Auf diese Weise können weitere Spreader bestimmt werden, welche nicht bis auf Arbeitslänge vorgeschoben werden können, aber für die spätere Verdichtung hilfreich sind. Bei gekrümmten Kanälen empfiehlt es sich, vorgebogene Spreader für die laterale Kondensation, besser noch Nickel-Titan-Spreader zu verwenden.

Vor der Füllung wird eine nochmalige Desinfektion des Wurzelkanalsystems sowie eine Desinfektion der Guttaperchastifte in NaOCl empfohlen (*Appel* und *Hülsmann* 2007). Die sorgfältige Trocknung des Kanals erfolgt mit Papierspitzen. Bevor der Masterstift in den Kanal eingebracht wird, wird die Wand mit Sealer (AH Plus) benetzt. Dazu genügt das Ausstreichen der Kanäle mit einer Papierspitze, die mit Sealer beschickt ist. Der Masterstift wird nun durch vorsichtiges Einführen des ersten Spreaders bis ca. 1 bis 2 mm vor Arbeitslänge lateral verdrängt. Der vorher auf diese Spreadergröße abgestimmte, mit Sealer beschickte Guttaperchastift wird in die vom Spreader geschaffene Spur eingeführt. Es wird empfohlen, mit dieser Systematik so lange fortzufahren, bis die zuvor ausgewählten Spreader nur noch bis knapp unterhalb der Kanaleingänge eindringen können (*Appel* und *Hülsmann* 2007). Andere Autoren geben an, dass es ausreicht, den ersten Spreader 3–4 mm kürzer als den Masterstift einzubringen (*Hellwig* et al. 2009), und dass die Kompaktion beendet werden kann, wenn sich ein dünner Spreader nur noch bis Mitte der Arbeitslänge einführen lässt. Wichtig ist in jedem Fall, dass bei dieser Technik Kräfte angewandt werden, die nicht größer als der Druck bei Handhabung einer Bleistiftmine sind, um die Gefahr einer Wurzellängsfraktur zu verringern. Abschließend werden die Guttaperchastifte mit einem heißen Instrument abgetrennt und nochmals im Bereich der Kanaleingänge verdichtet.

Darüber hinaus gibt es noch eine Vielzahl weiterer Wurzelfülltechniken wie die vertikale Verdichtung erwärmter Guttapercha oder Trägersysteme mit erwärmter Guttapercha oder die Single-Cone-Technik, bei der ein einzelner Guttaperchastift, abgestimmt auf die Normgröße des letzten Aufbereitungsinstruments, in den Kanal eingebracht wird. Insbesondere Letztere erlauben eine wesentlich zeitsparendere, dichte Füllung des Wurzelkanals.

9. Postendodontische Versorgung. Eine möglichst baldige postendodontische Versorgung mit adhäsiv befestigtem Kompositstumpfaufbau oder bei Bedarf mit einem Stiftkernaufbau (siehe Kap. 9.2.6) ist angezeigt, um eine Reinfektion des Wurzelkanals von koronal zu vermeiden (nach 1–2 Tagen, da die Abbindezeit von AH Plus ca. 8 Stunden beträgt).

9.2.5.2 Spezielle Probleme: Endodontal-parodontale Läsionen

Häufig weitet sich ein von der Zahnpulpa ausgehender pathologischer Zustand auf das Desmodont aus oder aber eine parodontale Erkrankung greift auf die Pulpa über. Dabei bewirkt eine endodontale Läsion meist Symptome im Bereich des apikalen Parodonts, während eine parodontale Läsion in der Regel vom marginalen Parodont ausgeht, entlang des Desmodontalspalts in die Tiefe penetriert und über Seitenkanälchen oder das Foramen apicale bzw. die Foramina apicalia die Pulpahöhle erreichen kann. Entsprechend der pathologischen Gegebenheiten können folgende Kombinationen von endodontal-parodontalen Läsionen unterschieden werden (Abb. 9-10):

- primär endodontale, sekundär parodontale Läsionen
- primär parodontale, sekundär endodontale Läsionen
- echt kombinierte Läsionen

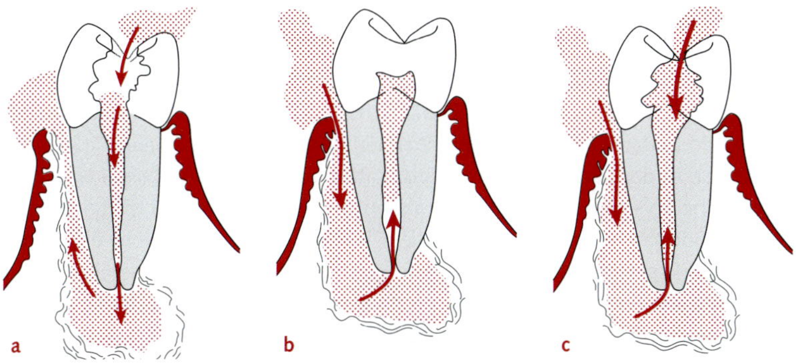

Abb. 9-10 Endodontal-parodontale Läsionen. **a** primär endodontale, sekundär parodontale Läsion; **b** primär parodontale, sekundär endodontale Läsion; **c** echt kombinierte Läsion.

Primär endodontale, sekundär parodontale Läsionen

Ursachen für die Läsionen sind eine Pulpanekrose oder eine insuffiziente Wurzelkanalbehandlung. Der betreffende Zahn ist daher nicht mehr sensibel. Röntgenologisch imponiert eine periapikale Aufhellung. Verantwortlich für die periradikuläre Aufhellung sind unter anderem die Membranbestandteile gramnegativer Keime (*Zehnder* et al. 2004). Sind Seitenkanäle vorhanden und infiziert, so ist im Röntgenbild auch eine laterale Aufhellung nachzuweisen. Klinisch kann sich im apikalen Bereich ein Fistelgang ausbilden, wobei sich dieser oft nicht auf Höhe desselben Zahns befindet. Ein Röntgenbild, das mit einer in den Fistelgang eingelegten Guttaperchaspitze angefertigt wird, kann Auskunft darüber geben, von welchem Zahn die Fistel ausgeht.

Bisweilen entleert sich als Folge einer primär endodontalen Läsion aus dem Sulkus Exsudat, das entlang des Desmodontalspalts von apikal nach koronal gewandert ist. In diesem lokal begrenzten, schmalen Bereich ist eine große Sondierungstiefe nachzuweisen. Die Therapie der Wahl bei primär endodontalen Läsionen besteht in einer Wurzelkanalbehandlung. Ein Scaling ist zu unterlassen, weil damit irreversible Schäden (Entfernung noch vorhandener organischer Matrix) und eine Taschenbildung provoziert werden würden.

Ein weiterer Auslöser für eine vom Endodont ausgehende parodontale Läsion sind Perforationen durch Abweichen vom natürlichen Wurzelkanalverlauf bei endodontischer Behandlung (sog. „via falsa"). In Abhängigkeit der strategischen Bedeutung (z. B. Erhalt einer geschlossenen Zahnreihe) und der Lokalisation der Perforation können und sollten Versuche zum Erhalt des Zahnes unternommen werden. Sind koronale Wurzelabschnitte betroffen, so lässt sich der Zahn evtl. durch die Verlegung der Perforationsstelle auf Höhe oder oberhalb der Gingiva mit Hilfe eines apikalen Verschiebelappens retten. Ist die Perforation peripher vollständig vom Parodontium umgeben, bzw. liegt sie in der Furkation bei mehrwurzeligen Zähnen, so gilt als Standardmaterial zum biokompatiblen und dichten Verschluss MTA (Mineral Trioxide Aggregate). Es besteht aus Trikalziumsilikat, Wismutoxid (20 %), Dikalziumsilikat, Trikalziumalumat, Tetrakalziumaluminoferrit und Gips. Voraussetzung für die adäquate Deckung tiefer lokalisierter Perforationen ist in der Regel die Verwendung eines OP-Mikroskops.

Primär parodontale, sekundär endodontale Läsionen

Prinzipiell erscheint es möglich, dass ein infiziertes Parodont auch die Gesundheit des Endodonts auf verschiedenen Infektionswegen wie über Seitenkanäle und Dentintubuli beeinträchtigen kann. Eine ältere Studie von *Langeland* et al. (1974)

zeigte, dass die Pulpa erst gefährdet ist, wenn die Parodontitis den Apex erreicht hat. So lange jedoch der Zahn auf die Sensibilitätsprobe positiv reagiert, ist von einer Wurzelkanalbehandlung abzusehen und sich auf die Parodontitistherapie zu beschränken. Radiologisch können nämlich profunde marginale Parodontitiden einer endodontalen Läsion gleichen! Reagiert der Zahn auf eine Sensibilitätsprobe negativ, so ist der Schweregrad der Parodontitis und der Aufwand einer endodontischen Therapie gegenüber einer Extraktion abzuwägen. Denkbar ist zum Beispiel eine endodontische Therapie, wenn die Infektion über das Parodont über einen koronalwärts gelegenen Seitenkanal erfolgt ist und auf Grund von verbleibendem parodontalem Attachment und einer erfolgversprechenden Endodontie die Gesamtprognose des Zahnes als positiv zu bezeichnen ist.

Echt kombinierte Läsionen

Echt kombinierte Läsionen sind unabhängig voneinander entstanden. Auf der einen Seite liegt eine Pulpanekrose (negative Sensibilität), auf der anderen Seite eine parodontale Erkrankung (Attachmentverlust, Plaque, Zahnstein, Konkremente) vor. Kommen beide Läsionen miteinander in räumlichen Kontakt, so lassen sie sich nicht von endodontal-parodontalen Läsionen mit sekundärer parodontaler bzw. endodontaler Mitbeteiligung unterscheiden.

Die Therapie besteht bei echt kombinierten Läsionen zunächst nur aus einer Wurzelkanalbehandlung. Rund 6 bis 8 Wochen nach Beginn der endodontischen Therapie noch vorhandene Läsionen sind allein parodontal bedingt; sie werden erst zu diesem Zeitpunkt therapiert (Scaling, Root Planing, u. U. Parodontalchirurgie). In Zweifelsfällen gilt bei endodontal-parodontalen Läsionen:

- Wurzelkanalbehandlung
- kein aggressives Scaling und Root Planing, sondern Zerstörung des schädlichen Biofilms mit Ultraschall und Chlorhexidin (*Zehnder* et al. 2004)
- Eine notwendig erscheinende Parodontaltherapie wird frühestens einige Monate nach der endodontischen Therapie fortgeführt.

Auch die Wurzellängsfraktur ist eine kombinierte Läsion und weist häufig einen radiologischen Knochenverlust auf. Dies gilt auch für bereits wurzelkanalbehandelte Zähne. Charakteristisch ist ein v-förmiger bukkaler Knochenverlust. Die Therapie besteht in der Regel in der Extraktion des betreffenden Zahns.

9.2.5.3 Revision einer Wurzelfüllung

Eine Entfernung der vorhandenen Wurzelfüllung kann notwendig werden, wenn sie insuffizient ist, der Zahn röntgenologische Zeichen einer beginnenden oder persistierenden apikalen Parodontitis zeigt und/oder der Zahn klinische Symptome aufweist. Das gilt ebenso für Zähne, deren koronale Restauration erneuert werden muss oder deren koronale Zahnhartsubstanz gebleicht werden soll (*European Society of Endodontology* 2006). Die Revisionsbehandlung kann orthograd oder chirurgisch erfolgen. Klinische Zeichen eines endodontischen Misserfolges sind Schmerzen, Verlust der Kaufunktion, intra- oder extraorale Schwellungen und Fistelung im Bereich des Zahnes.

Radiologisch schließt eine nicht darstellbare apikale Aufhellung die knöcherne Läsion nicht aus. In manchen Fällen muss die digitale Volumentomographie zur Beurteilung herangezogen werden. Bei der Ausheilung apikaler Läsionen ist der Zeitraum zu berücksichtigen: Über 80 % sind nach einem Jahr ausgeheilt (*Ørstavik* 1997). In einzelnen Fällen kann die Heilung bis zu 4 Jahre dauern.

Gründe für einen endodontischen Misserfolg können u. a. eine unzulängliche Kanalaufbereitung mit und ohne Aufbereitungsfehler, unzugängliche Kanalbereiche (Obliterationen, zusätzliche Kanäle, frakturierte Instrumente), extraradikuläre Entzündungen, echte apikale Zysten, Fremdkörperreaktionen auf überpresstes Wurzelkanalfüllmaterial und Dentinfrakturen sein (*Siqueira* et al. 2014). Nur bei den ersten Ursachen verspricht eine orthograde Revisionsbehandlung Erfolg. Der häufigste Grund für eine Revision ist die Persistenz von Mikroorganismen und eine damit verbundene postendodontische apikale Parodontitis.

Vor einer Revisionsbehandlung ist der Patient über die Behandlungsalternativen aufzuklären. Grundsätzlich ist die orthograde Revision, wenn möglich, der chirurgischen vorzuziehen. Die Erfolgswahrscheinlichkeit liegt bei Revisionsbehandlungen zwischen 70 und 80 % (*Farzaneh* et al. 2004). Liegen Aufbereitungsfehler vor, sinkt sie auf 47 % (*Gorni* und *Gagliani* 2004). Für die praktische Durchführung gelten dieselben Richtlinien wie für die Initialbehandlung. Zuerst muss erneut eine Zugangskavität geschaffen und der Kavitätenboden dargestellt werden. Wurzelstifte müssen entfernt werden. Das gelingt mit speziellen Ultraschallansätzen. Adhäsiv befestigte Zirkonoxidkeramikstifte können in der Regel nicht sicher entfernt werden; hier besteht erhöhte Perforationsgefahr. Die Guttapercha kann mit verschiedenen Methoden entfernt werden, die meist in Kombination genutzt werden.

Durch Applikation von Wärme mit erhitzten Pluggern oder speziellen Geräten (z. B. System B SybronEndo, Orange, USA) wird das Eindringen von Instrumenten und Lösungsmitteln erleichtert. Als Lösungsmittel werden Xylol oder Eucalyptusöl benutzt (Chloroform wird wegen seines karzinogenen Potentials nicht mehr verwendet). Die mechanische Entfernung erfolgt vorzugsweise mit K-Feilen; Hedströmfeilen tragen oft nur einseitig ab und haben ein erhöhtes Frakturrisiko. Es gibt von vielen Herstellern spezielle vollrotierende oder reziprok einzusetzende Revisionsfeilen, aber kein System hat sich gegenüber der manuellen Entfernungstechnik als überlegen erwiesen (*Siqueira* et al. 2014). Verbliebene Reste von Guttapercha können im Anschluss durch ausgiebiges ultraschallaktiviertes Spülen mit NaOCL (1–3 %) entfernt werden. Apikal überextendierte Guttapercha-Anteile können nur schwer entfernt werden und verschlechtern die Prognose der Revision ebenso wie eine Begradigung des Wurzelkanals, Stufenbildung unterhalb einer Krümmung, feste Hindernisse (Silberstifte, frakturierte Instrumente) und apikale Perforationen. Die erneute Kanalaufbereitung folgt den zuvor dargestellten Prinzipien der Erstbehandlung. Allerdings sollte nach erreichter Durchgängigkeit des Kanalsystems die apikale Masterfeile in Abhängigkeit der vorhandenen apikalen Weite mindestens zwischen ISO 35 und 45 betragen (*Albrecht* et al. 2004). Ob eine medikamentöse Einlage mit Kalziumhydroxid bei Zähnen mit apikaler Parodontitis einen positiven Effekt auf die Ausheilung hat, ist in der Literatur umstritten (*Molander* et al. 2007). Die Wurzelfüllung nach Revision ist oft erschwert, da es nach Stiftentfernung und Kanalerweiterung einschließlich weit offener Apices leicht zu Überfüllungen und Überextensionen kommen kann. Dementsprechend muss die Fülltechnik individuell gewählt werden.

9.2.6 Konservierende Vorbehandlung vitaler Pfeilerzähne

Zähne, die im Rahmen der prothetischen Rehabilitation nicht überkront werden bzw. nicht als Pfeilerzähne fungieren, werden entsprechend der üblichen konservierenden Therapie mit Füllungen versorgt.

Bei prothetischen Pfeilerzähnen wird nach Entfernung vorhandener Karies verloren gegangene Zahnsubstanz mit plastischen Materialien wiederaufgebaut. Unter Verwendung von Dentinadhäsiven (z. B. ClearfilNew Bond oder Clearfil SE Bond; Kuraray, J-Osaka) ist ein dichter Verbund zum Dentin möglich. Dieser Verbund ermöglicht spaltfreie Aufbauten, ohne die Pulpa zu gefährden (*Simons* et al. 1999, *Wegner* et al. 2004). Für die Aufbauten selbst werden Kompositkunststoffe (Hybridkomposite) verwendet. Vor allem bei großflächigen Aufbauten besteht jedoch die Gefahr, dass es durch Schrumpfung während der Polymerisation zu einer Spaltbildung zwischen Zahn und Kompositaufbaumaterial kommt. Diese Gefahr lässt sich, wie oben bereits erwähnt, durch die Applikation von Dentinadhäsiven reduzieren.

Materialien:
Kompositkunststoff (z. B. Clearfil F2, Clearfil Core oder Clearfil DuoCore Plus; Kuraray), immer nur nach vorgängiger Anwendung eines Dentin-Haftvermittlers (z. B. Clearfil New Bond oder Clearfil SE Bond).

Anwendungsbeispiel:
- Anlegen von Kofferdam
- Zahnhartsubstanzkonditionierung mit 33–37 % Phosphorsäuregel für 10–15 Sekunden, nach Absprayen und Trocknen Applikation des Dentinadhäsivs Clearfil New Bond (Anmischen im Verhältnis 1:1, Kavität damit einpinseln und danach verblasen.) oder bei Anwendung des selbstätzenden Clearfil SE Bond den Primer auftragen und 30 Sekunden einwirken lassen, dann verblasen, das Adhäsiv auftragen und verblasen und mit einer Polymerisationslampe ausreichend lange aushärten. Alternativ können auch moderne selbstätzende Multimode-Dentinadhäsive zur Anwendung kommen, bei denen das Dentinadhäsiv mit und ohne vorgängige Phosphorsäure-Ätzung erfolgreich eingesetzt werden kann (*Frankenberger* et al. 2015). Produktbeispiele sind Adhesive Universal (Ivoclar Vivadent, FL-Schaan) und Clearfil Universal Bond Quick (Kuraray).
- Kunststoffapplikation (Clearfil F2 oder Clearfil Core): Hierzu wird das Komposit mit Hilfe eines Kunststoffspatels 1:1 angemischt und mit einer speziellen Applikationspistole (Hawe Centrix Posterior, Hawe, CH-Gentilino) eingebracht. Abschließend lässt man den autopolymerisierenden Kunststoff unter Druck aushärten. Alternativ kann der dualpolymerisierende Kompositkunststoff Clearfil DuoCore Plus verwendet werden. Bei größeren Aufbaufüllungen sollte hier für 5 Minuten die beginnende chemische Härtung abgewartet werden, bevor zusätzlich mit Licht polymerisiert wird, um den Polymerisationsstress zu reduzieren.

Bei vitalen Zähnen ist die zusätzliche Verwendung von parapulpären Stiften und Schrauben wegen der entstehenden Spannungen im Dentin sowie der Gefahr der Perforation des Zahns und der Möglichkeit einer Verletzung der Pulpa nicht indiziert.

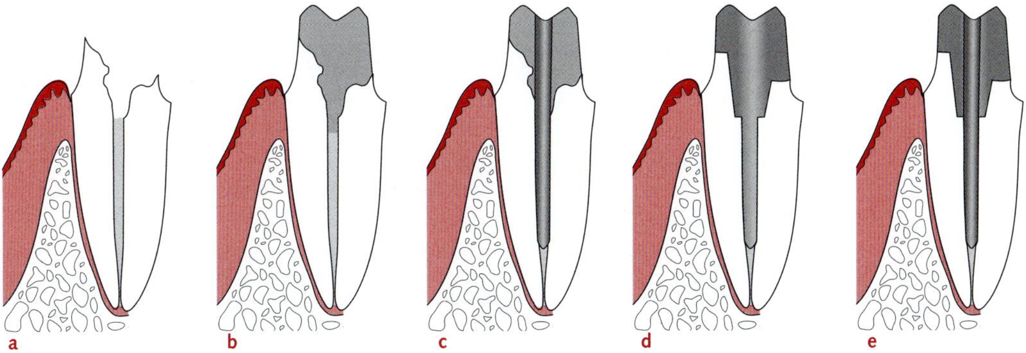

Abb. 9-11 Postendodontische Aufbaumöglichkeiten. **a** Ausgangssituation mit Wurzelkanalfüllung; **b** „gepinnter Kompositaufbau" unter Einbeziehung der Wurzelkanaleingänge; **c** halbkonfektionierter Stiftaufbau mit konfektioniertem Stift und Kompositaufbau; **d** halbkonfektionierter Stiftaufbau mit konfektioniertem Stift und angegossenem Metallaufbau; **e** geteilter Stiftaufbau mit konfektioniertem Stift und separat hergestelltem Aufbau.

9.2.7 Konservierende Vorbehandlung devitaler Pfeilerzähne

Bei devitalen prothetischen Pfeilerzähnen wird nach Entfernung vorhandener Karies und Durchführung einer suffizienten Wurzelkanalbehandlung die verloren gegangene Zahnsubstanz wieder aufgebaut. Dies kann mit einfachen plastischen Aufbauten bis hin zu Stiftkernaufbauten erfolgen. Entgegen früherer Ansichten verstärken Wurzelstifte devitale Zähne nicht, sondern schwächen sie zusätzlich und bergen immer das Risiko einer iatrogenen Wurzelperforation. Bei ausreichender Restzahnhartsubstanz bietet die Adhäsivtechnik heute die Möglichkeit, Stumpfaufbauten ohne Wurzelstifte adäquat zu verankern (*Edelhoff* et al. 2003). Daher sollten Wurzelkanalstifte nur noch dann zum Einsatz kommen, wenn die koronale Zahnhartsubstanz für die adhäsive Retention des Aufbaus ungenügend ist.

Bei kleineren bis mittleren Hartsubstanzdefekten (3–4 erhaltene Wände) wird ein in die Wurzelkanaleingänge erweiterter Kompositaufbau („gepinnter Kompositaufbau") empfohlen. Bei größeren Hartsubstanzdefekten (1–2 erhaltene Wände) sind halbkonfektionierte Stiftaufbauten mit einem vorgefertigten Stift und Kompositaufbau adäquat, während bei sehr ausgeprägten Hartsubstanzdefekten (0–1 erhaltene Wand) der klassische Stiftkernaufbau das Mittel der Wahl ist. Dabei wird an einen vorgefertigten Stift aus Metall ein Metallaufbau angegossen bzw. ein vollkeramischer Aufbau an einem Zirkonoxidkeramikstift adhäsiv befestigt (Abb. 9-11). Auf das Aufpressen von Glaskeramik auf einen Zirkonoxidkeramikstift sollte wegen einer Schwächung des Wurzelstiftes verzichtet werden. In Fällen besonders weiter Wurzelkanäle kann es sinnvoll sein, komplett individuell gegossene metallische oder CAD/CAM gefräste zirkonoxidkeramische Stiftkernaufbauten herzustellen. Welche Art des Stift-Stumpfaufbaus verwendet wird, scheint bei der Langzeitbewährung endodontisch versorgter Zähne keine entscheidende Rolle zu spielen, solange noch eine adäquate Menge an Restzahnhartsubstanz vorhanden ist (*Fokkinga* et al. 2007). In diesem Fall lag die 17-Jahresüberlebensrate unabhängig vom Aufbau und der Verwendung eines Wurzelstiftes bei 71 % bis 80 % (restaurationsbezogen) und bei 83 % bis

Tab. 9-1 Empfehlungen bei der Anfertigung von Kronenstumpfaufbauten

Vorhandene Zahnwände	Art des Aufbaus
3–4 Wände vorhanden	adhäsiv befestigter Kompositaufbau mit Wurzelkanalpin(s)
1–2 Wände vorhanden	halbkonfektionierter Aufbau: konfektionierter Stift mit Kompositaufbau
0–1 Wand vorhanden	halbkonfektionierter Aufbau: konfektionierter Stift mit angegossenem Metallaufbau bzw. verklebtem Keramikaufbau Modellation des Aufbaus komplett im Mund, bzw. Modellation des Aufbaus indirekt im Labor
	individuell hergestellter gegossener Aufbau: Modellation des Aufbaus komplett im Mund, bzw. Modellation des Aufbaus indirekt im Labor

92 % (zahnbezogen). Bei geringer Menge an verbliebener Zahnhartsubstanz sank die Überlebensrate der mittels Wurzelstift und Kompositaufbau versorgten Zähne signifikant stärker als bei Zähnen, die mit gegossenen Stiftkernaufbauten versorgt worden waren.

Insbesondere beeinflussen der Erhalt von Kavitätenwänden und die vertikale Wurzelumfassung des Aufbaus („Ferrule Design" oder „Fassreifeneffekt") die Langzeitbewährung maßgeblich (*Fokkinga* et al. 2007, *Naumann* et al. 2018). In einer Laborstudie (*Libman* und *Nicholls* 1995) wurde eine vertikale Umfassung des Aufbaus von mindestens 1,5 mm definiert, um eine ausreichende Stabilität zu erzielen. Eine ausreichende Wurzelumfassung sollte daher unabhängig von der Art des Aufbaus bei allen wurzelkanalbehandelten Pfeilerzähnen eingehalten werden (Abb. 9-11).

Zusammenfassend lässt sich sagen, dass die Art des Aufbaus, der letztendlich verwendet wird, primär von der Restzahnsubstanz des Pfeilerzahnes abhängt. Anlehnend an die Klassifikation von *Naumann* (2003) wird empfohlen, die Verwendung eines Wurzelstifts und die Art des Stumpfaufbaus bei endodontisch behandelten Zähnen von der individuellen Größe des Zahnhartsubstanzdefektes abhängig zu machen (Tab. 9-1).

9.2.7.1 Differentialtherapie der gängigen Wurzelstiftmaterialien

Titanlegierungen/Reintitan. Die Verwendung eines Titanstifts ist aufgrund der Biokompatibilität und Korrosionsresistenz sinnvoll. Im Vergleich zu Stiften aus goldhaltigen Legierungen sind Titanstifte zudem relativ preisgünstig. Vor allem in Fällen, in denen eine Wurzelspitzenresektion auf Höhe des Stiftes ansteht, bietet die gute Biokompatibilität des Titans optimale Voraussetzungen. Ästhetischer Nachteil des Titanstifts ist seine dunkel durchschimmernde Farbe. Im Bereich der halbkonfektionierten Stifte mit Kompositaufbau lässt sich der Titanstift problemlos verarbeiten. Bei Stiftaufbauten mit einem hochgoldhaltigen Aufbau ist der Titanstift allerdings nicht angießbar und es muss ein sogenannter „geteilter Stiftaufbau" hergestellt werden. Dabei wird der Aufbau im Labor separat gegossen. Bei der Eingliederung des geteilten Stiftaufbaus wird der mit Zement bestrichene Aufbau auf den Zahnstumpf aufgesetzt und der ebenfalls mit Zement bestrichene Titanstift durch den Aufbau hindurch in die Stiftbohrung eingebracht.

Edelmetall-Legierungen (Heraplat). Im Bereich der Stiftkernaufbauten mit metallischem Aufbau ist der hochgoldhaltige Stift das Mittel der Wahl, da er voll angussfähig ist. Hierzu liegen gute Daten zur Langzeitbewährung vor (*Fokkinga* et al. 2007). Genereller ästhetischer Nachteil dieser Stiftkernaufbauten ist die fehlende Transluzenz und die dunkle Farbe.

Zirkonoxidkeramikstifte. Die Verwendung von Zirkonoxidkeramikstiften ist aufgrund ihrer sehr guten Biokompatibilität und der guten ästhetischen Eigenschaften vor allem im Frontzahnbereich von Vorteil. Auch dieses Material bietet bei einer notwendigen Wurzelspitzenresektion auf Höhe des Stiftes optimale biologische Voraussetzungen. Im Bereich der halbkonfektionierten Aufbauten mit Komposit lässt sich der Zirkonoxidkeramikstift problemlos verarbeiten. Bei Stiftaufbauten mit einem gepressten Aufbau zeigen Studien, dass die Anpresstechnik schlechtere Stabilitätswerte liefert als ein geteilter Stiftaufbau mit separatem vollkeramischem Aufbau (*Jeong* et al. 2002). In der Regel werden die Zirkonoxidkeramikstifte adhäsiv befestigt. Hierzu eignen sich besonders MDP-haltige Kompositkleber (Konditionierung und Vorgehen siehe Kap. 30.16 und 30.17). Die Überlebensraten von mit Zirkonoxidkeramikstiften versorgten Zähnen lagen nach 2–4 Jahren bei 100 % beim direkten Kompositaufbau bzw. zwischen 95 % (*Paul* und *Werder* 2004) und 100 % (*Nothdurft* und *Pospiech* 2006) beim glaskeramischen Aufbau. In der bisher einzigen klinischen Langzeitstudie mit an den Universitäten in Freiburg und Kiel eingegliederten Wurzelstiften aus Zirkonoxidkeramik (*Bateli* et al. 2014) versagten nach durchschnittlich 12,5 Jahren Beobachtungszeit 9,4 % der Stifte. Werden andere Misserfolgsgründe (z. B. endodontische Misserfolge) hinzugerechnet, betrug die Überlebensrate der mit Zirkonoxidkeramikstiften versorgten Zähne nach 10 Jahren 81,3 %, was vergleichbar ist mit Zähnen, die mit Metallstiften und Kompositaufbau versorgt wurden (*Fokkinga* et al. 2007).

Glasfaserstifte. Diese Stifte werden aufgrund der guten ästhetischen Eigenschaften und der im Notfall möglichen Wiederentfernbarkeit vor allem im Frontzahnbereich häufig verwendet. Allerdings sind die Glasfaserstifte ausschließlich mit direkten Kompositaufbauten kombinierbar und es liegen deutlich höhere Misserfolgsraten in längerfristigen klinischen Studien vor, als sie für Metall- oder Zirkonoxidkeramikstifte publiziert wurden. In einer 10-Jahresstudie wurden drei unterschiedliche Glasfaserstifte adhäsiv befestigt und mit direkten Kompositaufbauten versorgt (*Naumann* et al. 2012). Die jährliche Versagensrate betrug 4,6 %, d. h. 46 % nach 10 Jahren. In einer randomisierten klinischen Studie mit selbstadhäsiver Befestigung der Wurzelstifte (*Naumann* et al. 2017) betrug die 10-Jahresüberlebensrate für Glasfaserstifte mit Kompositaufbau 58,7 % und für Titanstifte mit Kompositaufbau 74,2 % bei Zähnen mit zwei und weniger Dentinwänden, aber vorhandener vertikaler Wurzelumfassung (2 mm). Die Überlebensrate sank nach 8 Jahren drastisch. Auch eine Meta-Analyse zur Bewährung von Glasfaser- und Metallwurzelstiften betätigt die Überlegenheit der Metallstifte (*Figueiredo* et al. 2015). Die errechnete 5-Jahresüberlebensrate betrug für Metallstifte 90 %, für Faserstifte nur 83,9 %. Die Rate an Wurzelfrakturen war vergleichbar, obwohl diese ja bei Glasfaserstiften eigentlich seltener auftreten sollten. Das schlechtere Abschneiden der Glasfaserstifte lässt sich zum Teil durch ihre starke Alterung bei Wasseraufnahme erklären. Nach abgeschlossener Wasseraufnahme in die Faserstifte, die im mit ca. 12 % feuchten Dentin langfristig stattfindet, sinkt die Festigkeit eines Glasfaserstiftes auf ungefähr die Hälfte seiner Ausgangsfestigkeit (*Vichi* et al. 2008). Generell lassen sich die Daten eines Glasfaserstiftsystems aber nur bedingt auf andere Systeme übertragen, da die Bruchfestigkeit als auch die Struktur der einzelnen Glasfaserstifte von Hersteller zu Hersteller stark differieren (*Seefeld* et al. 2007). Aus diesem Grund empfehlen die Autoren Glasfaserstifte nur als eine Art Makrofüller in Fällen, in denen weitlumige Wurzelkanäle vorliegen, aber eigentlich kein Wurzelstift benötigt wird (3–4 Restwände). In diesen Fällen minimiert der Wurzelstift den Stress, der durch die Polymerisationsschrumpfung des Kompositaufbaumaterials entsteht, da der Stift das Volumen des auspolymerisierenden Kompositmaterials deutlich verringert. Bei größeren Zahnhartsubstanzdefekten ist es nach der heutigen Datenlage sinnvoll, Stiftsysteme aus Metall oder Zirkonoxidkeramik zu verwenden, deren Festigkeit deutlich höher ist und die wiederum durch Alterung deutlich weniger abnimmt.

9.2.7.2 Individueller Kompositstumpfaufbau mit Kompositpins

Modellation eines individuell hergestellten Aufbaus aus plastischem Material (Komposit) mit kleinen Kompositpins (Zapfen), die zur besseren Verankerung des Aufbaus individuell in die leicht ausgeschachteten Wurzelkanaleingänge hineinragen.

Indikationen

- Aufbauten an wurzelbehandelten Zähnen mit stark reduziertem Parodont, die nach dem Prinzip von *Carnevale* (*Carnevale* et al. 1981, *Di Febo* et al. 1985) versorgt werden
- geplante Hemisektion, Prämolarisierung oder Trisektion
- Bei Molaren, da diese primär ein größeres Zahnvolumen und somit oftmals genügend Dentinmasse zur Verankerung eines plastischen Füllungsmaterials besitzen. Zudem bestehen bei Molaren häufig Schwierigkeiten, in die engen und gekrümmten Kanäle Stifte zu setzen.
- bei allen anderen Zähnen mit ausreichender Zahnhartsubstanzstärke (3–4 Pfeilerzahnwände sind noch vorhanden)

Kontraindikationen

- zu wenig Zahnhartsubstanz vorhanden
- insuffiziente Wurzelkanalfüllung

Vorteile

- geringer Zeitaufwand
- Es muss keine zusätzliche Zahnhartsubstanz entfernt werden, was wiederum zu einer weiteren Schwächung des Zahnes führen würde (z. B. für eine Stiftbohrung bzw. das Entfernen unter sich gehender Bereiche).

Nachteil

- geringere Retention als individuell gegossene oder halbkonfektionierte Aufbauten

Voraussetzung

- Die Ränder der späteren Rekonstruktion müssen zirkulär mindestens 1,5 mm im Dentin liegen.

Vorgehensweise

- Mit einer heißen Sonde, Reamern und passenden Rosenbohrern wird die Guttapercha im koronalen Anteil (2 bis 3 mm) aus dem Kanal entfernt.
- weiteres Vorgehen siehe Kap. 9.2.6

9.2.7.3 Halbkonfektionierte Stumpfaufbauten (konfektionierter Stift mit plastischem Aufbau)

Hierbei wird an einem konfektionierten Stift, der aus unterschiedlichen Materialien bestehen kann, ein plastischer Kompositaufbau modelliert. Dabei lassen sich unterschiedliche Stiftsysteme zur Verankerung im Wurzelkanal unterscheiden:

Zylindrische Stifte

- Vorteil: größere Retention im Wurzelkanal als konische Stifte
- Nachteile: Gefahr der Wurzelschwächung (hoher Substanzverlust im apikalen Bereich)
- Gefahr der Perforation
- Beispiel: Para-Post-System, Whaledent, D-Friedberg

Konische Stifte

- Vorteile: gute Passgenauigkeit, leicht anzupassen, geringe Wurzelschwächung
- Nachteile: geringere Retention als zylindrische Stifte, relativ hoher Substanzverlust im koronalen Wurzelbereich
- Beispiel: ER-Stiftsystem (=*Hofmann*-Stifte, Komet, Brasseler, D-Lemgo)

Zylindrisch-konische Stifte

- Vorteile: die anatomische Form (apikal konisch, koronal parallel) des Wurzelkanals weitgehend nachahmend, gute Retention im Wurzelkanal
- Nachteil: geringere Retention als Schraubensysteme
- Beispiel: Dentsply Core & Post System CTS (Dentsply DeTrey, D-Konstanz)

Schraubensysteme (heute nicht mehr empfohlen)

- Vorteil: erhöhte Retention gegenüber Stiften
- Nachteile: Auftreten von Spannungen bis hin zu Spannungsrissen beim Eindrehen der Schraube, erhöhte Gefahr einer Wurzelfraktur, Gefahr der Perforation. Diese Nachteile werden in einer randomisierten klinischen Studie, in der die Überlebensrate eines Schraubensystems mit nur 50 % nach 5 Jahren signifikant schlechter war als die eines zylindrischen/konischen Stiftsystems, bestätigt (*Schmitter* et al. 2011).
- Beispiel: Endofix plus (=Wirz-Schraube; Atec Dental, D-Ebringen); RadixAnker (Maillefer, CH-Ballaigues; Vertrieb in Deutschland: Dentsply Sirona, D-Bensheim)

Aufgrund der Vor- und Nachteile der verschiedenen Systeme empfehlen die Autoren die Verwendung von konischen Stiften. Folgende Legierungen werden bei den vorgestellten Stift- bzw. Schraubensystemen verwendet:

- Titanlegierungen/Reintitan
- Edelmetall-Legierungen
  - Heraplat (Gold-Platin) (voll angussfähig) (Massenanteile: Gold 61 %, Platin 23,8 %, Palladium 15 %, Rhodium 0,2 %)
  - ELD (Silber-Palladium) (bedingt angussfähig) (Massenanteile: Silber 52,5 %, Palladium 35 %, Platin 5 %, Kupfer 7 %, Zink 0,5 %). An ELD-Stifte kön-

nen Edelmetall-Legierungen mit einem Liquiduspunkt unter 1000 °C angegossen werden. Für höherschmelzende Legierungen muss ein Heraplat-Stift verwendet werden.

- Zirkonoxidkeramikstifte
  - Cerapost (Komet, Brasseler, D-Lemgo)
- Glasfaserstifte

Von den aufgeführten Legierungen haben sich unter werkstoffkundlichen, biologischen, ästhetischen und klinischen Überlegungen vor allem die folgenden Materialien für unterschiedliche Indikationen durchgesetzt:

- Titanlegierungen/Reintitan
- Edelmetall-Legierungen (Heraplat)
- Zirkonoxidkeramikstifte
- Glasfaserstifte

Zusammenfassend lässt sich sagen, dass ein konisches Stiftsystem, welches mit einem Bohrerset alle 4 oben genannten Stiftmaterialien verarbeiten kann, ein sehr vielseitiges System darstellt. Diese Möglichkeit ergibt sich mit dem ER-Stiftsystem (Komet, Brasseler, D-Lemgo). Insgesamt bietet dieses System vier Stiftgrößen, die von ISO 50 (Größe 1), ISO 70 (Größe 2), ISO 90 (Größe 3) bis zu ISO 110 (Größe 4) reichen. Aufgrund der geringen Stabilität wird die Größe 1 nur im Ausnahmefall empfohlen. Im Folgenden werden an diesem Stiftsystem die klinischen Arbeitsschritte eines konfektionierten Stifts mit plastischen Aufbauten beispielhaft dargestellt (Stiftgröße 2).

Voraussetzung

Suffiziente Wurzelkanalfüllung unter Kofferdam

- Wurzelkanalfüllung ca. 0,5–2 mm vor den röntgenologischen Apex
- konische Aufbereitung bis Größe 45 bis 60
- Wurzelfüllung (z. B. mit Guttapercha und AH Plus)
- Setzen des Stifts frühestens 8 h nach der Wurzelfüllung (entspricht der Abbindezeit von AH Plus)
- Bei oberen Molaren sollte der Stift in die palatinale Wurzel (größter Wurzelkanal, geringste Krümmung), bei unteren Molaren in die distale Wurzel (geringste Krümmung) gesetzt werden.

Materialien

K-Feilen Größe 30 und 60, Largo II-Bohrer (Maillefer, CH-Ballaigues; Vertrieb in Deutschland: Dentsply Sirona, D-Bensheim) (Abb. 9-12), Hofmann-Bohrer (Komet, Brasseler, D-Lemgo) Größe II (Abb. 9-13), Alkoholspülung (70%iges Isopropanol), bei Kompositstumpfaufbau: Titan-Stift Größe 2, bei gegossenem Stiftkernaufbau: Heraplat-Stift Größe 2 und Pattern Resin (GC, J-Tokio).

Vorgehen

Bei den folgenden Arbeitsschritten 1–6 wird kein Kofferdam angelegt, da sonst der Verlauf der Zahnwurzel schlechter abschätzbar ist und man so leichter die Orientierung für die optimale Richtung bei der Stiftbohrung verlieren kann.

1. Oberen Anteil der Guttapercha mit heißer Sonde erweichen (Abb. 9-14)
2. Festlegen der definitiven Länge des Stifts, wobei rund 3–5 mm Wurzelkanalfüllung apikal verbleiben sollen; mit Feile (Größe 30) Guttapercha aus dem Kanal entfernen

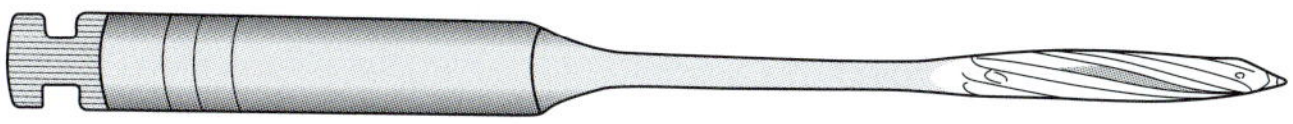

Abb. 9-12 Largo-Bohrer.

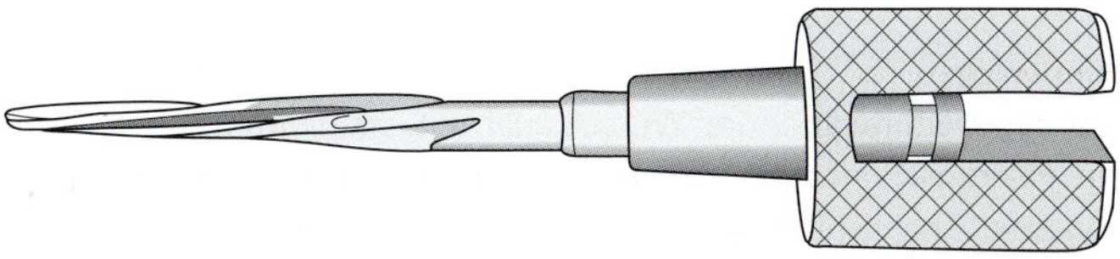

Abb. 9-13 *Hofmann*-Bohrer im Thomas-Schlüssel.

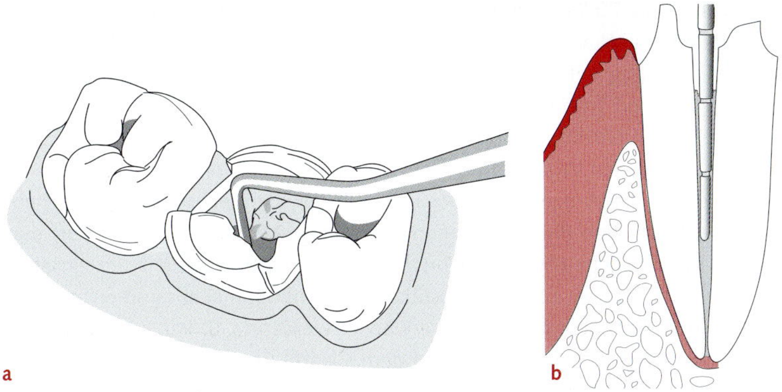

Abb. 9-14 Eine heiße Sonde wird zur Entfernung des oberen Anteils der Guttapercha in den wurzelgefüllten Kanal eingeführt. **a** Ansicht von okklusal; **b** Ansicht im Schnitt von der Seite.

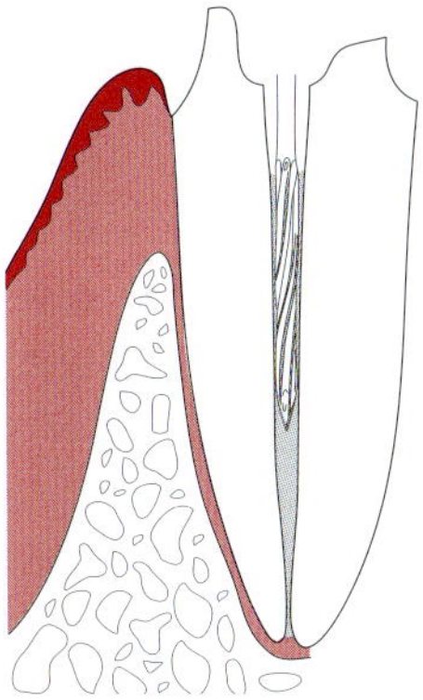

Abb. 9-15 Erweiterung des Kanallumens mit einem Largo-Bohrer der Größe 2.

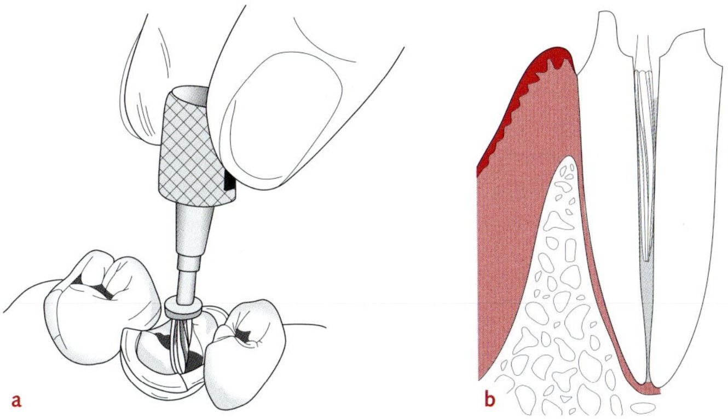

Abb. 9-16 Erweiterung des Kanallumens mit einem *Hofmann*-Bohrer der Größe 2 (ISO 70). **a** Ansicht von okklusal; **b** Ansicht im Schnitt von der Seite.

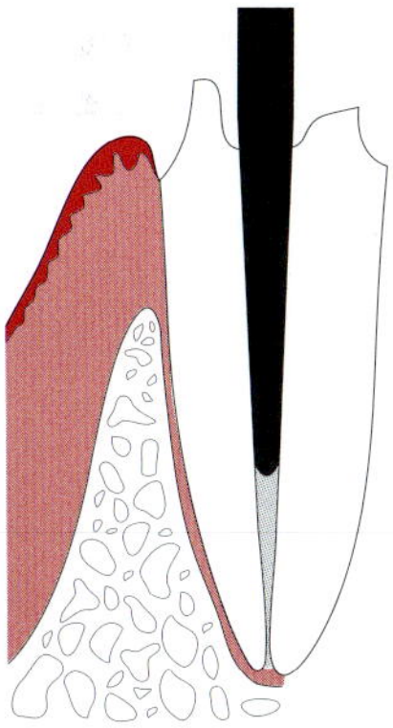

Abb. 9-17 Der Stift soll im Kanal ohne Spiel sitzen.

3. Anschließend mit 70%igem Isopropanol spülen
4. Weiteres Entfernen von Guttapercha mit Feile (Größe 60)
5. Erweitern des Kanals bis zur gewünschten Länge mit Largo-Bohrer Größe 2 (Abb. 9-15); der Stift soll in seiner Länge zumindest der späteren Kronenhöhe entsprechen.
6. Erweitern des Kanals mit *Hofmann*-Bohrer Größe 2 (ISO-Größe 70) (Abb. 9-16)
7. Stift in Kanal einbringen; er sollte ohne Spiel sitzen (Abb. 9-17)

8. Kontrollröntgenbild
9. eventuell Längenkorrektur
10. Kürzen des Retentionsteils
11. Abstrahlen des gesamten Wurzelstiftes mit 50 µm Al_2O_3-Partikeln bei 2,5 bar Druck
12. Kofferdam anlegen
13. Aufrauen der Dentinwände im Wurzelkanal mit diamantierten formkongruenten Handinstrumenten; dadurch erzielt man eine deutlich erhöhte Retention des Wurzelstiftes auch nach adhäsiver Befestigung (*Balbosh* et al. 2005).
14. Spülung mit 70%igem Isopropanol, anschließend Trocknung mit Papierspitzen
15. Ätzung des Wurzelkanals mit 33–37%iger Phosphorsäure für 10–15 Sekunden, Spülung mit Wasser, gefolgt von Spülung mit 70%igem Isopropanol, anschließend Trocknung mit Papierspitzen
16. Applikation eines autopolymerisierenden Dentinadhäsivs (Clearfil New Bond, Kuraray) in den Wurzelkanal, Überschuss mit Papierspitzen absaugen
17. Einkleben des Wurzelstiftes mit einem autopolymerisierenden Kompositkleber mit haftfähigem Phosphatmonomer (Panavia 21, Kuraray); dazu Stift dünn mit Kleber einstreichen und dann mit langsam ansteigendem Druck einsetzen. Alternativ können auch ein selbstätzender Dentinprimer zusammen mit einem dualpolymerisierenden Kleber verwendet werden (z. B. Panavia V5 mit dem Tooth Primer für das Dentin und dem Clearfil Ceramic Primer Plus für den Wurzelstift, alles Kuraray).
18. Überschüssigen Kleber als Haftvermittler mit Einmalpinsel über den aus dem Kanal herausragenden Stiftanteil verteilen und plastischen Kompositstumpfaufbau (z. B. Clearfil Core) modellieren. Als Formhilfe für den Aufbau kann ein Matrizensystem verwendet werden.

9.2.7.4 Halbkonfektionierte Aufbauten (konfektionierter Stift mit angegossenem Aufbau)

Die Herstellung eines Stiftaufbaus mit gegossenem Aufbau ist entweder über eine direkte Modellation des Aufbaus im Mund bzw. indirekt über eine Modellation des Aufbaus im Labor möglich. Im Folgenden werden beide Methoden beschrieben.

Vorgehen

Punkte 1–9 siehe Kap. 9.2.7.3.

10. Zirkuläre Pfeilerpräparation, um abzuschätzen, welche Dentinwände noch gekürzt werden müssen. Eine Dentinwandstärke von mindestens 1 mm sollte vorhanden sein.
11. Kürzen zu dünner Dentinwände, damit ein möglichst ebenes Plateau mit einer Dentinwandstärke von mindestens 1 mm geschaffen wird. Anschließend das Plateau finieren (ergibt später einen besseren Randschluss).
12. Präparation eines kleinen Kanalinlays (Rotationsschutz), Ausmaß und Form der Präparation richtet sich nach der noch vorhandenen Zahnhartsubstanz.

Modellation des Aufbaus im Mund

13. Kürzen des angussfähigen Heraplat-Stifts mit einer Kneifzange außerhalb des Mundes und Abrunden der dabei entstehenden scharfen Kanten. Die Kürzung sollte so erfolgen, dass der Stift nach der Präparation okklusal und zirkulär von Modellierkunststoff komplett gefasst ist (Abb. 9-18).

14. Wiedereinsetzen des Stifts in den Wurzelkanal.
15. Isolieren des Stumpfs mit Vaseline.
16. Applikation von ausbrennfähigem Modellierkunststoff in das Kanalinlay unter Anwendung der Pinseltechnik: Die Spitze eines auf einem Plastikaufsatz befindlichen Einmalpinsels wird zunächst in einen Gumminapf mit Monomer getaucht und anschließend in einen Napf mit Polymer (Pattern Resin, GC, J-Tokio). Auf diese Weise bildet sich am Pinselende ein Kunststofftropfen. Mit diesem wird zunächst nur das Kanalinlay aufgefüllt. Nach Erhärten des Kunststoffs wird der Stift entfernt.
17. Wenn der Stift mitsamt dem Kanalinlay entfernbar ist und das Kanalinlay mit Kunststoff ausgeflossen ist, wird der Stift wieder zurück in Position gebracht, und es erfolgt der weitere Aufbau des Zahns (Pinseltechnik).
18. Präparation des Aufbaus. Dabei darf zwischen Zahnhartsubstanz und Kunststoff kein Spalt zu tasten sein. Mit der Präparation sollte es gelungen sein, den zukünftigen Stiftkernaufbau zirkulär mindestens 1,5 mm zu fassen, um einen ausreichenden Fassreifeneffekt („Ferrule Design") zu erzielen (*Libman* und *Nicholls* 1995, *Naumann* et al. 2018).
19. Einbetten, gießen, ausbetten, ausarbeiten.
20. Überprüfung der Passgenauigkeit des Stiftkernaufbaus im Mund (Fit-Checker, GC, J-Tokio) und gegebenenfalls Vornahme von Korrekturen.
21. Aufrauen der Dentinwände im Wurzelkanal mit diamantierten formkongruenten Handinstrumenten. Dadurch erzielt man eine deutlich erhöhte Retention des Stiftaufbaus nach Zementierung (*Balbosh* et al. 2005).

22a. Zementieren des Stiftkernaufbaus mit Phosphatzement (schnellhärtend) bzw. Glasionomerzement (z. B. Ketac Cem, 3M, D-Seefeld):
   - Spülung des Kanals mit Wasser, gefolgt von 70%igem Isopopanol, anschließend Trocknung mit Papierspitzen. Bei Verwendung von Glasionomerzement verbessert die vorgängige Ätzung des Wurzelkanals mit Polyacrylsäure (z. B. Flüssigkeit von Durelon-Zement) dessen Halt erheblich (*Tay* et al. 2001). Sie sollte bei Anwendung von Glasionomerzement vor der Wasserspülung durchgeführt werden.
   - Zur besseren Retention Heraplat-Stift und gegossenes Kanalinlay des Aufbaus mit Aluminiumoxid (50 µm) bei 2 bar abstrahlen. Aufbau mit Alkohol reinigen.
   - Zement wird mit einem Lentulo in den Kanal einrotiert. Stift und Inlay ebenfalls dünn mit Zement einstreichen und Aufbau mit langsam ansteigendem Druck einsetzen.

22b. Zementieren des Stiftkernaufbaus mit Zementierungs-Kompositen unter Kofferdam (z. B. Panavia 21, Kuraray):
   - Silikatisieren und Silanisieren des Stifts inklusive Kanalinlays oder alternativ Abstrahlen mit Aluminiumoxid (50 µm) und Applikation eines Universalprimers (z. B. Monobond Plus, Ivoclar Vivadent oder Clearfil Ceramic Primer Plus, Kuraray).
   - Ätzung des Wurzelkanals mit 33–37%iger Phosphorsäure für 10–15 Sekunden, Spülung mit Wasser, gefolgt von 70%igem Isopropanol, anschließend Trocknung mit Papierspitzen.
   - Applikation eines autopolymerisierenden Dentinadhäsivs (Clearfil New Bond, Kuraray) in den Wurzelkanal, Überschuss mit Papierspitzen absaugen.
   - Einkleben des Wurzelstiftes mit einem autopolymerisierenden Kompositkleber mit haftfähigem Monomer (Panavia 21, Kuraray). Dazu Stift und

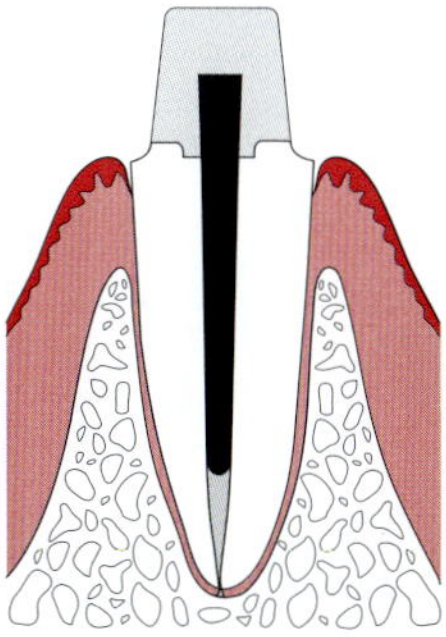

Abb. 9-18 Stiftkernaufbau in Kunststoff, Ansicht im Schnitt von der Seite.

Inlay dünn mit Zement einstreichen und Aufbau mit langsam ansteigendem Druck einsetzen.

23. Röntgen-Kontrolle.

Modellation des Aufbaus indirekt im Labor

Nach erfolgter Passbohrung zur Aufnahme des Stiftes und zirkulärer Pfeilerpräparation inklusive Kanalinlay (Punkte 1–12 siehe Kap. 9.2.7.3 und „Modellation des Aufbaus im Mund" in Kap. 9.2.7.4) wird vor der Abformung ein vorgefertigter Stift in das Kanallumen gesetzt. Damit der Stift in der Abformung verbleibt, werden im okklusalen Bereich mit einer Trennscheibe oder einem Seitenschneider Unterschnitte (Retentionskerben) eingebracht. Fakultativ kann man zur Verankerung des Stifts in der Abformung unter sich gehende Bereiche schaffen, indem man am okklusalen Ende des Stifts einen Kunststoffkopf befestigt (Pattern Resin, GC). Die Abformung erfolgt mit Hilfe eines Abformlöffels bzw. Minitray und einem Polyether-Material (z. B. Impregum). Gegebenenfalls kann es sinnvoll sein, den Gegenkiefer ebenfalls abzuformen (Alginat).

Vor Ausgießen der Abformung mit Superhartgips wird der Stift mit Vaseline isoliert, damit er problemlos vom Gipsmodell entfernt werden kann. Anschließend wird der Stift auf die entsprechende okklusale Höhe gekürzt. Nach Isolieren des Modells erfolgt die Gestaltung des Aufbaus mit Wachs oder mit ausbrennbarem Kunststoff. Durch den Gießvorgang entsteht eine feste Verbindung zwischen Stift und gegossenem Aufbau. Die Passung muss auf dem Modell überprüft und der Aufbau gegebenenfalls angepasst werden.

Das weitere Vorgehen entspricht dem bei halbkonfektionierten Aufbauten (Punkte 20–23 in „Modellation des Aufbaus im Mund" in Kap. 9.2.7.4).

Herstellung eines geteilten Stiftkernaufbaus

Sowohl bei der intraoralen Modellation als auch bei der Modellation im Labor können geteilte Stiftkernaufbauten hergestellt werden, indem vor der Modellation des Aufbaus mit Kunststoff der konische Wurzelstift leicht mit Vaseline isoliert wird und der Stift dann nach der Modellation des Kunststoffaufbaus entfernt wird. So lässt sich der Aufbau getrennt vom Stift herstellen (z. B. in Metall gießen, in Lithiumdisilikatkeramik pressen oder in Zirkonoxidkeramik mittels CAD/CAM-Technik fräsen). Bei dem Einsetzen des geteilten Stiftkernaufbaus wird dann zuerst der mit Zement beschickte Aufbau eingesetzt und direkt danach der mit Zement beschickte konische Wurzelstift nachgeschoben. Alles Übrige folgt dem zuvor beschriebenen Vorgehen. Geteilte Stiftkernaufbauten kommen vor allem bei der gewünschten Verwendung nichtangussfähiger Titan- oder Zirkonoxidkeramik-Wurzelstifte (z. B. bei einer später ggf. notwendigen Wurzelspitzenresektion wegen der guten Biokompatibilität dieser Materialien) oder bei Verwendung mehrerer Wurzelstifte mit divergierenden Achsen in Molaren zur Anwendung (z. B. wenn keine Restwände verblieben sind).

9.2.7.5 Individuell hergestellte Stiftkernaufbauten aus Metall oder Keramik (Stift und Aufbau in einem Stück hergestellt)

Die Indikation für die individuelle Herstellung eines kompletten Stiftkernaufbaus aus Metall (Stift und Aufbau in einem Stück gegossen) oder Zirkonoxidkeramik (Stift und Aufbau in einem Stück mittels CAD/CAM-Technik hergestellt) sind Zähne mit hohem Hartsubstanzverlust und mit überdurchschnittlich großem Wurzelkanal (Frontzähne, Prämolaren), bei denen mit konfektionierten Stiften keine Retention im Kanalbereich erreicht werden kann.

Kontraindikationen

- insuffiziente Wurzelkanalfüllung
- halbkonfektionierte Aufbauten möglich

Vorteile

- bei Herstellung hohe Stabilität
- individuelle Gestaltung bis hin zur Stellungskorrektur möglich

Nachteile

- anspruchsvolle Herstellung
- Lunkerbildung beim Gießen möglich (→ erhöhte Bruchgefahr)

Empfohlene Materialien

- hochgoldhaltige Legierung (z. B. Degulor M, Degudent, D-Hanau)
- CoCr-Legierung (z. B. Wirobond C, Bego, D-Bremen)
- Reintitan (CAD/CAM-Herstellung)
- Zirkonoxidkeramik (CAD/CAM-Herstellung)

Modellation des individuell hergestellten Aufbaus im Mund

Nach Vorbereitung des Kanallumens und Präparation des Zahnes werden Stumpf und Kanal isoliert. Dünnfließender Kunststoff wird in das Kanallumen gebracht; anschließend erfolgt mit demselben Material die Modellation des Aufbaus.

Modellation des individuell hergestellten Aufbaus indirekt im Labor

Nach Vorbereitung des Kanallumens und Präparation des Zahns wird vor der Abformung ein vorgefertigter Plastikstift in das Kanallumen gesetzt. Damit der Stift in der Abformung verbleibt, werden im okklusalen Bereich mit einer Trennscheibe Unterschnitte (Retentionskerben) eingebracht. Fakultativ kann man zwecks Verankerung des Stifts in der Abformung untersichgehende Bereiche dadurch schaffen, dass man am okklusalen Ende des Stifts einen Kunststoffkopf befestigt. Vor Ausgießen der Abformung mit Superhartgips wird der Stift mit Vaseline isoliert, damit eine problemlose Entfernung vom Gipsmodell möglich ist. Anschließend wird er auf die entsprechende okklusale Höhe gekürzt. Die nach Isolieren des Modells erfolgende Gestaltung des Aufbaus erfolgt mit Wachs.

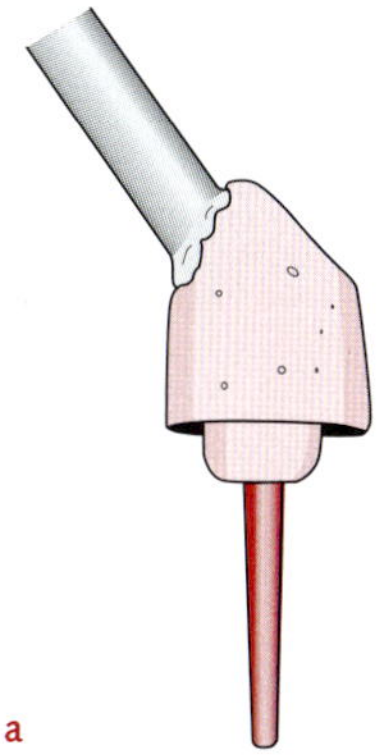

a

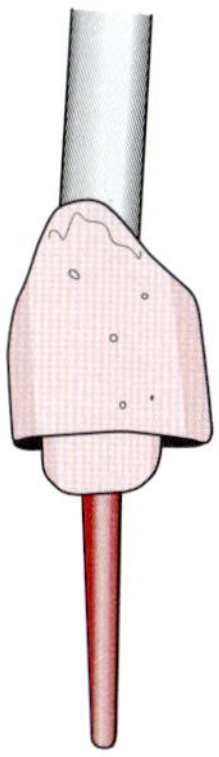

b

Abb. 9-19 Anstiften eines Stiftkernaufbaus. **a** richtig; **b** falsch.

9.2.7.6 Überlegungen zum labortechnischen Vorgehen bei der Herstellung von metallischen Stiftkernaufbauten

Der Kunststoffaufbau wird durch Einbetten und Gießen in eine entsprechende Legierung umgesetzt. Die folgenden Aussagen beziehen sich auf einen hochgoldhaltigen Legierungstyp (z. B. Degulor M, Degudent, D-Hanau; Massenanteile: Gold 70 %, Silber 13,5 %, Kupfer 8,8 %, Platin 4,4 %) und einen angussfähigen Wurzelstift aus einer Silber-Palladium- bzw. Gold-Platin-Legierung (ELD- bzw. Heraplat-Stift).

Der Gusskanal sollte so angewachst werden, dass sich nach seinem Abtrennen die äußere Kontur des Aufbaus verfolgen und der Kanalrest günstig am Aufbau verschleifen lässt (Abb. 9-19a und b).

Für die Auswahl des Durchmessers der Gusskanäle ist die Objektgröße (und der Typ der zu vergießenden Legierung) zu berücksichtigen. Der Durchmesser des Gusskanals sollte die gleiche Größe wie das Objekt aufweisen oder bis ca. 0,5 mm kleiner sein. Ein durchschnittlicher Gusskanaldurchmesser beträgt

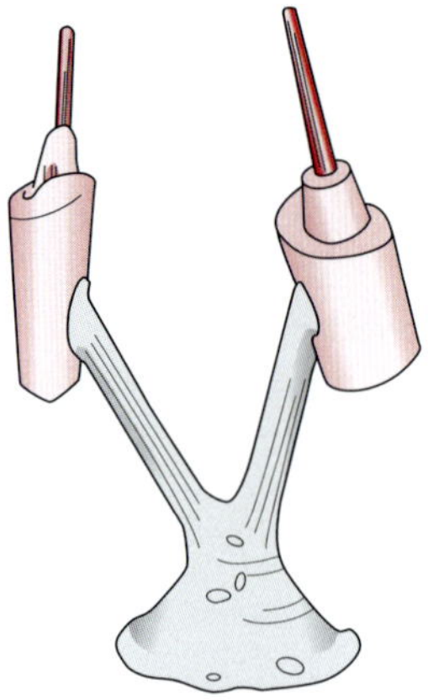

Abb. 9-20 Zwei Stiftkernaufbauten nach dem Guss in einer Goldlegierung.

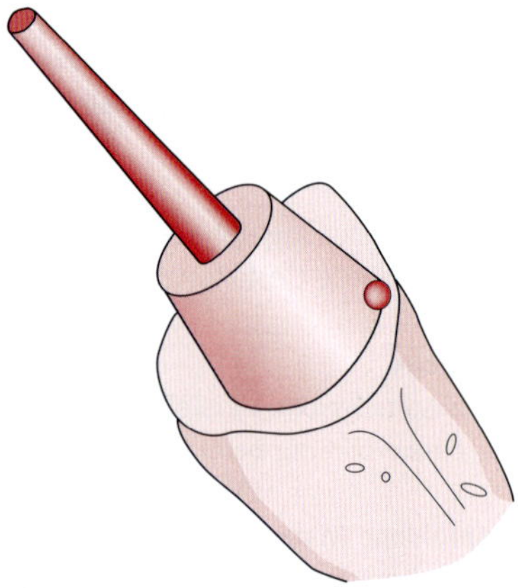

Abb. 9-21 Stiftkernaufbau in der Ansicht von schräg unten mit Gussperle.

2,0 oder 2,5 mm. Er sollte aber nie 3 mm überschreiten, auch nicht bei besonders massiven Aufbauten (z. B. für den Molarenbereich). Als Einbettmasse ist eine feinkörnige Masse zu bevorzugen. Diese ist in der Lage, alle Feinstrukturen genau zu reproduzieren. Hier bietet sich die Verwendung einer silikat- oder phosphatgebunden Einbettmasse an. Der Gehalt an Graphit in der Einbettmasse sorgt für eine zusätzliche Reduktion der durch den Gussvorgang zustande kommenden Oberflächenoxidation.

Neben dem Durchmesser des Gusskanals muss auch die Vorwärmtemperatur der Objektgröße angepasst werden. Bei der Wahl der Vorwärmtemperatur sind zwei Überlegungen zu berücksichtigen:

- Der anzugießende Stift wirkt als „Kühlrippe“ für die flüssige Schmelze. Die gießbereite Legierung kann daher beim Einschießen in die Muffel u. U. zu früh erstarren. Nicht ausgeflossene Bereiche wären das Ergebnis.
- Ist das Kunststoffobjekt sehr massiv, heizt sich die Muffel beim Einschießen der großen Menge heißer Schmelze noch stärker auf. Dadurch kann es zu einer Überhitzung der Schmelze kommen; Porositäten wären die Folge.

Als Faustregel gilt:

- Objekte mit normaler Größe (Stift plus Ummantelung von 0,5 bis 1 mm Kunststoffstärke): Standardvorwärmtemperatur
- besonders feine Objekte (Stift mit einer Kunststoffummantelung von weniger als 0,5 mm Stärke): Standardvorwärmtemperatur plus 50 °C
- besonders massive Objekte (Kunststoffstärke über 1 mm Dicke): Standardvorwärmtemperatur minus 100 °C

Beim Ausbetten ist darauf zu achten, dass der Stift nicht durch Schlagen mit dem Hammer auf den Gusskegel verbogen wird und die Ränder durch aggressives Abstrahlen nicht beschädigt werden. Nach dem vollständigen Entfernen der Einbettmasse, was chemisch im Ultraschallbad erfolgen kann (Abb. 9-20), werden Gussperlen (Abb. 9-21) an der Innenseite des Aufbaus mit Hilfe eines Stereomikroskops vorsichtig entfernt. Dies geschieht mit geeigneten Rosen- bzw. Kegelbohrern der kleinsten Größe. Der Stift und die angegossene Innenseite (nicht die Ränder) werden vor dem Zementieren mit Aluminiumoxid (50 µm Korngröße; 2 bar Druck) angeraut, um die Zementretention zu erhöhen.

Literatur

Albrecht L.J., Baumgartner J.C., Marshall J.G.: Evaluation of apical debris removal using various sizes and tapers of ProFile GT files. J Endod 2004;30:425-428.

Appel M., Hülsmann M.: Probleme der Wurzelkanalfüllung. In: Hülsmann M., Schäfer M. (Hrsg.): Probleme in der Endodontie. Prävention, Identifikation und Management. Quintessenz, Berlin 2007:323-363.

Balbosh A., Ludwig K., Kern M.: Comparison of titanium dowel retention using four different luting agents. J Prosthet Dent 2005;94:227-233.

Bateli M., Kern M., Wolkewitz M., Strub J.R., Att W.: A retrospective evaluation of teeth restored with zirconia ceramic posts: 10-year results. Clin Oral Investig 2014;18: 1181-1187.

Bjørndal L., Simon S., Tomson P.L., Duncan H.F.: Management of deep caries and the exposed pulp. Int Endod J 2019;52:949-973.

Brandt P., Sonntag D.: Aktivierung von Spüllösungen. Eine Literaturübersicht. Endodontie 2016;25:7-19.

Carnevale G., di Febo G., Trebbi L.: A patient presentation: planning a difficult case. Int J Periodontics Restorative Dent 1981;1(6):51-63.

Deppe H., Wolff K.-D., Pistner H.: S2k-Leitlinie Zahnsanierung vor Herzklappenersatz (Registernummer 007-096). AWMF (Arbeitsgemeinschaft der Wissenschaftlichen Medizinischen Fachgesellschaften) 2017. Online abrufbar unter: https://www.awmf.org/leitlinien/detail/ll/007-096.html.

Di Febo G., Carnevale G., Sterrantino S.F.: Treatment of a case of advanced periodontitis: Clinical procedures utilizing the combined preparation technique. Int J Periodontics Restorative Dent 1985;5(1):53-62.

Edelhoff D., Heidemann D., Kern M., Weigl P.: Aufbau endodontisch behandelter Zähne. Gemeinsame Stellungnahme der DGZMK, DGZPW und DGZ. Dtsch Zahnärztl Z 2003;58:109-201.

European Society of Endodontology: Quality guidelines for endodontic treatment: consensus report of the European Society of Endodontology. Int Endod J 2006;39:921-930.

European Society of Endodontology developed by Duncan H.F., Galler K.M., Tomson P.L., Simon S., El-Karim I., Kundzina R., Krastl G., Dammaschke T., Fransson H., Markvart M., Zehnder M., Bjørndal L.: European Society of Endodontology position statement: Management of deep caries and the exposed pulp. Int Endod J 2019;52: 923-934.

Farzaneh M., Abitbol S., Friedman S.: Treatment outcome in endodontics: the Toronto study. Phases I and II: Orthograde retreatment. J Endod 2004;30:627-633.

Figueiredo F.E., Martins-Filho P.R., Faria E.S.A.L.: Do metal post-retained restorations result in more root fractures than fiber post-retained restorations? A systematic review and meta-analysis. J Endod 2015;41:309-316.

Fokkinga W.A., Kreulen C.M., Bronkhorst E.M., Creugers N.H.: Up to 17-year controlled clinical study on post-and-cores and covering crowns. J Dent 2007;35:778-786.

Frankenberger R., Krech M., Krämer N., Braun A., Roggendorf M.: Universaladhäsive: Sind Mehrflaschen-Bondingsysteme heute schon „out“? Quintessenz 2015;66:1261-1267.

Gemeinsamer Bundesausschuss: Richtlinie zur systematischen Behandlung von Parodontitis und anderer Parodontalerkrankungen (PAR-Richtlinie): Erstfassung 2021. https://www.g-ba.de/beschluesse/4623/.

Gorni F.G., Gagliani M.M.: The outcome of endodontic retreatment: a 2-yr follow-up. J Endod 2004;30:1-4.

Grötz K.A., Kreusch T.: Zahnärztliche Betreuung von Patienten unter/nach Bisphosphonat-medikation. Gemeinsame wissenschaftliche Stellungnahme der Deutschen Gesellschaft für Zahn-, Mund- und Kieferheilkunde (DGZMK), der Arbeitsgemeinschaft (AG) Kieferchirurgie und der Deutschen Gesellschaft für Mund-, Kiefer- und Gesichtschirurgie (DGMKG). Dtsch Zahnärztl Z 2006;60:510-513.

Heidemann D., Hülsmann M., Petschelt A., Raab W., Schäfer E., Weiger R.: Die maschinelle Wurzelkanalaufbereitung. Endodontie 2006;15:51-56.

Heitz-Mayfield L.J., Trombelli L., Heitz F., Needleman I., Moles D.: A systematic review of the effect of surgical debridement vs non-surgical debridement for the treatment of chronic periodontitis. J Clin Periodontol 2002;29:92-102.

Hellwig E., Klimek J., Attin T.: Wurzelkanalfüllung. In: Hellwig E., Klimek J., Attin T. (Hrsg.): Einführung in die Zahnerhaltung. Deutscher Zahnärzte Verlag, Köln 2009. 398-409.

Hülsmann M.: Eine vergleichende Bewertung aktueller Studien zur Erfolgsqoute endodontischer Behandlungen. Endodontie 2005;14:231-250.

Hülsmann M., Petschelt A., Raab W., Schäfer E., Weiger R.: Good clinical practice: Die Wurzelkanalbehandlung. Dtsch Zahnärztl Z 2005;60.

Hülsmann M., Rödig T.: Probleme der Desinfektion des Wurzelkanalsystems. In: Hülsmann M., Schäfer M. (Hrsg.): Probleme in der Endodontie. Prävention, Identifikation und Management. Quintessenz, Berlin 2007:281-322.

Hülsmann M., Schäfer E.: Probleme bei der Wurzelkanalpräparation. In: Hülsmann M., Schäfer M. (Hrsg.): Probleme in der Endodontie. Prävention, Identifikation und Management. Quintessenz, Berlin 2007:235-279.

Jeong S.-M., Ludwig K., Kern M.: Investigation of the fracture resistance of three types of zirconia posts in all-ceramic post-and-core restorations. Int J Prosthodont 2002;15: 154-158.

Jockel-Schneider Y., Pretzl B., Ehmke B., Schlagenhauf U.: S3-Leitlinie Adjuvante systemische Antibiotikagabe bei subgingivaler Instrumentierung im Rahmen der systematischen Parodontitistherapie (Registernummer 083-029). AWMF (Arbeitsgemeinschaft der Wissenschaftlichen Medizinischen Fachgesellschaften) 2018.

Kebschull M., Jepsen S., Kocher T., Sälzer S., Arweiler N., Dörfer C., Eickholz P., Jentsch H., Dannewitz B.: S3-Leitlinie Die Behandlung von Parodontitis Stadium I bis III. Die deutsche Implementierung der S3-Leitlinie „Treatment of Stage I–III Periodontitis" der European Federation of Periodontology (EFP) (Registernummer 083-043). AWMF (Arbeitsgemeinschaft der Wissenschaftlichen Medizinischen Fachgesellschaften) 2021. Online abrufbar unter: http://www.awmf.org/leitlinien/detail/ll/083-043.html.

Knowles S.W., Burgett F.G., Nissle R.R., Shick R.A., Morrison E.C., Ramfjord S.P.: Results of periodontal treatment related to pocket depth and attachment level. Eight years. J Periodontal 1979;50:225-233.

Krüger E.: Operationslehre für Zahnärzte. 8. Aufl. Quintessenz, Berlin 1993.

Lang N.P.: Checkliste zahnärztliche Behandlungsplanung. 3. Aufl. Thieme, Stuttgart 1988: 382-414.

Langeland K., Rodrigues H., Dowden W.: Periodontal disease, bacteria, and pulpal histopathology. Oral Surg Oral Med Oral Pathol 1974;37:257-270.

Libman W.J., Nicholls J.I.: Loaded fatigue of teeth restored with cast posts and cores and complete crowns. Int J Prosthodont 1995;8:155-161.

Molander A., Warfvinge J., Reit C., Kvist T.: Clinical and radiographic evaluation of one- and two-visit endodontic treatment of asymptomatic necrotic teeth with apical periodontitis: a randomized clinical trial. J Endod 2007;33:1145-1148.

Naumann M.: Wann Wurzelstifte indiziert sind. Klassifikation und Therapiekonzept. Quintessenz 2003;54:931-938.

Naumann M., Koelpin M., Beuer F., Meyer-Lueckel H.: 10-year survival evaluation for glass-fiber-supported postendodontic restoration: a prospective observational clinical study. J Endod 2012;38:432-435.

Naumann M., Schmitter M., Frankenberger R., Krastl G.: „Ferrule comes first. post Is second!" fake news and alternative facts? A systematic review. J Endod 2018;44:212-219.

Nothdurft F.P., Pospiech P.R.: Clinical evaluation of pulpless teeth restored with conventionally cemented zirconia posts: a pilot study. J Prosthet Dent 2006;95:311-314.

Ørstavik D.: Time-course and risk analyses of the development and healing of chronic apical periodontitis in man. Int Endod J 1996;29:150-155.

Owatz C.B., Khan A.A., Schindler W.G., Schwartz S.A., Keiser K., Hargreaves K.M.: The incidence of mechanical allodynia in patients with irreversible pulpitis. J Endod 2007;33:552-556.

Paul S.J., Werder P.: Clinical success of zirconium oxide posts with resin composite or glass-ceramic cores in endodontically treated teeth: a 4-year retrospective study. Int J Prosthodont 2004;17:524-528.

Rateitschak K.H., Rateischak-Plüss E.M., Wolf H.F.: Parodontologie. Farbatlanten der Zahnmedizin, Band 1. 3. Aufl. Thieme, Stuttgart 2004.

Rödig T., Hülsmann M., Nordmeyer S., Drebenstedt S.: Grundlagen moderner Endodontie. Spitta Verlag 2009.

Schäfer M., Bürklein S., Schäfer W.: Einfluss von Nickel-Titan-Instrumenten auf die Prognose der Wurzelbehandlung. Eine Literaturübersicht. Endodontie 2019;28:219-226.

Schirrmeister J. F.: Die Möglichkeiten der maschinellen Wurzelkanalaufbereitung. Zahnärzteblatt Baden-Württemberg 2006;10:45-50.

Schmitter M., Hamadi K., Rammelsberg P.: Survival of two post systems--five-year results of a randomized clinical trial. Quintessence Int 2011;42:843-850.

Schulze R.: S2k-Leitlinie Dentale digitale Volumentomographie (Registernummer 083-005). AWMF (Arbeitsgemeinschaft der Wissenschaftlichen Medizinischen Fachgesellschaften) 2013, online abrufbar unter: https://www.awmf.org/leitlinien/detail/ll/083-005.html.

Schwenzer N., Ehrenfeld M. (Hrsg.): Zahnärztliche Chirurgie. Zahn-Mund-Kieferheilkunde. Band 3. 4., vollständig überarbeitete und erweiterte Aufl. Thieme, Stuttgart 2009.

Seefeld F., Wenz H.J., Ludwig K., Kern M.: Resistance to fracture and structural characteristics of different fiber reinforced post systems. Dent Mater 2007;23:265-271.

Simons K., Wolfart S., Kern M.: Klinische (Kurzzeit-)Erfahrungen mit Kompositstumpfaufbauten. Dtsch Zahnärztl Z 1999;54:715-717.

Siqueira J.F., Jr., Rocas I.N., Ricucci D., Hülsmann M.: Causes and management of post-treatment apical periodontitis. Br Dent J 2014;216:305-312.

Sugaya T., Kawanami M., Kato H.: Effects of debridement with an ultrasonic furcation tip in degree II furcation involvement of mandibular molars. J Int Acad Periodontol 2002;4:138-142.

Tay F.R., Smales R.J., Ngo H., Wei S.H., Pashley D.H.: Effect of different conditioning protocols on adhesion of a GIC to dentin. J Adhes Dent 2001;3:153-167.

Tunkel J., Heinecke A., Flemmig T.F.: A systematic review of efficacy of machine-driven and manual subgingival debridement in the treatment of chronic periodontitis. J Clin Periodontol 2002;29 Suppl 3:72-81.

Vichi A., Vano M., Ferrari M.: The effect of different storage conditions and duration on the fracture strength of three types of translucent fiber posts. Dent Mater 2008;24: 832-838.

Wegner S., Wolfart S., Kern M.: In vivo study of the marginal integrity of composite resin buildups after full crown preparation. J Adhes Dent 2004;6:151-155.

10 Funktionelle Vorbehandlung: Symptome, Epidemiologie, Ätiologie und Klassifikation von Myoarthropathien des Kausystems, Bruxismus

10.1 Einleitung

Wurden im Rahmen der Anamnese (Kap. 4) und der Befunderhebung (Kap. 5) Hinweise für Funktionsstörungen im stomatognathen System gefunden, so werden eine genauere Diagnostik und gegebenenfalls eine funktionelle Vorbehandlung notwendig. Im Rahmen des Behandlungskonzepts findet diese in der Phase I der präprothetischen Vorbehandlung statt (Kap. 3).

10.2 Definition und Leitsymptome

Schulte (Tübingen) führte im Jahr 1970 den Fachterminus „Myoarthropathie" (MAP) in die Zahnmedizin ein. Im klinischen Sprachgebrauch werden heute vielfach auch die Synonyme „Funktionsstörung" bzw. „kraniomandibuläre Dysfunktion" verwendet. *Schulte* wies bereits im Jahre 1981 darauf hin, dass beide Ausdrücke deutlich zu unterscheiden sind: „Zeichen der Funktionsstörung sind im stomatognathen System sehr viel häufiger nachweisbar als Beschwerden bzw. subjektive krankhafte Befunde. Die Begriffe *Myoarthropathie*, Schmerzdysfunktionssyndrom (griech. *pathós* = das Leiden) etc. sollten deshalb nur dann benutzt werden, wenn tatsächlich subjektive krankhafte Befunde bestehen."

Der Ausdruck „Myoarthropathie(n) (MAP)" (engl.: *temporomandibular disorders*) bezieht sich auf Beschwerden und Befunde in der Kaumuskulatur (Myopathien bzw. – bei Mitbeteiligung der Sehnen – Tendomyopathien) und/oder den Kiefergelenken (Arthropathien) sowie damit in Verbindung stehende Gewebestrukturen (*Hugger* et al. 2016).

Alternativ wird häufig auch der Begriff der „craniomandibulären Dysfunktion (CMD)" verwendet, jedoch sind beide nicht synonym: MAP ist eine Untergruppe der CMD. „CMD" umfasst zu den MAP zusätzlich (para)funktionell bedingte Zahnschmerzen sowie die Unterkieferfunktion störende Deflektionskontakte (*Hugger* et al. 2016). Bei letzeren handelt sich um solche Okklusionskontakte, die

- den Unterkiefer beim Kieferschluss in eine bestimmte Position ableiten lassen (Vorkontakte, vorzeitige Kontakte) oder
- bei funktionellen oder parafunktionellen Unterkieferbewegungen eine störungsfreie zahngeführte Gleitbewegung behindern (Gleithindernisse = Interferenzen, z. B. aufgrund von Hyperbalancen).

CMD und MAP sind Sammelbegriffe, nicht aber Diagnosen. Das Wort „Myoarthro-pathie" betont, dass in der Muskulatur bzw. in den Gelenken Beschwerden bestehen, unter denen der Patient *leidet*. Im Vordergrund steht demnach der wegen Kiefermuskel- bzw. Kiefergelenkbeschwerden leidende Patient.

Bei den im Kausystem lokalisierten Beschwerden gilt es zu differenzieren zwischen solchen, die sich ausschließlich dort manifestieren bzw. dort ihre Ursache haben, und solchen, denen eine systemische Ursache zugrunde liegt (z. B. rheumatoide Arthritis; Fibromyalgie-Syndrom) und bei denen es zu Symptomen *auch* im Kauorgan kommt.

Unabhängig von der Ätiologie der vorhandenen Beschwerden unterscheidet man traditionell drei MAP-Leitsymptome, die allerdings nicht gemeinsam auftreten müssen:

- Schmerzen im Bereich der Kiefermuskulatur und/oder Kiefergelenken (muskuloskelettale Gesichtsschmerzen)
- Einschränkungen der Unterkieferbeweglichkeit
- Kiefergelenkgeräusche bei Bewegungen des Unterkiefers

10.3 Behandlungsbedürftigkeit

Von den drei klassischen Leitsymptomen sind vor allem zwei Befunde behandlungsbedürftig:

1. Schmerzen
2. Eine eingeschränkte Unterkieferbeweglichkeit: Hierbei handelt es sich klinisch fast ausschließlich um eine eingeschränkte Kieferöffnung. Einschränkungen des Vor- und Seitschubs des Unterkiefers spielen in der klinischen Praxis demgegenüber so gut wie keine Rolle (*Türp* et al. 2020). Eine eingeschränkte Unterkieferbeweglichkeit (Kieferöffnung) kann entweder die Folge von Schmerzen (Schonhaltung des Unterkiefers) oder die eines mechanischen Hindernisses (meist ein anterior befindlicher Discus articularis) sein.
   Kaumuskelschmerzen können zu einer Veränderung der Unterkieferlage (Schonhaltung) führen (leichte Vor- und evtl. Seitverschiebung des Unterkiefers), was Patienten als Okklusionsveränderungen wahrnehmen. Gleiches kann bei einer Entzündung des Kiefergelenks geschehen.

Neben den genannten Leitsymptomen können begleitende Symptome vorkommen wie Kopfschmerzen (Kopfschmerz von Spannungstyp). Auch Ohrenschmerzen und Ohrgeräusche kommen bei MAP-Patienten häufiger vor als in der Normalbevölkerung.

Nicht behandlungsbedürftig sind demgegenüber folgende Symptome:

- Knackgeräusche in den Kiefergelenken. Die häufigste Ursache von Kiefergelenkknacken ist eine anteriore Lage des Discus articularis (vgl. Tab. 10-5). Ein bei Kieferöffnung, Vorschub oder Seitschub des Unterkiefers vorkommendes Knackgeräusch, das durch ein Wiederaufspringen eines anterior (und medial oder lateral) gelegenen Discus auf den sich bewegenden Kondylus zustandekommt, wird als Repositionsknacken bezeichnet. Tritt bei der entgegengesetzten Unterkieferbewegung (Kieferschluss bzw. Unterkieferrückführung) ebenfalls ein Knackgeräusch auf (das dann meist leiser ist), spricht man von einem reziprokem Knacken. Knackgeräusche ohne weitere Symptome (Schmerzen) sind keine Indikation für eine weitergehende Diagnostik oder eine Therapie. Die Anfertigung von Magnetresonanztomogrammen bei Kiefergelenkknacken kann daher als Überdiagnostik gewertet werden. Geben Patienten neben Kiefergelenkgeräuschen Kiefergelenkschmerzen an – in diesem Fall liegt ein schmerzhaftes Gelenkknacken vor –, so bedarf die Schmerzsymptomatik, nicht aber das Geräusch, einer weitergehenden Befundung und (meist) einer Behandlung. Eine Behandlungsbedürftigkeit von schmerzfreien Kiefergelenkgeräuschen (Kiefergelenkknacken) wird heute nur noch in solchen Fällen gesehen, in denen diese akustischen Phänomene so laut sind, dass der Patient nachweisbar leidet. Ansonsten werden Gelenkgeräusche – wie in der Orthopädie – als Variation der Normalität aufgefasst.

- Reibegeräusche in den Kiefergelenken. Diese sind meist ein klinisches Zeichen eines Kontaktes zweier Knochenflächen. Reiben ohne weitere Symptome (Schmerzen) ist keine Therapieindikation, zumal keine Möglichkeit zur Beseitigung dieser Geräusche besteht.
- Deviation (korrigierte Seitenabweichung) des Unterkiefers bei Kieferöffnung.
- Unterschiede im Ausmaß des maximalen Seitschubs nach links und rechts. Diese sind eher die Regel als die Ausnahme und reflektieren die biologischen Systemen eigene fluktuierende Asymmetrie in Morphologie und Funktion.
- Palpationsempfindlichkeit von Kiefermuskeln und/oder Kiefergelenken im Rahmen einer routinemäßigen Funktionsdiagnostik, wobei diese Bereiche im Rahmen der täglichen Unterkieferfunktion des Patienten nicht schmerzen.
- „Arthrose"-Zeichen im Röntgenbild (Panoramaschichtaufnahme). Diese sind mehrheitlich Ausdruck von knöchernen Umbauvorgängen in den Kiefergelenken (Knochenresorption) aufgrund der langjährigen Einwirkung von Druck (Kieferpressen). Vergleichbar kann es an den Kieferwinkeln (vgl. Befund auf der Panoramaschichtaufnahme) aufgrund langjähriger Zugeinwirkung (Kieferpressen) zu Knochenapposition kommen.

10.4 Subjektive und objektive Symptome

Typisch für MAP-Symptome ist, dass sie über einen bestimmten Zeitraum eine große Fluktuation und Variabilität zeigen. Wie bei jeder Krankheit muss man auch bei MAP-Symptomen unterscheiden zwischen den vom Patienten geäußerten Beschwerden, also dem subjektiven Empfinden oder Befinden, und den vom Untersucher feststellbaren „objektiven" klinischen Befunden. In der Regel lassen sich bei einer Person mehr „objektive" als subjektive funktionelle Symptome feststellen. Das Überwiegen „objektiv" klinischer Befunde gegenüber dem subjektiven Befinden erklärt sich zu einem großen Teil dadurch, dass vielen bei einer Untersuchung festgestellten Befunden keine pathologische Relevanz zukommt und die Patienten in ihrem Wohlbefinden nicht beeinträchtigt sind. Daher sind bei MAP von Patienten geäußerte Beschwerden klinisch in der Regel bedeutsamer als „objektive" Befunde.

Dies ist in anderen Bereichen der Zahnmedizin anders. Beispielsweise können fortgeschrittene Karies oder Parodontopathien vorliegen, ohne dass der Patient Beschwerden hat. In diesen Fällen kommen im Gegensatz zu den MAP den von zahnärztlicher Seite gestellten klinischen und radiologischen Befunden die oberste Priorität zu.

Im Rahmen der Anamnese werden von MAP-Patienten typischerweise eine oder mehrere der folgenden Beschwerden angegeben:

- funktionsabhängige Schmerzen im Bereich der Kiefermuskulatur (Myalgie; häufig) oder der Kiefergelenke (Arthralgie; weniger häufig), z. B. bei Bewegungen des Unterkiefers (Abbeißen und Kauen harter und/oder zäher Nahrung) oder bei (weiter) Kieferöffnung (z. B. Gähnen)

- Einschränkungen der Unterkieferbeweglichkeit, z. B. der maximalen Kieferöffnung (z. B. Beißen in einen Apfel)
- Gefühl von Verspannung, Kiefer(muskel)steifigkeit oder Ermüdung der Kiefermuskulatur, z. B. nach dem morgendlichen Erwachen
- als störend, unangenehm oder sogar sozial einschränkend empfundene Kiefergelenkgeräusche bei Bewegungen des Unterkiefers, zum Beispiel bei Kieferöffnung oder beim Kauen (lautes Knacken)

Während einer klinischen Untersuchung werden (sog. „objektive" oder „intersubjektive") Befunde festgestellt. Diese können Hinweise für eine bestehende behandlungsbedürftige MAP (oder aber für eine nicht behandlungsbedürftige Normvariante) darstellen:

- Palpationsempfindlichkeit von Kiefermuskeln (M. masseter; M. temporalis), feststellbar durch verbale Äußerungen des Patienten oder durch Abwehrgesten wie Heben der Augenbrauen oder Zurückziehen des Kopfs bei der Palpation der Muskeln
- Palpationsempfindlichkeit der Kiefergelenke
- eingeschränkte Kieferöffnung
- starke Seitabweichung der Unterkiefermitte bei Kieferöffnung

Es ist zu beachten, dass primär in Kiefermuskulatur oder Kiefergelenk lokalisierte Schmerzen auf benachbarte anatomische Strukturen ausstrahlen können, so z. B. Richtung Ohr oder Zähne. Umgekehrt ist es möglich, dass sich Schmerzen aus anderen Bereichen in Kiefermuskulatur oder Kiefergelenke projizieren, z. B. bei einer Pulpitis. Daher ist bei der Befunderhebung zu unterscheiden zwischen der vom Schmerz betroffenen anatomischen Struktur (engl. source of pain) und der vom Patienten angegebenen Schmerzlokalisation (engl. site of pain).

10.5 Der persistierende/chronische Schmerz

Bei Beschwerden im Kausystem steht in der Regel der persistierende Schmerz im Zentrum. Sofern er negative Auswirkungen im psychoaffektiven oder sozialen Bereich und/oder auf Verhaltensebene hat, wird er als „chronisch" bezeichnet.

Im Gegensatz zum akuten Schmerz, der als biologisch sinnvoller, da warnender Hinweis auf eine Schädigung des Organismus gewertet werden kann, stellen chronische Schmerzen ein eigenständiges Krankheitsbild dar. Sie sind das Ergebnis eines Entwicklungsprozesses, der mit strukturellen und funktionellen Veränderungen im nozizeptiven System einhergeht. In der Regel stehen diese biologisch sinnlosen Schmerzen in keinem direkten Zusammenhang mit dem Ausmaß einer Gewebeschädigung und werden meist symptomatisch therapiert.

Charakteristisch für die Beschreibung der Schmerzen ist die Wahl affektiv-emotionaler Begriffe, wie „furchtbar", „bedrückend", „quälend" oder „vernichtend".

Anhaltende Schmerzen haben direkte Auswirkungen auf die Lebensqualität und Lebensführung der davon betroffenen Person. Die Patienten sind in vielen Fällen in der Verrichtung ihrer Alltagsaktivitäten beeinträchtigt. Die chronischen Beschwerden führen immer auch zu Veränderungen im psycho-affektiven Bereich, z. B. zu Disstress, Ängstlichkeit, depressiver Verstimmung, Neigung zu Somatisierung und Katastrophisieren. Sie weisen viele Gemeinsamkeiten mit Personen auf, die an persistierenden bzw. chronischen Schmerzen in anderen Körperregionen leiden (z. B.

Rückenschmerzen, Kopfschmerzen). Typisch für ausgeprägte Fälle sind ferner multiple fehlgeschlagene Therapieversuche verschiedener Behandler, wobei der ausbleibende Behandlungserfolg (im Sinne einer Schmerzverringerung und einer Verbesserung der Lebensqualität) nicht immer allein auf den Patienten zurückzuführen ist.

10.6 Epidemiologische Aspekte

Die Epidemiologie befasst sich u. a. mit der Verbreitung von Erkrankungen in der Bevölkerung. Die *Prävalenz* gibt die Zahl der zu einem bestimmten Zeitpunkt vorhandenen Krankheitsfälle an. Sie wird in Form von Querschnittsuntersuchungen ermittelt. Die *Inzidenz* misst demgegenüber das Neuauftreten von Erkrankungen innerhalb eines bestimmten Zeitraums (Neuerkrankungsrate) und wird mit Hilfe von Longitudinalstudien bestimmt.

Epidemiologische Untersuchungen, die das Ziel haben, Auskunft über die Verbreitung von funktionellen Störungen bzw. MAP zu geben, lassen sich nur bedingt miteinander vergleichen. Dies liegt, neben Unterschieden bezüglich der Probandenauswahl (Alter, Geschlecht, sozioökonomische und kulturelle Variablen u. a.), vor allem daran, dass sich die Studien im Hinblick auf die angewandte Untersuchungsmethodik. So kann beispielsweise die Beurteilung der subjektiven Symptome in Form von Fragebögen, Telefoninterviews oder persönlichen Gesprächen erfolgt sein. Unabhängig davon haben allein die Auswahl der Fragen und die Art der Fragestellung unterschiedliche Ergebnisse zur Folge. Auch werden in solchen Untersuchungen bisweilen Fragen gestellt, die mit einer MAP nicht in Zusammenhang stehen (Verspannungen der Nacken- und/oder Schultermuskulatur, Gleichgewichtsstörungen oder Schwindelgefühl, Schlafstörungen).

Bei Beurteilung der objektiven Krankheitszeichen durch den Untersucher können ebenfalls viele Variablen das Ergebnis beeinflussen. Als Beispiele seien genannt:

- Beurteilung von Kiefergelenkgeräuschen mit oder ohne Stethoskop, evtl. in Kombination mit Tastbefunden (bei Verwendung eines Stethoskops weist die Mehrheit der Menschen Gelenkgeräusche auf);
- Festlegung des Grenzwertes für eine eingeschränkte Kieferöffnung (z. B. ab < 40 mm, ab < 38 mm, ab ≤ 35 mm; vertikaler Überbiss eingerechnet?);
- Messung der maximal erreichbaren Schneidekantendistanz nach der ersten Kieferöffnung oder nach wiederholten Öffnungsbewegungen (im letzteren Fall ist der Wert fast immer größer);
- Lokalisation der zu palpierenden Stellen (die Taststellen sollten nachvollziehbar beschrieben werden);
- Art der Palpation (ein oder mehrere Finger, Fingerspitze(n) oder gesamter Endphalanx, oder mittels Algometer);
- Stärke und Dauer der ausgeübten Kraft beim Palpieren von Kiefergelenken und Kiefermuskulatur (Untersuchungsergebnisse, bei denen keine Angaben über die bei der Palpation von Kiefermuskeln und -gelenken aufgewandte Kraft gegeben wurden, sind weitgehend nutzlos, da die jeweils erzielten Ergebnisse aufgrund der unkontrolliert eingesetzten Kraft nicht vergleichbar sind).

Zu diesen methodischen Unterschieden kommt hinzu, dass bei der Durchführung einer klinischen Untersuchung und der Interpretation der erhaltenen Befunde bereits bei ein- und demselben Untersucher (tagesabhängig) zum Teil deutlich unterschiedliche Einschätzungen vorkommen können. Dies kann beispielsweise

Tab. 10-1 Geschätzte Prävalenz traditioneller MAP-Symptome in Deutschland auf Grundlage der Angaben und der klinischen Befundung von 2022 repräsentativen Erwachsenen (Dritte Deutsche Mundgesundheitsstudie) (*John* und *Wefers* 1999a, b). Da in der Vierten und Fünften Deutschen Mundgesundheitsstudie Funktionsbefunde nicht erfasst wurden, werden hier diese Daten (Erhebungszeitraum: 1997) präsentiert. Es ist davon auszugehen, dass sich aktuelle Daten in einer ähnlichen Größenordnung bewegen.

	Erwachsene (35–44 Jahre)		Senioren (65–74 Jahre)	
	Patienten-angaben	klinische Befunde	Patienten-angaben	klinische Befunde
Schmerzen	4,6 %	1,9 %	4,7 %	2,3 %
Einschränkungen der Kieferöffnung	3,4 %	1,1 %	1,5 %	5,5 %
Einschränkungen des Kieferschlusses	1,9 %	(keine Angaben)	1,0 %	(keine Angaben)
Kiefergelenkknacken	16,9 %	30,6 %	12,0 %	25,4 %
Kiefergelenkreiben	0,4 %	4,0 %	0,3 %	5,5 %

daran liegen, dass viele festgestellte Beschwerden oder Krankheitszeichen in ihrer Ausprägung bzw. ihrem Schweregrad über einen relativ kurzen Zeitraum hinweg fluktuieren und daher über verschiedene Erhebungen hinweg nicht konstant vorhanden sind. Wenn mehrere Untersucher beteiligt sind, sind die (interindividuellen) Unterschiede in den erhaltenen Ergebnissen noch stärker ausgeprägt als bei nur einem Untersucher (intraindividuell).

All diese Gründe tragen dazu bei, dass die in der Literatur angegebenen Werte eine beachtliche Streuung aufweisen.

Dessen ungeachtet belegen die Ergebnisse aus methodisch hochwertigen epidemiologischen Erhebungen, dass einerseits Kiefergelenkgeräusche die mit Abstand häufigsten funktionellen Symptome sind (Tab. 10-1) und dass andererseits schmerzhafte MAP eine klinisch bedeutende Entität darstellen: Die geschätzte 7-Tages-Prävalenz beträgt (in Deutschland) 5 % (*John* und *Wefers* 1999a, *Türp* et al. 2016), die geschätzte 3-Monatsprävalenz (in den USA) ebenfalls 5 % (*Maixner* et al. 2016). Die geschätzte jährliche Inzidenz liegt (in den USA) bei rund 4 % (*Slade* et al. 2013).

MAP-Symptome kommen zwar in jeder Altersgruppe vor, auch (aber selten) bei Kindern, am stärksten verbreitet sind sie aber in der Zeitspanne zwischen dem Ende des zweiten und dem Ende des fünften Lebensjahrzehnts (also etwa zwischen dem 18. und 50. Lebensjahr). Bei älteren Menschen sind Beschwerden eher selten vorhanden oder sie treten aufgrund der Zunahme allgemeiner Gesundheitsprobleme in den Hintergrund.

Frauen sind in der Bevölkerung rund doppelt so häufig von MAP-Symptomen betroffen wie Männer. Unter denjenigen Personen, die aufgrund ihrer mit MAP in Zusammenhang stehenden Schmerzen einen Zahnarzt aufsuchen, sind Frauen deutlich stärker vertreten.

10.7 Ätiologie und Pathogenese

Bezüglich der Ätiologie (im Sinne einer Hintergrundursache) und Pathogenese (im Sinne eines Auslösers oder Entstehungsmechanismus) der MAP wird heute anstelle der früher postulierten monokausalen Erklärungsmodelle eine unspezifische, multifaktorielle Ätiopathogenese bevorzugt, wohl wissend, dass der Begriff „multifaktoriell" häufig als Synonym für „im Einzelfall nicht genau bekannt" steht.

Ursächlich für das Auftreten einer MAP ist bei den meisten Patienten eine Überlastung der Gewebe. Man unterscheidet drei Bereiche von Einflussfaktoren:

- prädisponierende Faktoren: genetische Faktoren (weibliches Geschlecht); strukturelle, systemische und/oder psychische Einflüsse
- initiierende (einleitende) Faktoren: Mikrotraumata; Makrotraumata
- perpetuierende (unterhaltende) Faktoren: psychosoziale Einflüsse

Eine wichtige Rolle kommt der individuell unterschiedlichen Anpassungsfähigkeit bzw. funktionellen Toleranzgrenze der beteiligten Gewebe zu.

10.8 Risikofaktoren für Myoarthropathien

In den vergangenen zwei Jahrzehnten durchgeführte prospektive Kohortenstudien sowie Fall-Kontrollstudien haben einige Risikofaktoren für MAP identifiziert (*Türp* 2017; Tab. 10-2). Bruxismus ist einer der häufigsten Risikofaktoren. Daher sollte man bei der Diagnostik von MAP-Patienten stets zugleich nach Hinweisen für Bruxismus fanden (vgl. Tab. 11-3).

Tab. 10-2 Aus epidemiologischen Studien (prospektive Kohortenstudien; Fall-Kontroll-Studien) ermittelte Risikofaktoren für Myoarthropathien (*Türp* 2017).

Gruppe	Vermuteter Risikofaktor
Bruxismus	Zähneknirschen Kieferpressen
Makrotrauma	Sturz auf den Kiefer Schlag auf den Kiefer Schleudertrauma lang dauernde Kieferöffnung Weisheitszahnextraktionen orale Intubation
psychosoziale Befunde	ausgeprägte Schlafprobleme Somatisierung (unspezifische Körperbeschwerden) starker emotionaler Stress (Disstress) stark ausgeprägte Ängstlichkeit als Charaktereigenschaft
Schmerzen	Kopfschmerzen Schmerzen in Körperbereichen außerhalb des Kopfes anhaltende Rückenschmerzen ausgeprägte Colon-irritabile-Symptomatik
Medikamente	Antidepressive Antihistaminika
Okklusion	Angle-Klasse II Kreuzbiss Instabilität des Unterkiefers bei maximaler Interkuspidation

Okklusalen Faktoren, vor allem Okklusionskontakten oder einer fehlenden Molarenabstützung, wird heute nicht mehr die ausschlaggebende ätiologische Rolle für das Auftreten und die Aufrechterhaltung von MAP beigemessen wie noch vor wenigen Jahrzehnten. Vor allem Deflektionskontakte spielten in der damaligen Sicht eine große Rolle.

Daten aus epidemiologischen Untersuchungen bestätigten diese lange gehegten Zusammenhänge allerdings nicht. Dessen ungeachtet ist der Einfluss der Okklusion nicht komplett zu negieren (Tab. 10-2).

Vom Patienten oder Behandlern festgestellte Okklusionsveränderungen sind demgegenüber oftmals Folge bestehender morphologischer Umbauvorgänge in den Kiefergelenken oder vorhandener Schmerzen im Kausystem. So kann beispielsweise eine rheumatoide Arthritis mit Kiefergelenkbeteiligung einen skelettal offenen Biss bewirken, wobei der frontal offene Biss die Folge, nicht die Ursache der fortschreitenden Resorptionsvorgänge im Bereich der Kondylen ist. Andererseits kann Schmerz zu einer leichten Verschiebung des Unterkiefers führen (Schonhaltung), was veränderte okklusale Kontakte mit sich bringt.

10.9 Diagnostische Klassifikation der Myoarthropathien: Die DC/TMD

Mit Veröffentlichung der Research Diagnostic Criteria for Temporomandibular Disorders (RDC/TMD) im Jahre 1992 etablierte sich erstmals ein internationales Diagnostik- und Klassifikationssystem für die am häufigsten auftretenden MAP-Formen. Damit waren zum ersten Mal international einheitliche diagnostische Kriterien für klinische Studien (und Vorgehensweisen am Patienten) geschaffen worden. Die Einteilung berücksichtigte acht somatische Diagnosen (Achse I) und – ebenfalls erstmals – MAP-begleitende psychosoziale Belastungen und schmerzbezogene Einschränkungen (Achse II). Die Einschlusskriterien für jede Diagnose wurden genau festgelegt. Obwohl die RDC/TMD ursprünglich für die klinische Forschung gedacht waren, wurden sie zunehmend auch für den klinischen Alltag zum Zwecke der Diagnostik und Klassifikation der MAP empfohlen und angewandt. Nach ihrer Einführung erfreuten sich die RDC/TMD rascher internationaler Verbreitung.

Im Jahre 2014 wurde eine Weiterentwicklung der RDC/TMD, die *Diagnostic Criteria for Temporomandibular Disorders* (DC/TMD) veröffentlicht (*Schiffman* et al. 2014). Zwölf Achse-I-Diagnosen der DC/TMD untergliedern sich in sechs schmerzbezogene Diagnosen (Kaumuskel-, Kiefergelenk-, Kopfschmerz) und sechs intraartikuläre, nicht schmerzbezogene Diagnosen. Sie sind in Tabelle 10-3 zusammengefasst und werden dort den acht RDC/TMD-Diagnosen gegenübergestellt. Die Diagnosen werden wie bereits zuvor auf Grundlage der Patientenangaben (unter Verwendung standardisierter Fragebögen) und der Ergebnisse der klinischen Untersuchung gestellt. Die DC/TMD fußen zwar auf den RDC/TMD, wurden aber von Grund auf verändert. Daher weisen die drei somatischen Diagnosen, die in beiden Systemen gleich lauten („myofaszialer Schmerz", „Arthralgie", „Diskusverlagerung mit Reposition"), unterschiedliche diagnostische Kriterien auf.

Die Tabellen 10-4 und 10-5 beschreiben die klinisch-diagnostischen Kriterien der somatischen DC/TMD-Diagnosen (Achse I). Dabei sind folgende Punkte zu beachten:

Tab. 10-3 Die somatischen Diagnosen der *Research Diagnostic Criteria for Temporomandibular Disorders* (RDC/TMD) und der *Diagnostic Criteria for Temporomandibular Disorders* (DC/TMD).

	RDC/TMD (1992)	DC/TMD (2014)
Schmerz-diagnose	myofaszialer Schmerz	Myalgie
	myofaszialer Schmerz mit eingeschränkter Kieferöffnung	lokale Myalgie
	Arthralgie	myofaszialer Schmerz
	aktivierte Kiefergelenkarthrose	myofaszialer Schmerz mit Schmerzübertragung
		Arthralgie
		auf MAP zurückgeführte Kopfschmerzen
nicht schmerz-bezogene Diagnosen	Diskusverlagerung mit Reposition	Diskusverlagerung mit Reposition
	Diskusverlagerung ohne Reposition bei Kiefer-öffnung, mit eingeschränkter Kieferöffnung	Diskusverlagerung mit Reposition und intermittierender Kieferklemme
	Diskusverlagerung ohne Reposition, ohne eingeschränkte Kieferöffnung	Diskusverlagerung ohne Reposition mit eingeschränkter Kieferöffnung
	Kiefergelenkarthrose	Diskusverlagerung ohne Reposition und ohne eingeschränkte Kieferöffnung
		degenerative Kiefergelenkerkrankung
		Subluxation

- Die die Kaumuskeln betreffenden Schmerzdiagnosen beziehen sich auf den M. temporalis und den M. masseter. Nur diese Kaumuskeln sind der direkten Palpation zugänglich (Validität der Untersuchung: Es wird das gemessen, was man zu messen beabsichtigt).
- Der Zeitrahmen für die anamnestische Beurteilung vorhandener Schmerzen sind jeweils die zurückliegenden 30 Tage.
- Zum Zwecke der Bestätigung einer Schmerzlokalisation im M. temporalis, M. masseter oder Kiefergelenk muss der Untersucher bei der klinischen Untersuchung gemeinsam mit dem Patienten alle anatomischen Bereiche bestimmen, in denen der Patient innerhalb der vergangenen 30 Tage die Schmerzen empfand.
- Bei einer definierten Schmerzdiagnose muss sich ein mittels Palpation und/oder Unterkieferbewegung hervorgerufener Schmerz in einer anatomischen Struktur befinden, die mit dieser Diagnose kompatibel ist.
- Die Formulierung „typischer/gewohnter Schmerz" beruht auf der Angabe des Patienten, dass bei der klinischen Untersuchung der durch Palpation und/oder Unterkieferbewegung hervorgerufene Schmerz einen ähnlichen oder den gleichen Schmerz reproduziert wie der, den der Patient in den vergangenen 30 Tagen empfunden hat.
- Bei den Diagnosen „Diskusverlagerung" und „degenerative Gelenkerkrankung" sind bildgebende Verfahren der jeweilige diagnostische Referenzstandard.
- Der jeweilige Schmerz kann durch eine andere als die gewählte Diagnose nicht besser klassifiziert werden.

Zur besseren Bezugnahme wurden in den Tabellen 10-4 und 10-5 die schmerzbezogenen Diagnosen mit „S-1" bis „S-4" und die intraartikulären, nicht schmerzbezogenen Diagnosen mit „I-1a" bis „I-3" gekennzeichnet. Eine Auflistung der diagnostischen Gemeinsamkeiten und Unterschiede der sechs Schmerzdiagnosen findet sich in Tabelle 10-6.

Tab. 10-4 Diagnostische Kriterien für die häufigsten schmerzhaften Myoarthropathien. Für jede Diagnose müssen die im Folgenden angegebenen Anamnese- und Untersuchungskriterien erfüllt sein.

		(S-1) Myalgie (des M. temporalis oder M. masseter)
	Beschreibung	Muskelschmerz, der durch funktionelle oder parafunktionelle Unterkieferbewegungen beeinflusst wird UND sich im Rahmen der klinischen Untersuchung der Kaumuskulatur reproduzieren lässt.
Kriterien	Anamnese	Beide der folgenden Kriterien sind erfüllt: **1.** Schmerzen im Kiefer, der Schläfe, im oder vor dem Ohr UND **2.** Schmerz wird durch funktionelle oder parafunktionelle Unterkieferbewegungen modifiziert.
	Klinische Untersuchung	Beide der folgenden Kriterien sind erfüllt: **1.** Bestätigung der Schmerzlokalisation(en) im M. temporalis oder M. masseter UND 2. Angabe des Patienten, dass bei den folgenden diagnostischen Tests der typische/gewohnte Schmerz im M. temporalis oder M. masseter auftritt: **a.** Palpation des M. temporalis bzw. M. masseter ODER **b.** maximale aktive oder passive Kieferöffnung.

		Formen der Myalgie, abhängig von dem Ergebnis der Palpation: **(S-1a) Lokale Myalgie** **(S-1b) Myofaszialer Schmerz** **(S-1c) Myofaszialer Schmerz mit Schmerzübertragung**
		(S-1a) Lokale Myalgie
	Beschreibung	**1.** Wie bei **S-1** beschrieben, PLUS **2.** Schmerzlokalisation ausschließlich an der palpierten Stelle.
Kriterien	Anamnese	Wie bei **S-1** beschrieben.
	Klinische Untersuchung	Alle folgenden Kriterien sind erfüllt: **1.** Wie bei **S-1, 1.** beschrieben UND **2.** wie bei **S-1, 2.a.** beschrieben UND **3.** Angabe eines ortsgebundenen Schmerzes an der unmittelbaren Palpationsstelle.

		(S-1b) Myofaszialer Schmerz
	Beschreibung	**1.** Wie bei **S-1** beschrieben, PLUS **2.** Schmerzausstrahlung über die palpierte Stelle, nicht aber über den palpierten Muskel hinausgehend.
Kriterien	Anamnese	Wie bei S-1 beschrieben.
	Klinische Untersuchung	Alle folgenden Kriterien sind erfüllt: **1.** Wie bei **S-1, 1.** beschrieben UND **2.** wie bei **S-1, 2.a.** beschrieben UND **3.** Angabe von ausstrahlendem Schmerz.

		(S-1c) Myofaszialer Schmerz mit Schmerzübertragung
	Beschreibung	**1.** Wie bei S-1 beschrieben, PLUS **2.** Schmerzübertragung über den palpierten Muskel hinaus. Schmerzausstrahlung ist möglich.
Kriterien	Anamnese	Wie bei S-1 beschrieben.
	Klinische Untersuchung	Alle folgenden Kriterien sind erfüllt: **1.** Bestätigung der Schmerzlokalisation(en) im M. temporalis oder M. masseter UND **2.** Angabe des Patienten, dass bei der Palpation des M. temporalis bzw. masseter der typische/gewohnte Schmerz auftritt UND **3.** Angabe von Schmerz an einem Ort jenseits der Grenzen des palpierten Muskels.

		(S-2) Arthralgie
	Beschreibung	Schmerz im Kiefergelenkbereich, der durch funktionelle oder parafunktionelle Unterkieferbewegungen beeinflusst wird UND sich im Rahmen der klinischen Untersuchung reproduzieren lässt.
Kriterien	Anamnese	Wie bei **S-1** beschrieben.
	Klinische Untersuchung	Beide der folgenden Kriterien sind erfüllt: **1.** Bestätigung der Schmerzlokalisation im Kiefergelenkbereich; UND **2.** Angabe des Patienten, dass bei Durchführung von mindestens einem der folgenden diagnostischen Tests der ihr/ihm bekannte Kiefergelenkschmerz auftritt: **a.** Palpation des lateralen Kiefergelenkbereichs ODER **b.** maximale aktive oder passive Kieferöffnung, maximaler Seit- oder Vorschub des Unterkiefers.

		(S-3) Auf Myoarthropathien zurückgeführte Kopfschmerzen
	Beschreibung	Schläfenkopfschmerz als Folge schmerzhafter MAP (siehe Bemerkung), der durch funktionelle oder parafunktionelle Unterkieferbewegungen beeinflusst wird UND sich im Rahmen der klinischen Untersuchung reproduzieren lässt.
Kriterien	Anamnese	Beide der folgenden Kriterien sind erfüllt: **1.** Schläfenkopfschmerz jeglicher Art UND **2.** Kopfschmerz wird durch funktionelle oder parafunktionelle Unterkieferbewegungen modifiziert.
	Klinische Untersuchung	Beide der folgenden Kriterien sind erfüllt: **1.** Bestätigung der Kopfschmerzlokalisation im Bereich des M. temporalis; UND **2.** Angabe des Patienten, dass bei Durchführung von mindestens einem der folgenden diagnostischen Tests der ihr/ihm bekannte Kopfschmerz in der Schläfenregion auftritt: **a.** Palpation des M. temporalis ODER **b.** wie bei **S-2, 2.b** beschrieben.
	Anmerkung	Es muss eine MAP-bezogene Schmerzdiagnose (S-1, S-1a, S-1b, S-1c und/oder S-2) vorliegen.

Tab. 10-5 Diagnostische Kriterien für die häufigsten intraartikulären kraniomandibulären Dysfunktionen. Für jede Diagnose müssen die angegebenen Anamnese- und Untersuchungskriterien erfüllt sein – mit Ausnahme der Subluxation (I-3), die nur auf der Anamnese beruht.

		(I-1a) Diskusverlagerung mit Reposition
	Beschreibung	**1.** Eine intrakapsuläre biomechanische Störung des Kondylus-Diskus-Komplexes. Bei geschlossenem Kiefer befindet sich der Diskus anterior des Caput mandibulae. Der Diskus kann auch nach medial oder lateral verlagert sein. **2.** Bei Kieferöffnung wird der Diskus reponiert (Abb. 10-1). Bei der Diskusreposition können Knack-, Knall- oder Schnappgeräusche auftreten. **3.** Eine anamnestisch berichtete Kieferklemme in Verbindung mit gestörter Kaufunktion schließt diese Diagnose aus.
Kriterien	Anamnese	Beide der folgenden Kriterien sind erfüllt: **1.** Innerhalb der vergangenen 30 Tage sind bei Kieferbewegungen oder -funktion Kiefergelenkgeräusche aufgetreten UND **2.** Patientenangabe von Kiefergelenkgeräuschen während der Untersuchung.
	Klinische Untersuchung	Mindestens eines der folgenden Kriterien ist erfüllt: **1.** Durch Palpation ermitteltes Knack-, Knall- bzw. Klickgeräusch während mindestens einer von drei Kieferöffnungs- und -schließbewegungen ODER **2.** Durch Palpation ermitteltes Knack-, Knall- bzw. Klickgeräusche während **a.** mindestens einer von drei Öffnungs- und -schließbewegungen UND **b.** mindestens einer von drei Seit- oder Vorschubbewegungen.

	Bildgebung	Zur Sicherung dieser Diagnose müssen die beiden folgenden kiefergelenkbezogenen MRT-Kriterien erfüllt sein: **1.** In der maximalen Interkuspidation liegen der posteriore Anteil des Diskus anterior der 11h30-Position und die intermediäre Zone anterior des Caput mandibulae UND **2.** Bei vollständiger Öffnung liegt die intermediäre Zone des Diskus zwischen dem Caput mandibulae und dem Tuberculum articulare.

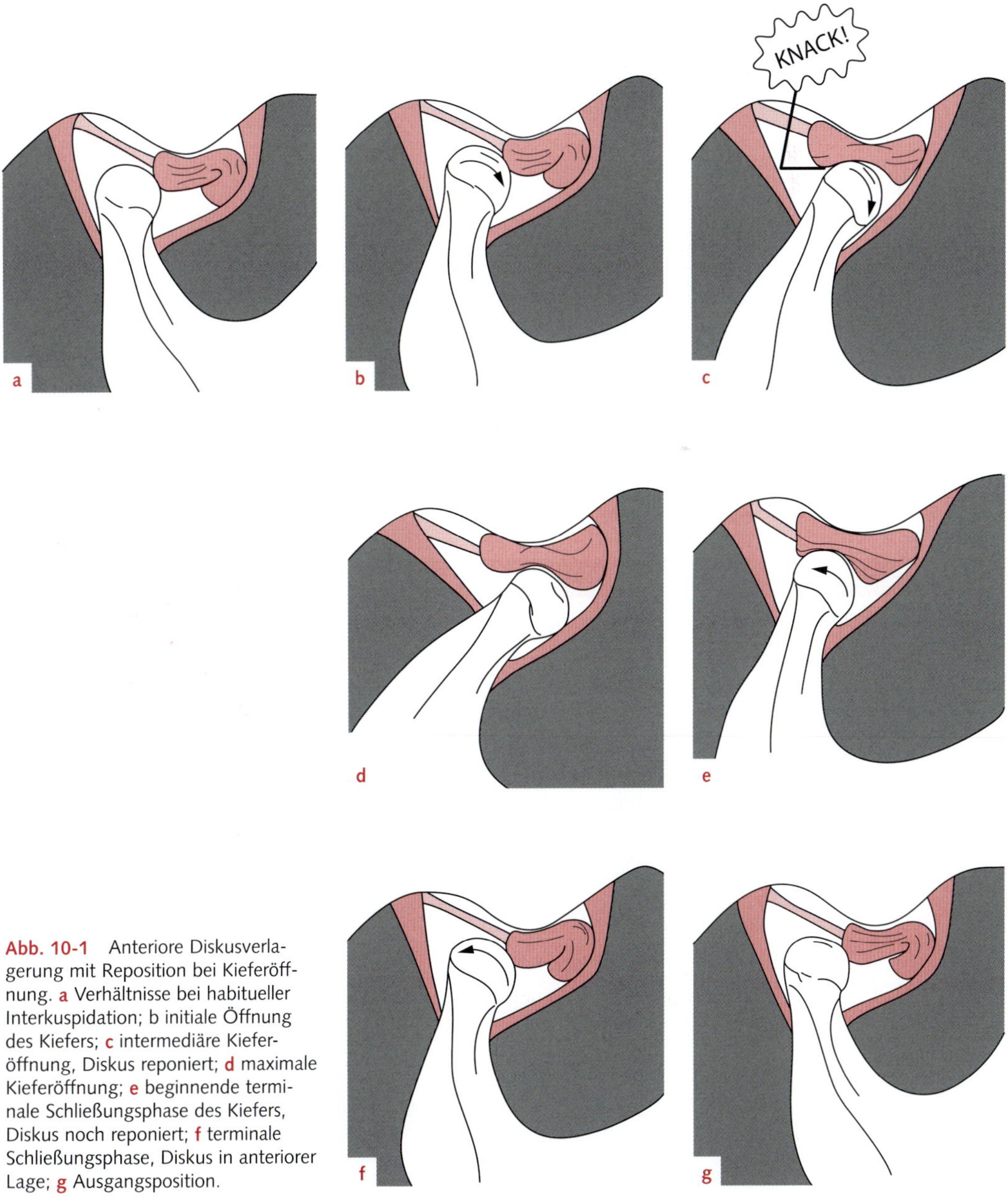

Abb. 10-1 Anteriore Diskusverlagerung mit Reposition bei Kieferöffnung. **a** Verhältnisse bei habitueller Interkuspidation; b initiale Öffnung des Kiefers; **c** intermediäre Kieferöffnung, Diskus reponiert; **d** maximale Kieferöffnung; **e** beginnende terminale Schließungsphase des Kiefers, Diskus noch reponiert; **f** terminale Schließungsphase, Diskus in anteriorer Lage; **g** Ausgangsposition.

		(I-1b) Diskusverlagerung mit Reposition und intermittierender Kieferklemme
	Beschreibung	**1.** Wie bei **I-1a, 1.** beschrieben. PLUS **2.** Bei Kieferöffnung wird der Diskus intermittierend* reponiert. Bei der Diskusreposition können Knack-, Knall- oder Klickgeräusche auftreten. **3.** Wird der Diskus beim Öffnen des Mundes nicht reponiert, kommt es zeitweise zu einer Einschränkung der Kieferöffnung. **4.** Im Falle einer eingeschränkten Kieferöffnung kann eine manuelle Manipulation erforderlich sein, um die Bewegungssperre aufzuheben.
Kriterien	Anamnese	Beide der folgenden Kriterien sind erfüllt: **1.** Anamnesekriterien von **I-1a** UND **2.** Innerhalb der vergangenen 30 Tage ist – ggf. nur kurzzeitig – eine Kieferklemme (eingeschränkte Kieferöffnung) aufgetreten, die anschließend überwunden wurde.
Kriterien	Klinische Untersuchung	Wie bei **I-1a** beschrieben.
	Bildgebung	Zur Sicherung dieser Diagnose gelten, sofern die intermittierende Kieferklemme zum Zeitpunkt der Bildgebung nicht besteht, dieselben Bildgebungskriterien wie bei I-1a. Kommt es während der Bildgebung zu einer Kiefersperre, liegt auf Grundlage der Bildgebung die Diagnose „Diskusverlagerung ohne Reposition" (I-1c oder I-1d) vor; zur Diagnosesicherung im Sinne von I-1b ist eine klinische Bestätigung der Umkehr zu einer intermittierenden Kieferklemme erforderlich.
	Anmerkung	Bei Vorliegen dieser Störung ist der Patient nicht in der Lage, eine normale Kieferöffnung durchzuführen. Letztere kann nur mittels manueller Manipulation seitens des Behandlers oder des Patienten erreicht werden. *Anmerkung: Der Begriff „intermittierend" ist im Sinne von „diskontinuierlich", „nicht in jedem Fall" zu verstehen.

		(I-1c) Diskusverlagerung ohne Reposition mit eingeschränkter Kieferöffnung
	Beschreibung	**1.** Wie bei **I-1a, 1.** beschrieben, PLUS **2.** Bei Kieferöffnung wird der Diskus nicht reponiert (Abb. 10-2). **3.** Anhaltende Einschränkung der Kieferöffnung (engl: closed lock), die auch durch manuelle Manipulation seitens des Behandlers oder Patienten nicht aufgehoben werden kann.
Kriterien	Anamnese	Beide der folgenden Kriterien sind erfüllt: **1.** Kieferklemme, sodass der Kiefer sich nicht vollständig öffnen lässt UND **2.** Eine solch schwerwiegende Einschränkung der Kieferöffnung, dass die Fähigkeit zu essen gestört ist.
Kriterien	Klinische Untersuchung	Folgendes Kriterium ist erfüllt: **1.** Maximale passive Öffnungsbewegung (passive Dehnung) einschließlich vertikaler Überbiss < 40 mm.

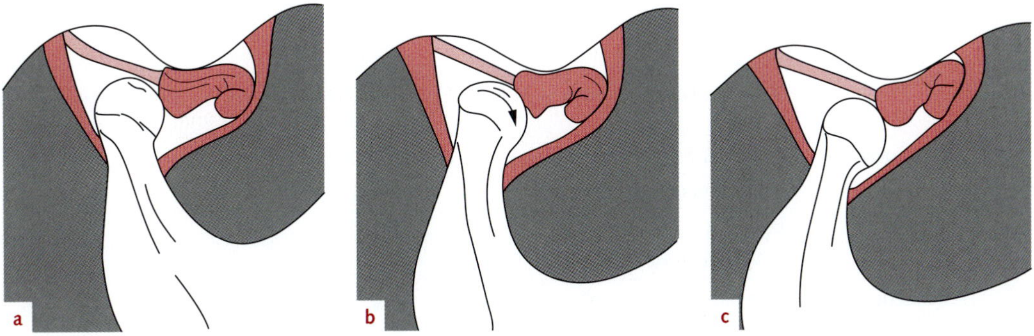

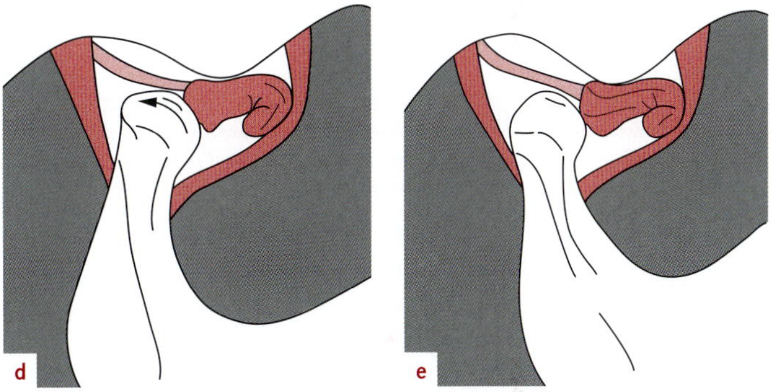

Abb. 10-2 Anteriore Diskusverlagerung ohne Reposition bei Öffnung. **a** Verhältnisse bei habitueller Interkuspidation; **b** initiale Öffnung des Kiefers; **c** maximale Öffnung des Kiefers; **d** terminale Schließungsphase; **e** habituelle Interkuspidation.

	Bildgebung	Zur Sicherung dieser Diagnose müssen die beiden folgenden kiefergelenkbezogenen MRT-Kriterien erfüllt sein: **1.** Wie bei **I-1a, 1.** beschrieben UND **2.** Bei vollständiger Öffnung liegt die intermediäre Zone des Diskus anterior des Caput mandibulae.
	Anmerkung	Das Vorhandensein von Kiefergelenkgeräuschen (z. B. Knacken bei Kieferöffnung) schließt diese Diagnose nicht aus.

		(I -1d) Diskusverlagerung ohne Reposition und ohne Einschränkung der Kieferöffnung
	Beschreibung	**1.** Wie bei **I-1a, 1.** beschrieben **2.** Wie bei **I-c, 2.** beschrieben PLUS **3.** Die Diskusverlagerung geht NICHT mit einer Einschränkung der Kieferöffnung einher.
Kriterien	Anamnese	Beide der folgenden Kriterien waren in der Vergangenheit erfüllt: **1.** Wie bei **I-1c.** beschrieben UND **2.** Wie bei **I-1c.** beschrieben
	Klinische Untersuchung	Folgendes Kriterium ist erfüllt: **1.** Maximale passive Öffnungsbewegung (passive Dehnung) einschließlich vertikaler Überbiss ≥ 40 mm.
	Bildgebung	Wie bei **I-1c.** beschrieben
	Anmerkung	Wie bei **I-1c.** beschrieben

		(I-2) Degenerative Gelenkerkrankung
	Beschreibung	Abnutzung des artikulären Gewebes und damit einhergehende knöcherne Veränderungen im Kondylus bzw. Tuberculum articulare.
Kriterien	Anamnese	Mindestens eines der folgenden Kriterien ist erfüllt: **1.** Wie bei **I-1a, 1.** beschrieben ODER **2.** wie bei **I-1a, 2.** beschrieben
	Klinische Untersuchung	Folgendes Kriterium ist erfüllt: **1.** Durch Palpation ermitteltes Reibegeräusch während mindestens einer der folgenden Bewegungen: Kieferöffnung, Kieferschluss, Seitschub, Vorschub.
	Bildgebung	Zur Sicherung dieser Diagnose muss mindestens eines der kiefergelenkbezogenen CT-Kriterien erfüllt sein: subchondrale Zyste(n), Erosion(en), generalisierte Sklerosierung oder Osteophyt(en).
	Anmerkung	Abflachung und/oder kortikale Sklerosierung gelten im Hinblick auf eine degenerative Gelenkerkrankung als unklare Befunde. Sie können eine Normvariante, Alterung, Remodellierung oder eine Vorstufe einer degenerativen Gelenkerkrankung darstellen.

		(I-3) Subluxation
	Beschreibung	**1.** Hypermobilitätsstörung unter Beteiligung des Kondylus-Diskus-Komplexes und des Tuberculum articulare: Bei geöffnetem Kiefer liegt der Kondylus-Diskus-Komplex anterior des Gelenkhöckers und kann ohne manuelles Eingreifen nicht in eine normale geschlossene Kieferposition zurückkehren. **2.** Die Verlagerung kann kurzzeitig auftreten oder länger anhalten. Sofern der Patient die Verlagerung selbst reponieren kann, spricht man von einer Subluxation. **3.** Falls der Patient die Hilfe eines Behandlers benötigt, um die Dislokation zu reponieren und die normale Kieferbewegung wiederherzustellen, wird von einer Luxation (engl.: open lock) gesprochen.
Kriterien	Anamnese	Beide der folgenden Kriterien sind erfüllt: **1.** Innerhalb der vergangenen 30 Tage (evtl. auch nur kurzzeitig) aufgetretene Sperre bzw. Einrasten des Unterkiefers bei weit geöffnetem Kiefer, was ein Schließen des Kiefers verunmöglichte UND **2.** Kieferschluss war nur mittels Selbstmanipulation möglich.
Kriterien	Klinische Untersuchung	Die Untersuchung zeigt die Unfähigkeit des Patienten, den Kiefer ohne Selbstmanipulation in seine normale Position zu schließen.
	Bildgebung	Falls diese Diagnose bestätigt werden muss, zeigt die Bildgebung, dass der Kondylus anterior des höchsten Punkts des Tuberculum articulare liegt, wobei der Patient nicht in der Lage ist, den Kiefer zu schließen.

Tab. 10-6 Gemeinsamkeiten und Unterschiede der diagnostischen Kriterien für die sechs schmerzhaften DC/TMD-Diagnosen. S-1: Myalgie, S-1a: Lokale Myalgie, S-1b: Myofaszialer Schmerz, S-1c: Myofaszialer Schmerz mit Schmerzübertragung, S-2: Arthralgie, S-3: Auf MAP zurückgeführte Kopfschmerzen.

		S-1	S-1a	S-1b	S-1c	S-2	S-3
Anamnese	Schmerzen in Kiefer, Schläfe, im oder vor dem Ohr UND …	X	X	X	X	X	
Anamnese	Schmerzen nur in Schläfe UND …						X
Anamnese	… Schmerz bei Unterkieferbewegungen	X	X	X	X	X	X
Klinische Untersuchung	Bestätigung der Schmerzlokalisation im …	M. temporalis / M. masseter	M. temporalis / M. masseter	M. temporalis / M. masseter	M. temporalis / M. masseter	Kiefergelenk	M. temporalis
Klinische Untersuchung	Gewohnter Schmerz bei Palpation von …	M. temporalis / M. masseter	M. temporalis / M. masseter	M. temporalis / M. masseter	M. temporalis / M. masseter	Kiefergelenk lateral	M. temporalis
Klinische Untersuchung	Gewohnter Schmerz bei maximaler aktiver oder passiver Kieferöffnung im …	M. temporalis / M. masseter				Kiefergelenk	Schläfenbereich
Klinische Untersuchung	… ODER – bei maximalem Seit- oder Vorschub – im …					Kiefergelenk	Schläfenbereich
Klinische Untersuchung	Weiterer Schmerz …		lokal an der Palpationsstelle	über die Palpationsstelle hinaus	jenseits des palpierten Muskels		

10.10 Bruxismus

Unter „Bruxismus" versteht man alle im Schlaf- oder Wachzustand auftretenden okklusalen Parafunktionen, die mit anhaltender oder rhythmischer Kiefermuskelaktivität einhergehen. Man unterscheidet Schlaf- von Wachbruxismus: Sowohl im Schlaf als auch im Wachzustand werden Kieferpressen und Zähneknirschen beobachtet.

Im Jahre 2013 wurde von einer internationalen Expertenkommission vorgeschlagen, diese Definition zu erweitern: Demnach könne man auch bei einer Fixierung oder einem Vorschieben des Unterkiefers ohne Zahnkontakte von Bruxismus sprechen (*Lobbezoo* et al. 2013).

In der Bevölkerung ist Bruxismus weit verbreitet. Dem Großteil der Betroffenen ist davon aber nichts bekannt. Die am häufigsten vorkommenden Risikofaktoren für Bruxismus sind in Tabelle 10-7 zusammengefasst.

Die Diagnostik des Bruxismus fußt auf anamnestischen Angaben (z. B. Verspannung und/oder Schmerzen der Kaumuskeln nach dem morgendlichen Erwachen) und klinischen Befunden (z. B. nicht kariöser Verlust von Zahnhartsubstanz; Masseterhypertrophie) (Tab. 10-8) und wird mit Vorteil komplettiert durch eine Panoramaschichtaufnahme (Vorliegen von Abflachungen der Kondylen bzw. Gelenkhöcker und Knochenapposition an den Kieferwinkeln kann ein starker Hinweis sein für langjähriges Kieferpressen). Die aus diesen Quellen erhaltenen Befunde erlauben eine relativ sichere Diagnosestellung. Empfohlene Behandlungsmaßnahmen sind in Tabelle 10-9 zusammengefasst.

Tab. 10-7 Die fünf stärksten Risikofaktoren für Wach- und Schlafbruxismus bei Erwachsenen.

Risikofaktor
emotionaler Stress
gastrointestinale Refluxösophagitis
regelmäßiges Rauchen
Schlafapnoe-Syndrom
soziale Phobie

Tab. 10-8 Diagnostische Empfehlungen aus der S3-Leitlinie „Diagnostik und Behandlung von Bruxismus" der Arbeitsgemeinschaft der Wissenschaftlich-Medizinischen Fachgesellschaften (AWMF) (*Peroz* et al. 2019).

Die Diagnostik des Bruxismus soll sich nicht allein auf die Anamnese stützen.
Die Selbstbeobachtung, ggf. unterstützt durch moderne Technologien, kann zur Diagnostik des Wachbruxismus verwendet werden. Durch Selbstbeobachtung soll den Patienten auch bewusstgemacht werden, wie häufig und unter welchen Bedingungen sie im Wachzustand die Kiefer anspannen und/oder verschieben.
Zur Diagnose eines wahrscheinlichen Bruxismus sollen klinische Befunde mit oder ohne anamnestische Angaben genutzt werden.

Tab. 10-9 Therapeutische Empfehlungen aus der S3-Leitlinie „Diagnostik und Behandlung von Bruxismus" der Arbeitsgemeinschaft der Wissenschaftlich-Medizinischen Fachgesellschaften (AWMF) (*Peroz* et al. 2019).

Patienten mit Wachbruxismus sollten zu Wahrnehmungs- und/oder Achtsamkeits- und/oder Entspannungstechniken zum Selbstmanagement angeleitet werden.
Progressive Muskelentspannung kann zur Behandlung des Bruxismus eingesetzt werden.
Im Rahmen der zahnärztlichen Behandlung von Schlafbruxismus können Schienen zum Schutz der Zähne im Schlaf eingegliedert werden, um durch die Unterbrechung der Zahn-zu-Zahn-Kontakte zuverlässig vor übermäßiger Attrition zu schützen.
Die Injektion von Botulinumtoxin bei Erwachsenen in die Kaumuskulatur kann als Behandlungsmaßnahme erwogen werden. Hierbei sind der „Off-Label-Use" und berufsrechtliche Vorgaben zu beachten.

Literatur

Hugger A., Lange M., Schindler H.J., Türp J.C.: Begriffsbestimmungen: Funktionsstörung, Dysfunktion, craniomandibuläre Dysfunktion (CMD), Myoarthropathie des Kausystems (MAP). Dtsch Zahnärztl Z 2016;71:165.

John M., Wefers K.-P.: Orale Dysfunktionen bei den Erwachsenen. In: Micheelis W., Reich E. (Hrsg.): Dritte Deutsche Mundgesundheitsstudie (DMS III). Deutscher Ärzte-Verlag, Köln 1999a:316-329.

John M., Wefers K.-P.: Orale Dysfunktionen bei den Senioren. In: Micheelis W., Reich E. (Hrsg): Dritte Deutsche Mundgesundheitsstudie (DMS III). Deutscher Ärzte-Verlag, Köln 1999b:412-426.

Lobbezoo F., Ahlberg J., Glaros A.G., Kato T., Koyano K.., Lavigne GJ., de Leeuw R., Manfredini D., Svensson P., Winocur E.: Bruxism defined and graded: an international consensus. J Oral Rehabil 2013;40:2-4.

Maixner W., Fillingim R.B., Williams D.A., Smith S.B., Slade G.D.: Overlapping chronic pain conditions: Implications for diagnosis and classification. J Pain 2016;17:T93-T107.

Peroz I., Bernhardt O., Kares H., Korn H.J., Kropp C., Lange M., Müller A., Nilges P., Ommerborn M.A., Steffen A., Tholen R., Türp J.C., Wolowski A.: S3-Leitlinie (Langversion) Diagnostik und Behandlung von Bruxismus (Registernummer 083-027). AWMF (Arbeitsgemeinschaft der Wissenschaftlichen Medizinischen Fachgesellschaften) 2019: 1-135. Online abrufbar unter: https://www.awmf.org/leitlinien/detail/ll/083-027.html

Schiffman E., Ohrbach R., Truelove E., Look J., Anderson G., Goulet J.P., List T., Svensson P., Gonzalez Y., Lobbezoo F., Michelotti A., Brooks S.L., Ceusters W., Drangsholt M., Ettlin D., Gaul C., Goldberg L.J., Haythornthwaite JA, Hollender L, Jensen R, John MT, De Laat A, de Leeuw R, Maixner W, van der Meulen M., Murray G.M., Nixdorf D.R., Palla S., Petersson A., Pionchon P., Smith B., Visscher C.M., Zakrzewska J., Dworkin S.F.: Diagnostic Criteria for Temporomandibular Disorders (DC/TMD) for Clinical and Research Applications: recommendations of the International RDC/TMD Consortium Network and Orofacial Pain Special Interest Group. J Oral Facial Pain Headache 2014;28:6-27 [DC/TMD-Befundbögen und -Anleitungen sind frei verfügbar unter URL: <https://ubwp.buffalo.edu/rdc-tmdinternational/tmd-assessmentdiagnosis/dc-tmd/>]

Schulte W.: Zur funktionellen Behandlung der Myo-Arthropathien des Kauorganes: ein diagnostisches und physio-therapeutisches Programm. Dtsch Zahnärztl Z 1970;25:422-436.

Schulte W.: Myoarthropathien. Epidemiologische Gesichtspunkte, analytische und therapeutische Ergebnisse. Dtsch Zahnärztl Z 1981;36:343-353.

Slade G.D., Bair E., Greenspan J.D., Dubner R., Fillingim R.B., Diatchenko L., MaixnerW., Knott C., Ohrbach R.: Signs and symptoms of first-onset TMD and sociodemographic predictors of its development: the OPPERA prospective cohort study. J Pain 2013;14: T20-32 e21-23.

Türp J.C., Lothaller H. Scioscia A.: Maximum mandibular mobility in patients with temporomandibular disorders. Swiss Dent J 2020;130:668-675.

Türp J.C., Schmutzer G., Brahler E., Häuser W.: Prevalence of self-reported jaw pain in Germany: two cross-sectional surveys of the general German population. Clin Oral Investig 2016;20:1895-1901.

Türp J.C.: Risiken. In: Schindler H.J., Türp J.C. (Hrsg): Konzept Okklusionsschiene. Basistherapie bei schmerzhaften kraniomandibulären Dysfunktionen. 1. Aufl. Quintessenz, Berlin 2017:111-120.

Weiterführende Literatur

Schindler H.J., Türp J.C. (Hrsg.): Konzept Okklusionsschiene. Basistherapie bei schmerzhaften kraniomandibulären Dysfunktionen. 1. Aufl. Quintessenz, Berlin 2017.

11 Funktionelle Vorbehandlung: Diagnostik der Myoarthropathien des Kausystems

11.1 Einleitung

Bei den Myoarthropathien des Kausystems (MAP) stehen die von den Patienten angegebenen Beschwerden (und nicht die klinischen oder radiologischen Befunde) im Mittelpunkt. Daher bedürfen die in dem klassischen Symptomentrias der MAP zusammengefassten „Leitsymptome" – Schmerzen im Bereich der Kaumuskulatur (inkl. Sehnenanteile) und/oder der Kiefergelenke; Einschränkungen der Unterkieferbeweglichkeit; Kiefergelenkgeräusche – einer Gewichtung und Kommentierung:

- Therapierelevantes Hauptsymptom ist der Kaumuskel- und/oder Kiefergelenkschmerz.
- Einschränkungen der Kieferbeweglichkeit, insbesondere der maximalen Kieferöffnung, sind häufig eine Folge der muskuloskelettalen Schmerzen. Sie können aber auch durch ein mechanisches Hindernis (Discus articularis) bedingt sein.
- Kiefergelenkgeräusche spielen eine klinisch untergeordnete Rolle. Gelenkknacken und andere Geräusche (Reiben, Schnappen) sind als Variation der Normalität zu werten.

Da Schmerzen mit der Einnahme einer veränderten Unterkieferlage (Schonhaltung; *Obrez* und *Stohler* 1996) verbunden sein können, ist vor einer definitiven prothetischen Therapie eine Schmerzkontrolle (die nicht unbedingt eine Schmerzfreiheit sein muss) vorrangiges Ziel.

11.2 Grundsätzliche Bemerkungen

Der Grund für die Durchführung einer MAP-Diagnostik liegt im Vorliegen funktioneller Beschwerden im Kausystem, über die der Patient berichtet. Die Beschwerden sind für den Patienten in den allermeisten Fällen der Anlass, den Zahnarzt aufzusuchen. Diese Situation ist vergleichbar mit einem Patienten, der sich wegen anhaltender Rückenschmerzen einen Termin bei seinem Hausarzt zur Abklärung der Beschwerden geben lässt. Daher ist ein Screening für myoarthropathische Beschwerden genauso wenig sinnvoll wie ein Screening für Rückenbeschwerden – im Gegenteil: Ein MAP-Screening bei beschwerdefreien Patienten ist mit der Gefahr der Überinterpretation verbunden (*Türp* und *Schindler* 2019). Deswegen wird bei der Befundung eines Patienten mit prothetischem Versorgungsbedarf auch lediglich ein kurzer funktioneller Befund im Sinne eines Funktionskurztests durchgeführt (vgl. Kap. 5).

Im Rahmen der beschwerdegeleiteten Diagnostik sollen grundsätzlich nur klinisch relevante und valide Maßnahmen durchgeführt werden. Darüber hinaus ist darauf zu achten, dass die angewandten diagnostischen Maßnahmen in einem sinnvollen Verhältnis zu dem aus der Untersuchung gewonnenen Nutzen stehen. Dies betrifft insbesondere (z. B. bildgebende oder instrumentelle) Verfahren, die Informationen liefern, die man bereits durch die klinische Diagnostik erhalten hat und/oder die an der Art der geplanten Therapie nichts ändern. Ein Erheben von

Daten ohne weitere diagnostische, prognostische oder therapeutische Konsequenzen ist Überdiagnostik. Abgesehen von den zeitlichen, finanziellen und gesundheitlichen (z. B. durch ionisierende Strahlung) Belastungen des Patienten besteht die Gefahr, dass erhaltene (Zufalls-)Befunde überinterpretiert und dadurch unnötige Behandlungen begonnen werden. Ein Untersucher muss vielmehr jederzeit in der Lage sein zu begründen, warum bestimmte diagnostische Maßnahmen durchführt – und warum andere unterlassen werden, selbst wenn diese seit Jahrzehnten unreflektiert empfohlen worden sind.

Die somatische Diagnostik (Achse I) besteht aus drei Teilen:

- gezielte symptombezogene Anamnese
- klinische Befundung (Bestimmung der Beweglichkeit des Unterkiefers, Palpation der Kaumuskulatur und Kiefergelenke, Okklusionsbefunde)
- Röntgenbefund (Panoramaschichtaufnahme)
  Rechtfertigende Indikation: differentialdiagnostischer Ausschluss von Befunden, die Ursache für die vom Patienten angegebenen Beschwerden sein können, wie entzündete oder verlagerte Zähne, Wurzelreste, Sinusitiden oder Knochentumoren

Bei MAP kommt dem Bericht des Patienten, der über muskuloskelettale Gesichtsschmerzen, eine eingeschränkte Kieferöffnung oder ihn störende Kiefergelenkgeräusche klagt, eine größere Bedeutung zu als den während der klinischen und radiologischen Untersuchung gewonnen Befunden. Bei Letzteren handelt es sich oftmals um Zufallsbefunde ohne klinische Relevanz, die man auch bei beschwerdefreien gesunden Menschen findet. Aus diesem Grund reicht zum Stellen einer oder mehrerer somatischer Diagnosen (Achse I) der klinische Untersuchungsbefund nicht aus.

Bei Funktionsbefunden kommt es zudem auf den klinischen Kontext an. So kann ein palpationsempfindlicher M. masseter eine Normvariante, ein Hinweis für Bruxismus (überlasteter Muskel) oder ein wichtiger Teil der Diagnose „Myalgie" sein. Macht man die Notwendigkeit einer Behandlung hingegen ausschließlich oder vorwiegend von den Ergebnissen einer klinischen Befundung abhängig, so führt dies zwangsläufig zu einer Übertherapie.

Die DC/TMD (*Schiffmann* et al. 2014) bieten eine detaillierte, wissenschaftlich untermauerte symptomorientierte Klassifikation und passend abgestimmte diagnostische Angaben (siehe Kap. 10). Für Forschungszwecke sind diese Vorgaben sehr empfehlenswert, selbst wenn sie methodische Schwächen aufweisen (*Steenks* et al. 2018). Für die praktische Tätigkeit am Patienten sind die DC/TMD hingegen weniger gut geeignet, vor allem weil ihre klinische Anwendung zu zeitintensiv ist.

Was die Diagnosen betrifft, so reicht es in der Regel aus, innerhalb der Achse I sich auf folgende vier diagnostische Unterscheidungen zu beschränken:

- Myalgie (des rechten und/oder linken M. temporalis und/oder M. masseter)
- Arthralgie (des rechten und/oder linken Kiefergelenks)
- (Schmerzhafte oder nicht schmerzhafte) Einschränkung der Unterkieferbeweglichkeit bzw. der maximalen Kieferöffnung
- (Anteriore) Lage („Verlagerung") des Discus articularis (mit oder ohne Reposition bei Kieferöffnung)

Für eine Chronifizierung von Schmerzen sind psychologisch-psychosozial-verhaltensbezogene Variablen in der Regel bedeutsamer als biologische Faktoren. Daher ist bei anhaltenden myoarthropathischen Schmerzen eine Abschätzung des Ausmaßes schmerzassoziierter psychosozialer Parameter obligatorisch. Zu diesem

Zweck kommen Filterfragebögen zur Anwendung (Achse II; Abschnitt 11.5). Werden Patienten mit starker schmerzassoziierter psychologischer Belastung und/oder dysfunktionalem chronischem Schmerz anamnestisch nicht erkannt, ist die Gefahr des Scheiterns therapeutischer Bemühungen groß.

Bei persistierenden Beschwerden ist es zudem oftmals ratsam, zum Stellen einer übergeordneten Diagnose bzw. zum Ausschluss bestimmter Erkrankungen ärztliche Fachkollegen (z. B. Rheumatologen, Ärzte für spezielle Schmerztherapie) hinzuzuziehen.

11.3 Schmerzanamnese

Das Anamnesegespräch ist der wichtigste Teil der Diagnostik. Nur durch eine umfassende Krankengeschichte gelingt es, ein genaues Bild der vorhandenen Beschwerden und der dazu beitragenden Faktoren zu erhalten (*Steiger* und *Ettlin* 2019). Vor Beginn des Gesprächs empfiehlt es sich, dass der Patient einen Fragebogen zur Erfassung funktioneller Beeinträchtigungen im Kausystem ausfüllt (Abb. 11-1). Alle angekreuzten „Ja"-Felder in dem Bogen sind im sich anschließenden Zahnarzt-Patient-Gespräch zu thematisieren.

Das Gespräch muss in einer entspannten und ruhigen Atmosphäre stattfinden. Abhängig vom Beschwerdebild sind für ein lege artis ausgeführtes anamnestisches Patientengespräch 30 bis 40 Minuten einzuplanen. Der Patient muss Gelegenheit haben, über die gestellten Fragen in Ruhe nachzudenken und seine subjektiven Beschwerden mitzuteilen, ohne dass er vorschnell unterbrochen oder der ihm zuhörende Untersucher durch Dritte gestört wird. Es ist vorteilhaft, wenn das Gespräch an einem Tischplatz stattfindet, wo Patient und Zahnarzt auf gleicher Augenhöhe sprechen. Ein Tisch hat im Gegensatz zur Anamneseerhebung am Patientenstuhl auch den Vorteil, dass genügend Platz zur Ablage und Besprechung der Patientenunterlagen zur Verfügung steht.

Das Gespräch sollte auch dazu genutzt werden, den Patienten in Hinblick auf eventuelle Parafunktionen (z. B. Lippenbeißen, Kauen der Fingernägel; Schieben des Unterkiefers in eine unphysiologische Position), Zeichen von Disstress (z. B. motorische Unruhe im Bereich der Hände und/oder mimischen Muskulatur) und andere Auffälligkeiten zu beobachten.

Es hat sich bewährt, den Patienten anhand einer Checkliste zu befragen und in dieser zusätzlich entsprechende Notizen einzutragen (Abb. 11-2). Folgende Punkte sollten erfasst werden:

- Grund des Besuchs / Hauptbeschwerden
- Vorgeschichte
- Beginn der Beschwerden sowie, falls bekannt, der vermutliche oder bekannte Auslöser
- Verlauf der Beschwerden an einem typischen Tag
- Verlauf der Beschwerden seit dem erstmaligen Auftreten
- Schmerzqualität
- Schmerzdauer
- Schmerzhäufigkeit
- Schmerzstärke
- Ausstrahlung der Schmerzen
- schmerzverstärkende Einflüsse
- schmerzlindernde Einflüsse

Funktionelle Beeinträchtigungen im Kausystem

Nachname: ____________________ Vorname: ____________________ Heutiges Datum:

Bitte beantworten Sie folgende Fragen:

1. Haben Sie **Schmerzen** in einer oder beiden Gesichtshälften? O nein O beidseits O rechts O links

2. Haben Sie **Zahnschmerzen**? O nein O ja

3. Leiden Sie unter **Kopfschmerzen**? O nein O ja

4. Leiden sie unter **Ohrenschmerzen**? O nein O ja

5. Leiden sie unter **Schmerzen** in der **Hals-Nackenmuskulatur**? O nein O ja

6. Haben Sie Schwierigkeiten, den **Kiefer vollständig zu öffnen**? O nein O ja

7. **Knacken** Ihre Kiefergelenke oder erzeugen sie **Reibegeräusche**, wenn Sie den Kiefer öffnen oder schließen oder wenn Sie kauen?
O nein O ja: Knackgeräusche O ja: Reibegeräusche

8. Hatten Sie in der letzten Zeit ein **Trauma** (Unfall, Schlag, etc.) im Kopf-Gesichtsbereich?
O nein O ja

9. **Knirschen** oder **pressen** Sie **am Tag** oder **im Schlaf** mit Ihren Zähnen?
O nein O ja, ich knirsche tagsüber O ja, ich presse tagsüber O ja, ich knirsche während des Schlafs O ja, ich presse während des Schlafs

10. Spüren Sie **Verspannungen** in **Wangen** oder **Schläfen**, wenn Sie **morgens erwachen**?
O nein O ja

11. Sind **weitere Symptome** im Kiefer-Gesichtsbereich vorhanden?

- Beeinträchtigungen der Kaufähigkeit O nein O ja
- Veränderungen beim Zusammenbeissen der Zähne (d.h. die Zähne passen nicht mehr so aufeinander wie gewöhnlich) O nein O ja
- Ohrgeräusche (Tinnitus) O nein O ja
- Weitere Beschwerden (bitte aufschreiben):

Prof. Dr. Jens C. Türp, MSc, M.A.
Abteilung Myoarthropathien / orofazialer Schmerz
Klinik für Oral Health & Medicine
Universitäres Zentrum für Zahnmedizin Basel

Abb. 11-1 Formblatt: Funktionelle Beeinträchtigungen im Kausystem.

Patient: ______________________ Datum: __________

Schmerzanamnese	
Überweisung?	
Grund des Besuchs / Hauptbeschwerden	Brux ☐ / Sz ☐ re ☐ li ☐ bds ☐ / Zahn ☐ Kaum. ☐ KG ☐ neuro ☐
Vorgeschichte	
Beginn | Auslöser	
Verlauf … … am Tag … seit Auftreten	
Qualität	
Häufigkeit	
Dauer	
Stärke	
Ausstrahlung	
↑	
↓	
Weitere Symptome	
Bisherige Diagnostik	
Bisherige Therapie	
Medikamente	
Befürchtungen / Erwartungen	

Abb. 11-2 Formblatt: Schmerzanamnese (Brux: Bruxismus, Sz: Schmerz, re: rechts, li: links, bds: beidseits, Kaum.: Kaumuskulatur, KG: Kiefergelenk, neuro: neuropathischer Schmerz).

- weitere Symptome (z. B. Migräne, Tinnitus …)
- bisher durchgeführte diagnostische Maßnahmen
- bisher durchgeführte therapeutische Maßnahmen
- bisher eingenommene Medikamente
- Befürchtungen / Erwartungen des Patienten

11.3.1 Schmerzfragebogen für Patienten mit persistierenden myoarthropathischen Schmerzen

Die Verwendung eines strukturierten Schmerzfragebogens ermöglicht eine standardisierte Erfassung und Dokumentation schmerzrelevanter Parameter. Vorteilhaft, aber nicht zwingend, ist es, den Bogen einem Neupatienten erst auszuhändigen, nachdem ein persönlicher Kontakt mit dem Zahnarzt stattgefunden hat. Ein Ausfüllen bereits vor dem Erstkontakt ist dann sinnvoll, wenn bereits bei der Anmeldung bekannt ist, dass der Patient unter anhaltenden myoarthropathischen (oder anderen persistierenden orofazialen) Schmerzen leidet. Aufgrund eines gewissen Zeitbedarfs empfiehlt es sich, den Bogen zu Hause ausfüllen zu lassen.

Ein anhaltender Schmerz muss nicht kontinuierlich vorhanden sein; er kann auch episodisch auftreten, d. h. von schmerzfreien Intervallen unterschiedlicher Länge unterbrochen sein. Die Schmerzepisoden selbst können in solchen Fällen von Sekunden (z. B. bei einer Neuralgie eines Hirnnerven) bis Tage andauern.

Den im Folgenden beschriebenen Schmerzfragebogen (Abb. 11-3) soll der Patient (in der Regel zu Hause) selbstständig und ohne fremde Hilfe ausfüllen. Darin werden folgende Bereiche erfasst:

- demographische Angaben des Patienten
- Hauptbeschwerden
- Schmerzlokalisation
- Schmerzbeginn
- Schmerzzeiten
- Schmerzqualität
- Schmerzstärke
- Schmerzbeeinflussende Faktoren
- Begleiterscheinungen
- bisher durchgeführte Behandlungen

Eine ehrliche und vollständige Beantwortung der in einem solchen Bogen zusammengefassten Fragen liegt im ureigenen Interesse des Patienten. Es hat sich als vorteilhaft erwiesen, wenn der Schmerzfragebogen bereits *vor* der nächsten Sitzung an den Behandler zurückgesandt wird, damit dieser eine Auswertung vornehmen kann. Die Ergebnisse werden anschließend gemeinsam mit dem Patienten besprochen.

Demographische Angaben (S. 1)

Neben identifizierenden Daten zur Person werden die Adressen des überweisenden Kollegen und des Hausarztes notiert.

Hauptbeschwerden (S. 2)

Der Patient beschreibt seine Beschwerden und äußert sich zu den Erwartungen, die er mit dem Besuch verbindet.

Schmerzlokalisation (S. 3–6)

Für die Dokumentation der Schmerzlokalisation(en) werden Ganzkörperschemata verwendet, in welche der Patient alle schmerzhaften Areale des Körpers, einschließlich des Gesichtsbereichs, einzeichnet (S. 3–4). Die Erfassung aller Schmerzbereiche ist für die Diagnostik, Therapie und Prognose von großer Bedeutung. Da aber die Wahrscheinlichkeit gering ist, dass Patienten in einer Zahnarztpraxis oder

Zahnklinik von sich aus Schmerzgebiete außerhalb des Kiefer-Gesichts-Bereichs erwähnen, muss der Patient vom Zahnarzt ausdrücklich darauf hingewiesen werden, wirklich alle Schmerzareale im Körper einzuzeichnen.

Zusätzlich wird eine Liste vorgegeben, in welcher die verschiedenen Bereiche des Körpers aufgeführt sind (S. 5). Auf speziellen Schemata der Kopf-Gesichts-Hals-Region werden anschließend die in dieser anatomischen Region vorhandenen Schmerzbereiche gesondert eingezeichnet (S. 6).

Schmerzbeginn (S. 7)

Der Patient macht Angaben zu Beginn und vermutlichen oder bekannten Auslösern der Schmerzen sowie zu eingetretenen Änderungen der Schmerzqualität.

Schmerzzeiten (S. 8)

Häufigkeit, Dauer und zeitabhängige Schwankungen werden hier notiert.

Schmerzqualität (S. 9)

Die vorgegebene Adjektivliste erlaubt eine Beschreibung der Schmerzqualität („Ich empfinde meine Schmerzen als ..."). Als zeitlicher Rahmen wurden die letzten 30 Tage vorgegeben. Die ersten 14 Wörter beziehen sich auf die affektiv-emotionale, die sich daran anschließenden 19 Adjektive auf die sensorische Dimension der Schmerzempfindung. Als Faustregel gilt: Bei akuten Schmerzen werden eher Adjektive aus der sensorischen Dimension des Schmerzerlebens gewählt und mit „trifft genau zu" oder „trifft weitgehend zu" beschrieben. Demgegenüber gewinnt bei lang anhaltenden Schmerzen der affektiv-emotionale Bereich zunehmend an Bedeutung; daher werden dann vorwiegend solche Adjektive angegeben werden.

Schmerzstärke (S. 10)

Auf einer 11-stufigen numerischen Schätzskala mit den definierten Ankerpunkten 0 („kein Schmerz") und 10 („stärkster vorstellbarer Schmerz") erfolgt eine Einschätzung der durchschnittlichen, größten, geringsten (Zeitfenster: jeweils 30 Tage) und derzeitigen (aktuellen) Schmerzintensität. Von besonderer Relevanz ist die Frage nach der Schmerzstärke, welche nach erfolgreicher Behandlung erträglich wäre: Da bei chronischen Schmerzen eines der Therapieziele Schmerzreduktion, nicht aber – eine in den meisten Fällen nicht erreichbare – Schmerzfreiheit ist, spiegelt sich bei Patienten, die einen unrealistisch geringen Wert (z. B. 0) eingetragen haben, eine Erwartungshaltung wider, welche im Rahmen der Patientenaufklärung korrigiert werden muss.

Schmerzbeeinflussende Faktoren (S. 11)

Der Patient äußert sich zu inneren (z. B. Entspannung, emotionaler Stress) oder äußeren Einflüssen (z. B. Wärme, Kälte; Kauen weicher oder harter Nahrung), welche die Schmerzen lindern, auslösen und/oder verstärken.

Begleiterscheinungen (S. 12)

Die angegebene Begleitsymptomatik bezieht sich vor allem auf das Vorliegen bestimmter Kopfschmerzformen (z. B. Migräne).

Ferner wird mit vier Fragen das Ausmaß der schmerzassoziierten Beeinträchtigung von Aktivitäten in Alltag, Familie und Freizeit sowie Arbeit und Hausarbeit erfasst. Dies hat Konsequenzen für die Behandlung. Das nachgefragte Zeitfenster bezieht sich jeweils auf die vergangenen 30 Tage.

Schmerz-Fragebogen

Heutiges Datum: ____________________ Bearbeitungs-Nr.: ____________________

Demographische Angaben

1. Nachname: ____________________ Vorname: ________________ geb.: _____________

2. Geschlecht: ☐ männlich ☐ weiblich ☐ divers

3. PLZ: ____________ Wohnort: ______________________________
   Straße: ______________________________
   Telefon privat: ____________________ Telefon dienstlich: ____________________

4. Personenstand: ☐ ledig ☐ verheiratet ☐ verwitwet ☐ geschieden

5. Name, Adresse und Telefonnummer des **überweisenden Zahnarztes** oder **Arztes**:

   ____

   ____

6. Name, Adresse und Telefonnummer des **Hausarztes**:

   ____

   ____

   ____

7. **Entfernung** von Ihrer Wohnung bis zu uns: ca. _____ km

8. **Ausgeübter Beruf**: ______________________________
   Erlernter Beruf: ______________________________
   ☐ derzeit arbeitslos
   ☐ Rentner

 Seite 1 von 14

Abb. 11-3 Schmerzfragebogen.

Hauptbeschwerden

Was ist der **Grund für Ihren heutigen Besuch**? Welches sind Ihre **Hauptbeschwerden**?

Bitte versuchen Sie, Ihre **im Kiefer-Gesichtsbereich** lokalisierten **Schmerzen** zu **beschreiben.**
(z. B.: *„Ziehender Schmerz, aus dem rechten Kiefergelenk ausstrahlend Richtung rechte Schläfe; Schmerz verstärkt sich bei Bewegungen des Unterkiefers."*)

Litt oder leidet in Ihrer **Familie** jemand an ähnlichen Schmerzen?

☐ nein ☐ ja

Wenn ja, an welchen?

Haben Sie **Unfälle mit Beteiligung des Kiefer-Gesichtsbereichs** gehabt?

☐ nein ☐ ja

Wenn ja, welcher Art?

	Datum:
1.	
2.	
3.	
	Tag Monat Jahr

(Bitte benutzen Sie für eventuelle weitere Ausführungen ein zusätzliches Blatt.)

Welche **Erwartungen** verbinden Sie mit Ihrem Besuch?

Schmerzlokalisation

Bevor wir auf Ihre im Kiefer-Gesichtsbereich lokalisierten Beschwerden zu sprechen kommen, möchten wir Sie bitten, in den nachfolgenden **Ganzkörperschemata** einzumalen, **wo überall** im **Körper** Sie Schmerzen haben.
Bitte kennzeichnen Sie das **ganze** Schmerzgebiet (durch Schraffierung mit Bleistift oder Kugelschreiber bzw. durch Malen mit Farbstiften oder Textmarkern etc.), damit wir wirklich wissen, wo **überall** Sie Schmerzen haben.

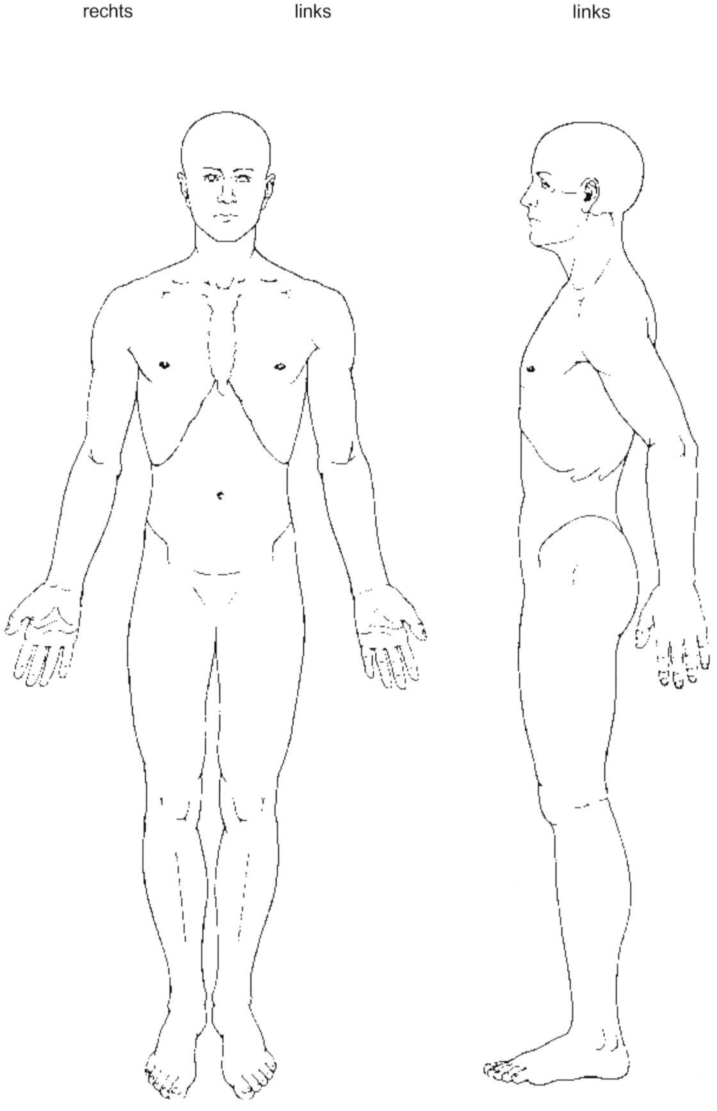

HABEN SIE AUCH WIRKLICH **ALLE** SCHMERZORTE EINGEZEICHNET?

Schmerzlokalisation

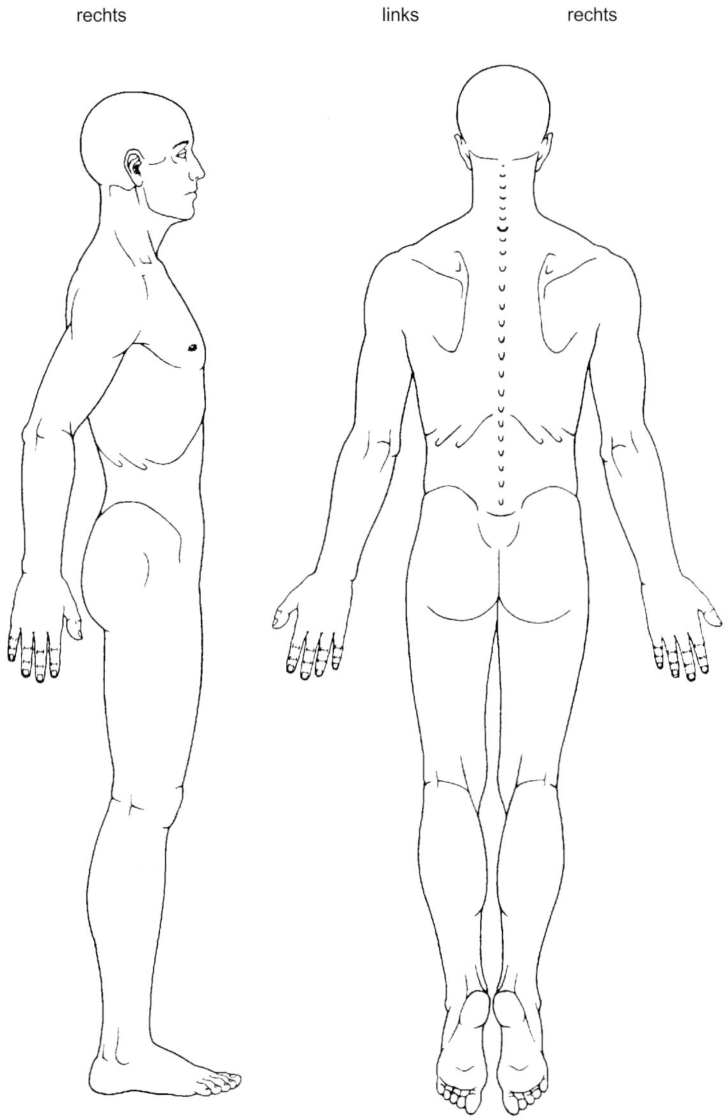

HABEN SIE AUCH WIRKLICH **ALLE** SCHMERZORTE EINGEZEICHNET?

 Seite 4 von 14

Schmerzlokalisation

Bitte geben Sie anhand der folgenden **Liste** an, **wo überall Sie Schmerzen haben**. Bitte kreuzen Sie die zutreffenden Schmerzgebiete an. Für **beidseitige** Schmerzen markieren Sie bitte **links** und **rechts**.

	links	*rechts*	*Mitte*
Gesicht	☐	☐	☐
Stirn	☐	☐	☐
Auge	☐	☐	
Schläfe	☐	☐	
Kiefergelenk	☐	☐	
Ohr	☐	☐	
Oberkiefer	☐	☐	☐
Unterkiefer	☐	☐	☐
Kaumuskeln	☐	☐	☐
Mundhöhle/Zähne	☐	☐	☐
Kopf	☐	☐	☐
Nacken/Hinterkopf	☐	☐	☐
untere Halswirbelsäule	☐	☐	☐
obere Schulter	☐	☐	
Schultergelenk	☐	☐	
Oberarm	☐	☐	
Ellenbogen	☐	☐	
Unterarm	☐	☐	
Hand/Finger	☐	☐	
obere Rückenhälfte	☐	☐	☐
Brustkorb vorn	☐	☐	☐
Brustkorb seitlich	☐	☐	☐
Oberbauch	☐	☐	☐
Unterbauch	☐	☐	☐
Bauch seitlich	☐	☐	
Leiste	☐	☐	
untere Rückenhälfte	☐	☐	☐
Gesäß/Steißbein	☐	☐	☐
Hüftgelenk	☐	☐	
Oberschenkel	☐	☐	
Knie	☐	☐	
Unterschenkel	☐	☐	
Fuß/Zehen	☐	☐	
Becken	☐	☐	☐
Geschlechtsorgane	☐	☐	☐
Afterbereich	☐	☐	☐
mehrere Gelenke	☐	☐	
gesamter Körper	☐	☐	☐

 Seite 5 von 14

Schmerzlokalisation

Malen Sie nun bitte in den nachfolgenden Gesichtsschemata ein, **wo** in der **Kopf-Gesichts-Hals-Region** Sie **überall** Schmerzen haben. Bitte kennzeichnen Sie das **ganze** Schmerzgebiet (durch Schraffierung mit Bleistift oder Kugelschreiber bzw. durch Malen mit Farbstiften oder Textmarkern etc.), damit wir wirklich wissen, wo **überall** Sie Schmerzen haben.

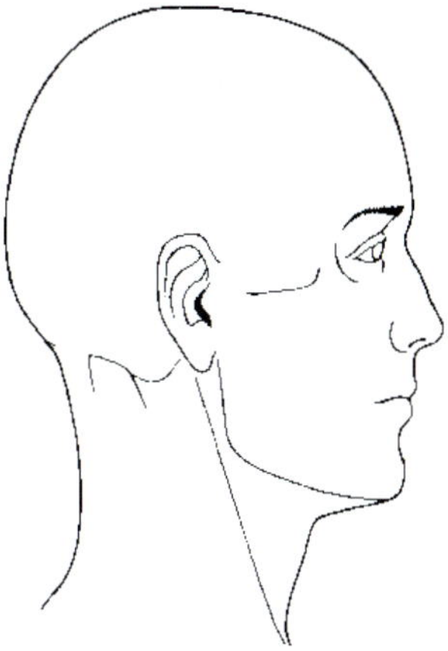

rechts

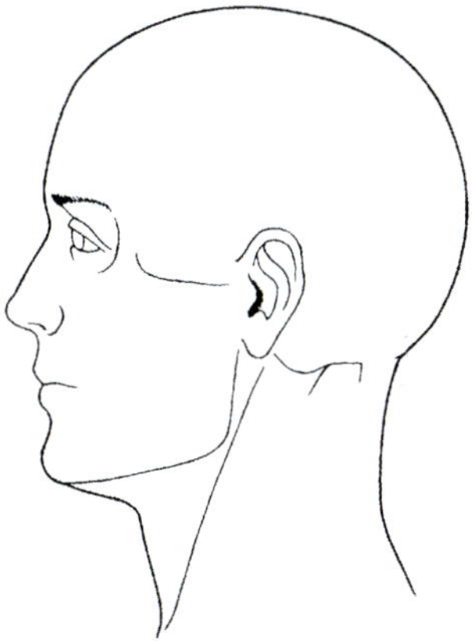

links

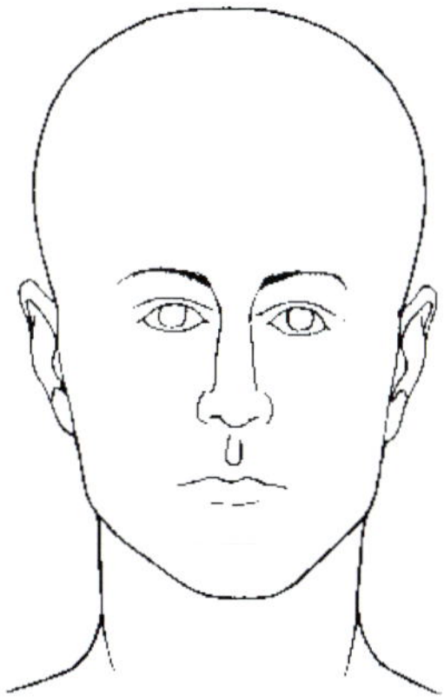

Wo fühlen Sie Ihre Kiefer-Gesichtsschmerzen? (Mehrfachnennungen sind möglich)

- ☐ in der Tiefe
- ☐ oberflächlich (in der Haut oder Schleimhaut)

Wechselt Ihr Gesichtsschmerz oft **die Seite?**

- ☐ nein
- ☐ ja

Schmerzbeginn

Seit wann bestehen Ihre Kiefer-Gesichtsschmerzen? |__|__|__|__|__|__|
Tag Monat Jahr

Begannen die Schmerzen **plötzlich** (akut) oder **allmählich** (schleichend)?

- ☐ plötzlich/akut
- ☐ allmählich/schleichend

Was ist Ihrer Ansicht nach der wahrscheinliche **Auslöser**, oder was sind die möglichen **Begleitumstände** für die Auslösung der Schmerzen?

____

____

____

____

____

____

Hat sich die **Qualität der Beschwerden im Laufe der Zeit** seit ihrem erstmaligen Auftreten **geändert**?

- ☐ nein
- ☐ ja

Falls ja, beschreiben Sie bitte die eingetretenen Veränderungen!

____

____

____

____

____

____

 Seite 7 von 14

Schmerzzeiten

Wie häufig treten Ihre Kiefer-Gesichtsschmerzen auf? (Bitte nur eine Antwort geben)

- ☐ wenige Male pro Jahr
- ☐ wenige Male pro Monat
- ☐ mehrmals pro Woche
- ☐ einmal täglich
- ☐ mehrmals täglich
- ☐ meine Schmerzen sind dauernd vorhanden

Welche der Aussagen trifft auf Ihre Kiefer-Gesichtsschmerzen zu? (Bitte nur eine Antwort geben)

- ☐ Meine Schmerzen treten nur **anfallsweise** auf, dazwischen bin ich schmerzfrei.
- ☐ Meine Schmerzen sind **dauernd** vorhanden.
- ☐ Meine Schmerzen sind **andauernd** vorhanden, und zusätzlich treten **Schmerzanfälle** auf.

Falls Sie **einzelne Schmerzanfälle** haben, geben Sie bitte an, wie lange **üblicherweise ein Anfall** dauert. (Bitte nur eine Angabe machen)

- ☐ Sekunden
- ☐ Minuten
- ☐ Stunden
- ☐ Tage
- ☐ länger als 1 Woche

Falls **einzelne Schmerzanfälle** auftreten, geben Sie bitte an, wie lange **üblicherweise** die **schmerzfreie Periode** dauert.

- ☐ bis zu 1 Monat
- ☐ mehr als 1 Monat

Sind die Schmerzen tageszeitlichen oder jahreszeitlichen **Schwankungen** unterworfen?
Wenn ja, wie machen sich diese Schwankungen bemerkbar?

____

____

____

____

Schmerzqualität

Die weiter unten gemachten Aussagen dienen der näheren Beschreibung der **Qualität** der von Ihnen empfundenen **Schmerzen**. Bitte geben Sie bei jeder Aussage an, **ob die vorgegebene Empfindung für Ihre Schmerzen stimmt** und **wie stark** die vorgegebenen Beschreibungen Ihren Schmerzen entsprechen. Beziehen Sie sich bei der Beurteilung bitte auf die typischen Schmerzen in der letzten Zeit, d. h. **in den letzten 30 Tagen**.

Sie haben bei jeder Aussage vier Antwortmöglichkeiten:
4 = trifft genau zu **3** = trifft weitgehend zu **2** = trifft wenig zu **1** = trifft nicht zu

Bitte kreuzen Sie die Zahl an, die für Sie am besten zutrifft. Bitte machen Sie in jeder Zeile ein Kreuz und lassen Sie bei der Beantwortung keine Aussage aus.

	*trifft **genau** zu*	*trifft **weit-gehend** zu*	*trifft ein **wenig** zu*	*trifft **nicht** zu*
Ich empfinde meine Schmerzen als ...				
quälend	4	3	2	1
grausam	4	3	2	1
erschöpfend	4	3	2	1
heftig	4	3	2	1
mörderisch	4	3	2	1
elend	4	3	2	1
schauderhaft	4	3	2	1
scheußlich	4	3	2	1
schwer	4	3	2	1
entnervend	4	3	2	1
marternd	4	3	2	1
furchtbar	4	3	2	1
unerträglich	4	3	2	1
lähmend	4	3	2	1
schneidend	4	3	2	1
klopfend	4	3	2	1
brennend	4	3	2	1
reißend	4	3	2	1
pochend	4	3	2	1
glühend	4	3	2	1
stechend	4	3	2	1
hämmernd	4	3	2	1
heiß	4	3	2	1
durchstoßend	4	3	2	1
dumpf	4	3	2	1
drückend	4	3	2	1
ziehend	4	3	2	1
pulsierend	4	3	2	1
bohrend	4	3	2	1
scharf	4	3	2	1
einschießend	4	3	2	1
ausstrahlend	4	3	2	1
krampfartig	4	3	2	1

 Seite 9 von 14

Schmerzstärke

In den folgenden Fragen geht es um die **Stärke Ihrer Schmerzen** im **Kiefer-Gesichtsbereich**. Kreuzen Sie bitte an, wie stark Sie Ihre Schmerzen empfinden. Sie können Ihre Angaben jeweils auf einer Skala von 0 bis 10 abstufen. Der **Wert 0** bedeutet, dass Sie keine Schmerzen haben/hatten, der **Wert 10** bedeutet, dass Sie unter Schmerzen leiden, wie sie für Sie nicht stärker vorstellbar sind. Mit den dazwischen liegenden Werten können Sie Abstufungen vornehmen.

a. Geben Sie zunächst ihre **durchschnittliche Schmerzstärke** während der **letzten 30 Tage** an:

[0]	[1]	[2]	[3]	[4]	[5]	[6]	[7]	[8]	[9]	[10]
kein Schmerz										stärkster vorstellbarer Schmerz

b. Geben Sie jetzt bitte Ihre **größte Schmerzstärke** während der **letzten 30 Tage** an:

[0]	[1]	[2]	[3]	[4]	[5]	[6]	[7]	[8]	[9]	[10]
kein Schmerz										stärkster vorstellbarer Schmerz

c. Geben Sie jetzt bitte Ihre **geringste Schmerzstärke** während der **letzten 30 Tage** an:

[0]	[1]	[2]	[3]	[4]	[5]	[6]	[7]	[8]	[9]	[10]
kein Schmerz										stärkster vorstellbarer Schmerz

d. Geben Sie jetzt bitte Ihre **derzeitige Schmerzstärke** (d. h. jetzt, in diesem Augenblick) an:

[0]	[1]	[2]	[3]	[4]	[5]	[6]	[7]	[8]	[9]	[10]
kein Schmerz										stärkster vorstellbarer Schmerz

e. Geben Sie jetzt bitte an, welche Schmerzstärke für Sie **nach erfolgreicher Behandlung erträglich** wäre:

[0]	[1]	[2]	[3]	[4]	[5]	[6]	[7]	[8]	[9]	[10]
kein Schmerz										stärkster vorstellbarer Schmerz

Geben Sie bitte an, ob sich die Stärke Ihrer Schmerzen verändert.
(nur **eine** Angabe machen)

- ☐ Die Stärke meiner Schmerzen wechselt **häufig** (z. B. mehrmals täglich).
- ☐ Die Stärke meiner Schmerzen wechselt **gelegentlich** (z. B. wenige Male pro Woche).
- ☐ Die Stärke meiner Schmerzen wechselt **niemals**.

Wann ist der Schmerz **besonders stark ausgeprägt**?

- ☐ morgens
- ☐ mittags
- ☐ abends
- ☐ im Laufe des Tages zunehmend
- ☐ nachts

 Seite 10 von 14

Schmerzbeeinflussende Faktoren

Welche Faktoren **lösen** Ihre Kiefer-Gesichtsschmerzen **aus**?

____

____

____

Welche Faktoren **verstärken/verschlimmern** Ihre Kiefer-Gesichtsschmerzen?

____

____

____

Welche Faktoren **lindern** Ihre Kiefer-Gesichtsschmerzen?

____

____

____

Bitte kreuzen Sie in der folgenden Liste an, wie sich die genannten Bedingungen **auf Ihre Kiefer-Gesichtsschmerzen auswirken**. Bitte machen Sie in jeder Zeile ein Kreuz.
Wählen Sie die Möglichkeit, die am ehesten zutrifft.

	lindernd	kein Einfluss	verstärkend
Körperliche Belastungen (z. B. Treppen gehen; Lasten heben)	☐	☐	☐
Sportliche Aktivität (z. B. Laufen, Radfahren)	☐	☐	☐
Psychische Belastung (z. B. Stress, Ärger, Aufregung)	☐	☐	☐
Einseitige Körperhaltung (z. B. längeres Sitzen oder Stehen)	☐	☐	☐
Häufiger Lagewechsel, Bewegung, Herumlaufen	☐	☐	☐
Sich ausruhen, entspannen, Kiefer ruhig halten	☐	☐	☐

Meine Schmerzen sind **durch nichts zu beeinflussen**.

☐ Stimmt nicht
☐ Stimmt

Begleiterscheinungen

Bitte kreuzen Sie an, welche **Begleiterscheinungen zusammen mit Ihren Kiefer-Gesichtsschmerzen** auftreten. Bitte machen Sie in jeder Zeile ein Kreuz.

	immer	häufig	gelegentlich	nie
Übelkeit	☐	☐	☐	☐
Erbrechen	☐	☐	☐	☐
Lichtempfindlichkeit	☐	☐	☐	☐
Geräuschempfindlichkeit	☐	☐	☐	☐
Sehstörungen (z. B. Augenflimmern)	☐	☐	☐	☐
Schwellungen und/oder Rötungen im Schmerzgebiet	☐	☐	☐	☐
Überempfindlichkeit der Haut im Schmerzgebiet	☐	☐	☐	☐

Sonstige ____

Sonstige ____

An ungefähr wie vielen Tagen konnten Sie in den **letzten 30 Tagen** aufgrund Ihrer Schmerzen im Kiefer-Gesichtsbereich Ihren **normalen Beschäftigungen** (Beruf, Schule/Studium, Hausarbeit) **nicht nachgehen**?

____________ Tage

In den folgenden Fragen geht es um die **Beeinträchtigung von Aktivitäten** durch Ihre Schmerzen im Kiefer-Gesichtsbereich. Sie können Ihre Angaben jeweils auf einer Skala von 0 bis 10 abstufen. Der **Wert 0** bedeutet keine Beeinträchtigung, der **Wert 10** bedeutet, dass Sie außerstande sind/waren, irgendetwas zu tun. Mit den dazwischen liegenden Werten können Sie Abstufungen vornehmen.

a. Inwieweit haben in den letzten **30 Tagen** Ihre Gesichtsschmerzen Sie bei Ihrer Ausübung **alltäglicher Aktivitäten** beeinträchtigt?

[0]	[1]	[2]	[3]	[4]	[5]	[6]	[7]	[8]	[9]	[10]
keine Beeinträchtigung										ich war außerstande, irgendetwas zu tun

b. Inwieweit haben in den letzten **30 Tagen** Ihre Gesichtsschmerzen Ihre Fähigkeit beeinträchtigt, an **Familien**- oder **Freizeitaktivitäten** teilzunehmen?

[0]	[1]	[2]	[3]	[4]	[5]	[6]	[7]	[8]	[9]	[10]
keine Beeinträchtigung										ich war außerstande, irgendetwas zu tun

c. Und inwieweit haben in den letzten **30 Tagen** Ihre Gesichtsschmerzen Ihre Fähigkeit beeinträchtigt, Ihre **Arbeit/Hausarbeit** zu verrichten?

[0]	[1]	[2]	[3]	[4]	[5]	[6]	[7]	[8]	[9]	[10]
keine Beeinträchtigung										ich war außerstande, irgendetwas zu tun

Bisherige Behandlungen

Welche **Ärzte, Zahnärzte** und **andere Therapeuten** haben Sie wegen Ihrer Kiefer-Gesichtsschmerzen bislang aufgesucht? Bitte geben Sie **alle Behandler** und die Art der jeweils erfolgten **Behandlung** an.

Name des (Zahn-)Arztes/ Therapeuten	Fachrichtung	Zeitpunkt der Behandlung	Art der Behandlung	Was war das Ergebnis der Behandlung?

(Benutzen Sie für eventuelle weitere Ausführungen bitte ein zusätzliches Blatt.)

Wie oft wurden bei Ihnen **in den letzten 6 Monaten** wegen Ihrer Kiefer-Gesichtsschmerzen **Behandlungen** (z. B. Schienenbehandlung, Einschleiftherapie, Krankengymnastik/ Physiotherapie etc.) durchgeführt?

Ca. __________ Behandlungstermine

Bitte geben Sie möglichst **alle Medikamente** an, die Sie **in den letzten 6 Monaten** eingenommen haben. Bitte geben Sie auch an, ob Sie die Medikamente **regelmäßig** (z. B. 3 x 1 Tbl.) oder **„nach Bedarf"** einnehmen.

☐ Ich habe in den letzten 6 Monaten keine Medikamente eingenommen.

Medikament	Art (Tabletten, Tropfen, Zäpfchen)	Dosierung	Zeitraum
Beispiel: *Amitriptylin* *Paracetamol*	 *Tabletten* *Tabletten*	 *50 mg x 1 pro Tag* *nach Bedarf*	 *seit August 2020* *September - November 2020*

(Benutzen Sie für eventuelle weitere Ausführungen bitte ein zusätzliches Blatt.)

Haben Sie **gegen Ihre Schmerzen** früher **andere Medikamente** eingenommen?

☐ nein ☐ ja

Wenn ja, an **welche Medikamente** können Sie sich erinnern?

____

____

 Seite 13 von 14

Bisherige Behandlungen

Wurden Sie wegen Ihrer Kiefer-Gesichtsschmerzen schon einmal **operiert** (einschließlich Zahnextraktionen, die mit dem Ziel der Linderung Ihrer Kiefer-Gesichtsschmerzen erfolgt sind)?

☐ nein ☐ ja

Art der Operation	**Datum**	**Dauer der Schmerz-linderung (in Monaten):**
1. ____________	⌊_ _⌋⌊_ _⌋⌊_ _⌋	⌊_ _⌋
2. ____________	⌊_ _⌋⌊_ _⌋⌊_ _⌋	⌊_ _⌋
3. ____________	⌊_ _⌋⌊_ _⌋⌊_ _⌋ Tag Monat Jahr	⌊_ _⌋

Wenn **mehr als drei** Schmerzoperationen: __________ mal operiert

Falls Sie zuvor bereits wegen Ihrer Kiefer-Gesichtsschmerzen behandelt wurden:

Wie **zufrieden** sind Sie mit dem Ergebnis der bislang erfolgten **Behandlung** für Ihre Kiefer-Gesichtsschmerzen?

☐ sehr zufrieden
☐ zufrieden
☐ eher unzufrieden
☐ unzufrieden
☐ sehr unzufrieden

Wie **zufrieden** sind Sie mit Ihren bisherigen **Behandlern**?

☐ sehr zufrieden
☐ zufrieden
☐ eher unzufrieden
☐ unzufrieden
☐ sehr unzufrieden

Glauben Sie, dass Ihre **Beschwerden** durch etwas anderes verursacht werden, als Ihnen Ihre Ärzte gesagt haben?

☐ nein
☐ ja

Was ist Ihrer Meinung nach die **Ursache Ihrer Beschwerden**?

____
____
____
____
____
____

 Seite 14 von 14

Auswertung

Die Zahl der Tage, an denen der Patient in den zurückliegenden 30 Tagen aufgrund der Schmerzen seinen normalen Beschäftigungen nicht nachgehen konnte, sowie die den drei auf elfstufigen numerischen Schätzskalen erhaltenen Punktewerte zur schmerzbedingten Beeinträchtigung in verschiedenen Lebensbereichen (Fragen a-c) werden in sog. Beeinträchtigungspunkte umgerechnet (Tab. 11-1). Unterschieden wird, ob ein funktionaler persistierender oder ein dysfunktional chronischer Schmerz vorliegt (Tab. 11-2). Im ersteren Fall kann der Patient trotz anhaltender Schmerzen seinen Tagesbeschäftigungen einigermaßen gut nachgehen, im letzteren Fall dagegen ist er stark beeinträchtigt.

Bisherige Behandlungen

Angaben über bereits alio loco erfolgte Behandlungen, einschließlich Medikamenteneinnahme (Nachfragen der Dosierung und Dauer der Anwendung) und operative Eingriffe im Kiefer-Gesichts-Bereich, sind für die Therapieplanung von ebenso großer Relevanz wie eine Einschätzung der Zufriedenheit mit der bisher erfolgten Behandlung und den bisherigen Behandlern.

Die Darlegung des subjektiven Krankheitsmodells des Patienten bietet häufig wichtige Anknüpfungspunkte für die Patientenaufklärung. Erwartet beispielsweise ein Patient mit langjährigen Schmerzen durch die Behandlung eine rasche Schmerzbeseitigung (wie er es vom Zahnschmerz kennt), so gilt es, ein realistisches Ziel anzupeilen, z. B. einen Rückgang der durchschnittlichen Schmerzintensität um 50 % und eine Verbesserung einer möglicherweise schmerzbedingt eingeschränkten Unterkieferbeweglichkeit.

11.4 Klinische Untersuchung

Die Funktionsuntersuchungen mit der höchsten diagnostischen Validität sind die Bestimmung der maximalen Kieferöffnung sowie die Palpation der Kaumuskulatur und Kiefergelenke, sofern sie mit geeigneten Instrumenten durchgeführt werden.

11.4.1 Allgemeine Hinweise

- Die zu untersuchende Person sitzt aufrecht in einem Stuhl.
- Eine Brille wird abgelegt.
- Abnehmbaren Prothesen werden im Mund des Patienten belassen.
- Orale Schienen und herausnehmbare kieferorthopädische Geräte werden während der Untersuchung entfernt.
- Untersucher tragen während der gesamten Untersuchung Handschuhe.

11.4.2 Allgemeine Hinweise zur Bestimmung der Kieferöffnung

- Kieferöffnung = Schneidekantendistanz + vertikaler Überbiss.
  Hinweis: Der häufig verwendete Begriff „Mundöffnung" ist terminologisch falsch, weil eine Mundöffnung anatomisch gesehen durch Kontraktion der

Tab. 11-1 Ermittlung des Beeinträchtigungspunktwertes.

Anzahl der Tage, an denen den normalen Tätigkeiten nicht nachgegangen werden konnte, und Umrechnung in Beeinträchtigungspunkte	
0–1 Tag	0 Beeinträchtigungspunkte
2 Tage	1 Beeinträchtigungspunkt
3–5 Tage	2 Beeinträchtigungspunkte
6–30 Tage	3 Beeinträchtigungspunkte
Ausmaß der subjektiven Beeinträchtigungen (0–100) und Umrechnung in Beeinträchtigungspunkte	
0–29	0 Beeinträchtigungspunkte
30–49	1 Beeinträchtigungspunkt
50–69	2 Beeinträchtigungspunkte
70 und mehr	3 Beeinträchtigungspunkte

Tab. 11-2 Stadieneinteilung und klinische Interpretation.

Beeinträchtigungs-punkte	Stadieneinteilung	Klinische Interpretation
0–2	geringe Beeinträchtigung	funktionaler persistierender Schmerz
3–6	starke Beeinträchtigung	dysfunktionaler chronischer Schmerz

perioralen Muskulatur erfolgt und zu einer Spreizung der Lippen führt; dies kann auch bei geschlossenem Kiefer erfolgen.

- Die Bestimmung des vertikalen Überbisses der mittleren Schneidezähne erfolgt am Zahn 11 oder 21, bei verschiedener Inklination dieser Zähne an dem am meisten vertikal stehenden oberen Schneidezahn. Der Patient bringt seine Zähne in maximale Interkuspidation. Sofern weder offener Biss noch Kopfbiss vorliegen, überragen die oberen Schneidezähne die unteren. Mit einem gespitzten Bleistift wird auf Höhe der Schneidekante des gewählten oberen mittleren Schneidezahns eine Markierung auf der Labialfläche des antagonistischen unteren Schneidezahns angebracht. Der Abstand zwischen der Markierung und der Inzisalkante des unteren Schneidezahns ergibt den Wert des vertikalen Überbisses. Bei einem frontalen Kopfbiss beträgt dieser Wert null, bei einem offenen Biss entsteht ein Minuswert (die Schneidekanten der oberen und unteren Inzisivi weisen in maximaler Interkuspidation einen Abstand auf).
- Zur Bestimmung der Schneidekantendistanz wird ein Lineal mit Millimeterangaben verwendet. Es ist darauf zu achten, dass die Millimetermarkierungen auf beiden Längsseiten des Lineals angebracht sind und nicht etwa auf einer Seite die Längeneinheit Zoll (inches), wie dies bei einigen Linealen leider der Fall ist. Die Verwendung biegsamer Messlineale ist nicht empfehlenswert. (Alternativ zu einem Lineal kann eine Schublehre verwendet werden.)
- Für die Messung ruht die 0-mm-Markierung des Millimeterlineals auf der Inzisalkante des gewählten unteren mittleren Inzisivus.

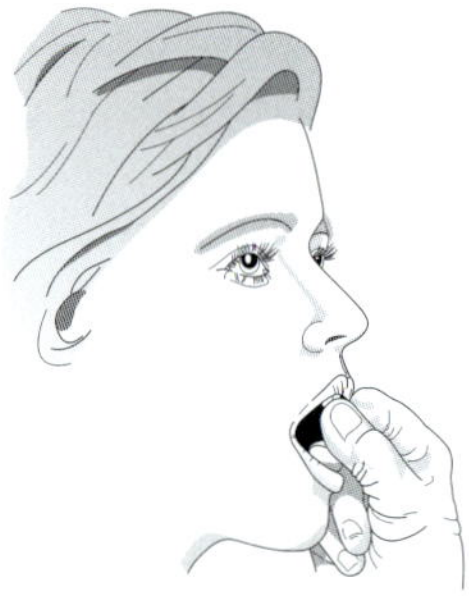

Abb. 11-4 Ausführung der passiven Kieferöffnung.

- Es werden zwei Messungen ausgeführt: zunächst die maximal mögliche schmerzfreie aktive, dann die maximale aktive (trotz Schmerzen) Interinzisaldistanz.
- Bei der Messung der schmerzfreien aktiven Interinzisaldistanz öffnet der Patient den Kiefer so weit wie möglich, ohne Schmerzen zu verspüren. Der entsprechende Wert wird vom Lineal abgelesen.
- Liegt eine Messung zwischen zwei Millimeterangaben, so wird der geringere Wert notiert.
- Bei der Messung der maximalen aktiven Interinzisaldistanz öffnet der Patient den Kiefer so weit wie möglich, unabhängig davon, ob dabei Schmerzen auftreten. Wenn Schmerzen vorhanden sind, wird dokumentiert, ob diese im rechten, linken oder in beiden Kiefergelenken des Patienten lokalisiert sind. Diese Messung soll grundsätzlich nicht nur einmal erfolgen, sondern mehrmals. Beim zweiten Versuch erhält man in der Regel einen höheren Wert als beim ersten. Ist dies der Fall, wird die Messung so lange wiederholt, bis man keinen höheren Wert mehr erzielt; danach wird der größte gemessene Schneidekantenabstand notiert.
- Die Messung der maximalen passiven Interinzisaldistanz bleibt der besonderen Situation vorbehalten, dass eine deutlich eingeschränkte Kieferöffnung vorliegt (z. B. $\leq$ 35 mm). Dazu legt der Untersucher nach maximaler aktiver Kieferöffnung seinen Daumen auf die Inzisalkanten der oberen Schneidezähne, seinen Zeige- oder Mittelfinger auf die Inzisalkanten der unteren Schneidezähne (Abb. 11-4). Mit mäßigem Druck versucht der Behandler nun, den Unterkiefer noch weiter aufzuspreizen, während er gleichzeitig mit Hilfe des auf der Inzisalkante des mittleren unteren Schneidezahns ruhenden Lineals misst. Falls Schmerzen auftreten, wird dokumentiert, wo diese lokalisiert sind.

  Bei vorhandenen Schmerzen in Kiefergelenken oder Kaumuskulatur empfiehlt es sich, vor der Aufspreizung des Kiefers die schmerzhaften Bereiche 10 bis 15 Sekunden mit einem Kühlspray zu besprühen. Die Kälte bewirkt meist eine kurzzeitige Hemmung der Nozizeptoren im Muskel bzw. Gelenk, wodurch die anschließende Kieferöffnung weniger schmerzhaft ist. Dazu müssen vorher das Auge und das Ohr der betreffenden Seite geschützt werden (Augen schließen, dann Abdecken des Auges mit einem Papierhandtuch, welches der Patient mit seiner kontralateralen Hand vor das Auge hält und gleichzeitig mit dieser Hand durch Anlegen der Handkante vor den seitlichen Augenrand das Auge abschirmt; Bedecken des Ohres des Patienten durch eine Hand des Behandlers).

  Grundsätzlich lassen sich durch diese Untersuchung zwei mögliche Ursachen einer vorhandenen Bewegungseinschränkung voneinander unterscheiden:
  - Möglichkeit 1: Aufgrund von Schmerzen in den Kaumuskeln und/oder Kiefergelenken (oder anderen Strukturen) schränkt der Patient unbewusst den Bewegungsspielraum ein (Schienung). Eine weite Kieferöffnung wäre zwar möglich, ist aber mit vermehrten Schmerzen verbunden. Eine passive Kieferöffnung wird in diesen Fällen zu einer deutlichen Erhöhung der gemessenen Schneidekantendistanz führen (z. B. 6–8 mm).
  - Möglichkeit 2: Durch ein mechanisches Hindernis in einem oder beiden Kiefergelenken ist die Beweglichkeit des oder der Kondylen bei der Kieferöffnung nach ventral und kaudal behindert. Klinische Beispiele: anteriore Diskusverlagerung ohne Reposition bei Kieferöffnung; Gelenk-

kapselfibrosierung. Eine passive Kieferöffnung wird in diesen Fällen keine wesentliche Erhöhung der gemessenen Schneidekantendistanz bewirken (z. B. nur 1-2 mm).

11.4.3 Allgemeine Hinweise zur Bestimmung der Ab- oder Anwesenheit von Kiefergelenkgeräuschen

Die Bestimmung von Kiefergelenkgeräuschen erfolgt mithilfe der bilateral präaurikulär zart auf der Haut aufliegenden Zeige- und Mittelfinger (kein Druck!), während der Patient den Unterkiefer aus der habituellen Interkuspidation heraus mehrmals langsam öffnet und schließt. Auch wenn Gelenkgeräusche als Normvariante zu interpretieren sind, sollte das Vorhandensein (allein schon aus Gründen des Selbstschutzes vor ungerechtfertigten Klagen) dokumentiert werden. In Abwesenheit von myoarthropathischen Schmerzen und/oder Bewegungseinschränkungen des Unterkiefers stellen diese akustischen Phänomene aber keine Indikation für die Einleitung diagnostischer oder therapeutischer Maßnahmen dar. Kiefergelenkgeräusche sind kein Prädiktor für eine spätere schmerzhafte MAP (*Ohrbach* et al. 2013).

11.4.4 Allgemeine Hinweise zur Palpation von Kiefermuskeln und Kiefergelenken

- Die Palpation erfolgt gemäß den Vorgaben der DC/TMD (und vormals der RDC/TMD) mit einer Kraft von rund 10 N für extraorale Muskeltaststellen (M. temporalis, M. masseter) und von rund 5 N für die Kiefergelenke.
- Zur Durchführung empfiehlt sich die Verwendung eines Druckalgometers (*Kothari* et al. 2012, *Tang* et al. 2018). Seine Verwendung erlaubt die reproduzierbare und präzise Applikation einer Kraft von 10 bzw. 5 N. Die Palpation erfolgt für jede Seite getrennt.
- Der Unterkiefer befindet sich während der Palpation in Ruhelage (die Zähne haben keinen Kontakt).
- Auf der der Palpation gegenüberliegenden (kontralateralen) Seite liegt die kontralaterale Hand der seitlichen Kopfpartie flach an, um der ipsilateral einwirkenden Kraft von 10 bzw. 5 N ein stabiles Widerlager zu geben.
- In der Muskulatur werden jeweils drei Bereiche („Straßen") unterschieden: Beim M. temporalis posterior, medial und anterior, beim M. masseter Ursprung (kranial), Muskelkörper und Ansatz (Abb. 11-5).
- In jedem der beschriebenen Areale wird an drei (bei großer Ausdehnung der Muskulatur an vier) verschiedenen Stellen palpiert (Abb. 11-5).
- Vor Beginn der Palpation empfiehlt es sich, dem Patienten folgende Instruktion mitzuteilen: *„Ich werde jetzt Ihre Kaumuskeln und Kiefergelenke betasten. Sie werden dabei einen Druck spüren. Mich interessiert, ob Sie bei der Betastung einen Schmerz empfinden. Falls dies der Fall ist, schätzen Sie bitte die Stärke dieses Schmerzes ein. Sie haben drei Möglichkeiten der Abstufung: Der Schmerz ist entweder gering, mittel oder stark. Wenn Sie nichts sagen, gehe ich davon aus, dass Sie nur Druck, aber keinen Schmerz spüren."*
- Der höchste von Patienten angegebene Schmerzwert gilt für die gesamte „Straße".

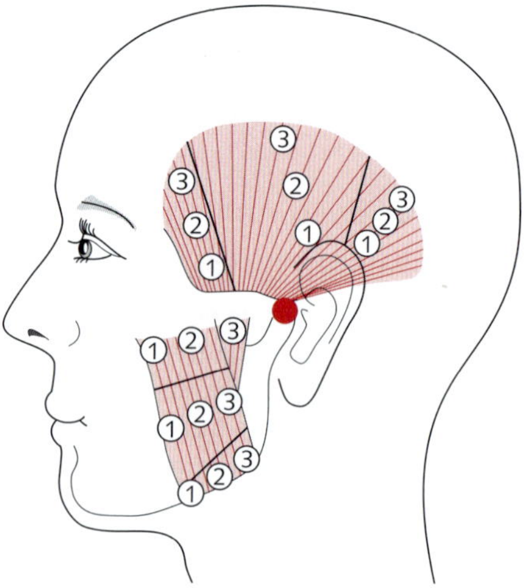

Abb. 11-5 Die zu palpierenden anatomischen Bereiche: M. temporalis, M. masseter, Kiefergelenk.

- Die möglichen Patientenangaben sind im Befundbogen im Sinne einer verbalen Ratingskala wie folgt kodiert: keine Schmerzen = 0; geringe Schmerzen = 1; mittelstarke Schmerzen = 2; starke Schmerzen = 3.

11.4.5 Beschreibung der Lage der zu palpierenden Bereiche

Palpiert werden zunächst folgende Muskeln (Abb. 11-5 und 11-6):

M. temporalis, posteriore Region
hinter bis oberhalb des Ohrs

M. temporalis, mittlere Region
in der Vertiefung ca. 2 cm lateral des seitlichen Randes der Augenbrauen

M. temporalis, anteriore Region
über der Fossa infratemporalis, oberhalb des Processus zygomaticus

M. masseter, Ursprung
Am vorderen Rand des M. masseter beginnend entlang des unteren Randes des Arcus zygomaticus bis ca. 1 cm anterior des Kiefergelenks

M. masseter, Muskelbauch
Unterhalb des Arcus zygomaticus am vorderen Rand des M. masseter rückwärts zum Unterkieferwinkel auf einer rund 2 Finger breiten Fläche

M. masseter, Ansatz
ca. 1 cm oberhalb des Unterrands des Unterkieferkörpers Richtung Unterkieferwinkel

Anschließend erfolgt die Palpation der Kiefergelenke (11-7).

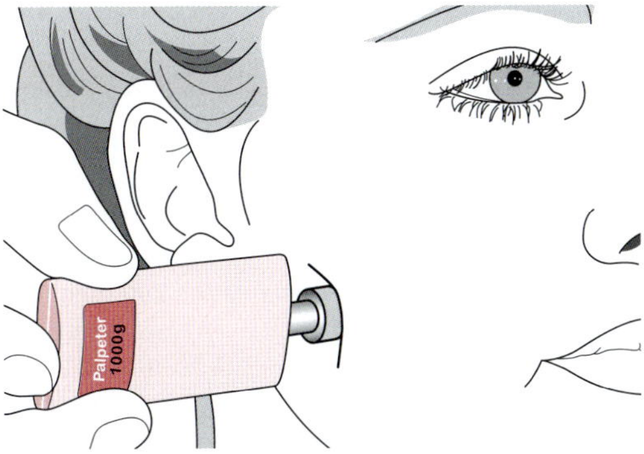

Abb. 11-6 Palpation des rechten M. masseter mit einem Druckalgometer.

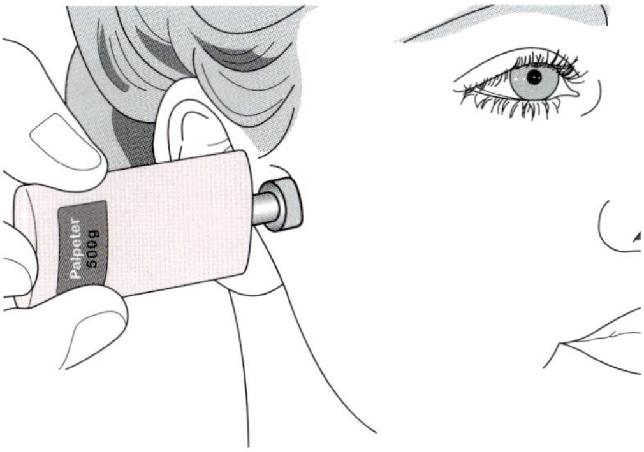

Abb. 11-7 Palpation des rechten Kiefergelenks mit einem Druckalgometer.

11.5 Weitere Diagnostik

Im Rahmen der Befunderhebung sollte stets nach Hinweisen für das Vorliegen von Bruxismus, dem häufigsten Risikofaktor für MAP, gefahndet werden. Bruxismus-typische anamnestische, klinische und radiologische Befunde sind in Tabelle 11-3 zusammengefasst.

Die Anwesenheit von okklusalen Variablen, die über die in Tabelle 11-3 in Zusammenhang mit Bruxismus aufgeführten Befunde (Attrition bzw. Abrasion, Abfraktion, okklusale Grübchen) hinausgehen (Angle-Klasse II, Kreuzbiss, Instabilität des Unterkiefers bei maximaler Interkuspidation; vgl. Tab. 10-2), werden in der Regel im Rahmen einer allgemeinen dentalen und parodontalen Befundung überprüft (vgl. Kap. 5). Daher werden die als Risikofaktoren angesehenen okklusalen Befunde normalerweise an anderer Stelle erfasst. Sofern solche Informationen fehlten, sollten sie im Rahmen der Funktionsbefundung zusätzlich erhoben werden.

Bei persistierenden Schmerzen ist der Einsatz weiterer diagnostischer Maßnahmen indiziert:

- Psychometrische Filterinstrumente zur Selbstbeurteilung mit dem Ziel der Erfassung schmerzassoziierter psychosozialer Parameter, wie depressive Verstimmung, Ängstlichkeit und Disstress (empfohlenes Instrument: DASS; *Nilges* und *Essau* 2015) und subjektive Beeinträchtigung durch körperliche bzw. Allgemeinbeschwerden (empfohlenes Instrument: B-LR; von *Zerssen* und *Petermann* 2011). Ein Überschreiten instrumentenspezifischer Schwellenwerte bedingt eine Berücksichtigung der vermuteten Belastungen im Rahmen der Therapie (*Türp* und *Nilges* 2016).
- Über eine Panoramaschichtaufnahme hinausgehende bildgebende Verfahren, wie Magnetresonanztomogramme (vor allem zur Darstellung der artikulären und periartikulären Weichgewebe) oder digitale Volumentomographie (DVT; zur hochaufgelösten, überlagerungs- und verzerrungsfreien Darstellung der artikulären und periartikulären Hartgewebe), sind nur bei besonderen Fragestellungen indiziert, insbesondere bei Verdacht auf Frakturen oder Tumoren (*Dula* et al. 2014).

Tab. 11-3 Typische klinische Befunde bei Bruxismus.

Quelle	Befund
Patientenangabe (Selbstauskunft / Bericht von Angehörigen)	verspannte Mm. masseteres am Morgen
	unspezifische Zahnschmerzen
klinischer Befund	Hypertrophie Mm. masseteres
	sehr harte Mm. masseteres beim festen Zubeißen
	Druckdolenz Mm. masseteres
	Attrition / Abrasion
	Abfraktion
	okklusale Grübchen
	Impressionen von Zähnen in Zunge oder Wange
Panoramaschichtaufnahme	Abflachung Kondylus / Tuberculum articulare
	Knochenapposition im Kieferwinkelbereich

Die klinisch entscheidende Frage hinsichtlich des Umfangs diagnostischer Untersuchungen lautet stets, ob zusätzlich gewonnene diagnostische Informationen, seien sie klinischer, bildgebender oder instrumenteller Natur, einen Einfluss auf die Diagnose und Therapie besitzen (*Petersson* 2010).

Literatur

Dula K., Bornstein M.M., Buser D., Dagassan-Berndt D., Ettlin D.A., Filippi A., Gabioud F., Katsaros C., Krastl G., Lambrecht J.T., Lauber R., Luebbers H.T., Pazera P., Türp J.C.; SADMFR: SADMFR guidelines for the use of cone-beam computed tomography/digital volume tomography. Swiss Dent J 2014;124:1169-1183.

Kothari S.F., Kothari M., Baad-Hansen L., Svensson P.: Comparison of techniques for evaluation of deep pain sensitivity in the craniofacial region. J Orofac Pain 2012;26:225-232.

Nilges P., Essau C.: Die Depressions-Angst-Stress-Skalen: Der DASS – ein Screeningverfahren nicht nur für Schmerzpatienten. Schmerz 2015;29:649-657.

Obrez A., Stohler C.S.: Jaw muscle pain and its effect on gothic arch tracings. J Prosthet Dent 1996;75:393-398.

Ohrbach R., Bair E., Fillingim R.B., Gonzalez Y., Gordon S.M., Lim P.F., Ribeiro-Dasilva M., Diatchenko L., Dubner R., Greenspan J.D., Knott C., Maixner W., Smith S.B., Slade G.D.: Clinical orofacial characteristics associated with risk of first-onset TMD: the OPPERA prospective cohort study. J Pain 2013;14:T33-T50.

Petersson A.: What you can and cannot see in TMJ imaging – an overview related to the RDC/TMD diagnostic system. J Oral Rehabil 2010;37:771-778.

Schiffman E., Ohrbach R., Truelove E., Look J., Anderson G., Goulet J.P., List T., Svensson P., Gonzalez Y., Lobbezoo F., Michelotti A., Brooks S.L., Ceusters W., Drangsholt M., Ettlin D., Gaul C., Goldberg L.J., Haythornthwaite JA, Hollender L, Jensen R, John MT, De Laat A, de Leeuw R, Maixner W, van der Meulen M., Murray G.M., Nixdorf D.R., Palla S., Petersson A., Pionchon P., Smith B., Visscher C.M., Zakrzewska J., Dworkin S.F.: J Oral Facial Pain Headache 2014;28:6-27. [DC/TMD-Befundbögen und -Anleitungen sind online abrufbar unter https://ubwp.buffalo.edu/rdc-tmdinternational/tmd-assessmentdiagnosis/dc-tmd/]

Steenks M.H., Türp J.C., de Wijer A.: Reliability and validity of the Diagnostic Criteria for Temporomandibular Disorders axis I in clinical and research settings: A critical appraisal. J Oral Facial Pain Headache 2018;32:7-18.

Steiger B., Ettlin D.A.: Anamnese. In: Ettlin D., Gallo L.M.: Das Kiefergelenk in Funktion und Dysfunktion. Thieme, Stuttgart 2019:201-205.

Tang Z., Chen Y., Zhou W., Zhang J., Wang R., Wang K., Svensson P.: Reliability of mechanical sensitivity mapping in the orofacial region of healthy Chinese individuals: towards standardized assessment of somatosensory function. J Oral Facial Pain Headache 2018;32:400-408.

Türp J.C., Marinello C.P.: Schmerzfragebogen für Patienten mit chronischen orofazialen Schmerzen. Quintessenz 2002;53:1333-1340. Online abrufbar unter: http://qos.quintessenz.de/qos/downloads/schmerzfragebogen.pdf

Türp J.C., Nilges P.: Welche Instrumente eignen sich für die Achse-II-Diagnostik? Dtsch Zahnärztl Z 2016;71:362-366.

Türp J.C., Schindler H.J.: Screening für kraniomandibuläre Dysfunktionen: Eine sinnvolle Maßnahme? Schmerz 2020;34:13-20.

von Zerssen D., Petermann F.: B-LR. Beschwerden-Liste – Revidierte Fassung. 2. revidierte Aufl. Hogrefe, Göttingen 2011.

12 Funktionelle Vorbehandlung: Therapie der Myoarthropathien des Kausystems

12.1 Allgemeine Bemerkungen

Bei der Therapie von Erkrankungen lassen sich symptomatische von kausalen Behandlungsmaßnahmen unterscheiden. Symptomatische Therapiemaßnahmen haben das Ziel der Eliminierung oder Reduzierung bestehender Symptome. Eine kausale Therapie zielt demgegenüber auf die Ausschaltung der eigentlichen Krankheitsursache ab. Im Englischen unterscheidet man daher „treatment" (kausale Therapie) und „management" (symptomatische Therapie); beide werden mit dem Ausdruck „therapy" zusammengefasst. In den meisten Fällen ist bei Myoarthropathien (MAP) eine kausale Therapie nicht möglich. Ebenso selten gelingt es, einen Therapieerfolg zu erzielen, wenn man begleitende oder zugrunde liegende psychologische, psychosoziale und verhaltensbezogene Einflüsse ignoriert (vgl. *Nilges* 2018).

Das Spektrum der zum Einsatz kommenden therapeutischen Maßnahmen ähnelt demjenigen, das in der Orthopädie und Rheumatologie zur Behandlung von muskuloskelettalen Beschwerden üblich ist. Unterschiedlich ist primär die Tatsache, dass im Kieferbereich im Gegensatz zu anderen Körperbereichen zusätzlich die Möglichkeit der Anwendung von oralen Schienen besteht.

Für MAP-Patienten steht in den meisten Fällen der Schmerz im Mittelpunkt. Deshalb müssen in diesen Fällen primär Therapiemaßnahmen zum Einsatz gelangen, deren Ziel es ist, die Schmerzsymptome zu lindern. Auf diese Weise wird häufig zugleich eine Verbesserung einer schmerzbedingten eingeschränkten Unterkieferfunktion erreicht.

Je nachdem, ob der Patient an einem akuten oder persistierenden Schmerzzustand leidet, unterscheiden sich die in Betracht kommenden Therapiemaßnahmen in einigen Punkten voneinander.

Ein Behandlungsgrundsatz besteht darin, dass akute MAP-Schmerzen so rasch wie möglich zu behandeln sind. Ziel ist hierbei – im Gegensatz zu chronischen muskuloskelettalen Schmerzen – Schmerz*freiheit*. Je länger Schmerzen anhalten, umso nachhaltiger bilden sich strukturelle und funktionelle Veränderungen im nozizeptiven System aus (Chronifizierung von Schmerzen; Ausbildung eines Schmerzgedächtnisses).

Ausgehend von Feststellungen, dass unabhängig von der Art der gewählten Therapie der Großteil der Patienten mit MAP-Symptomen eine Linderung ihrer Beschwerden zeigen und in vielen Fällen auch mit einer Plazebo- oder ganz ohne Behandlung eine Besserung bestehender Symptome auftritt, steht man heute auf dem Standpunkt, dass, wenn immer möglich, eine reversible, konservative Therapie angestrebt werden soll. Entsprechend der multifaktoriellen Ursache der Krankheitsentstehung sollte die Therapie weniger im Sinne einer Monobehandlung, sondern vielmehr in Form einer sinnvollen Kombination der im konkreten Patientenfall zur Verfügung stehenden therapeutischen Möglichkeiten gestaltet werden (z. B. Aufklärung, Selbstbeobachtung, orale Schiene, Krankengymnastik und Entspannungstherapie). Es sollte nicht nach einem starren Schema vorgegangen werden, sondern für jeden Patienten ist eine individuelle Therapiestrategie zusammenzustellen. Dass für eine geeignete Wahl – neben der externen Evidenz aus der Fachliteratur und den Präferenzen des Patienten – klinische Erfahrung auf dem Gebiet der orofazialen Schmerzen, Myoarthropathien und Funktionsstörungen gehört, steht außer Frage.

Die Vielschichtigkeit der therapeutischen Vorgehensweisen (*List* und *Axelsson* 2010) hat zur Folge, dass für eine wirkungsvolle Behandlungsstrategie bei MAP-Patienten eine enge Zusammenarbeit zwischen Zahnärzten und Fachkräften aus anderen Bereichen notwendig ist, wie Physiotherapie, (Schmerz-) Psychologie, Orthopädie/Rheumatologie oder spezielle Schmerztherapie. Bei einem chronischen Schmerzgeschehen sind die psychologischen Faktoren *immer* zu berücksichtigen, da ihnen ein großer Anteil für die Entstehung und Unterhaltung der Beschwerden zukommt.

Die Behandlung von systemischen Erkrankungen, die sich mit Symptomen *auch* im Kausystem manifestieren können, wie Fibromyalgie-Syndrom oder rheumatoide Arthritis, gehört primär in die Hand des Spezialisten (Rheumatologe). Der Zahnarzt kann in solchen Fällen in Absprache mit dem behandelnden Facharzt mit Vorteil zusätzliche (symptomatische) Maßnahmen ergreifen.

Wie bei der Durchführung diagnostischer Maßnahmen muss auch bei der Therapie ein vernünftiges Kosten-Nutzen-Verhältnis verfolgt werden. Eine Übertherapie, die dem Patienten hohe finanzielle Ausgaben bescheren, aber gegenüber einfachen Behandlungsmaßnahmen kein Mehr an Beschwerdebesserung bringt, ist unter allen Umständen zu vermeiden.

Nach einer eingeleiteten Behandlung ist es häufig nicht möglich zu sagen, ob eine eingetretene Linderung vorher vorhandener Symptome durch eine spezifische therapeutische Wirkung, aufgrund des natürlichen Verlaufs der Beschwerden oder wegen anderer unspezifischer Mechanismen zustande gekommen ist (*Türp* und *Schwarzer* 2003). Patienten erscheinen meist während einer Maximalphase der Beschwerden, weshalb oftmals auch ohne Behandlung eine Besserung eintritt. Daher werden die in solchen Fällen auftretenden Erfolge oft zu Unrecht als direkte Wirkung einer spezifischen Therapiemaßnahme interpretiert.

Die bei akuten myoarthropathischen Schmerzen indizierten Behandlungsmaßnahmen sind in Tabelle 12-1 aufgeführt.

Bei länger bestehenden Schmerzen (als auch bei Bruxismus) können neben der stets obligaten Aufklärung des Patienten – die als „Informationstherapie" gleichzeitig eine wichtige Behandlungsmaßnahme darstellt – Selbstbeobachtung, Muskelentspannung und Schienentherapie als notwendige Behandlungsmaßnahmen angesehen werden. Diese lassen sich mit dem Kürzel „SMS" leicht memorisieren. Als nützliche Therapieoptionen stehen darüber hinaus Medikamente und Physiotherapie einschließlich physikalischer Therapie zur Verfügung (*List* und *Axelsson* 2010).

12.2 Aufklärung (= Informationstherapie)

Der Aufklärung des Patienten über die wahrscheinlichen auslösenden Faktoren der bestehenden Beschwerden, die klinische Bedeutung der Symptome, die Diagnose, die Prognose und die im individuellen Fall zur Verfügung stehenden Therapiemöglichkeiten (einschließlich deren Nutzen, Risiken und Kosten) kommt eine ausschlaggebende Bedeutung zu. Als überaus wichtige (zahn)ärztliche Maßnahme, die auch geeignet ist, dem Patienten bestehende Unsicherheits- und Angstgefühle zu nehmen, sollte sie allen anderen Behandlungsmodalitäten voranstehen (*Steiger* et al. 2019).

Tab. 12-1 Therapiemöglichkeiten bei akuten und persistierenden Schmerzen im Zuge von Myoarthropathien des Kausystems.

Akute Schmerzen	Persistierende Schmerzen
Aufklärung	Aufklärung
Selbstbeobachtung	Selbstbeobachtung
physikalische Therapie: wiederholte Kälteapplikation	physikalische Therapie: Kälte- und/oder Wärmeapplikation
Pharmakotherapie: nichtsteroidales Antiphlogistikum	Michigan-Schiene zum Tragen während des Schlafs
wassergefüllte Sofortschiene (Fertigprodukt) zum stundenweisen Tragen im Wachzustand und ggf. während des Schlafs	Pharmakotherapie: Nichtopiat-Analgetika, Muskelrelaxantien
	Physiotherapie: Kälte, Wärme, Massage, Krankengymnastik, Ultraschall, transkutane elektrische Nervenstimulation
	psychologische Schmerztherapie: Entspannungstherapie kognitiv-verhaltensbezogene Schmerzbewältigungstherapie
	Arthrozentese/Arthroskopie (in Ausnahmefällen)

Nicht jedes Symptom bedarf einer Behandlung. Ein Symptom, für dessen „Therapie" heute lediglich eine Aufklärung des Patienten als erforderlich angesehen wird, ist Kiefergelenkknacken ohne zusätzliche Schmerzen und ohne Bewegungseinschränkungen. Der Patient sollte bei einem solchen Befund darüber informiert werden, dass diese Geräusche in der Bevölkerung sehr weit verbreitet sind, in ihrem Auftreten und Intensität häufig fluktuieren und nicht selten von selbst verschwinden. Die Tatsache, dass Knackgeräusche in vielen Körpergelenken vorkommen und in der Orthopädie/Rheumatologie als Variation der Normalität aufgefasst werden, spricht für sich und sollte dem Patienten unbedingt mitgeteilt werden.

12.3 Selbstbeobachtung

Selbstbeobachtung ist immer dann angezeigt, wenn der Patient durch sein eigenes Verhalten (z. B. Kieferpressen oder Zähneknirschen) zum Unterhalt der Symptome beiträgt. Bei Bruxismus und/oder myoarthropathischen Schmerzen kann der Patient beispielsweise darauf achten, ob er die Zahnreihen außerhalb des Kau- und Schluckvorganges auseinander hält. Optische Signale können ihn dabei unterstützen. Hilfreich sind farbige Aufkleber, die als Wahrnehmungshilfe dienen und zu Hause oder am Arbeitsplatz an Stellen angebracht werden, auf die man ab und zu schaut, z. B. an ein Fenster, einen Türrahmen, eine Schranktür (*Steiger* et al. 2019). Immer, wenn der Patient diese Signale sieht, sollte er sich fragen, ob seine Zähne gerade Kontakt aufweisen (oder ob sich der Unterkiefer in einer entspannten Position befindet). Sofern die Zähne in Kontakt sind, kann davon ausgegangen werden, dass sie nicht immer nur locker aufeinander liegen, sondern dass auch gepresst oder geknirscht wird. Als klinische Konsequenz kann dem Patienten empfohlen werden, ein Kaugummi in den Mund zu geben. Man kann es kauen, muss aber nicht. Das Kaugummi im Mund führt in der Regel dazu, dass unbewusst die Zähne außer Kontakt gebracht werden und sich damit der Abstand der Kiefer zueinander vergrößert. Dadurch werden die Zähne seltener in Okklusion kommen, wodurch Kaumuskeln und Kiefergelenke weniger häufig belastet werden.

12.4 Schmerzpsychologische Therapie

Psychologische Therapien sind wichtige Bausteine in der Therapie akuter und chronischer myoarthropathischer Schmerzen. Für schmerzhafte MAP liegen ausreichend Belege vor, dass im Rahmen eines multimodalen (= mehrere Behandlungsmittel umfassenden) Therapieansatzes zusätzlich durchgeführte schmerzpsychologische Maßnahmen die Wahrscheinlichkeit eines Behandlungserfolgs erhöhen.

Psychologische Therapiemethoden, die wegen persistierender Schmerzen zum Einsatz kommen können, dienen zum einen dem Erlernen und der Anwendung von Techniken zur Entspannung mit dem Ziel einer besseren Stressbewältigung und Muskelrelaxation, zum anderen der Unterstützung bei der Schmerzkontrolle (Schmerzbewältigungsprogramme).

Selbst Patienten, die keine oder nur eine geringe psychologische und psychosoziale Beeinträchtigung aufweisen, ziehen aus der Anwendung psychologischer Maßnahmen Vorteile. Bei Patienten mit hoher psychischer Belastung verbessert eine schmerzpsychologische Mitbehandlung das Behandlungsergebnis entscheidend (*Türp* und *Nilges* 2017). Voraussetzung für eine positive Wirkung ist aber die Bereitschaft des Patienten zur regelmäßigen Ausübung der gewählten Methode.

12.4.1 Stressbewältigung/Muskelentspannung

Der Abwehr belastender Stressoren (z. B. als Folge von Schmerz) und der Erhöhung der individuellen Stressschwelle kommt bei vielen Patienten (nicht nur) mit Funktionsstörungen im Kausystem eine große Bedeutung zu. Grundsätzliches Ziel von Stressabwehrstrategien ist es, schädliche Auswirkungen einwirkender Stressoren möglichst gering bzw. nicht zu umgehenden Disstress in Grenzen zu halten. Sehr wirksam für die Kompensation stressbedingter biochemischer Veränderungen, aber auch für die Prävention (zum Teil schwerwiegender) gesundheitlicher Beeinträchtigungen ist sportliche Aktivität, insbesondere aerobe Betätigungen (*German* et al. 2020, *Moore* et al. 2016, *Pedisic* et al. 2019).

Unter den psychologischen Methoden zur Stressbewältigung nehmen Entspannungsverfahren eine wichtige Rolle ein (*Ozgundondu* et al. 2019, *Yusufov* et al. 2019). Ihr Ziel ist die Induzierung eines Zustands der Entspannung und/oder gelassenen Aufmerksamkeit (*Lücking* und *Martin* 2017). Daher werden sie auch bei Patienten mit Bruxismus und/oder MAP eingesetzt (*Steiger* et al. 2019). Ein Vorteil dieser Methoden ist, dass ihre Wirkung den gesamten Körper einbezieht. Beispiele für Entspannungstechniken sind (*Lücking* und *Martin* 2017):

- progressive Muskelrelaxation nach Jacobson
- autogenes Training nach Schultz
- Biofeedback

- imaginative Verfahren
- meditative Verfahren
- Hypnose

Die Evidenzlage für den Einsatz dieser Maßnahmen ist bei Bruxismus (*Ahlberg* et al. 2015, *Manfredini* et al. 2015, *Jokubauskas* und *Baltrušaitytė* 2018) besser als bei MAP (*Zhang* et al. 2015). Grundsätzlich liegt jedoch ein Mangel an qualitativ guten Studienartikeln zur Wirksamkeit dieser Behandlungsmethoden vor, so dass bei den publizierten Studienartikeln ein Risiko für Verzerrungen (Bias) vorhanden ist.

12.4.2 Psychologische Schmerztherapie: kognitive Verhaltenstherapie

Neben Entspannungsverfahren (12.4.1) existieren spezielle psychologische Verfahren zur Bewältigung chronischer Schmerzen. Dazu zählen *verhaltenstherapeutische Maßnahmen* (operante Therapieverfahren) und *kognitive Verfahren*, deren Ziele in einer Veränderung der erlebten Schmerzintensität liegen (*Kaiser* und *Nilges* 2015). Mit diesen Ansätzen werden dem Patienten Hilfen an die Hand gegeben werden, die es ihm ermöglichen sollen, mit dem Schmerz und seinen somatischen (Funktionsstörungen), psychischen (Depressivität, Angst) und sozialen Folgen (berufliche und familiäre Probleme, Gefahr der Isolation) besser umgehen zu können.

Kognitive Verhaltenstherapie kann mithelfen, das Selbstvertrauen von Patienten mit myoarthropathischen Schmerzen und erhöhter schmerzassoziierter psychologischer und psychosozialer Belastung derart zu stärken, dass sie verbesserte Fähigkeiten entwickeln, Kontrolle über ihren Schmerz auszuüben (*Türp* und *Nilges* 2017). Zu persistierenden myoarthropathischen Schmerzen liegen nur wenige Artikel mit Ergebnissen aus randomisierten kontrollierten klinischen Studien vor. Diese legen nahe, dass kognitive Verhaltenstherapie günstige Wirkungen aufweist hinsichtlich Schmerzkontrolle, Schmerzverringerung und anderer schmerzbezogener Variablen, wie emotionaler Stress, Depressivität und Katastrophisieren. Allerdings sind Mängel bezüglich der Studienmethodik vorhanden (*Aggarwal* et al. 2011, *Liu* et al. 2012). In der allgemeinen Schmerzmedizin ist die Datenlage deutlich besser; hier gilt die Wirksamkeit der kognitiven Verhaltenstherapie als belegt, weshalb ihr Einsatz bei chronischen Schmerzen grundsätzlich empfohlen wird (*Khoo* et al. 2019). Daher wird auch bei fortgeschrittenen MAP-Fällen die Einbindung der kognitiven Verhaltenstherapie in ein multimodales Behandlungskonzept angeraten (*Kotiranta* et al. 2014).

12.5 Schienentherapie

12.5.1 Stabilisierungsschiene (Michigan-Schiene)

Aus der Vielzahl der in der Vergangenheit vorgeschlagenen und angewandten Schienen (*Greene* und *Menchel* 2018) wird heute insbesondere ein Schienentyp empfohlen, nämlich die Stabilisierungsschiene (Michigan-Schiene). Sie wurde Mitte der 1960er Jahre an der School of Dentistry der University of Michigan entwickelt (*Ramfjord* und *Ash* 1994), worauf sich der Name „Michigan-Schiene" bezieht. Die Michigan-Schiene ist die international am weitesten verbreitete Schiene

(*Klasser* und *Greene* 2009). Hinsichtlich ihres Nutzen-Risiko-Verhaltens gilt sie unter allen oralen Schienen als Goldstandard (*Fricton* et al. 2010). An ihr müssen sich alle anderen Schienentypen und Aufbissbehelfe messen lassen (vgl. *Schindler* und *Türp* 2017).

Die Michigan-Schiene hat typischerweise drei Indikationen:

- Kaumuskelschmerzen
- Kiefergelenkschmerzen
- Bruxismus

Aus klinischen Studien weiß man, dass bei myoarthropathischen Schmerzen nach Inkorporation einer Schiene in der Mehrzahl der Fälle mit einer Beschwerdebesserung zu rechnen ist. Diese Wirkung wird heute vor allem biomechanisch erklärt: Die veränderte (vergrößerte) vertikale Distanz zwischen Ober- und Unterkiefer führt innerhalb der Kaumuskulatur zu einer Neuausrichtung der Kraftvektoren und einer Belastungs- und Funktionsmusteränderung. Zu einer vergleichbaren biomechanischen Wirkung führt die Schiene in den Kiefergelenken, weil die Kondylen aufgrund des schienenbedingten vergrößerten Abstands zwischen Ober- und Unterkiefer eine mehr anterior-kaudale Position einnehmen und dadurch die Kraftverteilung in den Kiefergelenken verändert. Durch diese Umstellungen werden überlastete Bereiche entlastet, während bisher wenig belastete Areale mehr Belastung erfahren. Diese Effekte sind umso ausgeprägter, je größer die vertikale Distanz zwischen Ober- und Unterkiefer ist (*Schindler* und *Türp* 2009). Eine Grenze findet das Ausmaß der therapeutisch herbeigeführten Vergrößerung des Vertikalabstands durch die Ruhelage des Unterkiefers; die vertikale Sperrung muss unterhalb dieser liegen.

Beim Zähneknirschen schützen orale Schienen die Zähne vor weiterer Attrition und vor Absprengungen von Hartsubstanz. Beim Kieferpressen bewirken Schienen eine gleichmäßigere Verteilung der einwirkenden Kräfte.

Die erhöhte Vertikaldistanz der Kiefer hat eine dickere Schiene zur Folge, als dies früher üblicherweise der Fall war. Dies hat zwei günstige Nebeneffekte:

- Die Schiene gewinnt an Stabilität und ist daher deutlich weniger anfällig für Beschädigungen (z. B. Rissbildungen; Abplatzen von dünnen Kunststoffteilen).
- Anders als bei flachen Schienen kann es kaum passieren, dass beim Einschleifen der Schienenoberfläche am Patienten Löcher im Kunststoff entstehen (diese treten meist im Molarenbereich der Schiene auf, weil die Schiene dort am dünnsten ist).

Um ungewollte Okklusionsveränderungen auf ein Minimum zu begrenzen, sollte eine Schiene alle Zähne überdecken, ferner sollten die antagonistischen Eck- und Seitenzähne gleichmäßigen und gleichzeitigen okklusalen Kontakt mit der Schiene haben.

Voraussetzung für die Anfertigung einer Michigan-Schiene sind ein Oberkiefer- und ein Unterkiefermodell. Traditionell werden mittels zwei Alginat-Abformungen Kiefermodelle aus Gips hergestellt. Dies wird komplettiert über eine Kieferrelationsbestimmung.

Alternativ ist auch eine volldigitale (daher gipsfreie) Herstellung von Michigan-Schienen möglich. Hierbei werden mithilfe intraoraler Scanner virtuelle Kiefermodelle erzeugt. Die Gestaltung der Schienen erfolgt über Computer-Aided Design (CAD). Die Schiene selbst wird aus einem industriell gefertigten Kunststoffblock aus Polymethylmethacrylat (PMMA) gefräst und anschließend manuell finiert

(*Dedem* und *Türp* 2016) oder kann mit lichtpolymerisierbaren Kunststoffen auf Methacrylatbasis gedruckt werden (*Kawala* et al. 2018).

Im Folgenden wird das konventionelle Vorgehen bei der Herstellung einer Michigan-Schiene beschrieben:

Kieferrelationsbestimmung

Die für die Herstellung der Schiene notwendige Unterkieferlage (Kondylenlage) wird mittels eines Wachsregistrats bestimmt (*Türp* 2011). Wir empfehlen für diesen Zweck die Verwendung einer dreifachen Wachsplatte (Moyco Beauty Pink Wachs X-hard), deren Schichten zuvor mit Sekundenkleber fixiert wurden.

Gemäß der in Michigan üblichen Methode wird die Kieferrelationsbestimmung am liegenden Patienten durchgeführt, weil die Schiene während des Schlafs getragen wird, also im Liegen. Daher unterscheidet sich die Referenzposition des Unterkiefers in diesem Fall von derjenigen eines aufrecht sitzenden oder stehenden Menschen: Im Liegen befinden sich die Kondylen bei leicht geöffnetem Kiefer aufgrund der Wirkung der Schwerkraft weiter retral als beim Sitzen oder Stehen. Selbstverständlich steht es jedem Behandler frei, die Kieferrelationsbestimmung zur Herstellung einer Michigan-Schiene in einer anderen Art und Weise durchzuführen (*Türp* et al. 2006, *Reusch* et al. 2015), beispielsweise in zentrischer Kondylenposition am aufrecht sitzenden Patienten (vgl. Kap. 5). Es sollte in diesem Fall aber sichergestellt werden, dass die Schiene danach adäquat eingeschliffen wird, damit eine Freiheit in der Zentrik von rund 1 mm möglich ist.

Der Behandler sitzt hinter dem Kopf des Patienten. Zunächst wird das in Wasser erwärmte Wachsregistrat gleichmäßig mit geringer Kraft gegen die Oberkieferzähne gedrückt, so dass die Eckzahn- und Höckerspitzen leichte Impressionen auf der Wachsoberfläche zeigen („Ich mache jetzt einen Fingerabdruck Ihrer oberen Zähne!"). Das Registrat wird dann aus dem Mund entfernt und extraoral mit einer großen Schere streng entlang der äußeren Ränder der Zahnabdrücke beschnitten. Nach nochmaliger Erwärmung wird das Registrat an die Oberkieferzähne angedrückt; es muss den Zähnen spaltfrei anliegen.

Nun wird der Patient gebeten, locker zu schließen, bis er spürt, dass die Unterkieferzähne das Wachs berühren; in dieser Stellung soll er einen Augenblick verharren. Ein manuelles Führen des Unterkiefers ist bei der Kieferrelationsbestimmung im Liegen für die Herstellung einer Michigan-Schiene nicht erforderlich; die Hände des Behandlers berühren den Unterkiefer in der Regel nicht! Der Unterkiefer nimmt die Position ein, die ihm die Schwerkraft vorgibt. Diese Unterkieferlage ist meistens weiter retral als beim aufrechten Stand. Unmittelbar neben den Vestibulärflächen der leicht in die Wachsplattenunterfläche einbeißenden unteren ersten oder zweiten Molaren und Eckzähne, also an vier Stellen, wird nun mit den Branchenenden einer zusammengedrückten zahnärztlichen Pinzette in der Unterfläche des Registrats jeweils eine Markierung in das Wachs gemacht. Der Patient wird dann gebeten, den Unterkiefer ruckartig zu öffnen.

Extraoral wird auf die Unterfläche des Registrats auf Höhe der unteren ersten oder zweiten Molaren und Eckzähne (Orientierung anhand der Markierung) Aluminiumwachs aufgetragen und kurz mit dem Luftbläser abgekühlt (das Aluminiumwachs muss eine matte Oberfläche aufweisen). Das Wachsregistrat wird auf die Oberkieferzähne zurückgesetzt. Der Patient wird wiederum gebeten, langsam zu schließen, wobei er leicht in das Aluminiumwachs beißen soll. Nach kurzem intraoral erfolgendem Abkühlen mittels Luftbläser öffnet der Patient den Unterkiefer ruckartig und das Registrat wird entfernt.

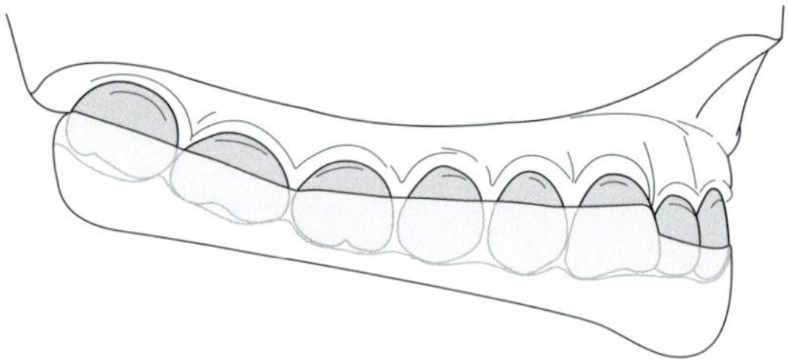

Abb. 12-1 Stabilisierungsschiene von der Seite betrachtet. Die Schiene reicht im Eck- und Seitenzahnbereich knapp über den prothetischen Äquator. Der Schienenrand verläuft gerade, nicht gewellt.

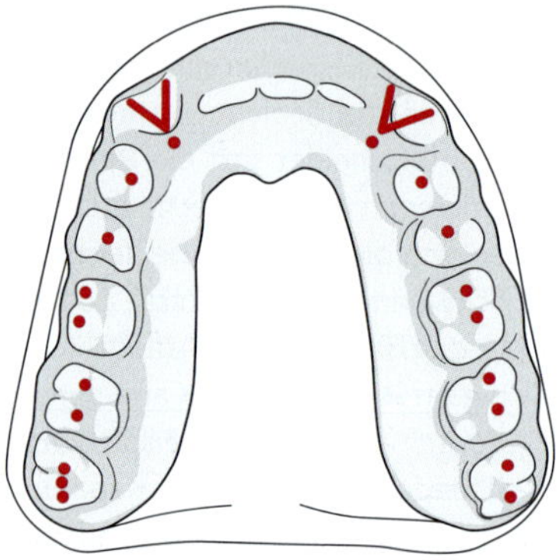

Abb. 12-2 Stabilisierungsschiene von okklusal: Jeder untere Seiten- und Eckzahn weist mindestensn einen Kontakt auf der Schiene auf.

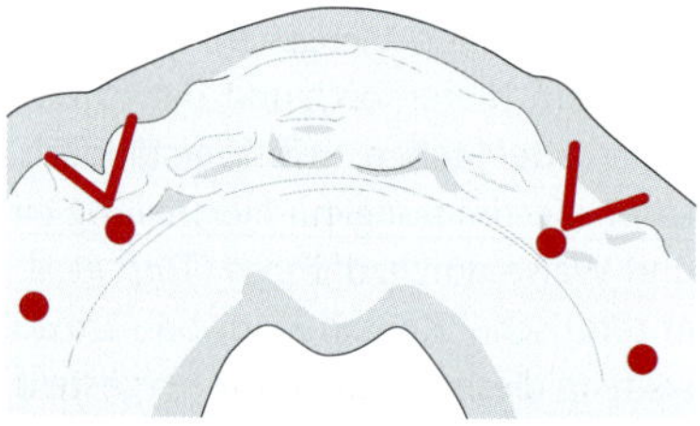

Abb. 12-3 Bei Vor- und Seitschub kommt es nach Durchlaufen einer etwa 1 mm langen Strecke auf der Schienenoberfläche zu einer Führung der unteren Eckzähne über die Rampe(n). Dabei ergibt sich meist ein typisches V-Muster.

Konstruktionsmerkmale der Michigan-Schiene

Die Stabilisierungsschiene ist durch folgende Merkmale gekennzeichnet:

- Sie wird aus hartem PMMA-Kunststoff angefertigt, in der Regel im Oberkiefer.
- Alle Zähne sind überdeckt; die Okklusalfläche der Schiene wird plan gestaltet.
- Der Kunststoff reicht im Eck- und Seitenzahnbereich vestibulär knapp über den prothetischen Äquator. Der vestibuläre Schienenrand ist gerade gestaltet (keine dem Gingivaverlauf folgende Wellenform) (Abb. 12-1).
- Pro Seiten- und Eckzahn des Gegenkiefers (typischerweise der Unterkiefer) weist die Schiene mindestens einen okklusalen Kontakt auf (Abb. 12-2). Die Schneidezähne können, wie meist im natürlichen Gebiss, ohne Kontakte bleiben oder beißen auf ein inzisales Plateau hinter den oberen Schneidezähnen.
- Die Gestaltung einer Führungsfläche im Eckzahnbereich bewirkt, dass bei Protrusions- und Seitschubbewegungen des Unterkiefers nach einer Strecke von 1 bis 2 mm („Freiheit in der Zentrik") nur die unteren Eckzähne Schienenkontakt haben; alle anderen Unterkieferzähne diskludieren. Im Eckzahnbereich bildet sich nach Einlegen von Okklusionsfolie zwischen Schiene und Gegenkiefer durch die Protrusions- bzw. die lateralste Seitwärtsbewegung typischerweise ein „V" entlang der Kunststofframpen ab (Abb. 12-3).
- Durch Einlegen einer ca. 1 mm dicken Zinnfolie (bei Arcon-Artikulatoren zwischen der Hinterfläche des Kondylars und der hinteren Kugelanlagefläche am Kondylargehäuse des Artikulatoroberteils) wird bei der Herstellung der Schiene das Artikulatorunterteil nach anterior verlagert. Wird die Okklusion

in der Grundposition („Zentrik") und der anterioren Lage gleichmäßig eingeschliffen, so wird eine Freiheit in der Zentrik von rund 1 mm erreicht, d. h., die dominante Eckzahnführung setzt erst nach Durchgleiten eines Okklusionsfelds von ca. 1 mm nach anterior oder lateral ein (Abb. 12-4). Dieses Merkmal erhöht den Tragekomfort, weil der Unterkiefer etwas Spielraum hat, bevor die Disklusion über die Eckzahnrampen einsetzt.

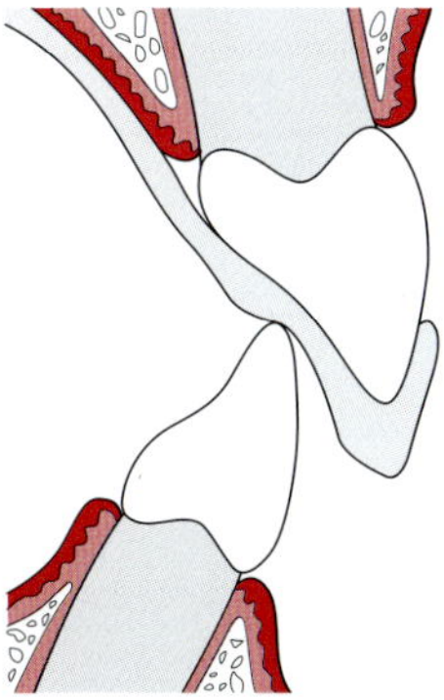

Abb. 12-4 Eckzahnbereich einer Michigan-Schiene: Bei Vor- und Seitschub setzt nach Durchgleiten eines Okklusionsfelds von rund einem Millimeter die Eckzahnführung ein.

Stabilisierungsschienen werden während des Schlafs getragen. Bei Bedarf (z. B. während Perioden mit erhöhtem Disstress) können sie zusätzlich auch tagsüber verwendet werden (für wenige Stunden); in der Praxis wird dies aber selten notwendig sein.

Herstellung der Michigan-Schiene

Es gibt unterschiedliche Verfahren, eine Michigan-Schiene anzufertigen. Grundsätzlich sollte die Schiene nur auf exakt montierten Modellen (Kieferrelationsbestimmung am liegenden oder aufrecht sitzenden Patienten mittels Wachsregistrat) hergestellt werden, um die in der Regel notwendigen Schleifkorrekturen am Patienten auf ein Minimum zu begrenzen.

Traditionell wird die Schiene zunächst aus Wachs modelliert und dann mit Kaltpolymerisat gepresst. Klammern zum Befestigen der Schiene an den Zähnen sind unnötig. Im Folgenden wird das genaue Vorgehen bei der Herstellung einer Stabilisierungsschiene mit Eckzahnführung unter Verwendung eines SAM-Artikulators (SAM Präzisionstechnik, D-München) beschrieben:

Nach der Abformung beider Kiefer mit Alginat und dem Herstellen (Oberkiefermodell vorteilhaft aus Superhartgips) und Einartikulieren der Gipsmodelle (mittel des Wachsregistrats) wird das Oberkiefer-Modell in einen Parallelometer eingespannt und ausgerichtet.

Das Oberkiefermodell sollte leicht entfernbar sein, damit es nach dem Pressen und Polymerisieren des Kunststoffs wieder in den Artikulator zurückgesetzt werden kann. Um das Arbeiten im Artikulator zu erleichtern und ein Herausfallen des Oberkiefermodells aus dem Artikulator zu verhindern, empfiehlt sich die Herstellung eines Split-Cast-Modells.

Der gemeinsame Zahnäquator wird mit Hilfe einer Graphitmine am Parallelometer markiert. Die Begrenzung der Schiene wird mit einem Bleistift auf dem Modell eingezeichnet. Sie soll einerseits vestibulär 1 bis 2 mm zervikalwärts des Äquators zu liegen kommen, um eine genügende Retention der Schiene zu gewährleisten, andererseits aber aus parodontalhygienischen Gründen mindestens 1 mm vom Gingivarand entfernt liegen. Der Rand wird gerade gestaltet.

Im Frontzahnbereich ragt der Schienenrand ca. 3 mm zervikalwärts über die Schneidekante hinaus; palatinal verläuft er in einem Abstand von 6 bis 10 mm parallel zum Gingivarand, so dass der Gaumen U-förmig ausgespart ist (vgl. Abb. 12-2). Untersichgehende Bezirke (palatinal sowie im bukkalen Bereich zervikal des eingezeichneten Schienenrands) sowie die Interdentalbereiche und tiefe okklusale Furchen müssen mit Hilfe von Gips oder Modellierkunststoff ausgeblockt werden, damit sich die Schiene auch nach dem Polymerisieren vom Modell entfernen lässt. Damit die Schiene im okklusalen Bereich eine genügende Materialstärke aufweist, wird, sofern erforderlich, mit Hilfe des Inzisalstifts des Artikulators eine Bisshebung von wenigen Millimetern durchgeführt, so dass die distalsten Molaren einen ausreichenden Abstand voneinander aufweisen. Je stärker die sagittale Kompensationskurve ausgeprägt ist, umso mehr muss gesperrt werden.

Nun folgt die Modellierung der Schiene. Eine leicht erwärmte Platte rosa Modellierwachs wird auf dem Oberkiefermodell adaptiert und der Schienenausdehnung entsprechend ausgeschnitten. Die Wachsschicht darf noch keine Okklusionskontakte aufweisen. Über die Okklusalfläche der Wachsplatte wird nochmals eine dünne Schicht Modellierwachs aufgeschwemmt oder aufgelegt. Der Artikulator wird geschlossen, bis der Inzisalstift Kontakt mit dem Inzisalteller hat. Das Höckerrelief des Gegenkiefers zeichnet sich auf diese Weise im noch weichen Wachs ab. Mit Okklusionsfolie werden die statischen Okklusionskontakte der Unterkieferzähne markiert. Alle Wachsimpressionen der Zähne sind mit Ausnahme der Okklusionskontake durch Schaben zu entfernen. Dabei soll eine plane okklusale Schienenfläche entstehen.

Als Nächstes wird die Protrusionsbewegung in Wachs festgehalten. Zu diesem Zweck wird in die Artikulatorgelenke hinten eine 1 mm dicke Zinnfolie eingelegt, wodurch das Unterkiefermodell in eine leicht protrudierte Stellung rutscht. Auch in dieser Position sollte jeder tragende Höcker Kontakt mit der Schiene aufweisen. Der Inzisalstift bleibt in ständigem Kontakt mit dem Führungsteller (keine Veränderung der Vertikaldistanz). Nach einer Bahn von rund 1 mm auf der Schiene sollen die Eckzähne die Führung bei Vor- und Seitschubbewegungen übernehmen. Dazu ist ein gezieltes Aufschwemmen von Wachs notwendig. Die Zinnfolie ermöglicht, dass die Eckzahnführung direkt aus der vorgewählten protrudierten Position heraus konstruiert werden kann. Es ist darauf zu achten, dass es mit dem Beginn der Eckzahnführung zu einer Klaffung von 1 mm im Molarenbereich kommt. Bei Protrusion müssen beide Eckzähne gleichzeitig führen.

Für die Herstellung der Führung bei Seitschubbewegungen wird grundsätzlich genauso vorgegangen wie bei der Protrusion. Auf diese Weise ergeben sich an jedem Eckzahn zwei aufgewachste Bahnen, nämlich eine Vor- und eine Seitschubbahn. Diese müssen so miteinander verbunden werden, dass bei jeder Vor- bzw. Seitschubbewegung eine gleichmäßige Führung entsteht.

Danach folgt das definitive Ausmodellieren der Schiene. Dabei ist darauf zu achten, dass die Zahnkontakte des Gegenkiefers auf der Schienenoberfläche erhalten werden. Zum Abschluss wird die Schiene im gesamten Randbereich am Modell festgewachst.

Das Oberkiefer-Modell wird nun aus dem Artikulator genommen. Das Modell wird isoliert und in eine Küvette eingebettet. Dazu wird das Modell mit der Schiene mittig in den Gips im Küvettenunterteil gedrückt. Der Gips soll bis zum Beginn der Wachsmodellation reichen. Mit dem Oberteil der Küvette ist zu prüfen, ob okklusal ausreichend Platz für den Gipskonter vorhanden ist. Mit einem Pinsel wird die Gipsfläche glattgestrichen. Es dürfen keine untersichgehenden Stellen entstehen. Wenn der Gips abgebunden ist, wird seine gesamte Oberfläche gegen Gips isoliert. Das Oberteil der Küvette wird nach dem Isolieren mit Vaseline ohne Deckel aufgesetzt und mit Blaugips blasenfrei aufgefüllt. Zum Schluss wird die Küvette verschlossen.

Der abgepresste Gipsüberschuss wird als Gipsprobe auf den Deckel gegeben. Ist der Gips abgebunden (nach ca. 30 Minuten), wird die Küvette für rund fünf Minuten in kochendes Wasser oder für sieben bis zehn Minuten in ein Ausbrühgerät gelegt, damit das Wachs erweicht. Beim Öffnen der Küvette bleibt das Modell im unteren Teil, während die Wachsreste der Schiene aus dem Konter entfernt werden. Übrig bleibt nur die Negativform der Schiene. Beide Hälften werden nochmals ca. 4 Minuten mit heißem Wasser ausgebrüht, um eine vollständige Entfernung der Wachsreste sicherzustellen. Die gesamte heiße Gipsoberfläche wird mit

Isoliermittel gegen Kunststoff isoliert, damit der Kunststoff vor Feuchtigkeit aus dem Gips geschützt und somit Siedeblasen und Verfärbungen vermieden werden. Zudem entweicht dadurch kein Monomer in den Gips, was eine unvollständige Polymerisation verursachen könnte. Weiterhin wird beim Pressen ein besseres Gleiten des Kunststoffs ermöglicht und ein leichteres Ausbetten gewährleistet.

Es folgen das Anrühren, Stopfen und Pressen des Kunststoffs. Die Durchführung einer Zwischenpressung mit zweimaliger Kunststoffnachlegung ist empfehlenswert. Im Anschluss an den Pressvorgang wird die Küvette in einen Handbügel eingespannt und in das Polymerisationsbad gestellt. Nach der Langzeitpolymerisation und dem vollständigen Erkalten der Küvette erfolgt das Ausbetten. Beim folgenden Ausarbeiten verbleibt die Schiene auf dem Gipsmodell. Zunächst wird die Pressfahne entfernt. Falls notwendig, werden die Außenflächen der Schiene geglättet. Sämtliche Flächen müssen während des Ausarbeitens plan bleiben.

Die Schiene wird mit einer Kunststofffräse im Artikulator vollständig eingeschliffen. Die unteren Seiten- und Eckzähne sollen, wie zuvor bei der Wachsmodellation, Kontakte auf der Schienenoberfläche aufweisen. Die Kontakte werden so lange reduziert, bis der Inzisalstift wieder auf dem Teller aufsteht, d. h. bis die durch das Pressen bedingte Bisserhöhung entfernt ist. Das Einschleifen der Schienenoberfläche erfolgt mit einer konisch zulaufenden Fräse. Die Schiene weist eine glatte Oberfläche (keine Mulden etc.) auf. Dies gilt auch für die Rampen. Nach dem Einschleifen wird die Schiene poliert.

Die bislang gewonnen weltweiten klinischen Erfahrungen haben gezeigt, dass bei Verwendung dieses Schienentyps nicht mit ernst zu nehmenden unerwünschten Wirkungen zu rechnen ist; nur gelegentlich berichten Patienten von einer erhöhten oder verringerten Speichelflussrate oder von Spannungen im Bereich der Zähne (die man durch Kürzen des vestibulären Randes am drückenden Zahn) verringern bzw. beseitigen kann). Die Gefahr einer irreversiblen Veränderung der Okklusion besteht nicht. Die erste Schienenkontrolle nach dem Eingliedern erfolgt nach 3 bis 5 Tagen, die zweite nach weiteren 2 Wochen, und dann alle 6 Monate.

12.5.2 Anteriore Repositionierungsschiene

Anteriore Repositionierungsschienen sind exzentrische Schienen, d. h., sie bewirken mit Hilfe von im Frontzahnbereich angebrachten Führungsflächen, dass der Unterkiefer beim Kieferschluss in eine mehr anteriore Position geführt wird.

Die klassische Indikation für diese Schienen war (!) die anteriore Diskusverlagerung mit Reposition bei Kieferöffnung und den damit verbundenen Knackgeräuschen und Schmerzen. Die ventrale Vorverlagerung des Unterkiefers beträgt hierbei ca. 1 bis 3 mm. Die Schienen werden in der Regel im Unterkiefer angefertigt und ganztags getragen. Das angestrebte (heute aber höchst umstrittene) Behandlungsziel besteht darin, durch die Vorverlagerung des Unterkiefers eine physiologische Kondylus-Diskus-Relation wiederherzustellen.

Im Laufe der Tragezeit wird die Schiene derart sukzessive eingeschliffen, dass der Unterkiefer aus der anterioren Position allmählich wieder weiter dorsal zu liegen kommt, bis sich der Kondylus (und der auf ihm befindliche Diskus) in einer physiologischen Position relativ zur Fossa mandibularis befindet. Dieses Therapieergebnis wird jedoch nur in seltenen Fällen erreicht. Solcherart getragene Repositionsschienen können zu Veränderungen im okklusalen Bereich führen; gefürchtet ist vor allem ein iatrogen entstandener bilateral offener Biss. Da es mit Repositionsschienen häufig nicht gelingt, die erhoffte Wirkung (d. h. eine Wiederherstellung einer physiologischen Kondylus-Diskus-Beziehung) zu erzielen, und mit Stabilisierungsschienen, evtl. unterstützt durch physikalische Therapie, in vielen Fällen günstigere Behandlungsergebnisse erzielt werden können, wird letztgenannten Schienen in der Regel der Vorrang eingeräumt. Werden dennoch Repositionsschienen angewendet, so sind regelmäßige Kontrollen dringend anzuraten, und nach Abklingen der akuten Symptomatik sollte die Therapie mit Stabilisierungsschienen fortgesetzt werden.

Dagegen können anteriore Repositionierungsschienen – wiederum unter engmaschiger Überwachung durch den Zahnarzt (um irreversible okklusale Veränderungen zu verhindern) – bei akuten Kiefergelenkschmerzen (mit oder ohne anteriore Diskusverlagerung) zum Teil mit Erfolg eingesetzt werden (*Eberhard* et al. 2002, *Chen* et al. 2017, *Pihut* et al. 2018).

12.6 Pharmakologische Therapie

Als Teil einer Gesamtstrategie, d. h. in Kombination mit anderen Behandlungsmaßnahmen, können bestimmte Medikamente zur begleitenden (symptomatischen) Therapie von Beschwerdebildern, die mit funktionellen Beschwerden im Kausystem einhergehen, eingesetzt werden (*Häggman-Henrikson* et al. 2017). Neben einer Schmerzverringerung (Entzündungshemmung, Muskelrelaxation) besteht ein weiteres Ziel darin, einer Schmerzchronifizierung entgegenzuwirken (*Fussnegger* und *Türp* 2016).

Um Gewöhnungseffekte so gering wie möglich zu halten, sollten sich die Verordnung und die Einnahme von Medikamenten auf eine möglichst kurze Zeitspanne erstrecken. Kontraindikationen sowie mögliche Neben- und Wechselwirkungen mit anderen Medikamenten sind unbedingt zu beachten (Beipackzettel; Rote Liste).

Aufgrund des in der Regel episodenhaften Charakters der Myoarthropathien sollte die Notwendigkeit der Einnahme von Schmerzmedikamenten in regelmäßigen Abständen überprüft werden.

12.6.1 Kiefermuskelschmerzen

Im Zuge einer akuten überlastungsbedingten lokalen Myalgie mit leichten bis mäßig starken akuten Schmerzen eignet sich das nichtsaure antipyretische Analgetikum Paracetamol zur Behandlung leichter Schmerzen, besitzt aber so gut wie keine antiphlogistischen Eigenschaften.

Zur kurzfristigen Behandlung schmerzhafter Muskelverspannungen eignen sich Orphenadrin und Methocarbamol (Tab. 12-2). Das Muskelrelaxans Cyclobenzaprin reduziert zwar ebenfalls die Schmerzintensität bei Kaumuskelschmerz (*Häggman-Henrikson* et al. 2017); wegen der Missbrauchsgefahr als sedierendes und relaxierendes Rauschmittel ist seine Einnahme aber nicht zu empfehlen.

12.6.2 Kiefergelenkschmerzen

Es stehen nichtsteroidale Antiphlogistika (NSAR), selektive Cyclooxygenase-2-Hemmer (COX-2-Hemmer) sowie Palmitoylethanolamid zur Verfügung. Darüber hinaus können Externa (NSAR-haltige Salben oder Cremes) angewendet werden (Tab. 12-2).

Tab. 12-2 Empfohlene Medikamente bei myoarthropathischen Schmerzen.

Wirkstoff	Charakterisierung	Dosierung
Orphenadrin	Muskelrelaxans (H1-Antihistaminikum)	2 x 100 mg abends
Methocarbamol	Muskelrelaxans	3 x 1500 mg/d
Paracetamol	nichtsaures antipyretisches Analgetikum (Aminophenol)	3–4 x 500 mg/d
Ibuprofen	saures antiphlogistisches antipyretisches Analgetikum: Arylpropionsäure-Derivat	3 x 400–800 mg/d
Naproxen	saures antiphlogistisches antipyretisches Analgetikum: Arylpropionsäure-Derivat	2 x 500 mg
Celecoxib	nichtsaures antipyretisches Analgetikum (COX-2-Hemmer)	1–2 x 100–200 mg/d
Etoricoxib	nichtsaures antipyretisches Analgetikum (COX-2-Hemmer)	1 x 60 mg/d

12.7 Physiotherapie/Physikalische Therapie

Im Rahmen eines Gesamtbehandlungsplans werden häufig die Physiotherapie und physikalische Therapie eingesetzt; sie stellen empfehlenswerte Maßnahmen dar. Bewährte krankengymnastische Verfahren sind u. a. die manuelle Therapie, die Kraniosakraltherapie und die propriozeptive neuromuskuläre Fazilitation (PNF). Spezielle Muskel- und Bewegungsübungen dienen der Wiederherstellung einer normalen Unterkieferfunktion. Es liegen ausreichend Belege dafür vor, dass Physiotherapie zumindest kurzzeitig eine (mit Vorteil gemeinsam mit anderen Maßnahmen durchgeführt) wirksame Behandlungsmethode darstellt (*Calixtre* et al. 2015, *Paço* et al. 2016). Unterstützt wird sie durch Maßnahmen der physikalischen Therapie.

Ziel der Physiotherapie und physikalischen Therapie ist es, Schmerzlinderung und Entzündungshemmung zu erreichen, Bewegungsmuster bzw. Bewegungsfähigkeit und -koordination des Unterkiefers zu verbessern sowie den Aufbau atrophischer Muskeln zu unterstützen. Einige der zur Anwendung kommenden Behandlungsmethoden werden im Folgenden vorgestellt.

12.7.1 Kältetherapie (Kryotherapie)

Eine lokale Kälteanwendung ist bei akutem Kiefergelenkschmerz (Entzündungsschmerz) indiziert. Bewährt hat sich ihr Gebrauch in indizierten Fällen (die Indikation stellt der/die Physiotherapeut/in) auch unmittelbar vor Bewegungsübungen (Dehn- und Streckübungen). Die Kälteapplikation bewirkt eine Vasokonstriktion und damit eine Drosselung der Durchblutung und des Stoffwechsels. Sie hat einen antiphlogistischen und hypalgetischen Effekt. Eine Kälteanwendung kann mehrmals täglich erfolgen. Kontraindikationen bestehen bei schwach durchbluteten anatomischen Regionen und bei offenen Wunden.

Eine einfache Heimanwendung besteht darin, einen leeren Joghurt-Plastikbecher mit Wasser zu füllen, einen Holzspatel hinzuzugeben und im Eisfach eines Kühlschranks gefrieren zu lassen. Der Becher wird unmittelbar vor der Anwendung entfernt und das „Eis am Stiel" (mehrmals täglich) direkt über dem schmerzhaften Gelenk eingerieben.

12.7.2 Wärmetherapie

Die Anwendung von Wärme stellt eine Standardtherapie bei persistierenden Schmerzen und muskulärem Hypertonus bzw. Muskelverspannung dar. Man unterscheidet feuchte (z. B. Wärmflasche, Fangopackung, heiße Umschläge, heiße Rollen, Warmwasserbad, heiße Dusche) von trockener (z. B. Rotlicht, Mikrowelle, Kurzwelle) Wärme. Sie führt zu einer Vasodilatation – dadurch zu einer vermehrten Durchblutung und einer Stoffwechselsteigerung – sowie zu einer Relaxierung einer hypertonischen Muskulatur. Bei akuten Entzündungen darf keine Wärme appliziert werden. Eine drei- bis viermal tägliche Anwendung ist empfehlenswert.

12.7.3 Selbstmassage/Kieferbewegungsübungen

Eine Massage der Mm. masseteres und Mm. temporales führt zu einer Durchblutungsförderung, Lockerung und Entspannung dieser Kiefermuskeln. Massagen können von einer speziell ausgebildeten Fachkraft durchgeführt werden oder, nach vorheriger Instruktion, in Form von Selbstmassagen durch den Patienten selbst. In letzterem Fall ist eine korrekte Ausführung der Massage wichtig. Empfehlenswert ist folgendes Vorgehen:

- Die Ellenbogen werden auf einem Tisch abgestützt.
- Bei geöffnetem Kiefer werden die Schläfen- bzw. Massetermuskeln beidseits gleichmäßig mit den Handwurzelknochen massiert.
- Der Patient wendet für die Massage eine für ihn angenehme Kraft auf.
- Beim M. temporalis haben sich kreisende Bewegungen bewährt.
- Für die Massage der Mm. masseteres ist es empfehlenswert, die Handwurzelknochen unterhalb der Jochbögen am Vorderrand der Massetermuskeln anzulegen, nach dorsal Richtung Kiefergelenk zu bewegen, dann nach kaudal entlang des Unterkieferastes und schließlich vom Kieferwinkel nach ventral bis zum unteren Masseterrand. Die Massetermassage kann vorteilhaft unter Verwendung einer Creme mit natürlichen, pflanzlichen Wirkstoffen (z. B. Traumeel-Salbe, Heel, D-Baden-Baden) erfolgen. Die Creme erleichtert die Massage und führt darüber hinaus zu einer größeren Therapietreue (Plateboeffekt).

Die Selbstmassage von Kaumuskeln kann als Teil eines multimodalen Therapieprogramms (*Durham* 2016) verstanden werden, welches strikt nach Indikation ausgewählte Kieferbewegungsübungen (*Lindfors* et al. 2019) und in der Regel weitere in diesem Kapitel genannte Behandlungsoptionen beinhaltet.

12.8 Definitive okklusale Maßnahmen

Von vielen Zahnärzten werden okklusale Faktoren weiterhin als sehr wichtig für die Entstehung und Aufrechterhaltung einer MAP angesehen. Diese Auffassung entspricht jedoch nicht mehr dem aktuellen Stand der Wissenschaft (*Türp* und *Schindler* 2012, *Manfredini* et al. 2017). Aus diesem Grund sind sämtliche irreversiblen okklusalen Maßnahmen, die das Ziel haben, zur Therapie von MAP-Symptomen eine Optimierung der Okklusion herbeizuführen, äußerst kritisch zu sehen. Aus randomisierten kontrollierten klinischen Studien liegen keine Belege dafür vor, dass *systematisches* okklusales Einschleifen mit einem klinischen Nutzen verbunden ist. Daher kann diese Therapie bei MAP-Patienten nicht empfohlen werden (*Koh* und *Robinson* 2003).

Demgegenüber kann das *selektive* Einschleifen eines oder mehrerer Zähne bzw. Restaurationen bei ausgewählten Indikationen eine sinnvolle klinische Maßnahme darstellen. Beispiele sind:

- Eine zum Stillstand gekommene (d. h. nicht mehr fortschreitende) Kiefergelenk-Arthropathie (z. B. rheumatoide Arthritis mit Kiefergelenkbeteiligung), die aufgrund von Resorptionen im Bereich der Unterkieferkondylen und einem daraus resultierenden anterior offenen Biss zu okklusalen Veränderungen geführt hat (typischer Befund: statische Okklusionskontakte ausschließlich im Bereich der am weitesten distal gelegenen Molaren).
- Nach Eingliederung einer zahnärztlichen Restauration entstandene okklusale Vorkontakte.

Bei vorhandenen bzw. andauernden Beschwerden im Kausystem ist hinsichtlich einer prothetischen Therapie Zurückhaltung angezeigt. Von diesem Grundsatz kann lediglich in einzelnen besonderen Fällen, so bei fehlender Seitenzahnabstützung (bekannter MAP-Risikofaktor) und einer vorhandenen Frontzahnlücke (Beeinträchtigung der Ästhetik) abgewichen werden; die Inkorporation eines (zumindest provisorischen) Zahnersatzes ist hier indiziert.

Literatur

Aggarwal V.R., Lovell K., Peters S., Javidi H., Joughin A., Goldthorpe J.: Psychosocial interventions for the management of chronic orofacial pain. Cochrane Database Syst Rev 2011:CD008456.

Calixtre L.B., Moreira R.F., Franchini G.H., Alburquerque-Sendín F., Oliveira A.B.: Manual therapy for the management of pain and limited range of motion in subjects with signs and symptoms of temporomandibular disorder: a systematic review of randomised controlled trials. J Oral Rehabil 2015;42:847-861.

Chen H.M., Liu M.Q., Yap A.U., Fu K.Y.: Physiological effects of anterior repositioning splint on temporomandibular joint disc displacement: a quantitative analysis. J Oral Rehabil 2017;44:664-672.

Dedem P., Türp J.C.: Digital Michigan splint – from intraoral scanning to plasterless manufacturing. Int J Comput Dent 2016;19:63-76.

Durham J., Al-Baghdadi M., Baad-Hansen L., Breckons M., Goulet J.P., Lobbezoo F., List T., Michelotti A., Nixdorf DR., Peck CC., Raphael K., Schiffman E., Steele JG., Story W., Ohrbach R.: Self-management programmes in temporomandibular disorders: results from an international Delphi process. J Oral Rehabil 2016;43:929-936.

Eberhard D., Bantleon H.P., Steger W.: The efficacy of anterior repositioning splint therapy studied by magnetic resonance imaging. Eur J Orthod 2002;24:343-352.

Fricton J., Look J.O., Wright E., Alencar F.G., Chen H., Lang M., Ouyang W., Velly A.M: Systematic review and meta-analysis of randomized controlled trials evaluating intraoral orthopedic appliances for temporomandibular disorders. J Orofac Pain 2010;24:237-254.

Fussnegger M.R., Türp J.C.: Kraniomandibuläre Dysfunktionen und orofaziale Schmerzen: pharmakologische Therapie. Dtsch Zahnärztl Z 2016;71:354-360.

German C., Ahmad MI., Li Y., Soliman E.Z.: Relations between physical activity, subclinical myocardial injury, and cardiovascular mortality in the general population. Am J Cardiol 2020;125:205-209.

Greene C.S., Menchel H.F.: The Uuse of oral appliances in the management of temporomandibular disorders. Oral Maxillofac Surg Clin North Am 2018;30:265-277.

Häggman-Henrikson B., Alstergren P., Davidson T., Högestätt E.D., Östlund P., Tranaeus S., Vitols S., List T.: Pharmacological treatment of oro-facial pain – health technology assessment including a systematic review with network meta-analysis. J Oral Rehabil 2017;44:800-826.

Jokubauskas L., Baltrušaitytė A.: Efficacy of biofeedback therapy on sleep bruxism: A systematic review and meta-analysis. J Oral Rehabil 2018;45:485-495.

Kaiser U., Nilges P.: Verhaltenstherapeutische Konzepte in der Therapie chronischer Schmerzen. Schmerz 2015;29:179-185.

Kawala M., Smardz J., Adamczyk L., Grychowska N., Wieckiewicz M.: Selected applications for current polymers in prosthetic dentistry – state of the art. Curr Med Chem 2018;25:6002-6012.

Khoo E.L., Small R., Cheng W., Hatchard T., Glynn B., Rice D.B., Skidmore B., Kenny S., Hutton B., Poulin P.A.: Comparative evaluation of group-based mindfulness-based stress reduction and cognitive behavioural therapy for the treatment and management of chronic pain: A systematic review and network meta-analysis. Evid Based Ment Health 2019;22:26-35.

Klasser G.D., Greene C.S: Oral appliances in the management of temporomandibular disorders. Oral Surg Oral Med Oral Pathol Oral Radiol Endod 2009;107:212-223.

Koh H., Robinson P.G.: Occlusal adjustment for treating and preventing temporomandibular joint disorders. Cochrane Database Syst Rev 2003;CD003812.

Kotiranta U., Suvinen T., Forssell H.: Tailored treatments in temporomandibular disorders: where are we now? A systematic qualitative literature review. J Oral Facial Pain Headache 2014;28:28-37.

Lindfors E., Arima T., Baad-Hansen L., Bakke M., De Laat A., Giannakopoulos N.N., Glaros A., Guimarães A.S., Johansson A., Le Bell Y., Lobbezoo F., Michelotti A., Müller F., Ohrbach R., Wänman A., Magnusson T., Ernberg M.: Jaw exercises in the treatment of temporomandibular disorders – An international modified Delphi study. J Oral Facial Pain Headache 2019;33:389-398.

List T., Axelsson S.: Management of TMD: evidence from systematic reviews and meta-analyses. J Oral Rehabil 2010;37:430-451.

Liu H.X., Liang Q.J., Xiao P., Jiao H.X., Gao Y., Ahmetjiang A.: The effectiveness of cognitive-behavioural therapy for temporomandibular disorders: a systematic review. J Oral Rehabil 2012;39:55-62.

Lücking M., Martin A.: Entspannung, Imagination, Biofeedback und Medikation. In: Kröner-Herwig B, Frettlöh J, Klinger R, Nilges P (Hrsg): Schmerzpsychotherapie. Grundlagen – Diagnostik – Krankheitsbilder – Behandlung. 8. Aufl. Springer, Heidelberg 2017:303-324.

Manfredini D., Ahlberg J., Winocur E., Lobbezoo F.: Management of sleep bruxism in adults: a qualitative systematic literature review. J Oral Rehabil 2015;42:862-874.

Manfredini D., Lombardo L., Siciliani G. : Temporomandibular disorders and dental occlusion. A systematic review of association studies: end of an era? J Oral Rehabil 2017;44:908-923.

Moore SC, Lee IM, Weiderpass E, Campbell PT, Sampson JN, Kitahara CM, Keadle SK, Arem H, Berrington de Gonzalez A, Hartge P, Adami HO, Blair CK, Borch KB, Boyd E, Check DP, Fournier A, Freedman ND, Gunter M, Johannson M, Khaw KT, Linet MS, Orsini N, Park Y, Riboli E, Robien K, Schairer C, Sesso H, Spriggs M, Van Dusen R, Wolk A, Matthews CE, Patel AV: Association of leisure-time physical activity with risk of 26 types of cancer in 1.44 million adults. JAMA Intern Med 2016;176:816-825.

Nilges P.: Kontroverse Soma versus Psyche: Schmerzkonzepte im Wandel der Zeit. Dtsch Zahnärztl Z 2018;73:364-370.

Ozgundondu B., Gok Metin Z.: Effects of progressive muscle relaxation combined with music on stress, fatigue, and coping styles among intensive care nurses. Intensive Crit Care Nurs 2019;54:54-63.

Paço M., Peleteiro B., Duarte J., Pinho T.: The effectiveness of physiotherapy in the management of temporomandibular disorders: A systematic review and meta-analysis. J Oral Facial Pain Headache 2016;30:210-220.

Pedisic Z., Shrestha N., Kovalchik S., Stamatakis E., Liangruenrom N., Grgic J., Titze S., Biddle S.J., Bauman A.E., Oja P.: Is running associated with a lower risk of all-cause, cardiovascular and cancer mortality, and is the more the better? A systematic review and meta-analysis. Br J Sports Med 2019;54:898-905.

Pihut M., Gorecka M., Ceranowicz P., Wieckiewicz M.: The efficiency of anterior repositioning splints in the management of pain related to temporomandibular joint disc displacement with reduction. Pain Res Manag 2018;9089286

Ramfjord S.P., Ash M.: Reflections on the Michigan occlusal splint. J Oral Rehabil 1994;21:491-500.

Reusch D., Groot Landweer G., Feyen J: Das Zentrikregistrat. Quintessenz 2015;66:1435-1444.

Schindler H.J., Türp J.C.: Funktionelle Besonderheiten der Kaumuskulatur. Klinische Implikationen für die Therapie mit Okklusionsschienen. J Craniomandib Funct 2009;1:9-28.

Schindler H.J., Türp J.C.: Konzept Okklusionsschiene. Basistherapie bei schmerzhaften kraniomandibulären Dysfunktionen. Quintessenz, Berlin 2017.

Steiger B., Brönnimann B., Hou M.Y.: Informationstherapie, Selbsthilfe, Entspannungstechniken. In: Ettlin D., Gallo L.M.: Das Kiefergelenk in Funktion und Dysfunktion. Thieme, Stuttgart 2019:236-244.

Türp J.C., Schwarzer G.: Zur Wirksamkeit therapeutischer Massnahmen: Der Post-hoc-ergo-propter-hoc-Trugschluss. Schweiz Monatsschr Zahnmed 2003;113:36-46.

Türp J.C., Schindler H.J., Rodiger O., Smeekens S., Marinello C.P.: Vertikale und horizontale Kieferrelation in der rekonstruktiven Zahnmedizin. Eine kritische Literaturübersicht. Schweiz Monatsschr Zahnmed 2006;116:403-417.

Türp J.C.: Vorstellung einer Methode zur Kieferrelationsbestimmung für die Michigan-Schiene. Quintessenz Zahntech 2011;37:1136-1143.

Türp J.C., Schindler H.: The dental occlusion as a suspected cause for TMDs: epidemiological and etiological considerations. J Oral Rehabil 2012;39:502-512.

Türp J.C.: Das schmerzhafte Kiefergelenk. Schweiz Med Forum 2012;12:846-850.

Türp J.C., Nilges P.: Muskuloskeletale Gesichtsschmerzen. In: Kröner-Herwig B, Frettlöh J, Klinger R, Nilges P (Hrsg): Schmerzpsychotherapie. Grundlagen – Diagnostik – Krankheitsbilder – Behandlung. 8. Aufl. Springer, Heidelberg 2017:519-430.

Yusufov M., Nicoloro-Santa Barbara J., Grey N. E., Moyer A., Lobel, M.:Meta-analytic evaluation of stress reduction interventions for undergraduate and graduate students. Int J Stress Manag 2019;26:132-145.

Zhang Y., Montoya L., Ebrahim S., Busse J.W., Couban R., McCabe R.E., Bieling P., Carrasco-Labra A., Guyatt G.H.: Hypnosis/relaxation therapy for temporomandibular disorders: a systematic review and meta-analysis of randomized controlled trials. J Oral Facial Pain Headache 2015;29:115-125.

13 Präprothetische Vorbehandlung, Phase I: Kieferorthopädie und Kieferchirurgie

13.1 Einleitung

Eine befriedigende prothetische Versorgung von Patienten mit dentalen und/ oder skelettalen Dysharmonien kann häufig erst nach kieferorthopädischer oder kombiniert kieferorthopädisch-kieferchirurgischer Vorbehandlung erfolgen. Während bei einigen dieser Patienten eine behandlungswürdige Dysgnathie bzw. Malokklusion bereits seit der Kindheit besteht, ist es bei anderen erst im Erwachsenenalter zu Änderungen der Zahnstellung gekommen – meist aufgrund von Zahnverlust oder parodontalen Erkrankungen. Nach Abschluss des Knochenwachstums sind auf kieferorthopädischem Wege nur noch Veränderungen im dento-alveolären (Orthodontie), nicht aber im skelettalen Bereich möglich. Dennoch lässt sich beim Erwachsenen über reine Zahnbewegungen hinaus auf indirekte Weise auch ein Einfluss auf die skelettale Relation zwischen Ober- und Unterkiefer ausüben, nämlich durch Vertikalbewegungen (Extrusion, Intrusion) der Molaren.

Erwachsene stehen einer größeren kieferorthopädischen oder gar kieferchirurgischen Vorbehandlung oftmals ablehnend gegenüber. In solchen Fällen muss man die Patienten darauf hinweisen, dass ohne diese präprothetischen Maßnahmen Abstriche in der prothetischen Therapie (z. B. bezüglich der Wahl des Zahnersatzes) und im erreichbaren Ergebnis nach Ende der Behandlung (z. B. hinsichtlich Funktion, Komfort, Phonetik und Ästhetik) gemacht werden müssen.

13.2 Kieferorthopädische Vorbehandlung

(evtl. in Kombination mit Kieferchirurgie)

13.2.1 Indikationen

Folgende prothetischen Indikationen können für eine kieferorthopädische Vorbehandlung angegeben werden (*Proff* und *Hess* 2013, *Kirschneck* et al. 2018):

- starker Tiefbiss
- weit offener Biss
- Kreuzbiss (frontal, seitlich)
- Nonokklusion (fehlender Antagonistenkontakt)
- Diastema mediale, Diastema laterale, Lücken
- Engstände
- fehlende Parallelität von Pfeilerzähnen
- Zahnkippungen, Rotationen, Wanderungen
- stark zerstörte Zahnkrone bei gut erhaltener Wurzel (z. B. Extrusion zur Schaffung einer Wurzelumfassung)
- ästhetische Gründe (z. B. Mesialisation eines zweiten Prämolaren an die Stelle des ersten Prämolaren)

- strategische Gründe (z. B. Distalisation von Prämolaren zur Schaffung von distalen Brückenankern bei Freiendsituationen)

13.2.2 Kontraindikationen

Kontraindikationen zum sofortigen Behandlungsbeginn sind:

- mangelndes Interesse bzw. mangelnde Kooperation des Patienten
- schlechte Mundhygiene (hohe Wahrscheinlichkeit des Auftretens von Karies und Parodontopathien während der kieferorthopädischen Behandlung)
- entzündetes Parodont
- periapikale Entzündungen („beherdete Zähne")

13.2.3 Ziele

Abhängig von der Anzahl der noch vorhandenen Zähne verspricht man sich von einer kieferorthopädischen Vorbehandlung eine Optimierung von Funktion (stabile Okklusion), Ästhetik, Parodontalzustand und Pfeilerzahnstellung.

Diese Ziele können durch folgende Maßnahmen erreicht werden:

- Reduzierung eines tiefen oder offenen Bisses
- Ausformung der Zahnbögen
- Behebung eines frontalen oder lateralen Kreuzbisses oder einer bukkalen Nonokklusion
- Verkleinerung oder Vergrößerung der Breite vorhandener Zahnlücken (entsprechend der Breite der verlorengegangenen Zähne)
- Einstellung einer Front-Eckzahn-Führung
- Lückenschluss
- Eliminierung von Engständen und plaqueretentiven Zonen
- Parallelisieren von Pfeilerzähnen
- Aufrichten gekippter Zähne
- Zurückbewegen gewanderter Zähne
- Zurückrotieren gedrehter Zähne
- Intrusion elongierter Zähne
- Extrusion von Zähnen
- kieferorthopädische Implantate (temporär)
- permanente Implantate

Die mit der kieferorthopädischen (orthodontischen) Vorbehandlung angestrebte Verbesserung von Zahnstellung sowie statischer und dynamischer Okklusion ermöglicht unter anderem eine axiale Belastung der Zähne und damit eine zahnschonende, weil gleichmäßige Präparation sowie eine optimale Konturierung der prothetischen Rekonstruktion. Damit werden auch die Voraussetzungen für die Durchführung einer guten Mundhygiene geschaffen.

13.2.4 Behandlungsmittel und -grundsätze

Bei der kieferorthopädischen Vorbehandlung werden kleinere Maßnahmen, die jeder Zahnarzt ausführen kann, von umfangreicheren Eingriffen, die dem kieferorthopädisch Erfahrenen vorbehalten sein sollten, unterschieden.

Für den Nichtspezialisten besteht bei kleinen orthodontischen Maßnahmen das Problem nicht in der Durchführung, sondern in der Abgrenzung gegenüber Fällen, die umfangreichere Maßnahmen erfordern. In zweifelhaften und/oder offensichtlich komplexeren Fällen ist eine gemeinsame Behandlungsplanung zwischen Kieferorthopäden und Prothetiker unerlässlich.

Die kieferorthopädische Vorbehandlung kann festsitzend (Multibandapparatur) oder mit herausnehmbaren Apparaturen erfolgen. Während mit klassischen herausnehmbaren Apparaturen nur Extrusionen und Zahnkippungen möglich sind, lassen sich mit festsitzenden Behandlungsmitteln aufgrund eines gezielten Einsatzes von Kräften und Drehmomenten auch körperliche Zahnbewegungen und Intrusionen erreichen. Bei einer Kippung erfolgt die Bewegung um ein Rotationszentrum im apikalen Drittel des Zahns. Dies kann mittels festsitzender Brackets oder Bänder in Kombination mit herausnehmbaren Plattenapparaturen und/oder mit Gummizügen vorgenommen werden.

Die körperliche Bewegung eines Zahns gehört in die Hand eines kieferorthopädisch erfahrenen Zahnarztes, da bei dieser Bewegungsart die Kraftausübung beträchtlich schwieriger zu kontrollieren ist als bei einer einfachen Kippbewegung. In diesen Fällen sind festsitzende Apparaturen, heute unter Zuhilfenahme von temporären oder permanenten Implantaten, angezeigt.

Bei der orthodontischen Vorbehandlung von Erwachsenen gelten folgende Grundsätze:

- Es müssen niedrige Kräfte angewendet werden.
- Solange das Parodont entzündungsfrei ist, kann selbst bei Vorhandensein größerer Knochenverluste praktisch jede Zahnbewegung ausgeführt werden.
- Wie bei Jugendlichen ist vor und während der Vorbehandlung der Mundhygiene bzw. der parodontalen Situation besondere Beachtung zu schenken.

Auch die Verwendung transparenter kieferorthopädischer Schienenserien (Aligner) erlaubt körperliche Zahnbewegungen. Die Zahnbewegungen können digital geplant und das Behandlungsergebnis kann entsprechend digital im Vorfeld simuliert werden. Durch die zusätzliche Anbringung von kleinen Kraftübertragungselementen aus Komposit in unterschiedlicher geometrischer Form (Attachments) an den Zähnen können auch sehr differenzierte Zahnbewegungen durchgeführt und ein vorhersagbares Behandlungsergebnis erzielt werden.

Oft wird im Zuge einer kieferorthopädischen Behandlung eine Reduktion des vertikalen Überbisses („Overbite“) angestrebt. Abhängig vom Einzelfall kann eine solche Verringerung des Überbisses durch Bisshebung, Intrusion von Frontzähnen oder eine Kombination aus beiden Möglichkeiten erreicht werden. Eine kieferorthopädische Indikation zur Verringerung des „Overbite“ sollte bei Erwachsenen, falls es sich nicht um die Wiederherstellung der früheren und durch Zahnverlust abgesunkenen Bisshöhe handelt, mit größter Sorgfalt gestellt werden, weil die Behandlungsresultate oft instabil sind und es als Nebeneffekt zu einer Verzahnung mit Tendenz zu einer Angle-Klasse II kommen kann, sofern diese, wie häufig bei Tiefbisssituationen, nicht sowieso schon vorhanden ist.

Wenn geplant ist, eine Reduktion des vertikalen Überbisses durch Intrusion von Frontzähnen zu erreichen, so ist der Verankerungswert der reziprok und auf Extrusion belasteten Molaren zu beachten, und es stellt sich die Frage, ob dem Patienten eine extraorale Verankerungsverstärkung (Headgear) zugemutet werden kann oder kieferorthopädische (=temporäre) oder permanente Implantate verwendet werden.

Umgekehrt bieten Fälle mit zu knappem „Overbite" oder gar offenem Biss erhebliche Probleme, wenn mit orthodontischen Mitteln eine ausreichende Front-Eckzahn-Führung erreicht werden soll. Frontzähne dürfen nicht beliebig extrudiert werden, andererseits ist eine Intrusion im Seitenzahnbereich nur mit großem Aufwand und fraglicher Stabilität im Oberkiefer möglich. Eine rein prothetische Herstellung der gewünschten Front-Eckzahn-Führung würde hingegen wegen der dann zu langen Kronen ästhetisch schlechte Ergebnisse liefern. In solchen Fällen bleibt daher oftmals nur ein zusätzlicher kieferchirurgischer Eingriff als Alternative zu einem Kompromiss zwischen Funktion und Ästhetik (orthognathe Chirurgie).

Bei zu geringem vertikalem Überbiss muss besonders bei der orthodontischen Aufrichtung von nach mesial gekippten Unterkiefermolaren das Risiko einer unerwünschten Bisshebung beachtet werden, die durch Extrusion dieser Molaren dann zustande kommt, wenn dem aufrichtenden Drehmoment auf die Molaren kein gleichgroßes reziprokes Drehmoment auf den anterioren Verankerungsblock entgegengesetzt wird. Hilfreich sind bei dieser Indikation kieferorthopädische Implantate, welche als Verankerung verwendet werden.

13.2.5 Kleinere präprothetische orthodontische Maßnahmen

Kleinere präprothetische orthodontische Maßnahmen, die keine kieferorthopädische Spezialisierung des Behandlers erfordern, beinhalten vor allem die Extrusion stark zerstörter Zähne, um bei gut erhaltener Wurzel die benötigte Wurzelumfassung zu ermöglichen (z. B. durch die Anwendung von Magneten auf Wurzel und in okklusaler Schiene) sowie kleinere Zahnbewegungen zur Optimierung der prothetischen Ausgangssituation mit unterschiedlichen Hilfsmitteln.

13.2.5.1 Extrusion von tief zerstörten Pfeilerzähnen

Die Extrusion von durch Trauma oder Karies stark zerstörten Zähnen ist im ästhetisch wichtigen Frontzahnbereich häufig eine gute Option zum Erhalt solcher Zähne bei Erzielung einer Wurzelumfassung, ohne die biologische Breite zu kompromittieren (*Mehl* et al. 2008, *Harder* et al. 2010). Voraussetzung sind eine suffiziente Wurzelfüllung ohne apikale Entzündung und eine nach der Extrusion verbleibende ausreichende Wurzellänge. Falls bei frakturierten Zähnen die Pulpa eröffnet ist und aufgrund der Frakturtiefe keine adäquate Wurzelfüllung möglich ist, kann nach Exstirpation der Pulpa auch eine medikamentöse Einlage (z. B. Calciumhydroxid) mit dichtem adhäsivem Verschluss als Primärversorgung vor der Extrusion vorgenommen werden.

Die kieferorthopädische Extrusion des frakturierten Zahnes mit zwei Magneten dauert in der Regel etwa 4–6 Wochen. Hierzu wird im zahntechnischen Labor die klinische Krone des frakturierten Zahnes auf einem Situationsmodell aufgewachst, das Modell dubliert und dann eine Tiefziehschiene (z. B. Erkodent,

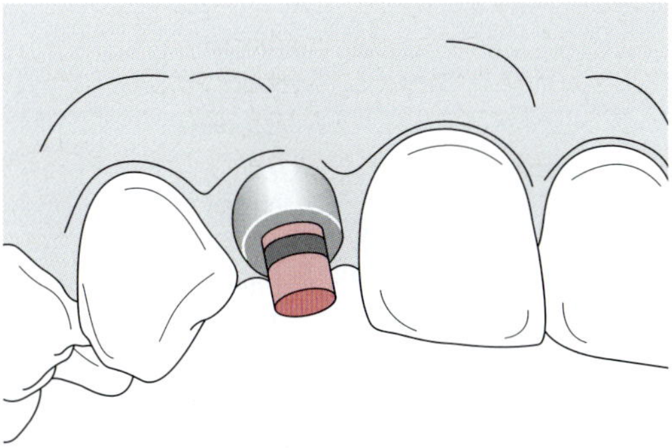

Abb. 13-1 Erster Magnet adhäsiv auf der Wurzel befestigt. Darauf platzierter Abstandshalter und zweiter Magnet, der dann in eine Tiefziehschiene, ein Brückenzwischenglied oder ein Außenteleskop einpolymerisiert wird.

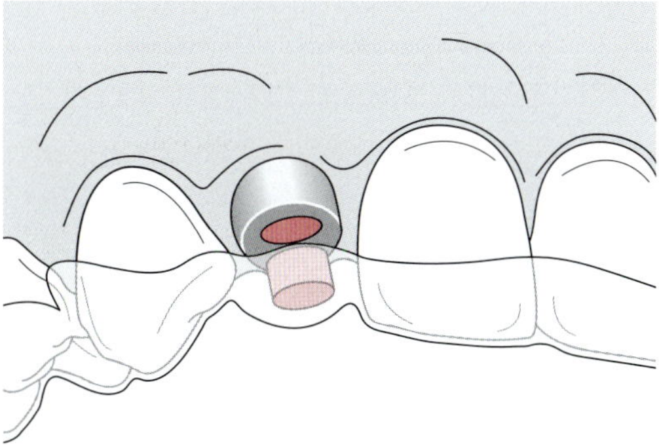

Abb. 13-2 Nach der Entfernung des Abstandshalters und überstehender Kunststoffreste allseitiger Spalt von 1 mm zu der zur extrudierenden Wurzel.

D-Pfalzgrafenweiler) mit okklusal adjustierter Oberfläche hergestellt. Nach intraoraler Überprüfung des passgenauen Sitzes der Schiene, wird ein scheibenförmiger Magnet (Parylene Magnet, American Dental Systems, D-Vaterstetten) adhäsiv auf der Wurzel befestigt, z. B. mittels Tetric Evoflow (Ivoclar Vivadent, FL-Schaan) nach vorheriger Anwendung eines selbstätzenden Dentinadhäsivs (Clearfil SE Bond, Kuraray, J-Osaka). Der 2 mm hohe, mit Kunststoff überzogene Magnet (3 mm Durchmesser) wird mit einer Titanpinzette in den zuvor auf die Wurzel aufgebrachten fließfähigen Kunststoff platziert. Dabei muss auf die richtige Position zum Hohlraum der Tiefziehschiene geachtet und der Magnet gleichzeitig senkrecht zur geplanten Extrusionsrichtung positioniert werden. Nach seiner korrekten Ausrichtung wird der lichthärtende Kunststoff von allen Seiten mit einer Polymerisationslampe auspolymerisiert.

Ein zweiter Magnet wird zusammen mit einem 1 mm dicken Abstandshalter (z. B. Gummistopp für Endofeilen) auf dem schon intraoral befestigten Magnet positioniert, wobei ein dünner Vaselinefilm auf dem Gummistopp dessen Positionierbarkeit erleichtert (Abb. 13-1). Nach Überprüfung, ob sich die Tiefziehschiene ungestört über die beiden Magneten positionieren lässt, wird die Schiene im Bereich des Hohlraumes über dem zu extrudierenden Zahn mit einem Kunststoffprimer konditioniert (z. B. Luxatemp Glaze & Bond, DMG, D-Hamburg) und anschließend der Hohlraum mit provisorischem Kunststoff (Luxatemp, DMG) aufgefüllt und die Schiene intraoral eingesetzt. Nach primärer Abbindung des Kunststoffs wird die Schiene, in der jetzt der zweite Magnet und der Abstandshalter durch den provisorischen Kunststoff fixiert sind, aus dem Mund entfernt. Der Abstandshalter wird mit einer Sonde abgehoben und der den Magnet überragende Kunststoffanteil, der die Wurzel berühren und ihre Extrusion verhindern würde, wird weggeschliffen. Ein allseitiger Abstand von initial 1 mm zwischen der Wurzel mit dem ersten Magnet und der Schiene mit dem zweiten Magnet sollte gewährleistet sein (Abb. 13-2). Nach Isolieren beider Anteile mit Vaseline kann der Mindestabstand durch Applikation einer dünnen Schicht von Registrierkunststoff (z. B. Luxabite, DMG) und des Vermessens mittels Tasterzirkel verifiziert werden. Abbildung 13-3 zeigt den Zusammenhang zwischen Abstand der beiden Magneten und ihrer Anziehungskraft=Extrusionskraft. Die initialen Extrusionskräfte betragen zwischen 0,5 N und 0,7 N (50 g bis 70 g).

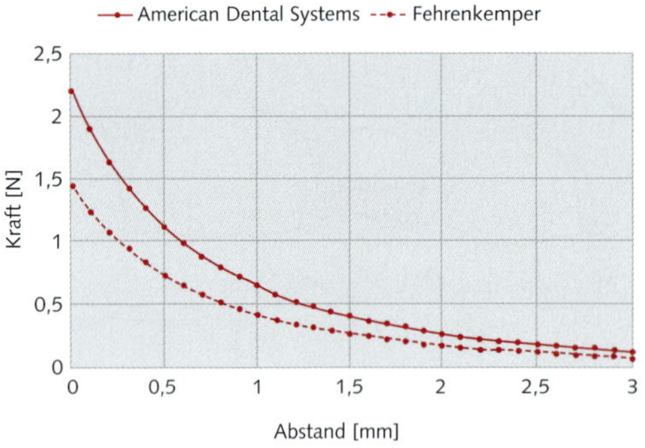

Abb. 13-3 Zusammenhang zwischen Abstand der beiden Magneten und ihrer Anziehungskraft.

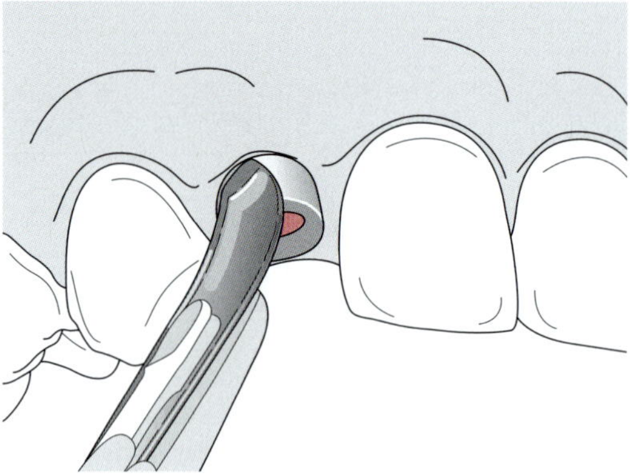

Abb. 13-4 Durchschneiden des suprakrestalen parodontalen Faserapparates mit einem mit einem Skalpell oder Desmotom.

Anschließend sollten eine Durchtrennung des suprakrestalen parodontalen Faserapparates mit einem Skalpell (Abb. 13-4) oder Desmotom und die Entfernung der Faserreste von der Wurzeloberfläche mit einer Kürette erfolgen, um zu verhindern, dass Knochen und parodontales Gewebe dem Zahn bei der Extrusion folgen (*Carvalho* et al. 2006). Der Patient sollte die Schiene nur zur Mundpflege herausnehmen, sie aber ansonsten ununterbrochen tragen, um eine dauerhafte Extrusionswirkung zu erzielen. Ein direktes Kauen auf dem Magnet ohne eingesetzte Schiene muss unbedingt vermieden werden, damit dieser sich nicht löst und möglicherweise verschluckt wird. Der Patient muss über dieses Risiko aufgeklärt werden. Nach 7 bis 10 Tagen Tragezeit sollte der Patient zur Kontrolle kommen. In der Regel ist die Wurzel dann um 1 mm extrudiert und die beiden Magneten haben Kontakt. Falls dies nicht direkt einsehbar ist, kann der Kontakt der beiden Magneten durch die Applikation eines Fließsilikons (z. B. Fit-Checker, GC) oder von Registrierkunststoff (z. B. Luxabite, DMG) verifiziert werden. Der Kunststoff hat gegenüber der Fließsilikonprobe den Vorteil, dass die noch verbleibende Extrusionshöhe direkt mit einem Tasterzirkel gemessen werden kann, sollten die beiden Magneten doch noch nicht in Kontakt stehen.

Wenn die beiden Magneten sich berühren, wird der sich in der Tiefziehschiene befindliche Magnet herausgelöst, der Kunststoff aus der Schiene weitgehend herausgeschliffen, und der Magnet erneut mit einem Platzhalter im Mund eingesetzt. In dieser neuen Position wird er dann erneut in der Tiefziehschiene einpolymerisiert. Der am Zahn befindliche Magnet wird dabei nicht verändert. Das Durchtrennen der gingivalen Fasern mit dem Skalpell und das Reinigen der Wurzeloberfläche von den Faseransätzen durch Scaling/Root Planing werden erneut durchgeführt. Je nach Extrusionsbedarf wird dieser Behandlungsablauf zwei- bis dreimal wiederholt, wobei bei den Wiederholungsterminen der Abstand(shalter) auch auf 1,2 mm erhöht werden kann, um die Extrusion zu beschleunigen. Ziel ist es, bei dem extrudierten Zahn ein Fassreifen-Design von 1,5 mm bei gleichzeitiger Einhaltung der biologischen Breite zu erreichen.

Ist eine ausreichende Extrusion erreicht, sollte die Wurzel in ihrer Position für 3 Monate retiniert werden. Hierzu kann die Schiene mit dem belassenen Magnet einfach vom Patienten weitergetragen werden. Für den Patienten ist es in der Regel aber angenehmer, wenn der extrudierte Zahn zeitnah mit einem Stiftkernaufbau

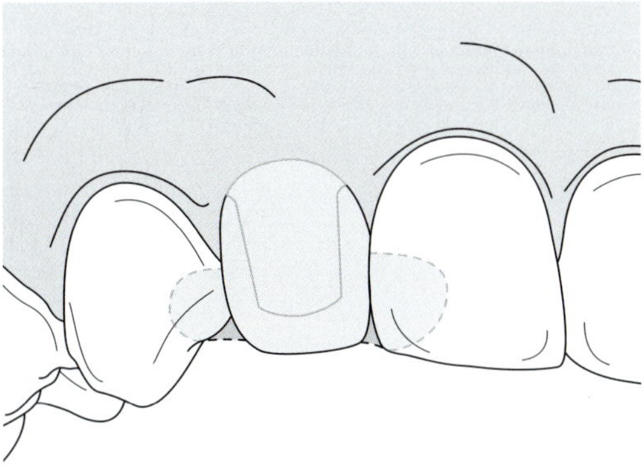

Abb. 13-5 Das an den Nachbarzähnen abgestützte Provisorium verhindert ein Rezidiv während der Retentionsphase von 3 Monaten.

und einem Provisorium versorgt wird, welches an den Nachbarzähnen approximal oder okklusal abgestützt ist (Abb. 13-5). Die definitive Versorgung sollte erst nach einer Retentionsphase von 3 Monaten erfolgen, um ein Rezidiv zu vermeiden.

Der Einbau des zweiten Magneten kann ggf. auch in ein provisorisches Brückenpontic (bei überkronten Nachbarzähnen) oder ein vorhandenes Außenteleskop (bei einem frakturierten Innenkronenpfeiler) erfolgen. Voraussetzung ist immer ein adäquates vertikales Platzangebot zur Extrusion, d. h. 2 mm für den Einbau des Magneten zuzüglich der gewünschten Extrusionsstrecke. Es ist auch möglich, die Magnetextrusion zu nutzen, um die Zähne bis zur Extraktion zu extrudieren und dadurch bessere Hart- und Weichgewebsstrukturen für eine anschließende Implantation zu schaffen (*Buskin* et al. 2000).

13.2.5.2 Optimierung der Pfeilerzahnstellung/Lückenbreite

Zu den kleineren Zahnbewegungen zur Optimierung der prothetischen Ausgangssituation gehören das präprothetische Aufrichten leicht gekippter Pfeilerzähne, die Optimierung der Pfeilerzahnverteilung bzw. der Lückengröße bei vorhandenen Diastemata und die leichte Protrusion oder Retrusion von Frontzähnen bei anterioren Platzproblemen. Vor allem benötigte Zahnbewegungen sind zuverlässig mit einfachen Hilfsmitteln durchführbar:

- Separiergummis zum Aufrichten von Zähnen in Richtung einer vorhandenen Zahnlücke. Der schnell entstehende Spalt zwischen dem der Zahnlücke benachbarten Zahn und der geschlossenen übrigen Zahnreihe wird dann zur Stabilisierung des Ergebnisses durch die Verbreiterung des Zahnes (Provisoriums) mit Kompositkunststoff geschlossen. Ggf. kann das Ganze danach durch Einsetzen weiterer Separiergummis wiederholt werden, um eine weitere Aufrichtung zu erreichen.
- Approximale Unterfütterung von Provisorien. Diese Methode eignet sich vor allem dann, wenn die zu bewegenden Zähne aufgrund eines reduzierten Parodontalzustandes nach erfolgreicher Parodontaltherapie einen erhöhten Lockerungsgrad aufweisen.
- Anbringen von elastischen Federn an Provisorien oder abnehmbarem Zahnersatz (Abb. 13-6 und 13-7). Elastische Federn lassen sich in der Regel auch bei einem geringen Platzangebot verwenden.

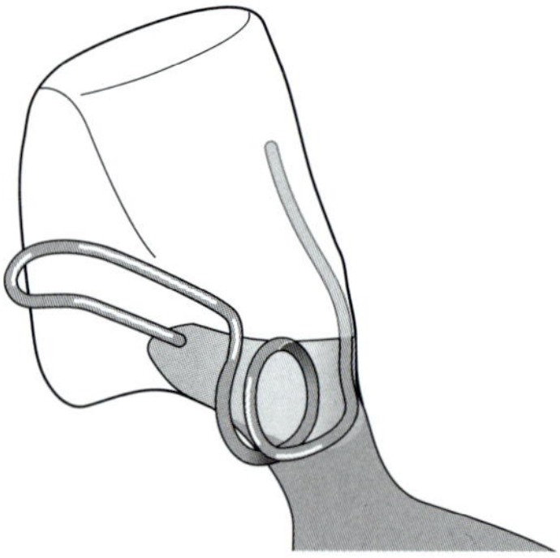

Abb. 13-6 Eine handgebogene elastische Feder wird an den Prothesenzahn anpolymerisiert.

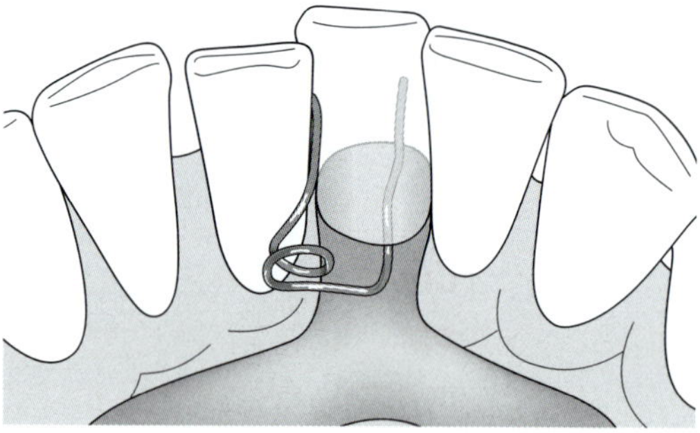

Abb. 13-7 Die elastische Feder distalisiert den benachbarten Zahn und öffnet so die enge Lücke.

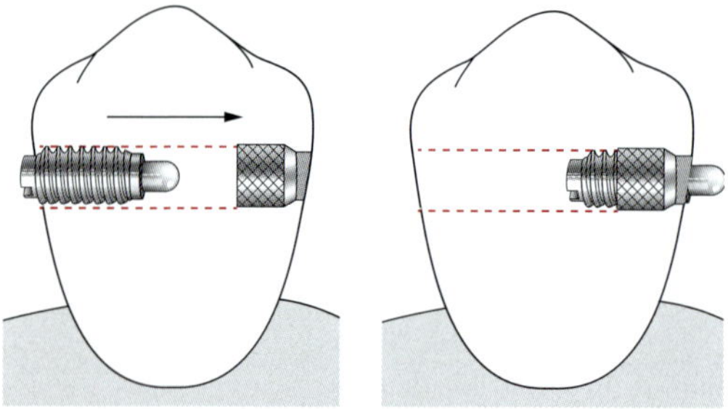

Abb. 13-8 Eine Federbolzenschraube wird in einen Prothesenzahn einpolymerisiert.

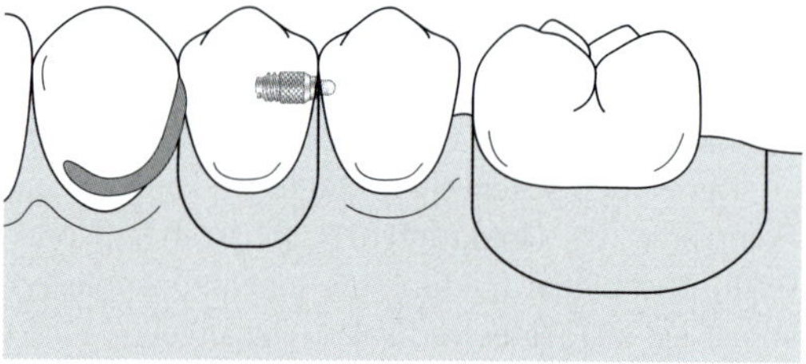

Abb. 13-9 Die Federbolzenschraubenfeder distalisiert den benachbarten Zahn und öffnet so die enge Lücke.

- Anbringen von Federbolzenschrauben in abnehmbarem Zahnersatz oder Aufbissschienen (Abb. 13-8 und 13-9). Federbolzenschrauben erfordern ein ausreichendes Platzangebot für ihren Einbau, das im Frontzahnbereich häufig fehlt.
- Verwendung kieferorthopädischer Schienenserien (Aligner)

Bei allen orthodontischen Maßnahmen ist es wichtig, dass eine ausreichende Verankerung gewählt wird, damit es nicht zu unerwünschten Bewegungen der übrigen Zähne kommt. Weiterhin dürfen weder die Okklusion noch Anteile vorhandener Teilprothesen die gewünschte Zahnbewegung be- oder verhindern.

Die Verwendung transparenter kieferorthopädischer Schienen (Aligner) erlaubt eine vorgängige digitale Simulation der geplanten Zahnbewegungen und erlaubt differenziertere Zahnbewegungen als die anderen genannten Hilfsmittel. Die Aligner-Therapie liefert vorhersagbare Ergebnisse, wenn die Patienten eine gute Compliance zeigen und ihre Schienen regelmäßig tragen (*Rossini* et al. 2015, *Otto* et al. 2019). Aufgrund der digitalen Simulation wird ein durchnummerierter Satz von mehreren klaren kieferorthopädischen Schienen hergestellt, die jeweils einen Zwischenschritt auf dem Weg zum Endergebnis darstellen. Jede Schiene wird etwa 3–4 Wochen getragen, bis die Zähne die jeweiligen Zahnbewegungen durchgeführt haben und der Patient beim Einsetzen der Schiene keine Spannung mehr verspürt. Dann wird die nächste Schiene eingegliedert. Fehlende Zähne können als sogenannte Steckzähne in die Schiene integriert werden, sodass diese Schienen gleichzeitig auch die Funktion eines Provisoriums erfüllen. Die letzte Schiene wird dann als Retentionsgerät getragen, bis provisorischer oder definitiver Zahnersatz und ggf. eine nächtliche Schutzschiene zur dauerhaften Sicherung des Behandlungsergebnisses eingegliedert werden können.

13.2.6 Interdisziplinäres Behandlungskonzept (Kieferorthopädie/Kieferchirurgie/Prothetik)

Die einzelnen Schritte der Behandlung eines interdisziplinären Falles lassen sich in Form eines Flussdiagramms darstellen (Abb. 13-10). Nach Beendigung der Hygienephase und eventuell notwendiger Maßnahmen innerhalb der prothetischen Vorbehandlung Phase I (z. B. Extraktionen nicht erhaltungswürdiger Zähne) werden bei herkömmlichem Vorgehen folgende kieferorthopädische und prothetische Ausgangsunterlagen erstellt:

- Studienmodelle mit Wachsbiss in habitueller Okklusion und in zentrischer Kontaktposition (ZKP) des Unterkiefers
- Gesichtsbogenübertragung und Modellmontage im Mittelwertartikulator (ZKP)
- Fernröntgenseitenbild (FRS), bei IKP/ZKP-Differenzen > 1,5 mm auch in ZKP
- Panoramaschichtaufnahme
- Röntgenstatus
- Profil-/En-face-Fotos
- intraorale Fotos in habitueller Okklusion, bei IKP/ZKP-Differenzen > 1,5 mm auch in zentrischer Kontaktposition

Falls notwendig, können an den im Artikulator montierten Anfangsmodellen durch diagnostisches Umstellen und Aufwachsen der Zähne (Set-up, Wax-up) zum einen orthodontisch realisierbare Zahnbewegungen und zum anderen prothetische Therapiemöglichkeiten simuliert werden. Dieser Arbeitsschritt sollte vom Kieferorthopäden und Prothetiker gemeinsam oder zumindest nach genauer Absprache vollzogen werden. Im Falle einer Bisshebung oder -senkung kann die im Set-up oder digital simulierte Änderung auf das Fernröntgenseitenbild (FRS) übertragen werden. Eine solche FRS-Montage gibt Anhaltspunkte über die voraussichtlichen Auswirkungen, welche die geplanten Maßnahmen auf das Weichteilprofil des Patienten und auf die Schneidezahn-Lippen-Relation haben werden. Umgekehrt kann das FRS Hinweise dafür liefern, inwieweit die vorhandene oder angestrebte Bisshöhe Einfluss auf die Position der Schneidezähne und des Profils hat.

Auf Grundlage dieser Arbeitsunterlagen erstellen Kieferorthopäde, Kieferchirurg und Prothetiker einen oder mehrere mögliche Behandlungswege. Die einzelnen Lösungsmöglichkeiten sind an einer Reihe von Beurteilungskriterien zu messen. Dazu zählen:

- Realisierbarkeit im individuellen Patientenfall
- voraussichtliche Stabilität des Resultats
- voraussichtliche Parodontalsituation bei Behandlungsende und Langzeitprognose
- einzubeziehende Pfeilerzähne und Ausmaß des notwendigen Beschleifens; temporäre oder permanente Implantate

Abb. 13-10 Flussdiagramm des interdisziplinären Vorgehens bei einem kombiniert kieferorthopädisch-kieferchirurgisch-prothetischen Fall.

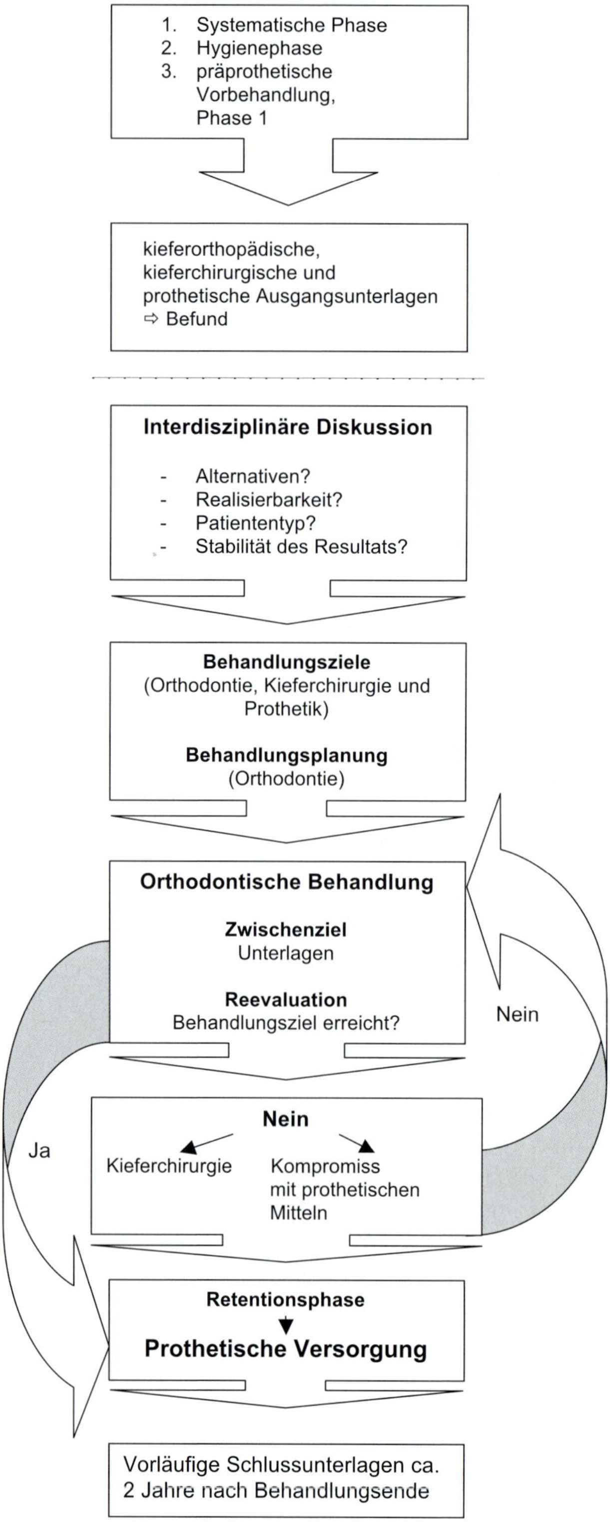

- ästhetische Verbesserung
- funktionelle Verbesserung
- Belastbarkeit des Patienten

Eine dreidimensionale virtuelle Planung und Simulation des angestrebten Behandlungergebnisses ist heute möglich, wenn die Datensätze digitaler Verfahren wie Intraoralscan, Geschichtsscan und digitale Volumentomographie (DVT) mit Hilfe entsprechender Software zusammengeführt werden (*Farronato* et al. 2018, *Einager* et al. 2020). Die dreidimensionale virtuelle Planung und die Verwendung auf dieser Basis hergestellter chirurgischer Posiionierungsschienen verbessert die Vorhersagbarkeit der Behandungsergebnisse. Die Wahrscheinlichkeit apikaler Wurzelresorptionen durch die geplanten Zahnbewegungen muss mitberücksichtigt werden. Diese unerwünschte Begleiterscheinung kieferorthopädischer Therapie ist individuell unterschiedlich stark ausgeprägt; die Gefahr wächst jedoch mit dem Ausmaß der Bewegungen sowie der Größe und Dauer der Kraftapplikation. Im Gegensatz zu lateralen Wurzelresoptionen, die auf reparativem Wege durch Zementapposition meistens reversibel sind, sind apikale Resorptionen irreparabel.

Orthodontisch bewegte Zähne müssen auch bei Behandlungsende ausreichend von Knochen umgeben sein, weil es sonst vor allem nach Zahnbewegungen in bukkaler Richtung zu parodontalen Einbrüchen kommen kann. Durch Applikation leichter Kräfte lassen sich aber solche Wurzelresorptionen in der Regel auf ein Minimum beschränken.

Die von Kieferorthopäde, Kieferchirurg und Prothetiker ausgearbeiteten möglichen Lösungswege mit ihren jeweiligen Nach- und Vorteilen sind dem Patienten zu erläutern. Erst nach Treffen einer gemeinsamen Entscheidung kann die Behandlung beginnen. Wenn der Kieferorthopäde das besprochene Zwischenziel erreicht hat, werden erneut Unterlagen erstellt. Prothetiker, Kieferorthopäde und Kieferchirurg prüfen nun gemeinsam, ob das gesteckte Zwischenziel auch aus prothetischer Sicht erreicht ist (Reevaluation).

Falls nicht, gibt es drei Möglichkeiten: Entweder es wird im Sinne einer Kompromisslösung eine prothetische Alternative gewählt, oder es wird orthodontisch weiterbehandelt – möglicherweise ebenfalls im Sinne einer Kompromisslösung, oder es wird ein orthognather kieferchirurgischer Eingriff durchgeführt. Bei sachgerechter Planung sind Kompromisslösungen aber seltene Ausnahmefälle.

Die sich an die orthodontische Behandlung anschließende Retentionsphase wird von Fall zu Fall verschieden lang sein. Die entsprechende Entscheidung muss der Kieferorthopäde treffen. Anschließend erfolgt die prothetische Versorgung, nach der erneut Unterlagen erstellt werden. Sie dokumentieren das vorläufige Schlussresultat der interdisziplinären Behandlung.

Da die endgültige Beurteilung eines Resultats vor allem von seiner Stabilität abhängt, sollten ca. 2 Jahre nach Behandlungsende nochmals Unterlagen erstellt werden. Erst wenn das Resultat – abgesehen von minimalen, fast immer eintretenden Änderungen – stabil geblieben ist, kann die Gesamtbehandlung als erfolgreich bezeichnet werden. Ansonsten ist evtl. eine kieferorthopädische Nachbehandlung notwendig.

13.2.7 Stabilität des Behandlungsergebnisses

Die Stabilität des Behandlungsresultats ist dadurch gefährdet, dass jeder orthodontisch bewegte Zahn nach Therapieende die Tendenz hat, sich wieder in Richtung auf seine ursprüngliche Position zurückzubewegen. Die Position orthodontisch bewegter Pfeilerzähne ist hierbei in allen drei Dimensionen des Raumes instabil, und die Kraft und Geschwindigkeit, mit denen solche Pfeilerzähne rezidivieren können, werden oft unterschätzt.

Im parodontal geschädigten Gebiss ist die Rezidivgefahr besonders stark ausgeprägt. Man muss sich daher vor der Behandlung die Frage stellen, welche Kräfte den Zahn an seiner neuen Stelle halten sollen (Interkuspidation, neue Kontaktpunkte, neues funktionelles Gleichgewicht, geänderte Summe der auf den Zahn einwirkenden Weichteilkräfte, permanente Retention durch Eingliederung der bewegten Zähne in einen Brückenverband).

Bei Inkorporation der Zähne in einen Brückenverband muss beurteilt werden, ob die Brücke als Ganzes positionsstabil bleiben kann oder ob eine oder mehrere Einheiten vielleicht in dieselbe Richtung rezidivieren und auf diese Weise die gesamte prothetische Arbeit gefährden können. Kieferorthopädisch bewegte Pfeilerzähne in mehrgliedrigen Brücken sollten immer maximal gefasst sein; dies bedeutet, dass Teilkronenbrücken in diesem Fall kontraindiziert sind.

Aufgrund der genannten Rezidivtendenzen verdient die Übergangsphase vom Ende der aktiven orthodontischen Behandlung bis zur prothetischen Versorgung besondere Aufmerksamkeit. Zwei Möglichkeiten können unterschieden werden:

1. Die prothetische Versorgung (Brücke, kombiniert festsitzend-herausnehmbarer Zahnersatz) schließt sich direkt an die kieferorthopädische Vorbehandlung an. Hier stellt die prothetische Versorgung die eigentliche permanente Retention dar. Bei festsitzendem Zahnersatz sollten die Pfeilerzähne unmittelbar nach Entfernung der orthodontischen Apparatur in einer Sitzung beschliffen und mit einem stabilen Provisorium versorgt werden. Generell sollten Brücken innerhalb kurzer Zeit hergestellt und definitiv zementiert werden.
2. Zwischen dem Ende der kieferorthopädischen Behandlung und der definitiven Versorgung liegt eine vom Einzelfall abhängige unterschiedlich lange Retentionszeit. Auf diese Weise kann die Stabilität der zukünftigen Pfeilerzähne eher garantiert werden. Um bei über lange Zeit getragenen Retentionsapparaturen wie Interimsprothesen (z. B. bei jungen Patienten mit multiplen Nichtanlagen) oder semipermanenten Brücken kein zwischenzeitliches Rezidiv oder Entkalkungen der Zähne zu riskieren, ist man auf die gute Mitarbeit des Patienten hinsichtlich konsequentem Tragen der Retentionsapparaturen, guter Mundhygiene und der regelmäßigen Teilnahme an zahnärztlichen Nachsorgeterminen angewiesen.

13.3 Kieferchirurgische Vorbehandlung

Da nach abgeschlossenem Wachstum des Gesichtsskeletts die durch Kieferorthopädie erzielbaren Änderungen begrenzt sind, kann bei stärkeren skelettal (z. B. Progenie, maxilläre Retrognathie, mandibuläre Retrognathie, skelettal offener Biss) oder dento-alveolär bedingten Bissfehlstellungen eine befriedigende Lösung häufig nur durch einen zusätzlichen kieferchirurgischen Eingriff („chirurgische Kieferorthopädie") erreicht werden. Bei solchen Dysgnathie-Operationen ist eine detaillierte Planung wichtig (Modellanalyse, FRS-Auswertung, Weichteilanalyse, Modelloperation, digitale Simulation).

Ziele in der orthognathen Chirurgie sind: Korrektur funktioneller Deformitäten (Einstellen Mastikation, Sprache, Atmung, etc.), Erreichen eines optimalen dentofazialen ästhetischen Resultats, Aufrechterhalten einer sowohl kieferorthopädischen wie auch chirurgischen Stabilität, Schaffen optimaler dentoalveolärer Strukturen für festsitzende oder abnehmbare Prothetik, Reduktion der Behandlungszeit durch genaue Behandlungsplanung. Während der präoperativen kieferorthopädischen Phase müssen die Zähne harmonisch im Zahnbogen platziert werden.

Bei der Operation wird im Oberkiefer das entsprechende Kiefersegment vom Gesichtsschädel bzw. im Unterkiefer vom restlichen Kieferknochen getrennt (Osteotomie) und unter teilweiser Loslösung vom Weichgewebe (Mobilisation) in die gewünschte Position verschoben. Nach Verbreiterung (durch Hinzufügung von Knochen, z. B. vom Beckenkamm [Osteoplastik]) oder Verschmälerung (durch Ostektomie) wird das Fragment fixiert (Schienung; Osteosynthese).

Standardoperationen sind im Oberkiefer die Le-Fort-I-Osteotomie (Abtrennen des Oberkiefers vom restlichen Mittelgesicht mit anschließender Kranial-, Kaudal-, Vor- oder Rückverlagerung), im Unterkiefer die retromolare sagittale Osteotomie oder die Osteotomie im zahntragenden Bereich (z. B. nach Delaire) mit anschließender Unterkiefer-Vor- oder -Rückverlagerung.

Insbesondere bei komplexeren Fehlbildungen bietet ein kieferchirurgisches Vorgehen oft die einzige Möglichkeit zur Korrektur. Liegt bei einem Patienten beispielsweise eine Mesialbisslage vor und sind zusätzlich ein offener Biss und Zahnlücken in der Unterkiefer-Prämolarenregion vorhanden, so kann gleichzeitig mit einer Unterkiefer-Rückverlagerung (nach Delaire) eine Unterkiefer-Rotation durchgeführt werden, um eine orthognathe Kiefereinstellung zu erreichen.

Bei allen Planungen muss einkalkuliert werden, dass auch nach kieferchirurgischen Korrekturen von Dysgnathien in der Regel eine gewisse Rezidivtendenz festzustellen ist.

Im Zusammenhang mit einer totalprothetischen Versorgung notwendige kiefer- bzw. oralchirurgische Eingriffe werden in Kap. 40.4 thematisiert.

Nach der kieferchirurgischen Behandlung sollte der Kieferorthopäde die Feineinstellung der Okklusion übernehmen, die 3 bis 12 Monate dauern kann.

Literatur

Buskin R., Castellon P., Hochstedler JL. Orthodontic extrusion and orthodontic extraction in preprosthetic treatment using implant therapy. Pract Periodontics Aesthet Dent 2000;12:213-219.

Carvalho C.V., Bauer F.P., Romito G.A., Pannuti C.M., De Micheli G.: Orthodontic extrusion with or without circumferential supracrestal fiberotomy and root planing. Int J Periodont Restorat Dent 2006;26:87-93.

Elnagar M.H., Aronovich S., Kusnoto B.: Digital workflow for combined orthodontics and orthognathic surgery. Oral Maxillofac Surg Clin North Am 2020;32:1-14.

Farronato G., Galbiati G., Esposito L., Mortellaro C., Zanoni F., Maspero C.: Three-dimensional virtual treatment planning: presurgical evaluation. The J Craniofac Surg 2018;29:e433-e437.

Harder S., Mehl C., Kern M. Behandlungsmöglichkeiten bei tief frakturierten Pfeilerzähnen. Quintessenz 2010;61:1485-1494.

Kirschneck C, Laza AC, Proff P. Kieferorthopädie im Kontext der orofazialen Rehabilitation. BZB 2018:60-66.

Otto B., Elsayed A., Kern M.: Optimising tooth position with aligners prior to replacing teeth with single-retainer resin-bonded fixed dental prostheses (RBFDPs). J Aligner Orthod 2019;3:221-228.

Proff P., Hess P. Kieferorthopädie bei Erwachsenen und bei älteren Patienten. BZB 2013: 44-48.

Rossini G., Parrini S., Castroflorio T., Deregibus A., Debernardi C.L. Efficacy of clear aligners in controlling orthodontic tooth movement: a systematic review. Angle Orthod 2015;85:881-889.

Weiterführende Literatur

Hoffmeister B.: Chirurgie der Dysgnathien. In: Horch H. H. (Hrsg.): Mund-Kiefer-Gesichtschirurgie. 4. Aufl. Urban & Fischer, München 2007:554-605.

Kokich V.G.: Comprehensive management of implant anchorage in the multidisciplinary patient. In: Higuchi K. (Hrsg.). Orthodontic applications of osseointegrated implants. Quintessence, Chicago 2000:21-32.

Mast G., Ehrenfeld M.: Chirurgische Kieferorthopädie. In: Schwenzer N., Ehrenfeld M. (Hrsg.): Mund-Kiefer-Gesichtschirurgie. 4. Aufl. Thieme, Stuttgart 2011:234-262.

Proffit W.R.: Mechanical principles in orthodontic force control. In: Contemporary Orthodontics, St. Louis, Mosby 1986:246-269.

Roblee, R.D.: Interdisciplinary dentofacial therapy. A comprehensive approach to optimal patient care. Quintessence, Chicago 1994.

Zölller J.E.: Kraniofaziale Fehlbildungen. In: Schwenzer N., Ehrenfeld M. (Hrsg.): Mund-Kiefer-Gesichtschirurgie. 4. Aufl. Thieme, Stuttgart 2011. S. 262-280.

14 Präprothetische Vorbehandlung, Phase II: Parodontal- und oralchirurgische Eingriffe

14.1 Einleitung

Sofern notwendig, werden im Rahmen der Vorbehandlungsphase II folgende parodontal- und oralchirurgische Behandlungsmaßnahmen durchgeführt:

- Gingivektomie, Gingivoplastik
- mukogingivale Chirurgie (z. B. freies Schleimhauttransplantat)
- Access-Flap
- apikaler Verschiebelappen (Kronenverlängerung)
- Tunnelierung, Hemisektion/Trisektion/Prämolarisierung, Wurzelamputation
- Wurzelspitzenresektion
- geführte parodontale Geweberegeneration
- Kieferkammaufbau
- enossale Implantate (siehe Kap. 42 bis 45)
- Präparation und provisorische Versorgung der Pfeilerzähne (siehe Kap. 18 und 20)
- provisorische Versorgung zahnloser Kieferabschnitte (siehe Kap. 18)

14.2 Reevaluation der präprothetischen Vorbehandlung, Phase I

Nach Abschluss der Phase I der präprothetischen Vorbehandlung und einer Wartezeit von mindestens 6 bis 8 Wochen (bei kieferchirurgischen Eingriffen von bis zu 12 Monaten) folgt die Reevaluation der vorausgegangenen Therapiephase. Es soll ein kontrollierter Zustand relativer parodontaler Gesundheit vorliegen. Zu beurteilen sind neben der parodontalen Situation und Veränderungen von Zahnlockerungsgraden vor allem die Bereitschaft des Patienten zur Mitarbeit und seine Fähigkeit zur Durchführung der notwendigen häuslichen Mundhygiene. Wesentlich ist, dass vor Beginn der Phase II der präprothetischen Vorbehandlung eine Verbesserung der oralen Situation festzustellen ist. Nur wenn diese Grundvoraussetzung erfüllt ist, ist es sinnvoll, die Phase II anzuschließen. Neben parodontal- und oralchirurgischen Maßnahmen fallen in diese Behandlungsphase provisorische Präparationen an Pfeilerzähnen sowie die provisorische Versorgung von Pfeilerzähnen und zahnlosen Kieferabschnitten.

14.3 Lokalanästhesie

Die Auswahl eines für den Patienten geeigneten Lokalanästhetikums ist abhängig von einer sorgfältigen Anamnese, der Art und Dauer des geplanten Eingriffs, dem Applikationsort und der Injektionstechnik sowie der Erfahrung des Behandlers. Im Folgenden wird auf die Kontraindikationen, Anwendungsempfehlungen sowie Höchstmengen bei der Verwendung von Lokalanästhetika eingegangen. Für eine ausführliche Darstellung wird auf die einschlägige Fachliteratur sowie auf die herstellerspezifischen Fachinformationen verwiesen.

14.3.1 Arten von Lokalanästhetika

Im zahnmedizinischen Bereich werden aktuell hauptsächlich Lokalanästhetika vom Amid-Typ verwendet. Hier sind Lidocain (z. B. Xylocain), Mepivacain (z. B. Meaverin), Prilocain (z. B. Xylonest) und Articain (z. B. Ultracain) zu nennen. Articain hat die beste Knochenpenetration und stellt in Deutschland das meist verwendete Lokalanästhetikum dar. Die meisten Lokalanästhetika sind sowohl mit als auch ohne Vasokonstriktorzusatz (z. B. Adrenalin oder Octapressin) verfügbar. Dabei beeinflusst die Konzentration des Vasokonstriktors die Wirkdauer:

- Ohne Vasokonstriktor: Wirkdauer < 30 Minuten
- Adrenalin-Konzentration (1:200 000): Wirkdauer ca. 45 Minuten
- Adrenalin-Konzentration (1:100 000): Wirkdauer ca. 75 Minuten

Für eine Wirkdauer über 90 Minuten kann z. B. Bupivacain (ohne Vasokonstriktor) verwendet werden.

14.3.2 Kontraindikationen für Adrenalin

Da die Vasokonstriktoren häufiger zu Komplikationen führen als die Lokalanästhetika selbst, sollte der Zusatz eines Vasokonstriktors entsprechend der Vorerkrankungen des Patienten möglichst gering gehalten werden (*Halling* 2015).

Absolute Kontraindikationen für Adrenalin (*Daubländer* und *Kämmerer* 2012, *Daubländer* et al. 2016):

- Phäochromozytom
- Tachykarde Rhythmusstörungen
- Hyperthyreose
- Sulfitallergie

Relative Kontraindikationen (*Daubländer* und *Kämmerer* 2012, *Daubländer* et al. 2016):

- Hypertonie
- Angina pectoris
- Herzinsuffizienz
- Diabetes mellitus
- Asthma bronchiale
- Engwinkelglaukom
- Dauermedikationen (trizyklische Antidepressiva, Mono-Amino-Oxidasen-Hemmer, Betablocker)

In diesen Fällen sollte die Adrenalinkonzentration reduziert werden. Die American Heart Association (AHA) empfiehlt bei Risikopatienten maximal eine Konzentration von 1:100 000 (bei Lidocain). Übertragen auf Articain sollte der Zusatz 1:200 000 nicht übersteigen (*Daubländer* und *Kämmerer* 2012, *Daubländer* et al. 2016).

Weiterhin ist zu beachten:

- Bei Leberschädigung kein Lokalanästhetikum vom reinen Amid-Typ verwenden, da der Amidabbau reduziert ist und daher die Gefahr einer Akkumulation des Lokalanästhetikums besteht. In diesem Fall sollte auf Articain zurückgegriffen werden, da dieses neben der für Amide typischen Metabolisierung hauptsächlich (90 %) durch Plasmacholinesterasen im Blut inaktiviert wird.

- Schwangerschaft: Kein Octapressin, da wehenauslösende Wirkung. Außerdem besteht die Gefahr einer Meth-Hämoglobinbildung.
- Durch Octapressin steigt der Blutdruck im Pulmonalkreislauf an, was zu einer Mehrbelastung und möglichen Dekompensation des Herzens führen kann.
- Allergien gegen Lokalanästhetika sind anamnestisch abzuklären.

14.3.3 Empfehlungen für eine individuelle Lokalanästhesie

Entsprechend den Vorerkrankungen des Patienten und der Art der Behandlung können folgende grundsätzlichen Empfehlungen gegeben werden (*Halling* 2015, *Daubländer* und *Kämmerer* 2012, *Kämmerer* et al. 2012):

- Bei **kurzen, relativ schmerzlosen Eingriffen** (unter 20 min, z. B. Vitalexstirpation, oberflächliche Schleimhauteingriffe, einfache Implantatfreilegung, Kavitätenpräparation) sollten bei allen Patiententypen Lokalanästhetika ohne Vasokonstriktor angewendet werden.
- **Routineeingriffe** (weniger als 45 min, z. B. Extraktionen, Osteotomien, einfache Implantationen und parodontalchirurgische Eingriffe) sollen bei allen Patiententypen z. B. mit Articain und einem niedrigdosierten Vasokonstriktor-Zusatz von 1:200 000 durchgeführt werden.
- Bei **länger dauernden chirurgischen Eingriffen (mehr als 45 min) bzw. bei Eingriffen, bei denen für eine gute Übersicht des Operationsfeldes Blutfreiheit notwendig ist,** kann bei gesunden und allgemeinmedizinisch leicht eingeschränkten Patienten ein Vasokonstriktor-Zusatz von 1:100 000 angewendet werden. Bei Patienten mit relativen Kontraindikationen, Schwangeren und der Altersgruppe über 65 Jahre sollte lediglich ein Adrenalinzusatz von 1:200 000 verwendet werden und ggf. eine fraktionierte Anästhesie erfolgen.
- Für die Leitungsanästhesie mit Articain wird teilweise kein Adrenalinzusatz benötigt. Es gibt keine Unterschiede hinsichtlich der benötigten Lösungsmenge, jedoch in der Wirkzeit (*Kämmerer* 2012).
- Bei **sehr langen chirurgischen Eingriffen** sollte die Applikation von z. B. Bupivacain in Erwägung gezogen werden.

14.3.4 Höchstdosis

Die Höchstdosis des Lokalanästhetikums hängt sowohl von der Konzentration als auch vom Vasokonstriktor-Zusatz ab. Bei Lokalanästhetika mit Adrenalin werden als Höchstdosis 7 mg/kg Körpergewicht angegeben. Bei einer Konzentration von 4 % des anästhetisch wirksamen Agens können bei einem 70 kg schweren Patienten ca. 12 ml Anästhesielösung verabreicht werden.

Werden Lokalanästhetika ohne Vasokonstriktor verwendet, dann ist die Höchstdosis 4 mg/kg Körpergewicht. Es können somit bei einem 70 kg schweren Patienten lediglich 7 ml Anästhesielösung angewendet werden. Tabelle 14-1 führt einige gängige Lokalanästhetika mit ihren Höchstdosen auf.

Die Höchstdosis von Adrenalin beträgt bei Erwachsenen 0,25 mg, bei Kindern 0,1 mg pro Sitzung (*Tetsch* 1982, *Lipp* 1993). Bei der maximal zu injizie-

Tab. 14-1 Produktübersicht gängiger Lokalanästhetika.

Name	Vasokonstriktor	Konzentration	LA (Freiname)	Konzentration	Grenzdosis LA	max. Injektionsmenge*
Sopira Citocartin blau (Kulzer) Ultracain DS forte (Sanofi-Aventis)	Epinephrin (1:100 000)	0,012 mg/ml	Articain	40 mg/ml = 4 %	7 mg/kg KG	12,25 ml
Sopira Citocartin grün (Kulzer) Ultracain DS (Sanofi-Aventis)	Epinephrin (1:200 000)	0,006 mg/ml	Articain	40 mg/ml = 4 %	7 mg/kg KG	12,25 ml
Ultracain D (Sanofi-Aventis)	–	–	Articain	40 mg/ml = 4 %	4 mg/kg KG	7 ml
Xylocain 2 % (Astra Zeneca)	Epinephrin (1:100 000)	0,012 mg/ml	Lidocain	20 mg/ml = 2 %	7 mg/kg KG	20 ml
Xylocain 2 % (Astra Zeneca)	Epinephrin (1:200 000)	0,006 mg/ml	Lidocain	20 mg/ml = 2 %	7 mg/kg KG	24,5 ml
Xylonest 3 % (Dentsply)	Octapressin (Felypressin)	0,03 I.E.	Prilocain	30 mg/ml = 3 %	2,5 mg/kg KG	6 ml
Meaverin** 3 % (Actavis)	–	–	Mepivacain	30 mg/ml = 3 %	3 mg/kg KG	6 ml
Carbostesin 0,25 % bzw. 0,5 % (Aspen)	–	–	Bupivacain	2,5 mg/ml = 0,25 % bzw. 5 mg/ml = 0,5 %	2 mg/kg KG	56 ml 28 ml

* Die maximale Injektionsmenge wird bei den hier aufgeführten Beispielen durch die Konzentration des Lokalanästhetikums limitiert (Bezugsperson 70 kg).
** Dieses Produkt wird auch mit Vasokonstriktor angeboten.
KG = Körpergewicht
LA = anästhetisch wirksamer Bestandteil (Lokalanästhetikum per se)

renden Anästhesielösungsmenge wird jedoch diese Höchstdosis bei weitem nicht erreicht.

Grundsätzlich ist jedoch dringend zu empfehlen, die vom Hersteller herausgegebenen Fachinformationen bezüglich Nebenwirkungen, Kontraindikationen und empfohlenen Höchstdosen zu beachten.

14.4 Eingriffe während der präprothetischen Vorbehandlung, Phase II

Eingriffe an Gingiva und Parodont machen den Hauptteil der Behandlungsmaßnahmen der Phase II der präprothetischen Vorbehandlung aus. Für jeden parodontalchirurgischen Eingriff sind bestimmte Voraussetzungen notwendig:

- Abklärung, ob Kontraindikationen bezüglich des allgemeinmedizinischen Zustands des Patienten vorliegen (z. B. hämorrhagische Diathese)
- eine erfolgreich abgeschlossene Hygienephase
- Der Patient hat im Sinne des „informed consent" oder der „informierten Ein-

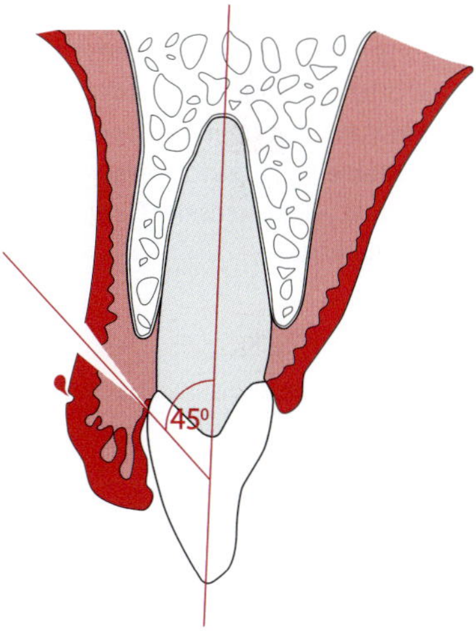

Abb. 14-1 Externe Gingivektomie mit Blutungspunkten nach Verwendung der Taschen-Markierungspinzette.

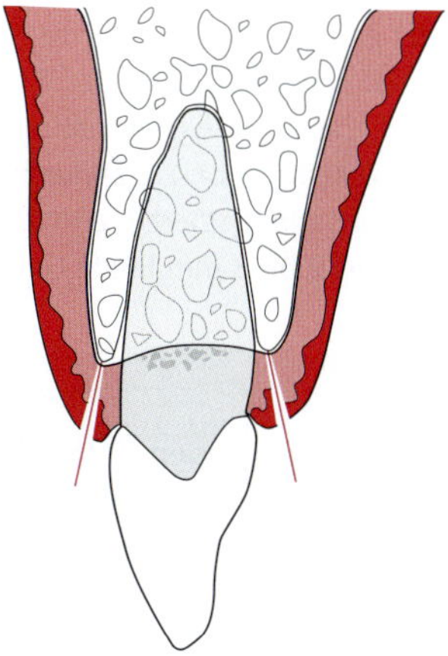

Abb. 14-2 Interne Gingivektomie.

willigung" in den chirurgischen Eingriff eingewilligt. Hierbei handelt es sich gemäß dem Patientenrechtegesetz aus dem Jahr 2013 um eine rechtliche Notwendigkeit, die zugleich ein Charakteristikum einer ethisch verantwortlichen Zahnarzt-Patienten-Beziehung darstellt (*Groß* 2012). Die spezielle präoperative Aufklärung (vgl. Kap. 5.6) gliedert sich in:

- Eingriffsaufklärung
  - Diagnoseaufklärung
  - Behandlungsaufklärung
  - Risikoaufklärung
  - Verlaufsaufklärung
- Sicherungsaufklärung
  - Aufklärung des Patienten über ein therapiegerechtes Verhalten zur Sicherung des Heilerfolges
  - Aufklärung über die Eigenverantwortung des Patienten
  - Medikation (Dosierung, Kontraindikationen …)

14.4.1 Gingivektomie und Gingivoplastik

Ziel von Gingivektomie und Gingivoplastik sind die Eliminierung vorhandener Zahnfleischtaschen (in den meisten Fällen Pseudotaschen) bzw. die Beseitigung und Remodellierung einer hyperplastischen Gingiva.

Bei der Gingivektomie unterscheidet man eine externe (Inzision in einem Winkel von 45° koronalwärts Richtung Taschenboden) (Abb. 14-1) von einer internen Form (Schnitt rund 1 mm vestibulär des Limbus gingivalis parallel zur Längsachse des Zahns) (Abb. 14-2). Interne Gingivektomie und Gingivoplastik werden häufig mit Lappenoperationen kombiniert. Gingivektomien sollten mit speziellen Handinstrumenten (z. B. Gingivektomiemessern) oder mit Skalpellen durchgeführt werden.

14.4.1.1 Externe Gingivektomie

Ziel der externen Gingivektomie ist die Beseitigung von Zahnfleischtaschen durch Abtragen gingivalen Gewebes. Es resultiert eine offene Wunde, die sekundär epithelisiert. Die externe Gingivektomie wird meist in Kombination mit einer Gingivoplastik (siehe Kap. 14.4.1.2) durchgeführt. Eine externe Gingivektomie ist generell immer nur dann indiziert, wenn nach dem Eingriff eine angewachsene Gingiva von mindestens 2 bis 3 mm Breite um den Zahn garantiert ist.

Indikationen

Parodontal:

- Gingivahyperplasien (Ästhetik)
- Pseudotaschen (ohne Attachmentverlust)
- idiopathische Fibrosen
- kleine lokale Korrekturen nach Lappenoperationen (z. B. Korrektur interdentaler Gingivakrater)
- Ergänzung anderer parodontalchirurgischer Maßnahmen
- nach Parodontaloperationen zur Narbenkorrektur

Dental (nur bei genügend angewachsener Gingiva und ausreichender biologischer Breite):

- subgingival liegende Karies
- subgingival reichende Präparationsgrenze

Kontraindikationen

- fehlende oder schmale angewachsene Gingiva
- infraalveoläre Taschen (Knochentaschen)
- marginale Knochenverdickungen (dann eher Lappenoperation)

Vorteile

- Übersichtlichkeit
- technisch leichte Durchführbarkeit
- gute Vorhersehbarkeit des morphologischen Resultats

Nachteile

- stark eingeschränkte Indikation
- große Wundfläche, postoperative Schmerzen
- Heilung per secundam
- Verlust von angewachsener Gingiva
- Gefahr der Knochenfreilegung
- Wurzeldenudation
  - ästhetische Probleme („Längerwerden" von Zähnen)
  - phonetische Probleme im Frontzahnbereich
  - Dentinüberempfindlichkeit

Instrumentarium (beispielhaft)

- sterile Handschuhe, Mundschutz, sterile Schutzkleidung, sterile OP-Tücher
- Taschen-Markierungspinzette GF-1, GF-2 (Hu-Friedy, D-Leimen)
- Skalpelle Nr. 12d, 15 bzw. 15c
- Parodontalsonde
- Universalkürette SKN4 (Hu-Friedy, D-Leimen)

- chirurgische Pinzette BD 520 (Aesculap, D-Tuttlingen)
- anatomische Pinzette gerade BD 154 (Aesculap, D-Tuttlingen)
- Gingivektomiemesser KKN7 (Hu-Friedy, D-Leimen)
- Gingivektomiemesser KKN11 (Hu-Friedy, D-Leimen)
- Schere S 16 (Hu-Friedy, D-Leimen)
- Kugel-Diamanten (grobkörnig)
- weicher eugenolfreier Parodontalverband (z. B. COE-PAK, GC, D-Hofheim)

Operatives Vorgehen

Nach einer terminalen Lokalanästhesie wird der Taschenboden mit einer speziell dafür vorgesehenen Sonde markiert. Dabei entstehen auf Höhe des Taschenbodens Blutungspunkte (Abb. 14-1). Die 1. Inzision wird mit einem Gingivabeil oder einem Skalpell durchgeführt. Dabei ist darauf zu achten, dass die Skalpellspitze oder das Gingivabeil in einem Winkel von 45° koronalwärts in Richtung Taschenboden gehalten wird (Abb. 14-1). Sie soll leicht apikal der Blutungspunkte erfolgen. Die 2. Inzision verläuft intrasulkulär bis in den Interdentalbereich. Mit Hilfe einer Universalkürette kann jetzt das so umschnittene Gewebe entfernt werden. Durch die 1. Inzision entsteht eine relative scharfkantige Wunde, welche mit Hilfe eines grobkörnigen Kugel-Diamanten (hochtourig) oder mit dem Gingivabeil abgerundet werden kann. Unebenheiten der Wundfläche können ebenfalls mit einem rotierenden Diamanten oder mit einem Skalpell korrigiert werden.

Die freigelegten Zahnhälse werden gründlich gescalt und mit Finier-Diamanten geglättet, bevor ein eugenolfreier Wundverband appliziert wird. Dieser bleibt für 7 bis 10 Tage in situ. Er erhöht den postoperativen Komfort des Patienten, da solche großflächigen Wunden sehr schmerzhaft sein können.

Die externe Gingivektomie zur Taschenelimination vor der prothetischen Versorgung stellt keine Alternative zum apikalen Verschiebelappen mit Reinigung und Glättung der Wurzeloberflächen und gleichzeitiger Ostektomie und Osteoplastik dar. Aufgrund der bestehenden Kontraindikationen und Nachteile wird die externe Gingivektomie heute immer seltener angewendet.

14.4.1.2 Gingivoplastik

Unter Gingivoplastik versteht man eine Modellation der Zahnfleischoberfläche. Nach Lokalanästhesie erfolgt mit rotierenden Instrumenten, einer Elektromschlinge oder einem Gingivektomiemesser ein Abtragen der in der Regel vorliegenden Gingivahyperplasien, bis eine „physiologische" Gingivaform erreicht ist. Die Wunde heilt über die offene Granulation mit sekundärer Epithelisierung aus. Auch die Brückenzwischengliedauflage (Pontic-Auflage) wird auf diese Weise in der Regel eiförmig konditioniert (vgl. Kap. 14.4.8 und 24.4.2).

14.4.1.3 Interne Gingivektomie

Unter einer internen Gingivektomie versteht man die Beseitigung supraalveolärer Zahnfleischtaschen durch Exzision des taschenseitigen Gingivagewebes und Wundverschluss der rein gingivalen Lappen mit Einzelknopfnähten (Abb. 14-2).

Indikationen

Als Alternative zu Indikationen für die externe Gingivektomie:

- Gingivahyperplasien (Ästhetik)
- idiopathische Fibrosen
- Pseudotaschen

- Parodontaltaschen an freistehenden oder endständigen Zähnen
- als Bestandteil der Schnittführung bei Lappenoperationen (z. B. bei apikalen Verschiebelappen)

Kontraindikationen

- schmale oder fehlende angewachsene Gingiva
- infraalveoläre Taschen (Knochentaschen)

Vorteile

- keine offene Wundfläche, wenig Schmerzen
- Heilung per primam
- Vermeidung ausgeprägter freiliegender Zahnhälse

Nachteile

- operativ anspruchsvoller als die externe Gingivektomie

Instrumentarium (beispielhaft)

- sterile Handschuhe, Mundschutz, sterile Schutzkleidung, sterile Tücher
- Parodontalsonde
- Universalkürette SKN4 (Hu-Friedy, D-Leimen)
- Skalpelle 15 bzw. 15c und 12d
- Raspatorium PR-3 (Hu-Friedy, D-Leimen)
- chirurgische Pinzette BD 520 (Aesculap, D-Tuttlingen)
- anatomische Pinzette gerade BD 154 (Aesculap, D-Tuttlingen)
- Gingivektomiemesser KKN7 (Hu-Friedy, D-Leimen)
- Gingivektomiemesser KKN11 (Hu-Friedy, D-Leimen)
- Schere S 16 (Hu-Friedy, D-Leimen)
- Nadelhalter
- Nahtmaterial (5-0 oder 6-0)

Operatives Vorgehen

Vor allem distal bei endständigen Zähnen wird durch eine interne Gingivektomie das Zahnfleisch ausgedünnt. Dabei kommen die T-förmige und die keilförmige Exzision zum Zuge. Das sind klassische interne Gingivektomien.

Bei der **T-förmigen** oder im Unterkiefer (wegen des Nervus lingualis) **L-förmigen Exzision** wird distal des am weitesten posterior stehenden Zahnes ein T-förmiger Schnitt durchgeführt. Oral und bukkal dieses Zahnes werden leichte paramarginale Inzisionen angebracht (Abb. 14-3). Die auf diese Weise gebildeten bukkalen und oralen Lappen werden anschließend aufgeklappt (Abb. 14-4); das überschüssige Gewebe der Lappen wird sekundär durch Ausdünnen entfernt. Dadurch entstehen zwei Mukosalappen, die zunächst zu lang sind (Abb. 14-5); einer der beiden Mukosalappen muss daher gekürzt werden. Durch die Kürzung wird die Wunde distal des Zahnes nach bukkal oder oral verschoben, was vorteilhaft ist, da (bei mehrwurzeligen Zähnen) der distale Furkationseingang immer in der Mitte der distalen Zahnfläche liegt. Durch die beschriebene Lappenbildung werden die Wundränder aus dieser Problemzone gelegt.

Die **keilförmige Exzision** ist auch für den distalen Bereich des letzten Molaren geeignet (Abb. 14-6). Dabei wird ein Keil aus der Schleimhaut geschnitten (Abb. 14-7). Nachdem dieser Keil entfernt wurde, werden sekundär der bukkale und orale Lappen noch ausgedünnt (Abb. 14-8). Eine zusätzlich leicht paramargi-

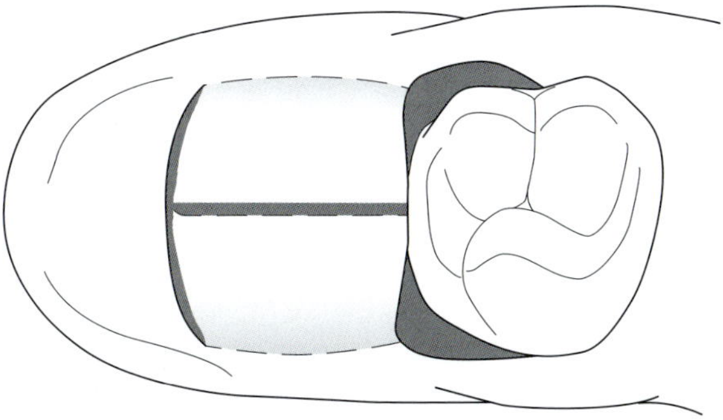

Abb. 14-3 T-förmige Inzision mit leicht paramarginalen Inzisionen im distalen Bereich.

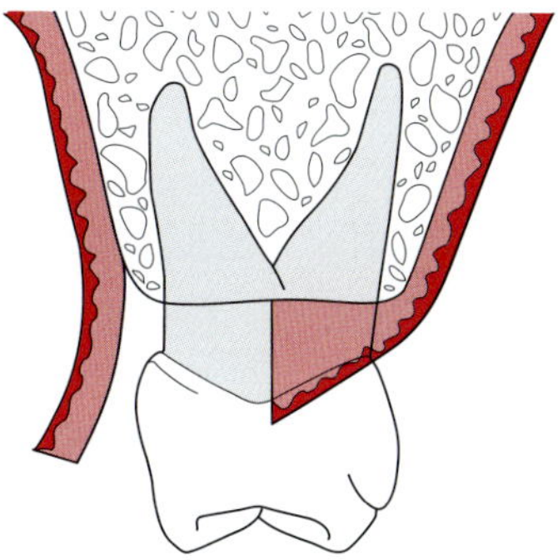

Abb. 14-4 Schema der T-förmigen Inzision im Querschnitt; links: nach Entfernung des überschüssigen Gewebes.

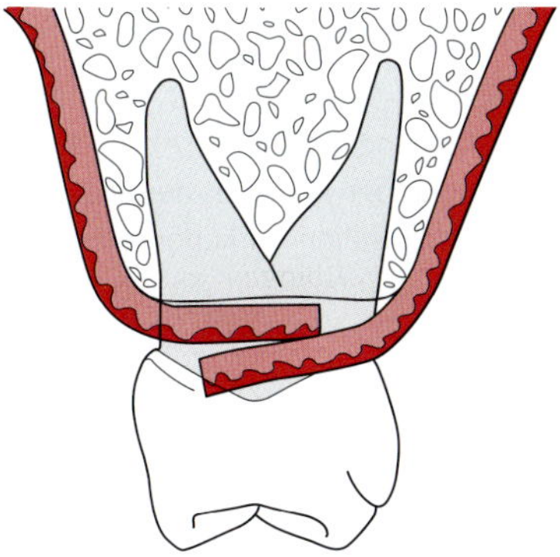

Abb. 14-5 Der bukkale oder orale Lappen wird gekürzt, um einen optimalen Wundverschluss zu erreichen.

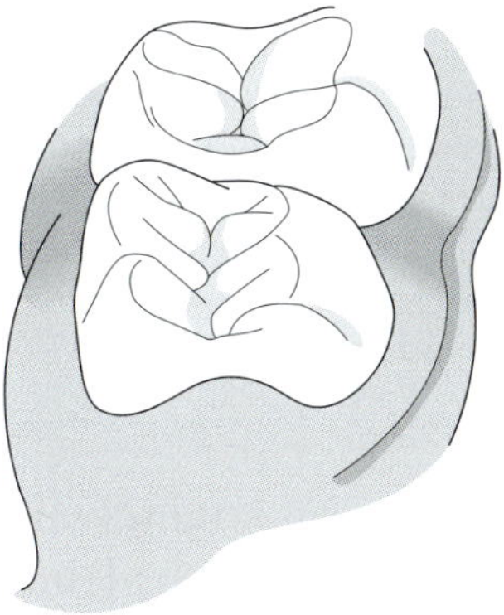

Abb. 14-6 Endständiger oberer Molar vor der keilförmigen Exzision.

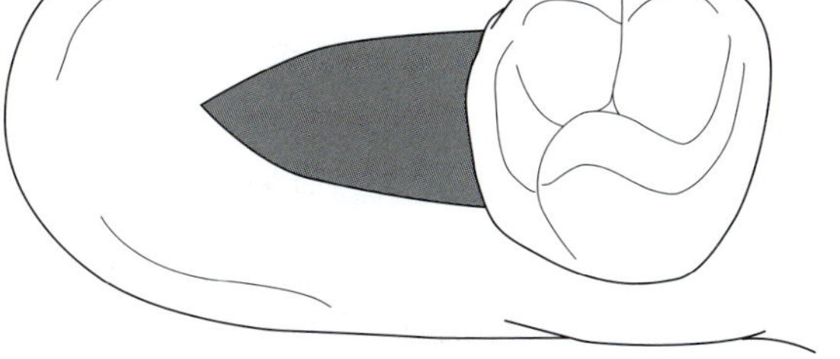

Abb. 14-7 Schematische Darstellung der keilförmigen Exzision.

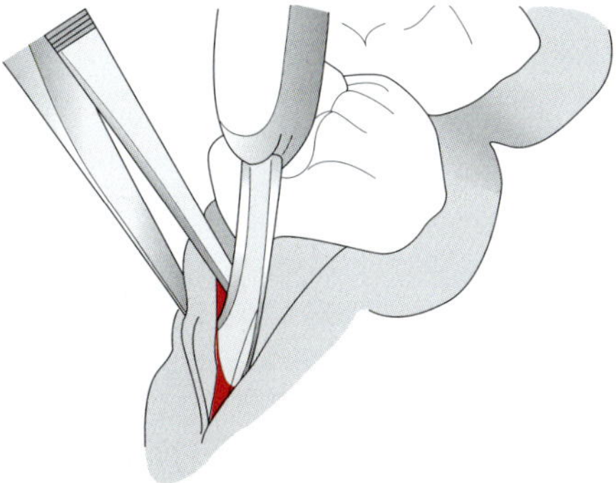

Abb. 14-8 Ausdünnung des bukkalen Mukoperiostlappens nach Entfernung des Keils.

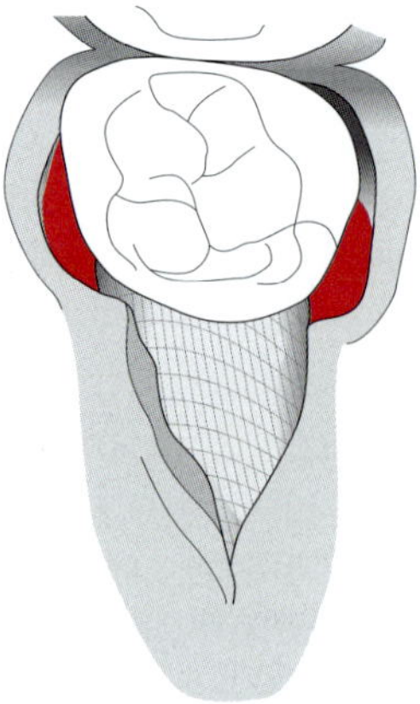

Abb. 14-9 Situation nach Entfernung des überschüssigen Gewebes nach keilförmiger Exzision und paramarginaler Inzision im distalen Zahnbereich.

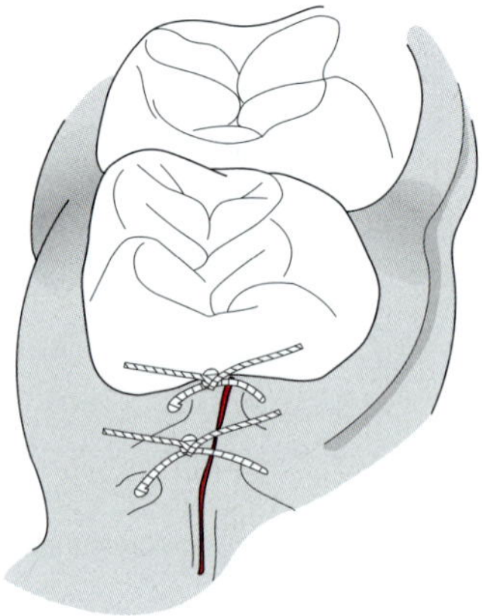

Abb. 14-10 Nahtverschluss nach keilförmiger Exzision.

nale Inzision im distalen Bereich des Zahnes (Abb. 14-9) (wie bei der T-förmigen Inzision, vgl. Abb. 14-3) erlaubt einen dichten Wundverschluss (Abb. 14-10). Nachteilig bei dieser Methode ist, dass die Wundränder genau in der Mitte der distalen Zahnfläche, d. h. in der Problemzone des distalen Furkationseingangs, zu liegen kommen. Außerdem ist die sekundäre Ausdünnung in diesem Bereich anspruchsvoll.

14.4.2 Mukogingivale Chirurgie: Freies Schleimhauttransplantat

Bei einem freien Schleimhauttransplantat (engl. Synonym: Free gingival graft) (*Björn* 1963) handelt es sich um ein operatives Verfahren zur Verbreiterung oder Neuschaffung von angewachsener, keratinisierter Gingiva. Es gilt nach wie vor als das Therapiemittel der Wahl zur Verbesserung der Weichgewebsdicke und -breite an keratinisierter Gingiva an Zähnen bzw. keratinisierter Mukosa an Implantaten. Dabei werden vor allem an Implantaten eine ausreichende Gewebedicke und -breite als entscheidende Faktoren für die periimplantäre Gesundheit angesehen (*Zucchelli* et al. 2019).

Indikationen

- progressiv fortschreitende Rezessionen, wobei auch die Instruktion einer schonungsvollen Mundhygienetechnik nicht zum Aufhalten der Rezession geführt hat
- persistierende Entzündung bei fehlendem oder sehr schmalem Band an angewachsener Gingiva nach Abschluss der Hygienephase
- an Implantaten bei fehlender angewachsener/keratinisierter Mukosa. Dies kann prophylaktisch in entzündungsfreier Situation bzw. therapeutisch bei persistierender periimplantärer Entzündung indiziert sein.
- bei subgingival liegendem Kronenrand und einem Band an angewachsener Gingiva von weniger als 2 mm

Kontraindikation

- Die allgemeinen Voraussetzungen für parodontalchirurgische Eingriffe sind nicht gegeben.
- Anwendung nicht in der ästhetischen Zone, da der Farb- und Strukturunterschied zwischen transplantierter Gaumenschleimhaut und labialer Gingiva dauerhaft bestehen bleibt.

Vorteile

- Neuausbildung eines koronal zu liegen kommenden Attachments („creeping attachment")
- Aufhalten einer fortschreitenden Rezession
- einfache Technik
- sehr gute Langzeitbewährung

Nachteile

- gelegentlich schmerzhafte Gaumenwunde, wenn kein Verband angelegt wird

Instrumentarium (beispielhaft)

- sterile Handschuhe, Mundschutz, sterile Schutzkleidung, sterile OP-Tücher
- Skalpell Nr. 15 bzw. 15c
- Parodontalsonde
- Nadelhalter
- Universalkürette SKN4 (Hu-Friedy, D-Leimen)
- chirurgische Pinzette BD 520 (Aesculap, D-Tuttlingen)
- anatomische Pinzette gerade BD 154 (Aesculap, D-Tuttlingen)
- Gingivektomiemesser KKN7 (Hu-Friedy, D-Leimen)
- Gingivektomiemesser KKN11 (Hu-Friedy, D-Leimen)
- Schere S 16 (Hu-Friedy, D-Leimen)
- Nahtmaterial (5-0, 6-0 bzw. 7-0)

Operatives Vorgehen

Als Erstes wird das **Empfängerbett** vorbereitet. Dafür wird eine terminale Lokalanästhesie durchgeführt. Durch die Anästhesie wird die Mukogingivalgrenze (Linea girlandiformis) besser dargestellt und zudem eine gute Ischämie erreicht (Abb. 14-11a). Es wird mit einer horizontalen supraperiostalen Inzision auf Höhe der mukogingivalen Grenze begonnen (Skalpell Nr. 15c). Falls keine angewachsene Gingiva vorhanden ist, erfolgt die Inzision 1–2 mm unterhalb des Gingivarands. Es muss darauf geachtet werden, dass diese Inzision supraperiostal erfolgt, damit anschließend ein Spaltlappen präpariert werden kann. Dabei wird das Periost auf dem Knochen belassen und nur die Mukosa und Submukosa abpräpariert (Abb. 14-11b). Mesial und distal der Rezession wird das Empfängerbett jeweils um eine bis zwei Zahnbreiten extendiert. Die Präparation des Spaltlappens soll scharf erfolgen. Nur im Bereich sensibler Nachbarstrukturen (z. B. Austrittspunkt N. mentalis) wird eine stumpfe Präparation mit der Präparationsschere empfohlen.

Apikal wird ca. 3 mm weiter extendiert als die Verbreiterung gewünscht ist. Es ist darauf zu achten, dass das Wundbett frei von Muskelfaseransätzen und Bindegewebspolstern ist, da sonst das Transplantat beweglich einheilen würde. Im apikalen Bereich, wo das Transplantat nicht aufliegt, sollen Bindegewebsfasern unbedingt belassen werden (diese helfen der späteren Fixation des Lappens mit Nähten). Die Mukosa wird mit horizontalen Matratzennähten am Periost fixiert

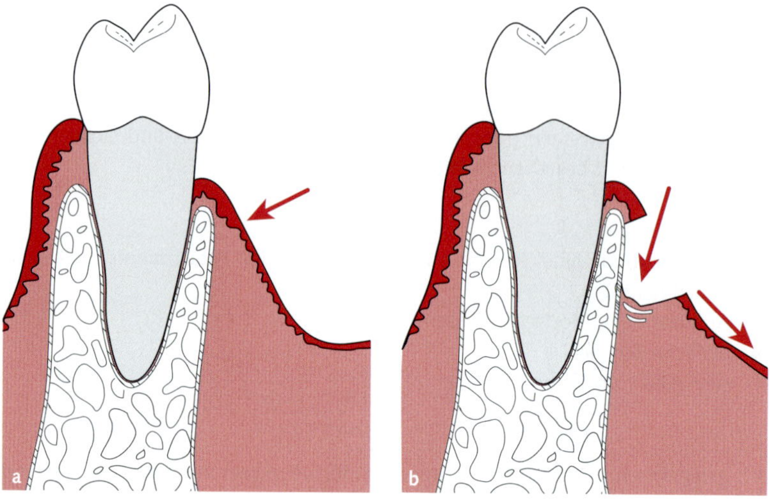

Abb. 14-11 **a** Situation vor dem Legen eines freien Schleimhauttransplantates im Schema (Pfeil: Linea girlandiformis). **b** Nach der horizontalen supraperiostalen Inzision und dem Beginn des scharfen supraperiostalen Abpräparierens der Mukosa mit dem Skalpell: Das Periost liegt noch auf dem Knochen und ist frei von Bindegewebs- und Muskelfasern in dem Bereich, wo das Transplantat geplant ist.

(Abb. 14-12a), damit sich die Schleimhaut nicht über das Transplantat legt und dort verwächst. Nach der Präparation des Empfängerbetts wird ein mit physiologischer Kochsalzlösung getränkter Gazetupfer ins Wundbett eingelegt.

Die Anästhesie am Gaumen zur Entnahme des Transplantats dient neben der Ischämie auch dazu, unebene Flächen zu nivellieren (z. B. erhabenes Gebiet über den palatinalen Wurzeln). Bezüglich des Transplantates sind folgende Punkte zu beachten:

- Entnahme des Transplantats auf derjenigen Kieferseite, auf der auch das Empfängerbett liegt
- Die Entnahme soll immer möglichst nah (aber nie näher als 2 mm) an den Zahnreihen erfolgen. Sind palatinal tiefe Sondierungen vorhanden, muss ein Abstand von 3 bis 4 mm zum Margo gingivalis eingehalten werden.
- Die Entnahme erfolgt auf Höhe des Eckzahns bis hin zum ersten Molaren.
- Es ist darauf zu achten, dass das Transplantat weder Rugae palatinae noch Anteile des weichen Gaumens enthält.
- Dicke des Transplantates in der Regel ca. 1 mm, bei Bedarf auch mehr

Entnahme des Transplantats: Mit Hilfe eines Skalpells Nr. 15c wird zuerst der Entnahmebezirk 1,5 mm tief umschnitten. Dieser Schnitt wird senkrecht auf die Gingivaoberfläche geführt. Die benötigte Form des Transplantats kann exakt präpariert werden (evtl. „Schnittmuster“ aus sterilisierten Folien anfertigen). Nach Umschneiden des Transplantats wird es von der Seite her mit dem Skalpell mobilisiert und vorsichtig unterminierend in gleichbleibender Schichtstärke herauspräpariert. Die Transplantatrückseite wird dann auf Reste von Fett- und Drüsengewebe kontrolliert. Sofern solche vorhanden sind, werden sie mit dem Skalpell auf einer sterilen Glasplatte oder einem sterilen Holzspatel entfernt. Die Transplantatbearbeitung erfolgt immer in feuchtem Milieu unter Verwendung physiologischer Kochsalzlösung.

Die Entnahmestelle wird mit einer zuvor im Labor hergestellten Verbandsplatte (starre Tiefziehschiene mit 1 mm Stärke) abgedeckt. Dabei bedeckt die

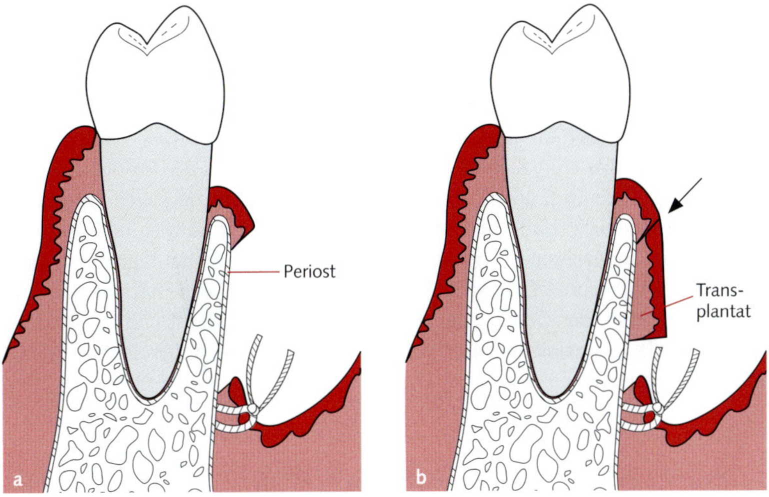

Abb. 14-12 **a** Mukosa wird mit Periostnähten fixiert. Die Mukosa soll dabei leicht aufstehen, damit nicht im höchsten Punkt des Vestibulums eine Narbe entsteht. **b** Koronal (Pfeil) wird das Transplantat mit einem Cyanoacrylat-Kleber oder mit Einzelknopfnähten fixiert (7-0 oder 6-0).

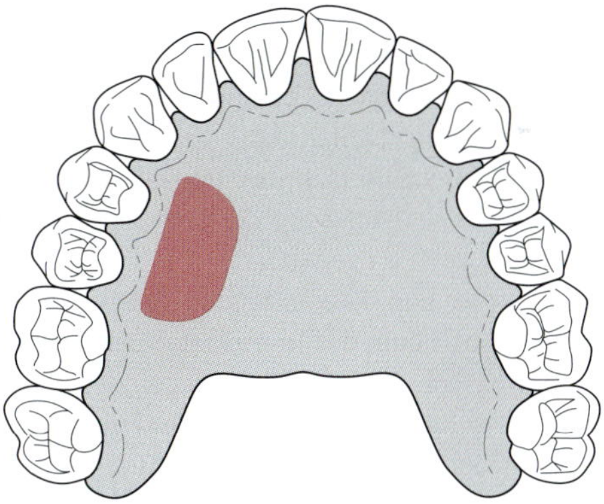

Abb. 14-13 Eingegliederte Verbandsplatte (grau) zur Abdeckung der Transplantat-Entnahmestelle (rot). Die Tiefziehschiene bedeckt nicht die Okklusalflächen der Zähne, sondern hält über eine Verkeilung in den Unterschnitten der palatinalen Interdentalbereiche.

Verbandsplatte nicht die Okklusalflächen der Zähne, sondern verkeilt sich in den untersichgehenden Bereichen der palatinalen Zahnflächen und Approximalbereichen (Abb. 14-13). Falls die Verbandsplatte so nicht genug Retention aufweist, kann die Platte noch zusätzlich mit dünnfließenden Kompositkunststoff in den Approximalbereichen fixiert werden. Alternativ kann Gewebekleber (Histoacryl) zur Blutstillung und ein in den Interdentalräumen des Oberkiefers verankerter Parodontalverband zur Wundversorgung appliziert werden.

Bevor das Transplantat eingesetzt wird, werden Blutreste und Speichel von der Empfängerstelle abgesaugt. Das Transplantat wird fugenlos an den bestehenden Gingivarand angelagert und mit einem kochsalzgetränkten Tupfer vorsichtig für 2 bis 3 Minuten angedrückt. Dies führt zu einer initialen Fibrinverklebung. Anschließend wird das Transplantat an der Inzisionslinie mit Gewebekleber (z. B. Histoacryl) fixiert. Dieser wird mit einer Sonde oder einer Skalpellspitze in kleinsten

Mengen appliziert (Abb. 14-12b). Mit einem feinen, auf die gegenüberliegende Seite der Mundhöhle gerichteten Spraystrahl (Vorsicht: Spray nie direkt auf das Transplantat richten, denn falls Gewebekleber unter das Transplantat gelangt, ist eine Infektion wahrscheinlich) wird ein feuchtes Milieu in der Mundhöhle erzeugt, was die Abbindereaktion des Gewebeklebers auslöst.

Als Alternative zum Kleben kann das Transplantat an der Inzisionslinie mit Einzelknopfnähten (6-0 oder 7-0) fixiert werden. Aufgrund der bereits eingesetzten Fibrinverklebung wird das Transplantat apikal nicht zusätzlich befestigt. Der Patient wird angewiesen, in den nächsten 2 Wochen zweimal täglich mit einer Chlorhexidindigluconat-Lösung (0,2 %ig) zu spülen. Eine Woche nach dem Eingriff werden die Reste des Gewebeklebers bzw. die Nähte entfernt und es wird eine professionelle Zahnreinigung durchgeführt. 4 Wochen nach dem Eingriff erfolgt die Schlusskontrolle.

Variationen der Technik

- Vertikalinzisionen im Seitenzahnbereich bei der Präparation des Empfängerbetts, evtl. mit Teilexzisionen der Mukosa in diesem Bereich
- direkte Deckung von Rezessionen mit Transplantaten (z. B. hypersensible Zahnhälse)
- Parodontalverband zur Ruhigstellung des Transplantats während der Heilungsphase im Unterkiefer-Molarenbereich

Mögliche Komplikationen

- Ablösen des Periosts vom Knochen, dadurch verzögerte Wundheilung und erhöhte Resorption des Knochens in diesem Bereich; der Erfolg der Transplantation ist nicht gefährdet.
- Verkehrtes Einsetzen des Transplantats mit der Epithelseite auf das Periost, dadurch Verhinderung der Einheilung des Transplantats, da die Epithelseite ein Anwachsen verhindert.
- Belassen von Faseransätzen, Muskelansätzen oder Fettgewebe auf dem Wundbett oder der Transplantatrückseite; dadurch kann sich postoperativ ein bewegliches Transplantat ergeben.
- Verletzung der A. palatina an der Entnahmestelle (ist praktisch nur bei unsachgemäßer Schnittführung bzw. Entnahmetechnik möglich).

14.4.3 Access-Flap (Scaling unter Sicht)

Eine chirurgische Lappenbildung erlaubt das offene Scaling unter direkter Sicht. Dies wird heute als dritte Therapiestufe der Parodontitistherapie angesehen, wenn nach Hygienephase (erste Therapiestufe) und geschlossenem subgingivalem Scaling (zweite Therapiestufe) noch Sondierungstiefen > 4 mm mit BOP oder tiefe parodontale Taschen ≥ 6 mm bestehen (*Kebschull* et al. 2021). Der „Modified Widman Flap“ (*Ramfjord* und *Nissle* 1974) war lange Zeit das Standardvorgehen im Rahmen eines offenen parodontalchirurgischen Eingriffs. Dabei wurden eine dem Gingivaverlauf girlandenförmig folgende paramarginale Schnittführung ohne vertikale Entlastungen durchgeführt und ein teilmobilisierter Mukoperiostlappen gebildet. Es folgte eine sulkuläre und eine horizontale Schnittführung, die auch interdental weitergeführt wurde. Anschließend konnte das Granulationsgewebe entfernt und ein mechanisches subgingivales Scaling unter Sicht durchgeführt werden. Dieses Lappendesign führte nicht zwangsläufig zur kompletten Taschenentfernung, sondern hatte die Regeneration der parodontalen Tasche mit einem langen Saumephithel mit minimalem Gewebeverlust zum Ziel. Eine Heilung mit primärem Wundverschluss wurde angestrebt. Heutzutage hat der mikrochirurgische Access-Flap (*Zuhr* und *Hürzeler* 2012) den Modified Widman-Flap in vielen Bereichen der Parodontalchirurgie abgelöst. Beim Access-Flap wird auf die girlandenförmige paramarginale Schnittführung verzichtet. Es erfolgt lediglich eine intrasulkuläre Schnittführung, kombiniert mit einer Inzision im interdentalen Bereich. Mit einem Papillenelevator wird das interdentale Gewebe schonend herausgelöst und ein bukkaler Mukoperiostlappen gebildet. Der Vorteil des Access-Flaps liegt somit im möglichst vollständigen Erhalt der Interdentalpapillen. Am Beispiel der Therapie von Unterkiefermolaren mit Furkationsbefall Grad 2 konnte der erfolgreiche Einsatz dieses Lappendesigns nachgewiesen werden (*Graziani* et al. 2015).

Indikation

Zähne mit Sondierungstiefen > 4 mm mit BOP oder tiefe parodontale Taschen ≥ 6 mm nach vorausgegangener subgingivaler Instrumentierung (*Kebschull* et al. 2021)

Kontraindikation

- wenn eine chirurgische Kronenverlängerung erforderlich ist
- Sondierungstiefen sind kleiner oder gleich 3 mm

Vorteile

- Heilung per primam
- direkte Sicht auf die Wurzeloberfläche: Zahnstein-, Plaqueentfernung und Wurzelglättung sind besser kontrollierbar als bei geschlossenem Scaling
- gute Gewebeadaptation, Abdecken des Interdentalbereichs
- wenig Attachmentverlust, evtl. sogar Attachmentgewinn

Nachteil

- operativer Eingriff

Instrumentarium (beispielhaft)

- sterile Handschuhe, Mundschutz, sterile Schutzkleidung, sterile Tücher
- Parodontalsonde
- Kuhhorn- und Häkchensonde EXD5 (Hu-Friedy, D-Leimen)
- Universalkürette M23A (Deppeler, CH-Rolle)
- Universalkürette SKN4 (Hu-Friedy, D-Leimen)
- Gracey Küretten 5/6, 7/8, 11/12, 13/14
- Microskalpell (Swann-Morton SM69)
- Skalpelle 15c und 12d
- Raspatorium PR-3 (Hu-Friedy, D-Leimen)
- chirurgische Pinzette BD 520 (Aesculap, D-Tuttlingen)
- anatomische Pinzette gerade BD 154 (Aesculap, D-Tuttlingen)
- Gingivektomiemesser KKN7 (Hu-Friedy, D-Leimen)
- Gingivektomiemesser KKN11 (Hu-Friedy, D-Leimen)
- Papillenelevator (Mamadent, D-München)
- Schere S 16 (Hu-Friedy, D-Leimen)
- Nahtmaterial (5-0, 6-0 bzw. 7-0)
- Nadelhalter

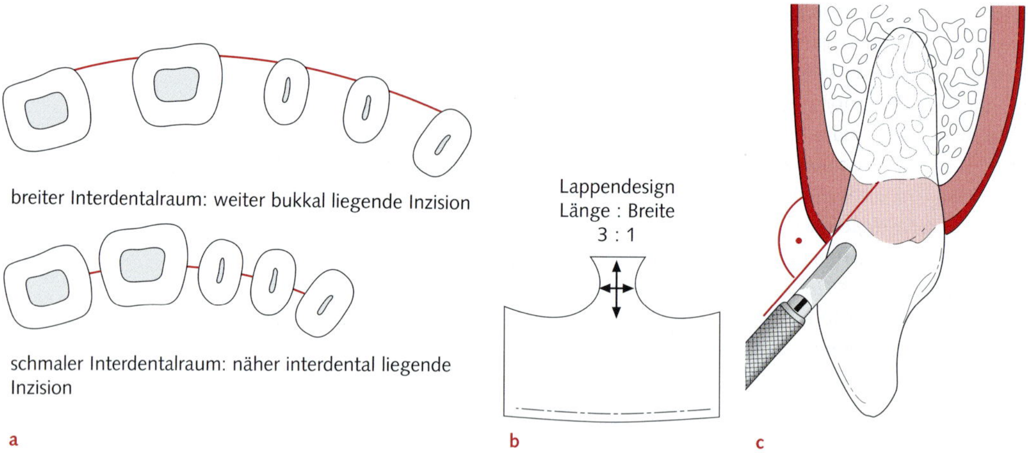

Abb. 14-14 **a** Sulkuläre Inzision in Abhängigkeit von der Größe des Interdentalraums; **b** um das Risiko einer Nekrose zu minimieren, sollte man immer unter 3 : 1 bleiben; **c** senkrechte Inzision im interproximalen Bereich.

Operatives Vorgehen

Die Technik des mikrochirurgischen Access-Flap besteht aus folgenden Teilschritten:

- sulkuläre Inzision mit der Mikroklinge (SM69)
- Inzision im interdentalen Bereich
- Präparation des bukkalen Mukoperiostlappens
- vorsichtiges Herauslösen des interdentalen Gewebes mit dem Papillenelevator
- Präparation des palatinalen bzw. lingualen Mukoperiostlappens
- Entfernung des Granulationsgewebes, Scaling und Glätten der Wurzeloberfläche
- mikrochirurgischer Wundverschluss (6-0 oder 7-0)

Direkt am Zahn wird intrasulkulär (intrakravikulär) geschnitten. Bei der interdentalen Inzision ist darauf zu achten, dass die Papille vollständig erhalten bleibt. Bei breitem Inderdentalraum wird die Papille entsprechend der modifizierten Papillenerhaltungstechnik bukkal durchtrennt (Abb. 14-14a). Bei schmalem Interdentalraum wird dieser Schnitt mehr zur Mitte des Interdentalraumes hin gelegt, um so ein Tennisschlägerdesign zu vermeiden.

Um eine Nekrose zu vermeiden, sollte das Verhältnis von Länge zu Breite des interdentalen Gewebeanteils den Wert 3:1 (Abb. 14-14b) nicht überschreiten.

Die Inzision im Interdentalraumbereich mit dem Mikroskalpell erfolgt in einem Winkel von 90° zur Oberfläche durch das gesamte gingivale Gewebe bis auf Knochenkontakt (Abb. 14-14c). Die intrasulkuläre Inzision um die Zähne herum hat das Ziel des maximalen Gewebeerhalts. Wenn immer möglich wird versucht, eine vertikale Inzision zu vermeiden. Eine Entlastung des Lappens, um einen besseren Zugang zum Defekt zu bekommen, kann vielmehr durch eine Verlängerung der horizontalen Inzision um jeweils einen oder zwei Zähne erreicht werden.

Das marginale Parodont wird nach der Inzision am einfachsten mit dem Papillenelevator aufgeklappt. Sobald die marginale Knochenkante dargestellt ist, kann die weitere Präparation mit dem Raspatorium erfolgen. Der interdentale Defekt lässt sich so einfach darstellen. Das Granulationsgewebe wird entfernt und ein subgingivales Scaling unter Sicht durchgeführt. Falls eine intraossäre Komponente vorhanden ist, kann intraoperativ über eventuelle regenerative Techniken entschieden werden. Der Nahtverschluss beginnt mit einer ersten horizontalen Matratzennaht in einer tieferen Gewebeschicht. Darüber werden anschließend eine oder zwei Einzelknopfnähte in die Papille gelegt.

Ein PAR-Verband wird nie gelegt. Postoperativ soll der Patient für 2 Wochen dreimal täglich eine Minute mit einer Chlorhexidindigluconat-Lösung (0,2 %) spülen und im nicht operierten Bereich normale mechanische Mundhygiene betreiben. 5 bis 7 Tage nach dem Eingriff wird die Naht entfernt und es erfolgt eine professionelle Zahnreinigung mit einem rotierenden Gumminapf und einer wenig abrasiven Polierpaste (z. B. Prophy Paste, CCS, S-Borlänge). Weitere Kontrollen und professionelle Zahnreinigung sollten nach 2, 3, 4, 8 und 12 Wochen postoperativ durchgeführt werden.

14.4.4 Chirurgische Kronenverlängerung

Bei der chirurgischen Kronenverlängerung wird der Zahnfleischrand unter Erhalt der gesamten Breite an Gingiva propria nach apikal verlegt. Dies erfolgt bukkal und lingual in Form eines vollmobilisierten, über die mukogingivale Grenzlinie hinausreichenden Mukoperiostlappens. Palatinal wird zusätzlich eine interne Gingivektomie durchgeführt. Ein mit der apikalen Lappenverschiebung verbundenes Ziel ist die Taschenelimination bzw. -reduktion. Außerdem können über zusätzliche Knochenkorrekturen eine ausreichende klinische Kronenlänge eingestellt und die Restaurationsränder biologisch akzeptabel platziert werden. Damit werden gute Parodontalverhältnisse sichergestellt, unter denen Plaquekontrollmaßnahmen effektiv durchgeführt werden können. In einem Übersichtsartikel konnte gezeigt werden, dass mit dieser Operationstechnik die angestrebte chirurgische Kronenverlängerung dauerhaft erzielt werden kann. Dabei kommt es in den ersten drei postoperativen Monaten zu Veränderungen/zur Erholung der Weichgewebe. Technische (Lappenpositionierung, Art der knöchernen Resektion) und anatomische (parodontaler Biotyp) Faktoren beeinflussen die Ergebnisse (*Pilalas* et al. 2016).

14.4.4.1 Apikaler Verschiebelappen mit gleichzeitiger Osteoplastik und Ostektomie

Das gebräuchlichste chirurgische Verfahren zur Vergrößerung der klinischen Kronenlänge ist der apikale Verschiebelappen. Durch dieses kombinierte Verfahren wird neben der Verlängerung der klinischen Krone das bestehende Band keratinisierter Gingiva erhalten und der Aufbau eines neuen dentogingivalen Komplexes ermöglicht. Der apikale Verschiebelappen weist gegenüber der Gingivektomie verschiedene Vorteile auf:

- Die angewachsene Gingiva wird in ihrer Breite nicht reduziert.
- Während der Operation besteht die Möglichkeit der Knochenkorrektur.
- Es findet eine rasche Heilung statt.

Der apikale Verschiebelappen wird fast immer in Verbindung mit einer Osteoplastik bzw. Ostektomie durchgeführt. Unter *Osteoplastik* versteht man die Schaffung einer physiologischen Knochenmorphologie und die Beseitigung von scharfen Knochenkanten durch Konturieren bzw. Entfernen von marginalem Knochen (Abb. 14-15). *Ostektomie* bedeutet, dass zur Schaffung einer positiven Knochenarchitektur zahntragender Knochen und die in ihm inserierenden Fasern abgetra-

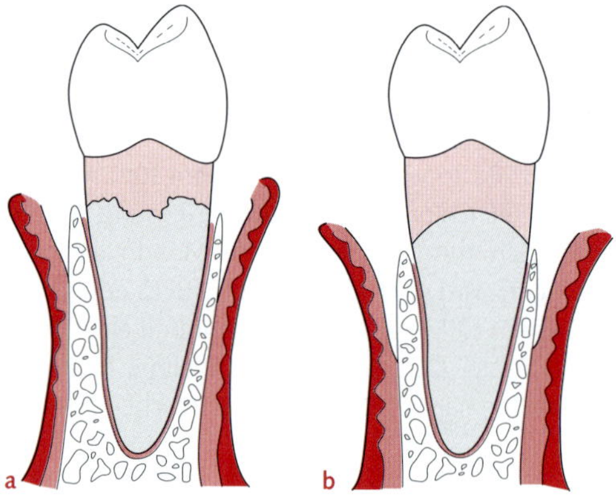

Abb. 14-15 Ostektomie: Schaffung einer positiven Knochenarchitektur; **a** vor, **b** nach Ostektomie, Osteoplastik.

gen werden. Manchmal kann dies eine persistierende, erhöhte Zahnbeweglichkeit mit sich bringen. Häufig nimmt die Zahnbeweglichkeit allerdings nur während der ersten Wochen nach dem Eingriff zu und geht innerhalb von 3 bis 6 Monaten wieder auf das präoperative Niveau zurück.

Nicht selten werden auf diese Weise interdentale Knochenkrater beseitigt. Bei solchen Knochenkratern handelt es sich um Defekte, die durch die Zerstörung von interdentalem Knochen aufgrund einer Parodontalerkrankung entstehen. Dabei sind die vestibulären und oralen Knochenwände häufig intakt und der Knocheneinbruch erstreckt sich dazwischen. Präoperativ kann man – nach vorheriger Anästhesie – solche Knochenkrater durch eine transsulkuläre Sondierung („Sounding") im Interdentalbereich bestimmen.

Nach der Lappenmobilisierung wird nicht nur entschieden, ob und in welchem Umfang Knochen entfernt werden muss, sondern auch, ob Zähne oder einzelne Wurzeln noch zu entfernen sind. Außerdem lässt sich die Ausdehnung eines Knochendefekts in vollem Umfang beurteilen.

Indikationen

Dental:

- prothetisch indizierte Zahnkronenverlängerung (zu wenig Retention für die geplante prothetische Restauration aufgrund zu kurzer klinischer Kronen)
- insuffiziente, tief subgingival reichende Füllungen und Kronen (um die Erneuerung der Restaurationen unter Einhaltung der „biologischen Breite" zu ermöglichen)
- suffiziente, stark subgingival reichende Füllungen und Kronen (um eine ausreichende „biologische Breite" zu schaffen und eine Plaquekontrolle im Bereich der Füllungs- bzw. Kronenränder zu ermöglichen)
- subgingivale Karies
- subgingivale Schmelz-Dentin-Frakturen innerhalb des koronalen Wurzeldrittels
- Perforationen innerhalb des koronalen Wurzeldrittels
- externe Gingivektomie ist kontraindiziert.

Parodontal:

- falls die Sondierungstiefe größer ist als die Breite der keratinisierten Gingiva
- wenn Taschenelimination ohne Verlust von angewachsener Gingiva angestrebt wird
- um die Plaquekontrolle im Bereich von Furkationen zu ermöglichen

Kontraindikationen

- keine keratinisierte Gingiva vorhanden: In diesem Fall muss vorgängig ein freies Schleimhauttransplantat gelegt werden. 8 Wochen danach kann dann ein apikaler Verschiebelappen ausgeführt werden. Eine weitere Möglichkeit ist die Präparation eines Spaltlappens, wodurch eine mukogingivale Korrektur mit einer Kronenverlängerung kombiniert werden kann.
- Gefahr eines unverhältnismäßig großen Attachmentverlusts an den Nachbarzähnen

Vorteile

- sehr gute Übersichtlichkeit
- gute Zugänglichkeit zu allen Wurzeloberflächen in Furkationen, Einziehungen etc.
- kein Verlust von angewachsener Gingiva

Nachteile

- postoperative Schwellung und Schmerzen möglich
- oberflächliche Resorption des freigelegten Knochens
- Bei ausgeprägter Wurzeldenudation können sich Zahnhalsempfindlichkeit, Wurzelkaries, gestörte Phonetik und ästhetische Einbußen ergeben.
- In jedem Fall muss bei der OP-Planung berücksichtigt werden, dass diese Operationstechnik nicht nur zu Veränderungen von klinischen Parametern an den zu behandelnden Zähnen, sondern auch an den Nachbarzähnen kommen kann. Dies kann zu ästhetischen Komplikationen führen (*Nobre* et al. 2017).

Instrumentarium (beispielhaft)

- sterile Handschuhe, Mundschutz, sterile Schutzkleidung, sterile Tücher
- Nadelhalter
- Parodontalsonde
- Kuhhorn- und Häkchensonde EXD5 (Hu-Friedy, D-Leimen)
- Universalkürette M23A (Deppeler, CH-Rolle)
- Universalkürette SKN4 (Hu-Friedy, D-Leimen)
- Skalpelle 15 bzw. 15c und 12d
- Raspatorium PR-3 (Hu-Friedy, D-Leimen)
- chirurgische Pinzette BD 520 (Aesculap, D-Tuttlingen)
- anatomische Pinzette gerade BD 154 (Aesculap, D-Tuttlingen)
- Gingivektomiemesser KKN7 (Hu-Friedy, D-Leimen)
- Gingivektomiemesser KKN11 (Hu-Friedy, D-Leimen)
- Rosenbohrer oder Diamantkugeln mit verschiedenen Durchmessern
- Winkelstücke
- verschiedene Knochenmeißel: CO1 und CO2 (Hu-Friedy, D-Leimen); C 36/37 (Hu-Friedy, D-Leimen) und CKN ½ (Hu-Friedy, D-Leimen)
- Schere S 16 (Hu-Friedy, D-Leimen)
- Nahtmaterial (5-0, 6-0 bzw. 7-0)

Operatives Vorgehen

Nach einer Leitungs- bzw. Infiltrationsanästhesie erfolgt das „Sounding". Hierbei wird die marginale Knochenmorphologie mit der Parodontalsonde getastet. Dies erfordert eine deutlich höhere Kraft als die Sondierung der Taschentiefe, weil hier auch das bindegewebige Attachment oberhalb des Knochens durchstoßen wird.

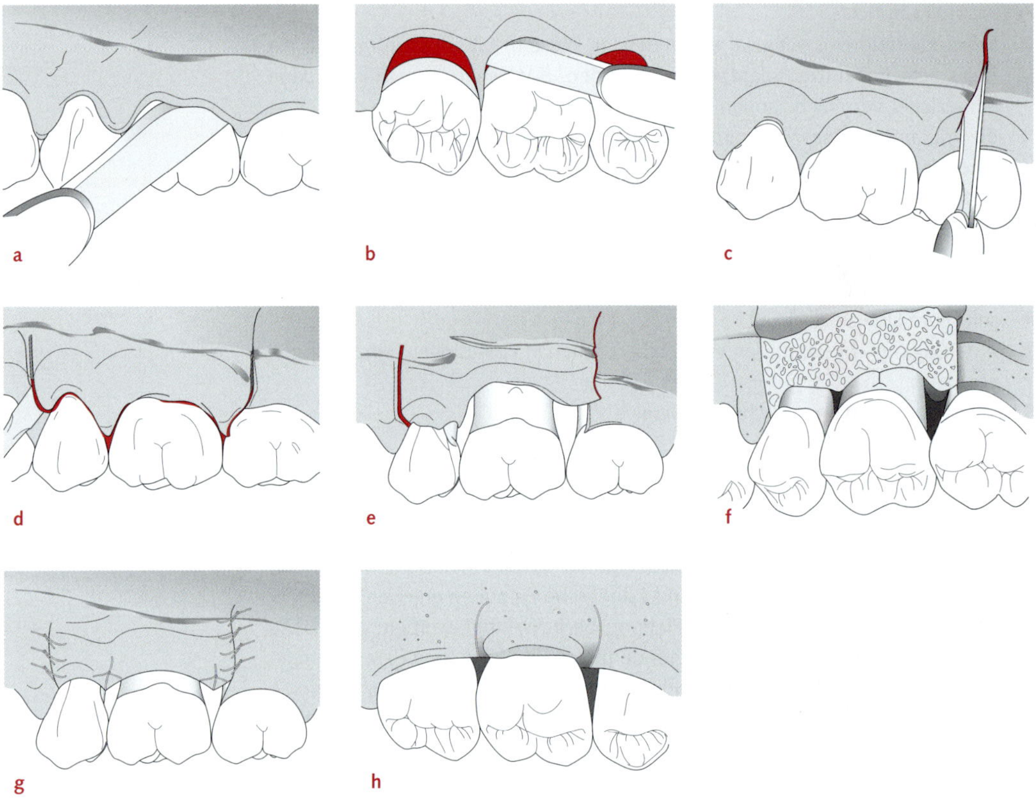

Abb. 14-16 **a** Marginale oder sulkuläre Inzision; **b** paramarginale Inzision auf der palatinalen Seite; **c** leicht divergierende, über die Mukogingivalgrenze reichende Vertikalinzision auf der bukkalen Seite; **d** nach dem Sulkusschnitt und den beiden Vertikalinzisionen wird der Lappen vorsichtig mobilisiert; **e** mobilisierter bukkaler Mukoperiostlappen; **f** Situation nach Ostektomie, Osteoplastik, Scaling und Root Planing; **g** Lappen nach apikal verschoben und mit Einzelknopfnähten fixiert. Vertikalinzisionen werden mit einem Nahtzug nach schräg apikal vernäht. **h** Mit zwei Einzelknopfnähten fixierter palatinaler Mukoperiostlappen.

Bei der Schnittführung muss darauf geachtet werden, dass möglichst keine angewachsene Gingiva verloren geht. Im Oberkiefer und Unterkiefer erfolgt bukkal eine intrasulkuläre Schnittführung (Abb. 14-16a und b). Im Gegensatz dazu wird im Oberkiefer und selten auch im Unterkiefer oral eine paramarginale Inzision durchgeführt. Denn am Gaumen ist keine Verschiebung des Weichgewebes nach apikal möglich und so wird der Verschiebelappen hier mit einer internen Gingivektomie kombiniert: Dafür wird neben einer sulkulären Schnittführung zusätzlich eine paramarginale Schnittführung durchgeführt. Diese beträgt zwei Drittel der Tiefe des „Soundings". Zusätzlich wird der Lappen weiter in die Tiefe gesplittet. Anschließend werden die umschnittenen Lappenbereiche entnommen und der so gekürzte und ausgedünnte Lappen lässt sich, nach durchgeführter Ostektomie, an den Zahn zurückklappen (Abb. 14-17). Bukkal erfolgen leicht divergent verlaufende Vertikalinzisionen über die Linea girlandiformis hinaus (Abb. 14-16c und d), damit ein Verlegen der angewachsenen Gingiva nach apikal möglich wird. Im Oberkiefer palatinal sind nur kurze Vertikalinzisionen möglich. An end- bzw. freistehenden Zähnen wird eine keilförmige, T-förmige (bzw. im Unterkiefer L-förmige) Inzision durchgeführt. Nach Mobilisation der bukkalen und oralen Lappen

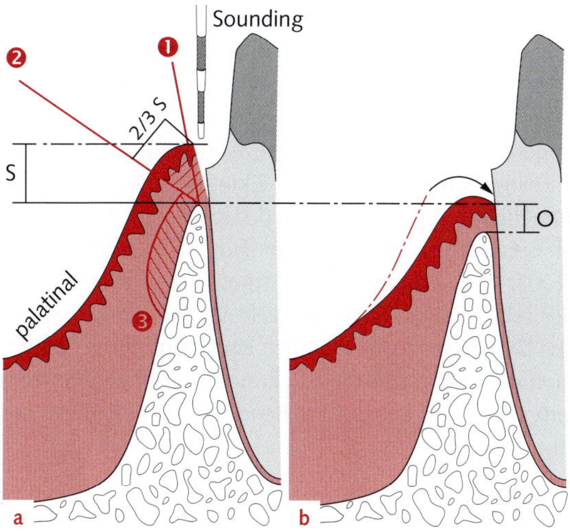

Abb. 14-17 **a** Da im Bereich des Gaumens keine Verschiebung des Weichgewebes nach apikal möglich ist, wird hier der apikale Verschiebelappen mit einer internen Gingivektomie kombiniert. Es erfolgt ein Sounding (S) intrasulkulär bis auf den Knochen. Dann wird neben einer sulkulären Schnittführung (1) eine paramarginale Schnittführung durchgeführt. Die Inzisionshöhe auf der palatinalen Gingiva vom margo gingivae aus beträgt dabei zwei Drittel der Tiefe des Soundings (2). Zusätzlich wird der Lappen weiter in die Tiefe gesplittet (3). Anschließend werden die gestrichelten Lappenbereiche entnommen. **b** Der so gekürzte und ausgedünnte Lappen lässt sich nun, nach durchgeführter Ostektomie (O), an den Zahn zurückklappen. Die gestrichelte Linie gibt den ursprünglichen Verlauf der Gaumenschleimhaut an.

über die Linea girlandiformis hinaus (Abb. 14-16e) werden diese sekundär ausgedünnt, und das Granulationsgewebe wird entfernt. Die Wurzeloberflächen werden gescalt und geglättet. Wo notwendig, werden Ostektomien und Osteoplastiken durchgeführt. Dabei ist darauf zu achten, dass die Distanz des Knochenrands zur prospektiven Präparationsgrenze 2,5 bis 3 mm beträgt („biologische Breite"). Abrupte Änderungen in der Höhe benachbarter marginaler Knochenverläufe werden ebenfalls durch eine Ostektomie angeglichen. Gleichzeitig werden Unterschiede in der oberflächlichen Knochenmorphologie und scharfe Knochenkrater mit rotierenden Instrumenten ausmodelliert (Osteoplastik) (Abb. 14-16f). Anschließend werden die Lappen in der vorgesehenen Position adaptiert und mit Einzelknopfnähten fixiert. Als Erstes sollten die Vertikalinzisionen mit einem Nahtzug nach schräg apikal vernäht werden. Dann werden Einzelknopfnähte im Interdentalbereich gelegt. Diese üben aber keinen starken Zug auf die Lappen aus, da sonst die Lappen wieder nach koronal gezogen würden. Durch die apikale Verschiebung entstehen mesial und distal an den benachbarten Zähnen Gingivastufen, die sekundär durch eine Gingivektomie ausgeglichen werden können (Abb. 14-16g und h). Entfernte Provisorien werden wieder eingesetzt. Für 7 Tage wird optional ein weicher Parodontalverband (z. B. Coe-Pac, D-Hofheim) appliziert. Der Patient wird instruiert, in den nächsten 2 Wochen mit einer 0,2%igen Chlorhexidindigluconat-Lösung dreimal täglich für eine Minute zu spülen und im nicht operierten Bereich normale Mundhygiene zu betreiben.

Für die ersten zwei bis drei postoperativen Tage wird ein analgetisch und antiphlogistisch wirkendes Medikament verschrieben (z. B. Ibuprofen 600 Filmtabletten oder Talvosilen forte). Nach einer Woche erfolgt die Nahtentfernung und die Entfernung des optional angebrachten Parodontalverbands. Außerdem wird eine professionelle Zahnreinigung durchgeführt. 4 bis 5 Tage nach der Verbandentfernung kann der Patient wieder vorsichtig mit dem Zähnebürsten im operierten Bereich beginnen. Kontrollen mit professioneller Plaquekontrolle sowie Reinstruktion sollten nach 2, 3, 4, 8 und 12 Wochen postoperativ erfolgen.

Nach dem operativen Eingriff sollte eine Abheilungsphase von mindestens 3 bis 6 Monaten eingehalten werden, bis die kontinuierlichen Umbau- und Heilungsprozesse annähernd abgeschlossen sind. Eine Veränderung der marginalen Gewebe ist noch bis zu einem Jahr nach dem Eingriff zu beobachten (*Pontoriero* und *Carnevale* 2001). Dies ist besonders im ästhetisch sensiblen Bereich zu berücksichtigen, da hier selbst geringfügige gingivale Veränderungen in der vertikalen bzw. horizontalen Dimension zu ästhetischen Einbußen führen können (z. B. freiliegende Kronenränder). Man sollte diese Zeiträume mit einer guten provisorischen Versorgung überbrücken und erst anschließend mit der definitiven prothetischen Rekonstruktion beginnen.

Cave:
Bei ausgeprägter Wurzeldenudation können sich Probleme wie Zahnhalsüberempfindlichkeit, Wurzelkaries sowie gestörte Ästhetik und Phonetik ergeben.

14.4.4.2. Kronenverlängerung in der ästhetischen Zone

Neben der Einstellung der biologischen Breite wird die chirurgische Kronenverlängerung in der ästhetischen Zone auch zur Herstellung eines ansprechenden Längen-Breiten-Verhältnisses der Frontzähne angewendet. Dazu wurden in einem Übersichtsartikel folgende wichtige Punkte zusammengefasst (*Marzadori* et al. 2018b):

- Weichgewebe müssen so weit wie möglich ausgedünnt werden, um den Umfang der notwendigen Ostektomie zu minimieren.
- Auch die nicht zahntragenden Knochenanteile sollen angepasst werden, um eine präzise Lappenanlagerung zu erhalten.
- Die notwendige bukkale Ostektomie sollte nach den angestrebten Längen-Breiten-Verhältnissen der Zähne durchgeführt werden.
- Die provisorische Phase sollte 3 Wochen nach der Operation mit Langzeitprovisorien eingeleitet werden, um die Wiederherstellung der biologischen Breite nicht zu beeinträchtigen und das Weichgewebe während der Zeit des Wiederaufbaus zu konditionieren (vgl. Kap. 18). Dabei sind die Heilung und die Veränderungen des Weichgewebes nach der durchgeführten Kronenverlängerung von individuellen Patientenfaktoren abhängig.
- Nach diesen individuellen Faktoren sollte der Zeitpunkt der definitiven Versorgung ausgerichtet werden.

Geschlossene Vorgehensweise zur Kronenverlängerung in der ästhetischen Zone

Eine Methode der minimalinvasiven und geschlossenen Vorgehensweise zur Kronenverlängerung in der ästhetischen Zone stellt ein von *Schwenk* und *Striegel* entwickeltes Verfahren dar (*Hehn* et al. 2012): Dabei erfolgt im ersten Schritt die Exzision der Gingiva ohne Lappenbildung mit dem Skalpell bzw. Elektrotom. Dieses Vorgehen ist nur angezeigt, sofern auch nach der Exzision noch ein ausreichendes Band an angewachsener Gingiva vorliegt (Abb. 14-18). Der zu entfernende Anteil der Gingiva wird im Vorfeld über ein ästhetisch relevantes Wax-up und anschließend am Patienten eingesetztes Mock-up festgelegt.

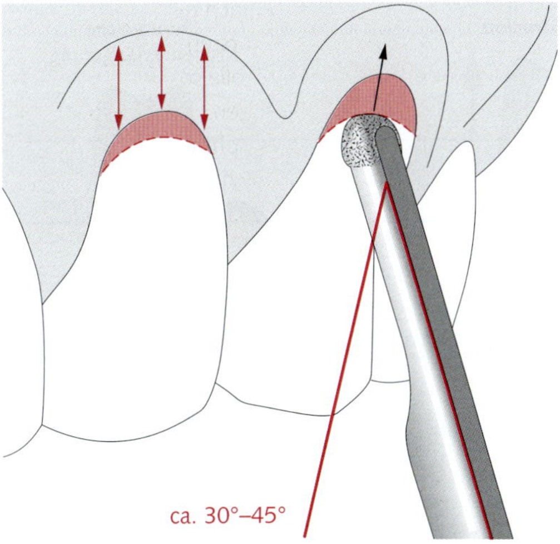

Abb. 14-18 Die Gingiva wird zur Verlängerung des Zahnes mit dem Skalpell bzw. Elektrotom entfernt (rote Fläche: entferntes Gewebe, gestrichelte Linie: ursprünglicher Gingivaverlauf) Ein ausreichend breites Band an befestigter Gingiva von mindestens 3 mm wird erhalten (rote Doppelpfeile). Anschließend wird der bukkale Knochen mit dem schallaktivierten Instrument reduziert, um die neue biologische Breite einzustellen. Das schallaktivierte Instrument wird dabei in einem Winkel von 30° bis 45° zum Zahn in Pfeilrichtung (schwarzer Pfeil) in den Sulkus eingeführt und unter die noch vorhandene Gingiva bis zum marginalen Knochen geschoben.

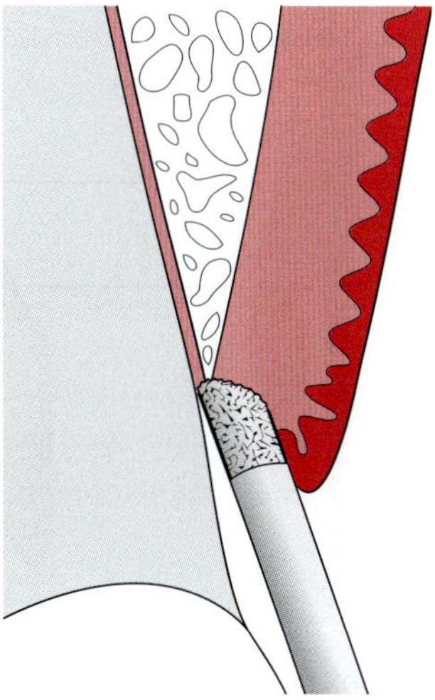

Abb. 14-19 Eingesetztes Instrument: Die diamantierte Arbeitsfläche ist zum Knochen ausgerichtet, die Glattflächen des Instruments zum Zahn und zur Gingiva.

Anschließend erfolgt die eigentliche Kronenverlängerung mit schallaktivierten, einseitig diamantierten Osteotomieaufsätzen unter Spraykühlung. Damit kann die bukkale Knochenlamelle ohne Lappenbildung bis zu 3 mm unterhalb des Gingivaverlaufs entfernt werden. Die elliptisch arbeitenden Ansätze werden dazu in einem Winkel von 30° bis 45° zur Zahnoberfläche geführt, wobei lediglich die zum Knochen ausgerichtete, diamantierte Instrumentenoberfläche reduzierend arbeitet (Abb. 14-19). Die filigrane Gestaltung der Instrumentenspitze ermöglicht ein kontrolliertes Arbeiten unter Schonung der umliegenden Hart- und Weichgewebe.

Der Vorteil dieser Methode ist die relativ einfache und atraumatische Vorgehensweise. Außerdem ist die Behandlungszeit gering und es liegen postoperativ in der Regel nur sehr geringe oder gar keine Beschwerden vor. Kontraindikationen der Methode sind ein zu geringes Band an befestigter Gingiva, zirkulär notwendige Kronenverlängerungen und horizontal stark ausgeprägte Knochenlamellen (*Hehn* et al. 2012). Unabhängige klinische Studien zu dieser Methode liegen bisher allerdings nicht vor.

14.4.4.3. Differentialtherapie: Einstellen der biologischen Breite

Eine sehr kurze klinische Krone, eine tief subgingival verlaufende Wurzelkaries, eine zervikale oder infraalveoläre Fraktur oder eine subgingivale Perforation sind häufig auftretende Probleme bei der prothetischen Versorgung von Zähnen. Die Entscheidung, ob ein Zahn bzw. die verbliebene Wurzel noch restauriert werden kann oder extrahiert werden muss, hängt von diversen Faktoren ab. Dazu zählen

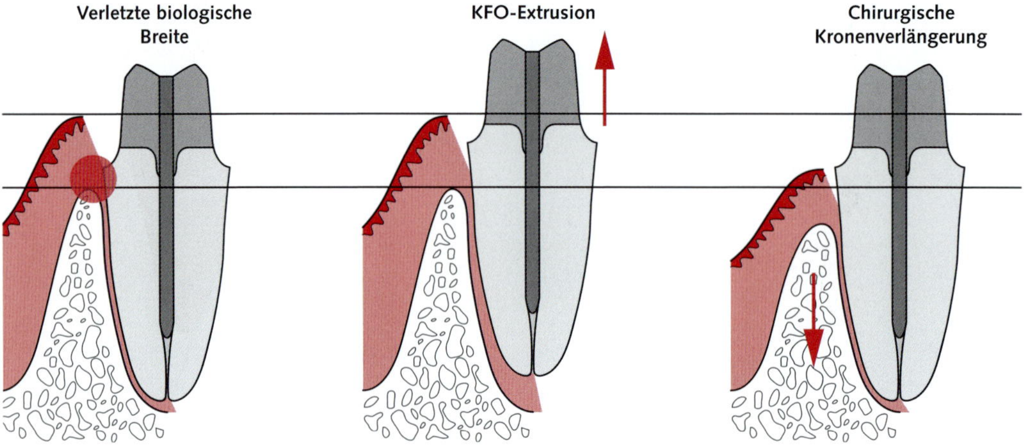

Abb. 14-20 Ausgehend von einer verletzten biologischen Breite führt die *chirurgische Kronenverlängerung* zu einer apikalen Verlagerung des marginalen Knochen- und Weichgewebeniveaus. Bei der *kieferorthopädischen Extrusion* bleibt das Knochen- und Weichgewebeniveau nahezu unverändert, wobei der Zahn aus der Alveole herausbewegt wird. Ein Erhalt des Weichgewebeniveaus ist in der ästhetischen Zone in der Regel von Vorteil. Beide Therapieoptionen stellen die biologische Breite wieder her.

das Größenverhältnis von Krone zu Wurzel, die Stellung des Zahns im Zahnbogen, die Erfolgsaussicht der Behandlung, der strategische Wert des Zahns, ästhetische und phonetische Gesichtspunkte, okklusale Faktoren und bezüglich endodontischer Gesichtspunkte (Wurzelkanalfüllung, Stiftplatzierung) die Wurzelanatomie und -morphologie.

Im Falle des Zahnerhalts sollte der Abstand des prospektiven Restaurations- oder Füllungsrands zum Alveolarfortsatz 2,5 bis 3 mm nicht unterschreiten (vgl. Kap. 20.3). Rund ein Millimeter Höhe muss für die Neubildung des bindegewebigen Attachments, ein weiterer Millimeter für das epitheliale Attachment (Saumepithel) zur Verfügung stehen. Ein solcher Abstand von 2 mm entspricht der sog. „biologischen Breite", bestehend aus ephitelialem und bindegewebigem Attachment (*Ingber* et al. 1977). Der koronale Millimeter dient der Neubildung des gingivalen Sulkus. Dabei bilden das epitheliale und das bindegewebige Attachment gemeinsam mit dem gingivalen Sulkus den „dentogingivalen Komplex". Erst die Sicherstellung einer ausreichenden „biologischen Breite" schafft die Voraussetzungen für ein entzündungsfreies marginales Parodont.

Prinzipiell stehen zwei Verfahren zur Auswahl, um eine ausreichende biologische Breite einzustellen. Bei der **chirurgischen Kronenverlängerung** bleibt der Zahn in Position und der umliegende marginale Knochen wird solange reduziert, bis eine ausreichende biologische Breite hergestellt ist. Dabei kommt es zu einer apikalen Verlagerung des Margo gingivalis (ähnlich einer Rezession). Dies ist besonders in der ästhetischen Zone sowie bei der Korrektur nur einzelner Zähne in der geschlossenen Zahnreihe von Nachteil. Alternativ dazu kann die biologische Breite auch mit der **kieferorthopädischen Extrusion** (z. B. Magnetextrusion, siehe Kap. 13.2.5.1) eingestellt werden. Bei dieser Technik bleibt das Knochenniveau nahezu unverändert und der Zahn wird aus der Alveole herausbewegt. Da in diesem Fall auch die Weichgewebssituation stabil bleibt, ist diese Therapieform vor allem in der ästhetischen Zone und in der geschlossenen Zahnreihe sinnvoll (Abb. 14-20).

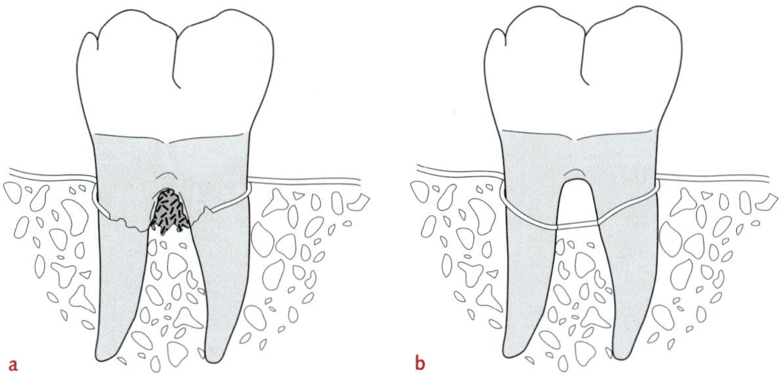

Abb. 14-21 Tunnelierung: **a** Situation vor der Tunnelierung; die Furkation ist durchgängig und die Wurzeln sind mindestens 30° gespreizt. **b** Situation nach Tunnelierung.

14.4.5 Tunnelierung, Hemisektion/Trisektion/ Prämolarisierung, Wurzelamputation

14.4.5.1 Tunnelierung

Indikation

- Unterkiefer-Molaren mit Furkationsbefall Grad III

Ziel

- Ermöglichen der Reinigung von durchgängigen Furkationen mit Interdentalbürstchen

Voraussetzungen

- gespreizte Wurzeln (Spreizwinkel im Röntgenbild beträgt mindestens 30°) und kariesresistentes Gebiss
- ausreichendes knöchernes Attachment
- ausreichende Menge an befestigter Gingiva
- sehr gute Mundhygiene des Patienten, um einen durch Wurzelkaries bedingten Zahnverlust zu verhindern

Operationsprinzipien

Es wird die gleiche Schnittführung wie beim Access-Flap bzw. apikalen Verschiebelappen angewendet. Im Furkationsbereich wird für eine bessere Zugänglichkeit zur offenen Furkation eine Ostektomie mit Osteoplastik und Odontoplastik durchgeführt (Abb. 14-21). Mit der Nahtlegung kann es sinnvoll sein, eine sterile Kofferdamlasche in den Furkationsbereich einzunähen. Dadurch wird die Furkation während der Abheilung sicher offengehalten. Anschließend ist die Furkation mit Interdentalbürstchen reinigbar. Die regelmäßige Anwendung von Chlorhexidindigluconat-Gel gemeinsam mit den Interdentalbürstchen wird zur Kariesprophylaxe empfohlen. Diese Empfehlung basiert auf den Ergebnissen einer randomisierten kontrollierten Studie. Hier konnte eine weitere Kariesentwicklung durch die Anwendung von Chlorhexidindigluconat-Gel verhindert werden, wohingegen weder in der Placebo-Gruppe noch in der Fluorid-Gel-Gruppe eine kariespräventive Wirkung gezeigt werden konnte (*Keltjens* et al. 1990).

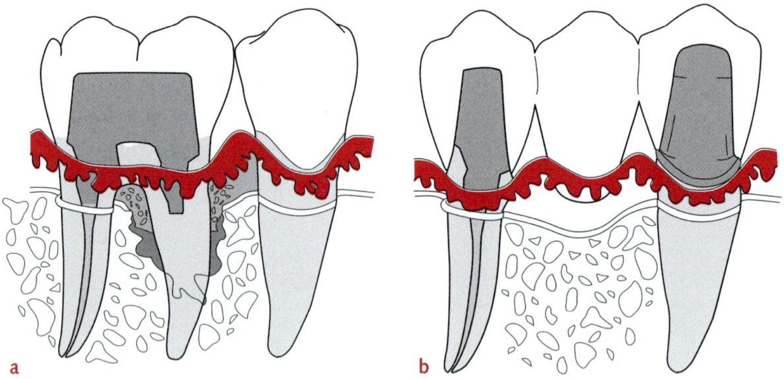

Abb. 14-22 Hemisektion: a Mesiale Wurzel des unteren Molaren kann nicht mehr erhalten werden. b Ausgeheilte Situation nach Extraktion der mesialen Wurzel und Verwendung der verbliebenen endodontisch behandelten distalen Wurzel als Pfeiler für eine Brücke.

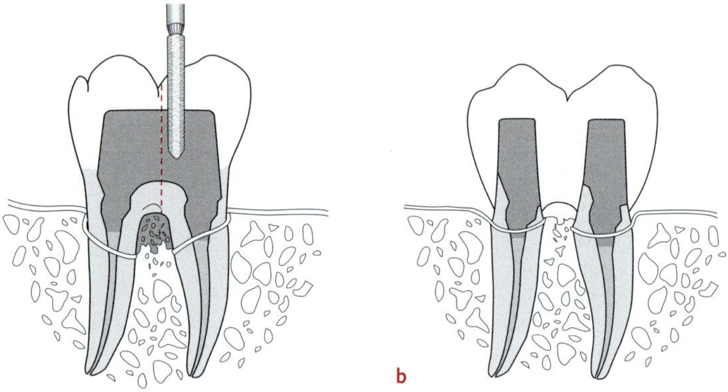

Abb. 14-23 Prämolarisierung: a Anlegen des Diamanten zum Durchtrennen des Zahns; b durchtrennte Zahnhälften: der prämolarisierte untere Molar mit einer Krone versorgt.

14.4.5.2 Hemisektion/Trisektion/Prämolarisierung

Unter **Hemisektion** (UK-Molaren) versteht man die Trennung eines Unterkiefer-Molaren und die Entfernung einer Zahnhälfte. Dabei ist eine vorausgehende Wurzelkanalbehandlung mit anschließendem plastischem Aufbau (gepinnter Aufbau, siehe Kap. 9.2.7) der zu belassenden mesialen oder distalen Wurzel notwendig (Abb. 14-22).

Unter **Trisektion** (OK-Molaren) versteht man dementsprechend die Dreiteilung eines Zahns, wobei je nach Situation eine oder zwei Wurzeln mit dem zugehörigen Kronenteil entfernt werden.

Durch Hemi- oder Trisektion werden aus mehrwurzeligen Zähnen einwurzelige Zähne, welche für den Patienten einfacher zu reinigen sind.

Man spricht von **Prämolarisierung**, wenn ein Unterkiefermolar durchtrennt und beide Zahnhälften belassen werden (Abb. 14-23).

Indikation

- offene Bi- bzw. Trifurkationen (Grad II oder III), bei teilweise nicht erhaltungswürdigen Wurzeln

Kontraindikationen

- miteinander verwachsene oder sehr eng stehende Wurzeln
- insuffiziente Wurzelfüllung

Ziel
Elimination von nicht der Reinigung zugänglichen Furkationen und die Entfernung von nicht erhaltungswürdigen Wurzeln

Vorbereitung
Die Wurzelkanalbehandlung der zu belassenden Wurzel(n) wird so durchgeführt, dass eine unnötig breite endodontische Aufbereitung vermieden wird, damit möglichst viel gesunde Zahnhartsubstanz erhalten werden kann. Anschließend erfolgt ein gepinnter plastischer Aufbau aus einem Kompositkunststoff. Auf das Setzen eines Stiftes wird in der Regel verzichtet, da dies die verbleibenden Wurzeln zu stark schwächen würde.

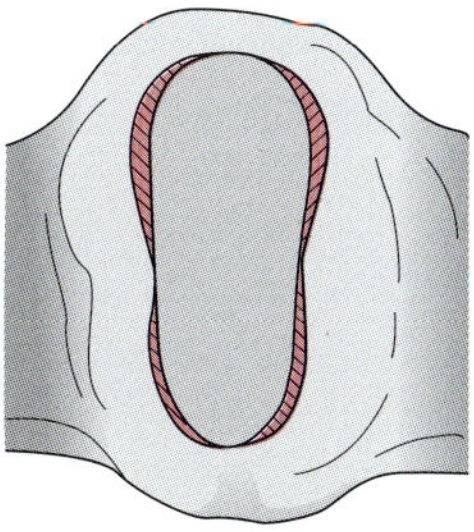

Abb. 14-24 Durch die intraoperative Präparation der Wurzeln werden Konkavitäten entfernt.

Operatives Vorgehen
Es wird die gleiche Schnittführung gewählt wie beim Access-Flap bzw. apikalen Verschiebelappen. Nach der Elevation des bukkalen und oralen Lappens erfolgt das Scaling und Glätten der Wurzeloberflächen. Dann werden die Wurzeln inklusive der klinischen Krone mit einem torpedoförmigen bzw. flammenförmigen Präparationsdiamanten separiert und die nicht erhaltungswürdigen Anteile entfernt. Nur im Falle der Prämolarisierung werden keine Wurzelanteile entfernt. Die zu erhaltenden Wurzeln werden mit feinen Diamanten präpariert. Dabei soll ausreichend Platz (1,5 mm) zwischen den einzelnen Wurzeln geschaffen werden und gleichzeitig müssen sämtliche Konkavitäten im Bereich der ehemaligen Furkation entfernt werden (Abb. 14-24). Anschließend werden die Lappen wieder adaptiert und mit Einzelknopfnähten fixiert. Dort, wo einzelne Wurzeln entfernt wurden, ist keine vollständige Defektdeckung notwendig. Zur besseren Adaptation des bukkalen und oralen Lappens ist es optional möglich, einen Parodontalverband zu applizieren. Die postoperative Nachsorge entspricht derjenigen beim apikalen Verschiebelappen.

14.4.5.3 Wurzelamputation
Unter Wurzelamputation versteht man das Abtrennen von einer oder zwei Wurzeln im koronalen Wurzelabschnitt eines Molaren unter Erhaltung der klinischen Zahnkrone (Abb. 14-25). Bezüglich des Langzeiterfolges konnte eine retrospektive Studie bei einem Beobachtungszeitraum zwischen 5 und 40 Jahren eine Überlebensrate von 95% nachweisen. Die Wurzelamputation ist somit eine vorhersagbare Therapieoption, sofern eine gute Patientenauswahl getroffen wurde, eine gute endodontische Versorgung vorliegt, ein adäquates prothetisches Versorgungsdesign angewendet wurde und ein gutes Nachsorgeprogramm zur Verfügung steht (*Megarbane* et al. 2018).

Indikation
- offene Trifurkationen, selten Bifurkationen von Pfeilerzähnen, deren Zahnkrone oder prothetische Rekonstruktion erhalten werden soll (Grad II oder III) (Ziel: Elimination von der Reinigung nicht zugänglichen Furkationen)
- kariöse Läsionen im Furkationsbereich
- internes/externes Granulom
- endodontische Probleme (Seitenkanal, abgebrochenes Instrument, extreme Wurzelkrümmungen, hohe Perforation), bei denen andere Lösungen (Wurzelspitzenresektion) nicht durchführbar sind
- hohe Wurzelfraktur
- einzelne parodontal geschädigte Wurzeln mit hoffnungsloser Prognose

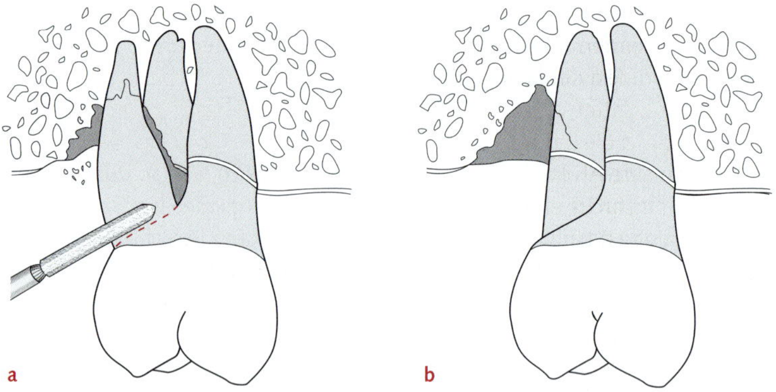

Abb. 14-25 Wurzelamputation: **a** Anlegen des Instruments an die nicht erhaltungswürdige mesiobukkale Wurzel des oberen Molaren; **b** nach Entfernung der Wurzel und Ausarbeitung der Amputationsstelle.

Kontraindikationen

- Wurzelfusion (ca. ein Drittel aller Molaren!)
- endodontische Probleme der verbleibenden Wurzel(n)
- kurze, dünne Restwurzel und hohe Zahnbeweglichkeit
- Falls der Zahn als Pfeiler für eine neue Restauration vorgesehen ist, sollte der Wurzelamputation eine Hemisektion oder Trisektion vorgezogen werden.

Vorteil

- Erhaltung des Zahns und gegebenenfalls auch der vorhandenen Restauration

Nachteil

- nur bei sehr guter Mundhygiene erfolgreich

Voraussetzungen

- gute Plaquekontrolle durch den Patienten
- Bei Trifurkationen sollte die Furkation zwischen den verbleibenden Wurzeln noch geschlossen sein. Andernfalls erfolgt die Trennung aller Wurzeln und Kronenanteile (Trisektion) oder die Tunnelierung der verbleibenden Furkationen (in Fällen, wo die Krone auf jeden Fall erhalten werden soll).

Vorbereitung

Die Wurzelbehandlung der bleibenden Wurzeln wird vor dem Eingriff durchgeführt (Vorteil zu diesem Zeitpunkt: Trockenlegung, Einbeziehen von eventuell auftretenden endodontischen Problemen in die Planung). Die zu amputierende Wurzel wird mit einem Rosenbohrer bis über die Furkation aufbereitet und mit einem plastischen Füllungsmaterial (z. B. Glasionomerzement oder Füllungskompositmaterial) verschlossen.

Operatives Vorgehen

Es wird die gleiche Schnittführung wie beim Access-Flap bzw. apikalen Verschiebelappen angewendet (es sollte möglichst keine angewachsene Gingiva durch die Schnittführung verloren gehen). Die zu amputierende Wurzel wird mit einem

Fissurenbohrer, einer Lindemann-Fräse oder einem Diamanten durchtrennt. Dann wird die Wurzel entfernt und die Amputationsstelle mit feinen Diamanten geglättet (Odontoplastik). Alle noch vorhandenen Furkationsüberhänge müssen sorgfältig entfernt und geglättet werden, um Plaqueretentionsstellen sicher zu vermeiden. Daraufhin werden die Lappen wieder adaptiert und mit Einzelknopfnähten fixiert. In die vollgeblutete Alveole kann zur Stabilisierung des sich bildenden Koagels ein Kollagenvlies (TissuCone E, Baxter, D-Nürmberg) eingelegt werden (*Terheyden* 2006). Zur besseren Lappenadaptation kann optional ein Parodontalverband appliziert werden.

Postoperative Nachsorge

Nach einer Woche werden der Parodontalverband und die Naht entfernt, anschließend erfolgt eine professionelle Zahnreinigung. Gleichzeitig wird eine Okklusionskontrolle durchgeführt. Es sollten möglichst nur zentrische Kontaktpunkte vorhanden sein, alle Kontakte bei dynamischer Okklusion müssen entfernt werden. Die postoperativen Kontrollen mit Reinstruktion der Plaquekontrolle und professioneller Zahnreinigung erfolgen nach 2, 3, 4, 8 und 12 Wochen.

14.4.6 Wurzelspitzenresektion (WSR)

Unter Wurzelspitzenresektion versteht man die chirurgische Entfernung des apikalen Wurzelbereichs eines Zahnes. Der verbleibende Zahnstumpf kann entweder intra operationem von apikal (retrograd) verschlossen oder von koronal mit einer Wurzelkanalfüllung versehen werden (orthograd).

Indikationen (u. a.)

Periapikales Granulom; Wurzelfraktur im apikalen Drittel

Operatives Vorgehen

Für Details siehe Lehrbücher der Zahnärztlichen Chirurgie.

14.4.7 Geführte parodontale Geweberegeneration

Prinzip und Ziel

In vielen wissenschaftlichen Untersuchungen konnte gezeigt werden, dass die Heilung nach einem parodontalchirurgischen Eingriff ganz entscheidend von den Zelltypen abhängt, die die Wundoberfläche als Erste besiedeln. Neues bindegewebiges Attachment wird aufgebaut, wenn desmodontale Fibroblasten und/oder Osteoblasten die Möglichkeit haben, vor den gingivalen Epithel- und Bindegewebszellen die gescalten Wurzeloberflächen zu besiedeln.

Durch Einbringen einer Barriere (z. B. einer Membran aus resorbierbarem Kollagen) zwischen Mukoperiostlappen und gescalten Wurzeloberflächen werden gingivale Epithelzellen und gingivale Bindegewebszellen abgehalten, in den Defekt einzuwandern. In den dadurch erzeugten Raum migrieren stattdessen sog. Progenitorzellen – dabei handelt es sich um desmodontale Fibroblasten und/oder Osteoblasten –, welche in der Lage sind, neues bindegewebiges Attachment zu bilden.

Diese regenerativen Therapieansätze erzielen langfristig bessere Ergebnisse als die Durchführung eines Access-Flaps allein. Die regenerative Therapie zeigte dabei über einen Zeitraum von 20 Jahren keinen Zahnverlust, weniger progrediente Parodontitisverläufe und weniger Kosten durch eine erneute Intervention. Diese Vorteile sind mit den initial höheren Kosten im Zusammenhang mit der regenerativen Behandlung gegeneinander abzuwägen (*Cortellini* et al. 2017).

Indikationen

- Furkationsbefall Grad II (vorzugsweise bei mittlerem bis großem Abstand zwischen dem Dach der Furkation und der Schmelz-Zement-Grenze)
- zwei- oder dreiwandige vertikale Knochendefekte

Kontraindikationen

- bei horizontalem Knochenverlust
- Furkationsbefall Grad III
- seichte vertikale Knochentaschen
- Defekte an zwei nebeneinander liegenden Zähnen
- Defekte, die die gesamte Zirkumferenz des Zahnes einbeziehen

Instrumentarium (beispielhaft)

- sterile Handschuhe, Mundschutz, sterile Schutzkleidung, sterile Tücher
- Nadelhalter
- Parodontalsonde
- Kuhhorn- und Häkchensonde EXD5 (Hu-Friedy, D-Leimen)
- Universalkürette M23A (Deppeler, CH-Rolle)
- Universalkürette SKN4 (Hu-Friedy, D-Leimen)
- Skalpelle 15c und 12d
- Raspatorium PR-3 (Hu-Friedy, D-Leimen)
- chirurgische Pinzette BD 520 (Aesculap, D-Tuttlingen)
- Papillenelevator (Mamadent, D-München)
- anatomische Pinzette gerade BD 154 (Aesculap, D-Tuttlingen)
- Gingivektomiemesser KKN7 (Hu-Friedy, D-Leimen)
- Gingivektomiemesser KKN11 (Hu-Friedy, D-Leimen)
- Schere S 16 (Hu-Friedy, D-Leimen)
- Nahtmaterial (5-0 bzw. 6-0)

Operatives Vorgehen

Als Basislappen für die geführte parodontale Geweberegeneration zählt der Access-Flap. Deshalb erfolgt sowohl oral als auch bukkal eine rein marginale Schnittführung. Auch interdental wird die gesamte Papille so gut wie möglich erhalten (vgl. Abb. 14-14). Diese sorgfältige Lappenbildung garantiert, dass die Membran anschließend vollständig vom Mukoperiostlappen abgedeckt werden kann. Nachdem der Defekt durch die Bildung eines bukkalen und oralen Mukoperiostlappens dargestellt wurde, wird das Granulationsgewebe vollständig aus dem Defekt entfernt. Die Mukoperiostlappen werden fast nicht ausgedünnt. Nachdem die Morphologie des Defekts bekannt ist, wird die richtige Membran ausgewählt. Der Defekt wird 2 bis 3 mm überlappend von der Membran bedeckt; der bukkale und orale Mukoperiostlappen werden zurückgeklappt. Es wird darauf geachtet, dass die Membran vollständig von den Lappen abgedeckt ist. Mit vertikalen Matratzennähten wird eine möglichst dichte Lappenadaptation erreicht. Es sollte kein Parodontalverband appliziert werden, da dieser die Membran in den Defekt eindrücken könnte und dadurch eine parodontale Regeneration gehemmt würde. Eine postoperative Antibiotikagabe ist in der Regel nicht erforderlich. Der Patient soll in den folgenden 14 Tagen dreimal täglich mit 0,2%iger Chlorhexidindigluconat-Lösung spülen. Die Zahnbürste darf in den ersten zwei postoperativen Wochen im Operationsgebiet nur eingeschränkt verwendet werden.

Bei engen Interdentalräumen wird heute immer mehr auf resorbierbare Membranen verzichtet und der parodontale Defekt regenerativ mit Schmelzmatrixproteinen (Emdogain) behandelt. Dabei handelt es sich um eine biologische Membran-Technologie. Das Ziel ist es, durch die Schmelz-Matrix-Proteine das Tiefenwachstum des Epithels zu verhindern. Viele klinische und histologische Untersuchungen demonstrierten vielversprechende Resultate mit dieser Therapieform (*Sculean* et al. 2007), allerdings wird das Verfahren auch kritisch gesehen (*Esposito* et al. 2009).

14.4.8 Kieferkammaufbau

Die Ursachen für Verlust von Zähnen und Alveolarknochen im Frontzahnbereich können mannigfaltig sein. Beispiele dafür sind stark fortgeschrittene parodontale Destruktion und Abszessbildungen, Karies, Sportunfälle, vertikale Frakturen von endodontisch behandelten Zähnen, traumatische Extraktionen mit Verlust des bukkalen Alveolarknochens und angeborene Fehlbildungen (z. B. Lippen-Kiefer-Gaumen-Spalten).

Bezogen auf die ästhetische und funktionelle prothetische Rehabilitation des Patienten gibt es vorrangig drei Gründe für eine chirurgische Korrektur des Kieferkamms:

- Korrektur der Brückenzwischengliedauflage
- Optimierung des knöchernen Implantatlagers
- Verbesserung des Prothesenlagers bei schleimhautgetragenen Prothesen

14.4.8.1 Immediate-Pontic-Technik

Hat der Behandler die Möglichkeit, den Zahn selber zu extrahieren, dann sollte er immer die Möglichkeit der Anwendung der sog. „Immediate Pontic"-Technik berücksichtigen. Diese stellt eine zuverlässige Technik im Rahmen des Alveolarkammerhalts dar. Damit kann mit einfachen Mitteln einem Kollaps der Aveole entgegengewirkt werden.

Die Methode wurde schon in den 1930er Jahren von Prof. *Reichenbach* beschrieben. Vor der Extraktion sollte ein Provisorium vorbereitet werden. Statt eines die Wundbehandlung störenden gingival gelagerten Plattenprovisoriums sollte bevorzugt ein festsitzendes Provisorium eingegliedert werden, z. B. ein eingeklebter Prothesenzahn oder ein Brückenprovisorium. Wenn das Zwischenglied im Sinne der Immediate-Pontic-Technik stummelförmig zirka 2 bis 3 mm in die Alveole des extrahierten Zahnes hineinragt, stützt es das umgebende Weichgewebe und schützt die Extraktionalveole (*Bodirsky* 1992) (Abb. 14-26). Hierzu wird der Zahn schonend entfernt:

Wenn mit Zangen gearbeitet wird, sollten die Branchen der Zange nicht nach subgingival bis zum alveolären Knochenrand vorgeschoben werden, da dieses Vorgehen zu einer ausgeprägten Traumatisierung des Parodonts führt. Bricht der Zahn bei dieser Technik auf Gingivaniveau ab, kann zur maximalen

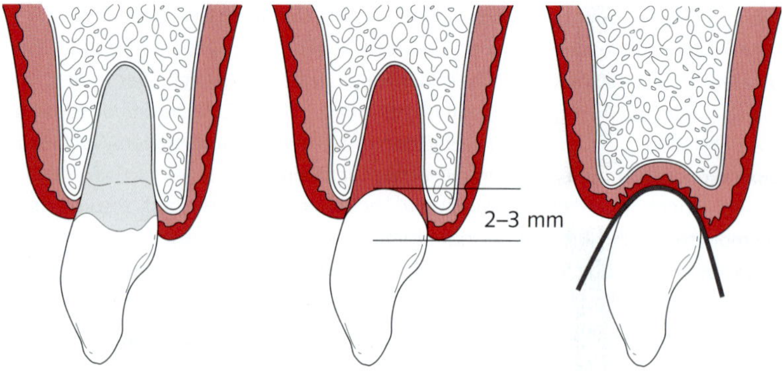

Abb. 14-26 **a** Zahn vor der Extraktion; **b** das direkt nach Extraktion eingegliederte festsitzende Pontic stützt das vestibuläre Weichgewebe und die Extraktionswunde; **c** Zustand des zahnlosen Kieferkamms nach Abheilung. Die Reinigung des eiförmigen Zwischengliedes ist mit Zahnseide (z. B. Superfloss) möglich (dunkelgrau).

Schonung des Parodonts folgendermaßen vorgegangen werden: Die Wurzel wird mit einem Separierdiamanten in bukko-oraler oder mesio-distaler Richtung vom Wurzelkanal ausgehend bis kurz vor der Wurzeloberfläche geteilt. Idealerweise verläuft die Teilung bis in den Bereich der Wurzelspitze. Anschließend wird die Wurzel mit einem Desmotom in zwei Teile gebrochen. Durch Einführen des Desmotoms in den Desmodontalspalt können anschließend die beiden Teile schonend entfernt werden.

Alternativ kann der Zahn mit dem sogenannten Benex-Extraktionssystem schonend entfernt werden (Abb. 14-27). Bei dieser vertikalen Extraktionsmethode wird über eine axiale Zugkraft entlang der Längsachse der Wurzel eine Ruptur der Desmodontalfasern induziert und so eine Entfernung insbesondere konischer Wurzelreste ohne Dehnung des Alveolarknochens ermöglicht. Dieses System wurde in einer klinischen Studie an 111 Zähnen oder Wurzelresten validiert. Die Ergebnisse zeigen, dass mit dem Benex-System eine minimalinvasive Extraktion von stark zerstörten einwurzeligen Zähnen und Wurzelresten mit einer hohen Erfolgsrate möglich ist (*Walter* et al. 2013).

Nach erfolgreicher Extraktion wird das Provisorium eingegliedert. Dieses ragt mit einem hochglanzpolierten eiförmigen Zwischenglied 2 bis 3 mm in die Extraktionsalveole hinein. Durch die eiförmige Gestaltung ist eine Reinigung der Zwischengliedauflage mit Superfloss möglich. Durch die Gestaltung des Brückengliedes – entsprechend der Kontur des extrahierten Zahnes – werden die Gewebe im Bereich der Alveole unmittelbar nach der Extraktion gestützt. Trotz aller Bemühungen kommt es jedoch gerade im bukkalen Bereich häufig zu kleineren Rezessionen der Gingiva.

14.4.8.2 „Ridge-Preservation"-Technik

Um die Resorptionsprozesse vor allem in bukko-oraler Richtung zu verringern, sind in der Literatur unterschiedliche „Ridge-Preservation"-Techniken beschrieben

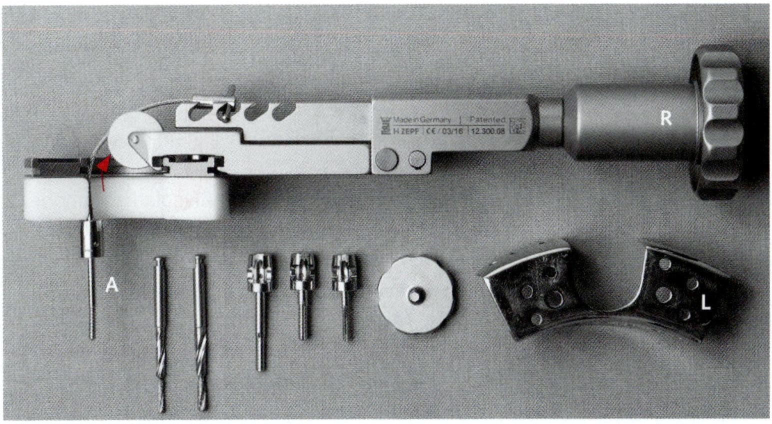

Abb. 14-27 Benex-Extraktionssystem: Der Löffel (L) mit zentraler Aussparung wird mit Silikon gefüllt und auf den Nachbarzähnen des zu extrahierenden Zahnes befestigt. Der zu extrahierende Zahn befindet sich dann im Bereich der Aussparung. Der Löffel dient als Gegenlager/zur Abstützung für das Benex-Gerät. Bei dieser vertikalen Extraktionsmethode wird der Aufnahmestift (A) in den Wurzelkanal des zu extrahierenden Zahnes geschraubt. Über Drehen des Rades (R) wird eine axiale Zugkraft entlang der Längsachse der Wurzel aufgebaut und solange erhöht, bis es zur Extraktion des Zahnes kommt (Zugrichtung siehe Pfeil).

worden. Hierbei wird die Alveole entweder mit nicht resorbierbaren Knochenersatzmaterialien, Eigenknochen, Mischungen aus Knochenersatzmaterialien und Eigenknochen oder mit Kollagenvlies aufgefüllt (*Terheyden* 2021). Eine Übersichtsarbeit zu diesem Thema zeigte vor allem beim Einsatz von deproteiniertem bovinem Knochen und bei Anwendung von geführter Knochenregeneration mit Knochenersatzmaterialien in Kombination mit einer Kollagenmembran einen eindeutigen positiven Effekt bezüglich des Erhalts der Breite und Höhe des Alveolarfortsatzes (*Wang* und *Lang* 2012). Mit einer Kombination aus einem Eigenknochen-BioOss-Gemisch mit einer resorbierbaren BioGide-Membran und einem ein- bzw. zweistieligem kombiniertem Bindegewebe-Schleimhaut-Transplantat konnten in einer klinischen Studie sehr gute Ergebnisse gezeigt werden (*Stimmelmayr* et al. 2009). Diese komplexen Methoden werden in der Regel jedoch nur in Kombination mit einer anschließenden Implantattherapie angewendet.

14.4.8.3 Einteilung der Kammdefekte

Bevor mit dem Patienten über plastisch-ästhetische chirurgische Eingriffe zur Korrektur des Defektes diskutiert wird, sollte der Defekt im Rahmen der ästhetischen Analyse des Lachens des Patienten und im Rahmen der heute zur Verfügung stehenden chirurgischen Möglichkeiten betrachtet werden. Im Vordergrund steht als erstes die Erwartung des Patienten. Manchmal sind diese größer als die chirurgischen Möglichkeiten. In einer solchen Situation ist es wichtig, mit den Patienten vor Beginn der Therapie über die Limitationen der heutigen chirurgischen Techniken zu sprechen. Sehr oft muss während des Aufklärungsgesprächs die Erwartung des Patienten relativiert werden, denn Defekte in der ästhetischen Zone verlangen fast immer eine Rekonstruktion in der vertikalen Dimension. Diese ist jedoch vom chirurgischen Standpunkt aus gesehen die am wenigsten voraussagbare Therapie. Da in der ästhetischen Zone Dimensionsveränderungen von wenigen Millimetern über Erfolg oder Nichterfolg der Behandlung entscheiden, sollte dieses Thema im

Vorfeld kritisch mit dem Patienten diskutiert werden. Die Sichtbarkeit der Papillen und der marginalen Gingiva beim Lachen spielt bei dieser ästhetischen Risikoanalyse und bei den Erwartungen des Patienten eine entscheidende Rolle.

Um dieses Problem besser erfassen und die notwendigen Vorbehandlungsmaßnahmen einschätzen zu können, ist die Einteilung in Defektklassen sinnvoll. *Seibert* (1991) teilte diese in 3 Klassen ein:

- horizontaler Gewebeverlust bei vollständiger vertikaler Alveolarkammhöhe (I)
- normale horizontale Gewebebreite, kombiniert mit einem vertikalen Gewebeverlust (II)
- Kombination aus horizontalem und vertikalem Verlust (III)

Eine retrospektive Studie zeigte, dass in 91 % aller untersuchten Fälle Defekte im Zwischengliedbereich vorliegen. Dabei verteilte sich die Häufigkeit der Defekte in 32 % der Fälle auf die Klasse I. Die Klasse-II-Defekte spielten mit 3 % eine untergeordnete Rolle. Der kombinierte Klasse-III-Defekt trat mit 56 % am häufigsten auf (*Abrams* et al. 1987).

14.4.8.4 Rolllappentechnik

Die Rolllappentechnik stellt einen einfachen plastisch-parodontalen Eingriff zur Rekonstruktion von zahnlosen Kieferabschnitten dar (*Abrams* 1980). Er ist vor allem bei kleinen bukkalen Defekten und gleichzeitig ausreichendem Weichgewebe in vertikaler und oraler Richtung indiziert (Abb. 14-28):

Bei der Festlegung des Lappendesigns wird auf dem Alveolarkamm ein nach palatinal verlaufender Mukosalappen zungenförmig umschnitten. Die vorhandenen Interdentalpapillen der Nachbarzähne werden in Abhängigkeit der Breite des Alveolarkamms und der Ausprägung der Papillen entweder geschont (breiter Alveolarkamm bzw. ausgeprägte Papillen) bzw. mit in das Lappendesign einbezogen (schmaler Alveolarkamm bzw. wenig ausgeprägte Papillen). Der Lappen bleibt labial gestielt. Anschließend wird das Epithel auf dem umschnittenen Lappen entweder mit einem Skalpell entfernt oder mit einem Kugeldiamanten abgetragen. Jetzt wird von palatinal kommend ein Mukosa-Zungenlappen bis in den labialen Bereich präpariert (Abb. 14-28).

Von dort geht die Präparation direkt in einen labial gesplitteten Lappen über. Diese Tasche wird über die mukogingivale Grenzlinie hinaus und unterminierend in Richtung der Nachbarzähne erweitert, um genug Beweglichkeit in den Lappen zu bekommen. Anschließend wird der gestielte Zungenlappen in die labiale Tasche eingerollt und mit einer Naht im apikalen Bereich der Tasche befestigt. Neben der labialen Gewebeverdickung entsteht auf dem Alveolarfortsatz im Bereich der späteren Brückenzwischengliedauflage eine Vertiefung. Diese wird mit Hilfe des Provisoriums ausgeformt und so eine eiförmige Brückenzwischengliedauflage erzielt (*Wolfart* 2017). Hierbei ist die Unterseite des Pontics eiförmig konvex gestaltet und das Weichgewebe korrespondierend muldenförmig konkav ausgeformt.

Alternativ kann bei ausreichender Dicke der Mukosa auf dem Alveolarkamm ein gesplitteter Lappen nach palatinal präpariert werden. Aus dem darunter liegenden Bindegewebe wird der Zungenlappen herauspräpariert, eingerollt und der obere palatinale Lappen anschließend wieder zurückgelegt. So kann im Idealfall trotz durchgeführtem Rolllappen ein primärer Wundverschluss erzielt werden (Abb. 14-29).

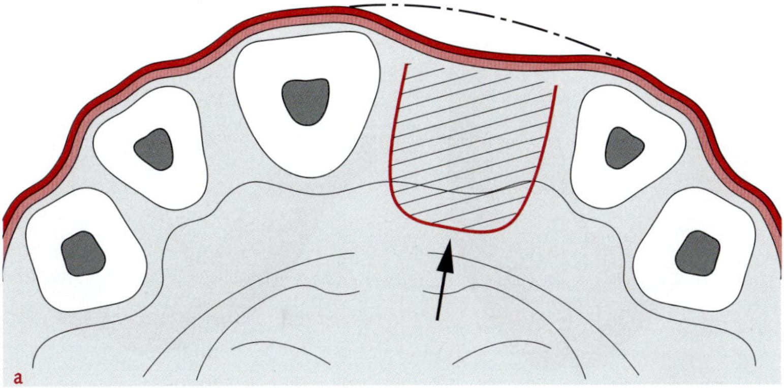

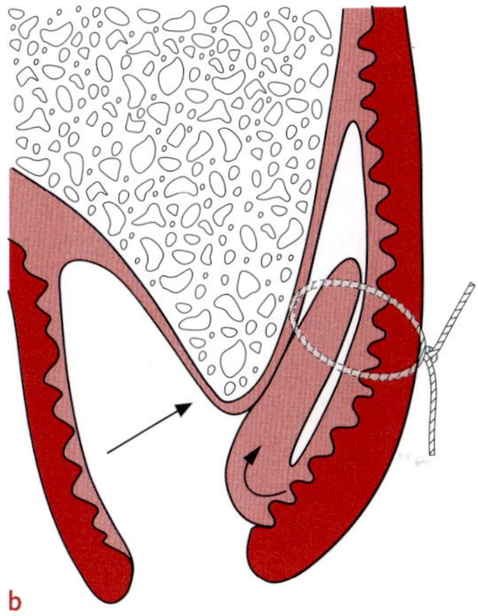

Abb. 14-28 **a** Rolllappentechnik zur Kieferkammaugmentation. Die gestrichelte Linie gibt den gewünschten horizontalen Gewebezuwachs an. Die rote Linie zeigt die Schnittführung für den zungenförmigen labial gestielten Lappen. Im Bereich dieses Lappens wird das Epithel entweder mit einem Kugeldiamanten bzw. einem Skalpell entfernt (siehe schraffierte Fläche). In Pfeilrichtung wird der Mukosalappen freipräpariert. **b** Von dort geht die Schnittführung in einen labial gesplitteten Lappen über, in die der Rolllappen dann eingerollt wird.

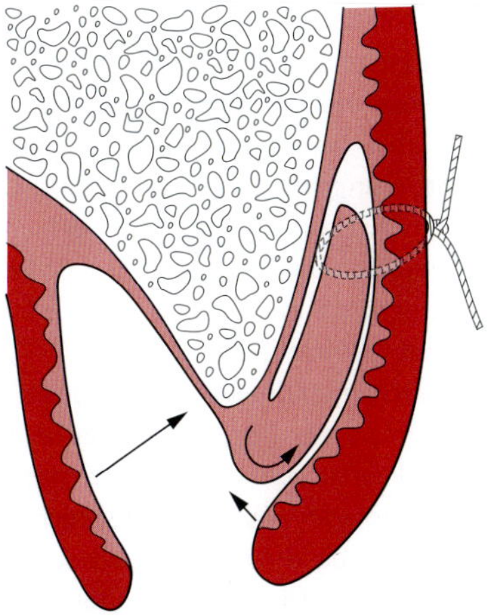

Abb. 14-29 Alternativ wird ein gesplitteter Lappen nach palatinal präpariert. Aus dem darunter liegenden Bindegewebe wird ein Zungenlappen herauspräpariert und als Rolllappen nach labial geklappt. Der palatinale Lappen wird zurückgelegt und es erfolgt ein primärer Wundverschluss.

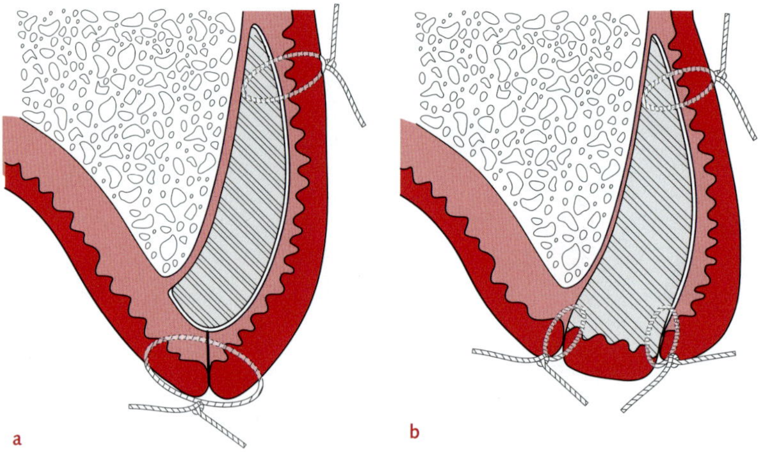

Abb. 14-30 **a** Interposition von subepithelialem Bindegewebe aus dem Gaumen zur Kieferkammaugmentation. **b** Keilförmiges Bindegewebstransplantat mit Epithel im oberen Bereich zur Augmentation eines Kieferkamms bei noch ausgeprägteren Kammdefekten.

14.4.8.5 Subepitheliales Bindegewebstransplantat

Das subepitheliale Bindegewebstransplantat wird seit Beginn der 1980er Jahre zur Augmentation von deformierten Kieferabschnitten angewendet (*Langer* und *Calagna* 1980). Dabei wird das Bindegewebe subepithelial vom Gaumen (vorzugsweise aus dem Prämolarenbereich) oder aus der Tuberregion entnommen und anschließend im Bereich des aufzubauenden Kieferabschnittes eingebracht (Abb. 14-30 und 14-31). Neben dem Aufbau von Kammdefekten bieten bindegewebstransplantatbasierte Techniken eine hohe Vorhersagbarkeit bezüglich einer vollständigen und hoch ästhetischen Wurzeldeckung (Rezessionsdeckung) (*Zucchelli* et al. 2019). Im Folgenden werden Bindegewebstransplantate im Zusammenhang mit dem Aufbau einer Brückenzwischengliedauflage besprochen:

Operatives Vorgehen

Auf Höhe des Alveolarkamms wird eine Inzision durchgeführt. Die vorhandenen Interdentalpapillen der Nachbarzähne werden in Abhängigkeit der Breite des Alvelorkamms und der Ausprägung der Papillen entweder geschont (breiter Alveolarkamm bzw. ausgeprägte Papillen) bzw. mit in das Lappendesign einbezogen (schmaler Alveolarkamm bzw. wenig ausgeprägte Papillen). Ausgehend von dieser Inzision wird ein Mukosalappen in Form einer Tasche („Envelope") nach labial bis über die mukogingivale Grenzlinie hinaus am besten mit einem Tunnelierungsinstrument präpariert. Um die Beweglichkeit des reinen Mukosalappens zu erhöhen, kann man den Envelope zu den Nachbarzähnen hin erweitern. Bei der Lappenpräparation ist besonders auf die mukogingivale Grenzlinie zu achten, da in diesem Bereich die Gefahr der Lappenperforation besonders hoch ist (*Wolfart* 2017).

Anschließend wird das Bindegewebstransplantat aus dem Gaumen nach dem Prinzip der „Single-incision-technique" entnommen (*Hürzeler* und *Weng* 1999): Hierzu wird eine einzige Inzision parallel zum Gingivaverlauf im Bereich der Prämolaren angelegt, entsprechend der Länge des Transplantates. Der Abstand vom palatinalen Gingivasaum beträgt circa 3 mm. Ausgehend von dieser Inzision wird ein gleichmäßiger, 1 mm starker Mukosalappen in Richtung

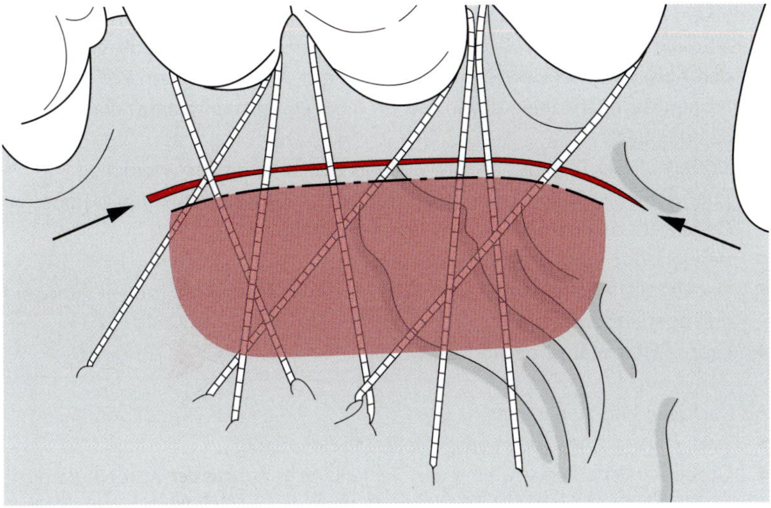

Abb. 14-31 Zur Entnahme des Bindegewebes wird eine einzige Inzision parallel zum Gingivaverlauf angelegt (Pfeile). Von hier wird ein gleichmäßiger 1 mm starker Mukosalappen Richtung Gaumendach präpariert. Das darunter liegende Bindegewebe wird nun, ausgehend von der gestrichelten Linie, bis auf Knochenkontakt umschnitten (Form des Transplantats rot transparent hervorgehoben) und kann mit einem Raspatorium samt Periost entnommen werden. Der Mukosalappen wird zurückgelegt und über tief im Gaumen fixierte überkreuzende Nähte in Position gehalten. Die um die entsprechenden Zähne herumgeführten überkreuzten Nähte bewirken gleichzeitig eine Kompression des Lappens und halten diesen sicher in Position.

Gaumendach präpariert. Es werden hierzu keine weiteren Entlastungsschnitte angelegt (Abb. 14-31). Das darunter liegende Bindegewebe wird nun bis auf Knochenkontakt umschnitten und mit einem Raspatorium samt Periost entnommen. Das Bindegewebstransplantat wird auf eine sterile Glasplatte oder einen sterilen Holzspatel gelegt und eventuell vorhandene Fettreste entfernt. Anschließend wird es in den Envelope eingebracht und mit einer Naht am Boden der Tasche fixiert (Abb. 14-30a). Abschließend erfolgt der Verschluss des Envelopes. Wenn möglich wird der Lappen vollständig über dem Bindegewebstransplantat verschlossen (*Wolfart* 2017). Falls dies nicht spannungsfrei möglich sein sollte, kann man das Transplantat auch aus dem Envelope leicht herausschauen lassen. Beide Varianten führen zu einem guten Heilungsverlauf und entsprechend gutem Operationsergebnis.

Volumenstabilität des Bindegewebstransplantats

Voraussetzung für einen ästhetischen Langzeiterfolg ist die Volumenstabilität der Brückenzwischengliedauflage über die Zeit. Hierzu zeigten Bienz et al. (2017) in einer retrospektiven Studie an 17 Patienten, wie sich das Weichgewebe im Bereich der Brückenzwischengliedauflage mit und ohne subepitheliales Bindegewebstransplantat innerhalb von 10 Jahren volumetrisch verändert (Ausgangsmessung 3 Monate postoperativ). So kam es im labialen Bereich zu einem mittleren Gewebsverlust von 0,6 mm in der Bindegewebsgruppe und 0,2 mm in der Kontrollgruppe ohne Weichgewebsaufbau. Am Brückenzwischenglied zeigte sich dabei ein Geweberückgang ähnlich einer Rezession von 0,3 mm (Bindegewebsgruppe) bzw. von 0,2 mm (Kontrollgruppe). Die gesamte Breite des Alveolarfortsatzes 1 mm unterhalb des

Kieferkamms verringerte sich um 0,6 mm (Bindegewebe) bzw. 0,2 mm (Kontrolle). Diese Studie zeigt somit deutlich, dass im Bereich der Zwischengliedauflage nach der initialen Abheilung des Gewebes nur mit geringen Änderungen am Weichgewebe zu rechnen ist, unabhängig davon, ob ein Bindegewebstransplantat durchgeführt wurde oder nicht.

Die Vorteile dieser Technik können wie folgt zusammengefasst werden:

- gute Ästhetik, da die Farbe und Struktur des Gewebes erhalten bleiben (im Gegensatz zu einem freien Schleimhauttransplantat)
- Verwendung von körpereigenem Gewebe
- Nachträgliche gingivoplastische Korrekturen können ohne großen Aufwand durchgeführt werden.
- Langzeitstabilität ist nachgewiesen.

Als Nachteile sind zu nennen:

- Zwei chirurgische Operationsgebiete sind notwendig.
- Große Bereiche können mit dieser Technik nicht aufgebaut werden, da nicht genügend Spendermaterial vorhanden ist.

14.4.8.6 Onlay-Transplantat

Das Onlay-Transplantat („Onlay-Graft") wurde im Jahre 1983 von *Seibert* (1983a, b) vorgestellt. Der Begriff „Onlay-Graft" beinhaltet, dass die gesamte Lamina propria, das submuköse Fettgewebe und die Speicheldrüsen transplantiert werden. Nach der Entepithelialisierung der Empfängerstelle wird am Gaumen in der Prämolarenregion ein entsprechend dickes Schleimhauttransplantat (Bindegewebe und Epithel) entnommen. Anschließend wird das Onlay-Graft in Position gebracht und mit Einzelknopfnähten fixiert. Diese Transplantate zeigen in den ersten sechs postoperativen Wochen eine geringe Schrumpfung. Nachteile dieser Technik sind in erster Linie:

- Farbdiskrepanz zwischen der verpflanzten Schleimhaut und der umgebenden Mukosa
- Notwendigkeit eines zweiten Operationsgebiets am Gaumen
- Tatsache, dass ein Fehlen von genügend dicker Schleimhaut am Gaumen diese Operationstechnik verhindert

Falls stark resorbierte Kieferabschnitte mit Hilfe des Onlay-Grafts aufgebaut werden müssen, können zwei oder mehr plastisch-chirurgische Eingriffe notwendig werden (*Seibert* 1991). Da bei dieser Technik die Blutversorgung für das Onlay-Graft eine entscheidende Rolle spielt, sollte im aufzubauenden Kieferabschnitt kein Narbengewebe vorhanden sein (*Garber* und *Rosenberg* 1981).

14.4.8.7 Zusammenfassende Einschätzung der unterschiedlichen Operationstechniken

Ein Übersichtsartikel fasst die Ergebnisse zu den unterschiedlichen Techniken zur Wiederherstellung des Alveolarkamms, insbesondere im ästhetisch sensiblen Frontzahnbereich, wie folgt zusammen (*Marzadori* et al. 2018a):

- Weichgewebeaugmentationsverfahren sind hauptsächlich bei Ersatz von einem oder zwei fehlenden Zähnen indiziert.
- Für die Weichgewebeaugmentation werden Envelope-Techniken bevorzugt. Dies gilt insbesondere in Bereichen mit hohem ästhetischem Anspruch, da hierbei primäre Wundheilung erzielt werden kann, wodurch die Farb- und Oberflächeneigenschaften der vorhandenen Gewebe erhalten bleiben.

- Rolllappentechniken könnten zur flachen bukko-oralen Weichgewebeaugmentation eingesetzt werden, um die Entnahme von palatinalen Transplantaten zu vermeiden, die Morbidität an der Spenderstelle zu minimieren und die Genesung der Patienten nach der Operation zu verbessern.
- Onlay-, Inlay- und Kombi-Transplantate weisen große Farb- und Texturunterschiede zwischen Transplantat und den angrenzenden Weichgewebsbereichen auf. Außerdem kommt es zu hohen Resorptionsraten. Aus diesen Gründen werden sie seltener für Weichgewebeaugmentationen eingesetzt.
- Die Behandlung von Seiberts Klasse-III-Defekten war schon immer eine Herausforderung und führte oft zu mehreren chirurgischen Eingriffen, um eine ausreichende Weichgewebeaugmentation zu erreichen. Ziel zukünftiger Forschung sollte die Entwicklung von Operationstechniken sein, die es ermöglichen, die Weichteilkorrektur mit einem einstufigen Ansatz zu erreichen.
- Die Entwicklung von Bindegewebsersatzstoffen könnte zukünftig zu einer signifikanten Reduktion der mit der Operation verbundenen Morbidität führen, da so die Entnahme von Weichgewebe aus einer Entnahmestelle vermieden werden könnte.

14.4.8.8 Hartgewebsaugmentation

Bei großen Kieferkammdefekten wird heute versucht, den verlorengegangenen Knochen wiederaufzubauen. Dieser Ansatz ist nur dort indiziert, wo Knochen für eine spätere Implantation notwendig ist. Dazu können autologe Knochenblöcke oder die geführte Knochenregeneration (Membrantechnologie) in Kombination mit autologen Knochenpartikeln und/oder Knochenersatzmaterialien verwendet werden. Derzeit steht eine Vielzahl von Knochenersatzmaterialien mit unterschiedlichen Eigenschaften zur Verfügung. Trotz jahrelanger Bemühungen ist das „perfekte" Knochenaufbaumaterial noch nicht entwickelt und weitere Anstrengungen sind erforderlich, um dieses Ziel zu erreichen (*Titsinides* et al. 2019). Für zusätzliche Informationen sei auf weiterführende Literatur verwiesen, wie zum Beispiel „Bone and Soft Tissue Augmentation in Implantology" (*Khoury* 2021), „Vertikale und horizontale Alveolarkammaugmentation" (*Urban* 2017) oder „Augmentationschirurgie" (*Terheyden* 2021).

14.4.8.9 Provisorische Versorgung nach Kieferkammaufbau

Ungeachtet, welcher plastisch-parodontale Eingriff zur Rekonstruktion des deformierten Kieferabschnitts gewählt wird, ist anschließend immer eine sorgfältige Kontrolle des provisorischen Zahnersatzes notwendig. Wenn immer möglich, sollte vorgängig ein festsitzendes Provisorium eingesetzt werden. Dieses kann postoperativ einfach den neuen anatomischen Gegebenheiten angepasst werden. Der provisorische Zahnersatz muss vor dem Einsetzen entlastet werden, damit Drucknekrosen des transplantierten Gewebes verhindert werden.

Nach einer dreimonatigen Heilungsphase wird die Schrumpfung des Aufbaus beurteilt. Es kann entschieden werden, ob eine Zweitoperation indiziert ist oder die abschließende prothetische Versorgung durchgeführt werden kann.

14.5 Reevaluation der präprothetischen Vorbehandlung, Phase II

2 bis 12 Monate nach Beendigung der Phase II der präprothetischen Vorbehandlung erfolgt die Reevaluation der gesamten Vorbehandlung. Folgende Ziele sollten vor der sich daran anschließenden prothetischen Phase erfüllt sein:

- Zähne
  - Karies saniert
  - apikale Läsionen saniert
  - avitale Zähne behandelt
  - ausreichende biologische Breite sichergestellt
- Parodont/periimplantäres Gewebe
  - Entzündungsfreiheit (kein Bluten auf Sondierung)
  - mindestens 2 mm breite keratinisierte/angewachsene Mukosa an den Implantaten vorhanden
  - mindestens 2 mm breite angewachsene Gingiva bei Pfeilerzähnen mit geplanten subgingivalen Kronenrändern vorhanden
- Kieferkamm: Für Aufnahme des Zahnersatzes optimiert
- Kiefermuskulatur/Kiefergelenk: Beschwerdefreiheit
- skelettale Verhältnisse: individuelles Optimum erreicht

Literatur

Abrams L.: Augmentation of the deformed residual edentulous ridge for fixed prosthesis. Compend Contin Educ Dent 1980;1:205-214.

Abrams H., Kopczyk R.A., Kaplan A.L.: Incidence of anterior ridge deformities in partially edentulous patients. J Prosthet Dent 1987;57:191-194.

Adamovic, N.: Lokalanästhetika in der Zahnheilkunde (2012), Med. Diss, Universität Graz.

Bienz S.P., Sailer I., Sanz-Martin I., Jung R.E., Hämmerle C.H., Thoma D.S.: Volumetric changes at pontic sites with or without soft tissue grafting. A controlled clinical study with a 10-year follow-up. J Clin Periodontol 2017;44:178-184.

Björn H.: Free transplantation of gingiva propria. Odontol Revy 1963;14:323.

Bodirsky H.: Die Immediate-Pontic-Technik. Eine Methode zur Erhaltung der Ästhetik nach Extraktion von Frontzähnen und Prämolaren. Quintessenz 1992;43:251-265.

Brawek P., Schley J.S., Wolfart S.: Zahnerhalt durch forcierte Magnetextrusion – eine Falldarstellung. Dtsch Zahnärztl Z 2013;68:456-462.

Cortellini P., Buti J., Pini Prato G., Tonetti M.S.: Periodontal regeneration compared with access flap surgery in human intra-bony defects 20-year follow-up of a randomized clinical trial: tooth retention, periodontitis recurrence and costs. J Clin Periodontol 2017;44:58-66.

Daubländer, M., Kämmerer, P.W.: Lokalanästhesie im Alter. Zahnärztl Mit 2012;102:1262-1269.

Daubländer, M., Kämmerer, P.W., Liebaug, F.: Ein praxisnaher Leitfaden. Differenzierte Lokalanästhesie. Dental Magazin 2016;34:42-47.

Esposito M., Grusovin M. G., Papanikolaou N., Coulthard P., Worthington H. V. Enamel matrix derivative (Emdogain) for periodontal tissue regeneration in intrabony defects. A Cochrane systematic review. Eur J Oral Implantol 2009;2:247-266.

Garber D.A., Rosenberg E.S.: The edentulous ridge in fixed prosthodontics. Compend Contin Educ Dent 1981;2:212-224.

Graziani F., Gennai S., Karapetsa D., Rosini S., Filice N., Gabriele M., Tonetti M.: Clinical performance of access flap in the treatment of class II furcation defects. A systematic review and meta-analysis of randomized clinical trials. J Clin Periodontol 2015;42:169-181.

Groß D.: Ethik in der Zahnmedizin. Ein praxisorientiertes Lehrbuch mit 20 kommentierten klinischen Fällen. 1. Aufl. Quintessenz, Berlin 2012.

Halling, F.: Leitfaden zur Lokalanästhesie – Immer individuell dosieren. Zahnärztl Mitt 2015;105:60-63.

Hehn J., Striegel M., Schwenk T., Göttfert F.: Minimalinvasive Kronenverlängerung nach Schwenk und Striegel. Quintessenz 2012;63:459-467

Hürzeler M.B., Weng D.: A single-incision technique to harvest subepithelial connective tissue grafts from the palate. Int J Periodont Rest Dent 1999;19:279-287.

Ingber J.C., Rose L.F., Coslet J.G.: The „biological width" – a concept in periodontics and restorative dentistry. Alpha Omegan 1977;12:62-65.

Kämmerer, P.W. Palarie, V., Daubländer, M., Bicer, C., Shabazfar, N., Brüllmann, D., Al-Nawas, B.: Comparison of 4% articaine with epinephrine (1:100.000) and without epinephrine in inferior alveolar block for tooth extraction – double blind, randomized clinical trial of anaesthetic efficacy. Oral Surg Oral Med Oral Pathol Oral Radiol. 2012;113:495-499.

Kebschull M., Jepsen S., Kocher T., Sälzer S., Arweiler N., Dörfer C., Eickholz P., Jentsch H., Dannewitz B.: S3-Leitlinie Die Behandlung von Parodontitis Stadium I bis III. Die deutsche Implementierung der S3-Leitlinie „Treatment of Stage I–III Periodontitis" der European Federation of Periodontology (EFP) (Registernummer 083-043). AWMF (Arbeitsgemeinschaft der Wissenschaftlichen Medizinischen Fachgesellschaften) 2021. Online abrufbar unter: http://www.awmf.org/leitlinien/detail/ll/083-043.html

Keltjens H.M., Schaeken M.J., van der Hoeven J.S., Hendriks J.C.: Caries control in overdenture patients: 18-month evaluation on fluoride and chlorhexidine therapies. Caries Res 1990;24:371-375.

Khoury F.: Bone and Soft Tissue Augmentation in Implantology. Quintessenz, Berlin 2021.

Knoll-Köhler, E.: Sicherheit der Lokalanästhesie. I. Pharmakologie lokalanästhetischer Substanzen. II. Pharmakologie vasokonstriktorischer Zusätze. Phillip J 1988;1:33-41,2:79-89.

Langer B., Calagna L.: The subepithelial connective tissue graft. J Prosthet Dent 1980;44: 363-367.

Lipp, D.W.: Glossar der Grundbegriffe für die Praxis: Lokalanästhetika. Parodontol 1993;4: 309-315.

Marzadori M., Stefanini M., Mazzotti C., Ganz S., Sharma P., Zucchelli G.: Soft-tissue augmentation procedures in edentulous esthetic areas. Periodontol 2000 2018a;77:111-122.

Marzadori M., Stefanini M., Sangiorgi M., Mounssif I., Monaco C., Zucchelli G.: Crown lengthening and restorative procedures in the esthetic zone. Periodontol 2000 2018b;77:84-92.

Megarbane J.M., Kassir A.R., Mokbel N., Naaman N.: Root resection and hemisection revisited. Part II: A retrospective analysis of 195 treated patients with up to 40 years of follow-up. Int J Periodont Rest Dent 2018;38:783-789.

Nobre C.M., de Barros Pascoal A.L., Albuquerque Souza E., Machion Shaddox L., Dos Santos Calderon P., de Aquino Martins A.R., de Vasconcelos Gurgel B.C.: A systematic review and meta-analysis on the effects of crown lengthening on adjacent and non-adjacent sites. Clin Oral Investig 2017;21:7-16.

Pilalas I., Tsalikis L., Tatakis D.N.: Pre-restorative crown lengthening surgery outcomes: a systematic review. J Clin Periodontol 2016;43:1094-1108.

Pontoriero R., Carnevale G.: Surgical crown lengthening: a 12-month clinical wound healing study. J Periodontol 2001;72:841-848.

Ramfjord S.P., Nissle R.R.: The modified Widman flap. J Periodontol 1974;45:601-607.

Sculean A., Schwarz F., Becker J., Brecx M. The application of an enamel matrix protein derivative (Emdogain) in regenerative periodontal therapy: a review. Med Princ Pract 2007;16:167-180.

Seibert J.S.: Reconstruction of deformed, partially edentulous ridges, using full thickness onlay grafts. Part I. Technique and wound healing. Compend Cont Educ Dent 1983a;4: 437-453.

Seibert J. S.: Reconstruction of deformed, partially edentulous ridges, using full thickness onlay grafts. Part II. Prosthodontic/periodontic interrelationships. Compend Cont Educ Dent 1983b;4:549-562.

Seibert J.S.: Ridge augmentation in fixed prosthetic treatment. Compendium of Continuing Education in Dentistry 1991;12:548-560.

Stimmelmayr M., Reichert T.E., Iglhaut G.: Minimalinvasive Augmentationstechnik mittels Ridge Preservation und Socket Seal in der ästhetisch anspruchsvollen Zone. Implantol 2009;17:183-191.

Terheyden H.: Sofortrekonstruktion und verzögerte Sofortrekonstruktion der Extraktionsalveole. Implantol 2006;14:365-375.

Terheyden H.: Augmentationschirurgie. Quintessenz, Berlin 2021.

Tetsch P.: Die operative Weisheitszahnentfernung. Carl Hanser, München 1982.

Titsinides S., Agrogiannis G., Karatzas T.: Bone grafting materials in dentoalveolar reconstruction: A comprehensive review. Jpn Dent Sci Rev 2019;55:26-32.

Urban I.: Vertikale und horizontale Alveolarkammaugmentation. Quintessenz, Berlin 2017.

Walter C., Schmidt J.C., Dietrich T.: Minimalinvasive Zahnentfernung mit dem Benex-Extraktionssystem. Quintessenz 2013;64:1-12.

Wang R.E., Lang N.P.: Ridge preservation after tooth extraction. Clin Oral Implants Res 2012;23 Suppl 6:147-156.

Wolfart S.: Konditionierung der Brückenzwischengliedauflage in der ästhetischen Zone. Quintessenz 2017;3:1-18.

Zucchelli G., Tavelli L., McGuire M.K., Rasperini G., Feinberg S.E., Wang H.L., Giannobile W.V.: Autogenous soft tissue grafting for periodontal and peri-implant plastic surgical reconstruction. J Periodontol 2020;91:9-16.

Zucchelli G.: Ästhetische Parodontalchirurgie. Quintessenz, Berlin 2013.

Zuhr O., Hürzeler M.: Plastisch-Ästhetische Parodontal- und Implantat-Chirurgie – Ein mikrochirurgisches Konzept. Quintessenz, Berlin 2012.

Sachregister

P